肾内科疾病

中西医结合诊疗学

主　编　龙雄初　章晓燕　佘文亚　朱　俊　金长礼　林　钐

副主编　葛文姝　林珊珊　安　婷　陈德兴　沈娴文

编　委　张敏继　骆　殊　张宏勇　李瑶鑫　顾　闻

施进宝　李金禧　窦增花　曹　军　黄　兴

朱晓峰　陈　宇　刘　锐　（排名不分先后）

中医古籍出版社

Publishing House of Ancient Chinese Medical Books

图书在版编目（CIP）数据

肾内科疾病中西医结合诊疗学/龙雄初，章晓燕，余文亚等主编．-- 北京：中医古籍出版社，2024.5

ISBN 978-7-5152-2828-0

Ⅰ．①肾… Ⅱ．①龙… ②章… ③余… Ⅲ．①肾疾病－中西医结合－诊疗 Ⅳ．①R692

中国国家版本馆CIP数据核字（2024）第068515号

肾内科疾病中西医结合诊疗学

龙雄初　章晓燕　余文亚　朱　俊　金长礼　林　钐　主编

策划编辑　王　梅

责任编辑　王　梅

封面设计　黄　兴

出版发行　中医古籍出版社

社　　址　北京市东城区东直门内南小街16号（100700）

电　　话　010-64089446（总编室）　010-64002949（发行部）

网　　址　www.zhongyiguji.com.cn

印　　刷　北京中献拓方科技发展有限公司

开　　本　787mm×1094mm　16开

印　　张　22.25

字　　数　381千字

版　　次　2024年5月第1版　2024年5月第1次印刷

书　　号　ISBN 978-7-5152-2828-0

定　　价　88.00元

前 言

本书以加强肾内科临床医师和研究工作者的临床诊疗能力和科研能力为目标，对肾内科疾病（包括优势病种）的中西医诊疗与临床进展进行了详细的介绍和深入的探讨，希望通过本书的撰写帮助临床医师和研究工作者提高中西医结合肾内科的诊疗水平，形成良好的临床思维，启发临床科研思路，从而使中西医结合肾内科的诊疗更加科学化、规范化、合理化。

全书基本涵盖了中西医结合肾内科的常见病、多发病与优势病种，但并非全面介绍中西医结合肾内科学术体系。主要内容包括总论、证候各论和疾病各论。总论部分包括肾内科疾病的现代医学概论、肾内科疾病的中医学概论、肾内科疾病的中西医诊疗特点。证候各论和疾病各论部分对常见病、多发病和优势病种从病因和发病机制（包括现代病因和发病机制的认识和中医学病因病机认识）、临床表现、诊断和鉴别诊断、治疗（包括现代医学疗法、中医疗法）、预防与调护、中西医结合最新研究进展等方面进行阐述。

目　录

上篇　总论

第一章　肾内科疾病的现代医学概论

第一节　肾脏的生理功能

肾脏是人体生命的重要器官。肾小球是一个由内皮、基底膜、上皮细胞等成分组成的特殊微血管结构。其基本生理功能是排泄代谢产物、调节酸碱平衡、调节体液。是许多激素合成的场所，同时又是许多激素的靶器官，在肾脏神经的作用下，调节肾小球的功能，其结果是维持体内内环境稳定，使新陈代谢正常进行。肾脏的生理功能主要包括两个方面：一是排泄代谢产物，二是调控体液中大多数晶体成分的浓度。因此，肾脏在维持机体的内环境相对稳定的过程中，起着非常重要的作用。具体说来，肾脏的泌尿功能是：① 排除机体内的大部分代谢产物以及进入人体内的异物；② 调节细胞外液量和血液的渗透压；③ 保留体液中的重要电解质；④ 排出过剩的电解质。此外，肾脏还有产生生物活性物质的功能。

一、肾脏的结构特点

（一）肾单位和集合管

肾单位是肾脏的基本功能单位，它和集合管共同完成泌尿机能。人的两侧肾脏有 170 万～240 万个肾单位，每个肾单位包括肾小体和肾小管两部分。肾小体是微小的球体，包括肾小球和肾小囊两部分。肾小球的核心是一团毛细血管网，其两端分别和入球及出球小动脉相连。入球小动脉发出 5～8 个分支，后者再进一步分成 20～40 个毛细血管袢，毛细血管袢汇合成出球小动脉。肾小球的包囊称为肾小囊，它有两层上皮细胞，两层上皮间构成囊腔，与肾小管管腔相通。血浆中某些成分通过肾小球毛细血管网向囊腔滤出，滤出时必须通过肾小球毛细血管内皮细胞、基膜和肾小囊内层上皮细胞，这三者构成滤过膜。

肾小管全长可分为 3 段：① 近球小管：包括近曲小管和髓袢支粗段。近曲小管位于皮质层，与肾小囊相连，在髓质内下行，管径较粗一段称为髓袢降支粗段，为髓袢降支的一部分。② 髓袢细段：位于髓质，又分为降支细段和升支细段两部分。

③ 远球小管：包括髓袢升支粗段和远曲小管。髓袢升支粗段在髓质内向上直行，到皮质层则呈屈曲状，成为远曲小管。远曲小管末端与集合管相连。

集合管不包括在肾单位内，但在功能上与远球小管密切相关。它在尿液生成过程中特别是尿液浓缩过程中起着重要作用。众多集合管又汇入乳头管。最后形成的尿液经肾盏、肾盂、输尿管而进入膀胱。

（二）皮质肾单位和近髓肾单位

皮质肾单位主要分布于外皮质层和中皮质层。人肾的单位占肾单位总数的85%～90%。近髓质肾单位集中分布于靠近髓的内皮质层，在人肾占肾单位总数的10%～15%。这类肾单位的肾小球体积较大，髓袢甚长，可深入到内髓质层，有的甚至到达乳头部。

（三）近球小体

近球小体由3种特殊细胞群组成，即上入球小动脉的近球细胞、系膜细胞和远曲小管组成。近球细胞是位于近球小动脉的中膜内的肌上皮样细胞。细胞多呈椭圆形，内含分泌颗粒和类似平滑肌肌原纤维的原纤维束。分泌颗粒内含肾素。近球小体主要分布在皮质肾单位，因而皮质肾单位含肾素较多，而近髓肾单位则几乎不含肾素。因此，两种肾单位在功能上是不同的。

二、肾脏的功能

（一）肾脏泌尿功能

正常人每昼夜排出的尿量在1000～2000ml，一般在1500ml左右。尿量的多少，主要决定于机体每天摄入量和由其他途径所排出的水量。在异常情况下，每昼夜的尿量可显著地增多或减少，甚至无尿。每昼夜的尿量长期保持在2500ml以上时，称为多尿。每昼夜在100～500ml范围内，则称为少尿。如果每天尿量不到100ml，可称为无尿。尿量太多，则体液丧失过甚，结果会导致脱水。尿量太少，代谢产物将聚积在体内，给机体带来不良影响；而无尿的后果则更为严重。尿呈淡黄色。当尿量减少而浓缩时，颜色会变得较深。尿比重在1.015～1.025，也可随尿量而有所变化。尿的渗透压一般比血浆的高。正常人的尿一般呈酸性反应，pH值介于5.0～7.0，最大变化范围为4.5～8.0。尿中含水95%～97%，固体物只有3%～5%。固体物可分为有机物和无机盐两类。有机物中主要是尿素，还有肌酐、马尿酸、尿胆素等代谢产物。无机盐中主要是氯化钠，还有硫酸盐、磷酸盐和钾、铵等盐类。尿是由肾单位和集合管协同活动而形成的。首先是流经肾小球的血浆通过滤过膜的滤过，除了血细胞和绝大部分血浆蛋白外，其他成分约 1/5 被滤入肾小囊的囊腔。此滤过的液体称为原尿。据测算，人两侧肾 24h 的原尿量约为 180L，其晶体渗透压与血浆的完全相等。然后，原尿进入肾小管，经过肾小管、集合管的选择重吸收处理，大约 99%的水分被重吸收，只有 1%的水分成为终尿并被排出体外。原尿中的一些对机体有用的物质，如钠、钾、葡萄糖等可被重吸收而回归到血液中。同时肾小管与集合管还通过分泌（或排泄）活动使必须排出的物质由血液清除到尿中。因此，尿生成过程包括三个相关联的环节：① 肾小球的滤过；② 肾小管与集合管的重吸收；③ 肾小管与集合管的分泌（或排泄）。

（二）分泌生物活性物质

肾脏分泌的生物活性物质，主要有促红细胞生成素、肾素、羟化的维生素 D_3 和前列腺素。肾素是由近球细胞分泌的，对于调节醛固酮的分泌，调节小血管口径，调节血量以及血 Na^+、K^+浓度等，都有重要作用。

三、肾脏血液循环的特点

（一）肾脏的血液供应丰富

正常成人安静时每分钟约有 1200ml 血液流过两侧肾脏，相当于心排血量的 1/5～1/4。其中 94%左右的血液分布在肾皮质，5%～6%分布在外髓，其余不到 1%供应内髓。通常所说的肾血流量主要指的是肾皮质血流量。

肾动脉由腹主动脉垂直分出，其分支经叶间动脉—弓形动脉—小叶间动脉—入球小动脉。每支入球小动脉进入肾小体后，分支成肾小球毛细血管网，后者汇集成出球小动脉而离开肾小体。出球小动脉再次分成毛细血管网，缠绕于肾小管和集合管的周围，以供给这些部分血液。所以，肾脏血液供应要经过两次毛细血管网分支，然后再汇合成静脉，由小叶间静脉—弓形静脉—中央静脉—肾静脉。

（二）肾血流量的调节

（1）肾血流量的自身调节

动脉压变动于 10.6～24kPa 范围内时，肾血流量仍能保持相对恒定。实验证明，肾动脉中的血压由 2.7kPa 提高到 10.6kPa 的过程中，肾血流量将随着肾动脉压的升高而成比例地增加，而当灌注压在 10.6～24kPa 范围内变动时，肾血流量却保持在一个稳定的水平上不变，进一步加大灌注压，肾血流量又将随灌注压的升高而增加。肾血流量在一定的血压变动范围内保持不变的现象，在去神经支配的肾脏或离体肾中都存在。这表明它是一种自身调节现象。

（2）肾血流的神经和体液调节

肾脏神经主要从胸 12～腰 2 脊髓发出，属交感神经系统。交感神经纤维随血管进入肾皮质和外髓层。分布于皮质肾单位的入球小动脉和近髓肾单位的出球小动脉上的神经末梢，其作用主要是引起血管收缩，也可能与皮质肾单位的肾素分泌有关。神经对于肾血管的调节，以交感神经的缩血管作用为主。肾上腺素与去甲肾上腺素都能使肾血管收缩，肾血流量减少。升压素和血管紧张素也能使血管收缩。前列腺素可使血管扩张。

四、肾小球的滤过机能

当血液流经肾小球毛细血管时，除蛋白质分子外的血浆成分被滤过进入肾小囊腔而形成超滤液，这是尿生成的第一步。肾小球滤过率（glomerular filtration rate,GFR）是指单位时间内肾小球滤过液体的总量，是反映肾功能的主要指标。正常人的 GRF 是 120 mL/min，这个数值受年龄、性别的影响。一般说来，40 岁之后 GFR 开始下降，每 10 年约减少 10%,80 岁之后 GFR 将减少 40%左右，但这并不影响正常生活。通常男性的 GFR 略高于女性。肾血浆流量（renal plasma flow,RPF）是指单位时间内流经肾脏的血浆总量。肾小球滤过率与肾血浆流量的比值称为滤过分数（filtration fraction, FF），肾小球滤过率的大小取决于有效滤过压和滤过系数。

（一）有效滤过压

有效滤过压是指促进超滤的动力与对抗超滤的阻力之间的差值。超滤的动力包括肾小球毛细血管血压和肾小囊内超滤液胶体渗透压。正常情况下，前者约为 45 mmHg，后者接近于 0 mmHg；超滤的阻力包括肾小球毛细血管内的血浆胶体渗透压和肾小囊内的静水压。正常情况下，肾小球毛细血管始端胶体渗透压约为 25 mmHg，肾小囊内压约为 10 mmHg。所以公式为：肾小球有效滤过压=（肾小球毛细血管血压+囊内液胶体渗透压）-（血浆胶体渗透压+肾小囊内压）。肾小球毛细血管不同部位的有效滤过压是不相同的，越靠近入球小动脉端，有效滤过压越大。这主要是因为肾小球毛细血管内的血浆胶体渗透压不是固定不变的，当毛细血管血液从入球小动脉端流向出球小动脉端时，由于不断生成超滤液，血浆中蛋白质浓度就会逐渐升高，使滤过的阻力逐渐增大，因而有效滤过压的值就逐渐减小。当滤过阻力等于滤过动力时，有效滤过压降低到零，即达到滤过平衡（filtration equilibrium ），滤过也就停止。

（二）影响肾小球滤过的因素

血浆在肾小球毛细血管处的超滤过受许多因素影响，如滤过系数、有效滤过压和滤过平衡的血管长度等。

（1）**肾小球毛细血管血压。**正常情况下，当血压在 80～180 mmHg 范围内变动时，由于肾血流量的自身调节机制，肾小球毛细血管血压可保持稳定，故肾小球滤过率基本不变。如超出此自身调节范围，肾小球毛细血管血压、有效滤过压和肾小球滤过率就会发生相应的改变。如在血容量减少、剧烈运动、强烈的伤害性刺激或情绪激动等情况下，可使交感神经活动加强，入球小动脉强烈收缩，导致肾血流量、肾小球毛细血管血量和毛细血管血压下降，从而影响肾小球滤过率。

（2）**囊内压。**正常情况下囊内压一般比较稳定。尿管阻塞时，小管液或终尿不能排出，而降低有效滤过压和肾小球滤过率。当肾盂或输尿管结石、肿瘤压迫或任何原因引起输尿管不畅，逆行性压力升高，最终导致囊内压升高，从而降低有效滤过压和肾小球滤过率。

（3）**血浆胶体渗透压。**正常情况下，血浆胶体渗透压不会发生大幅度波动。静脉输入大量生理盐水，或病理情况下肝功能严重受损，血浆蛋白合成减少，或因毛细血管通透性增大，血浆蛋白丧失，都会导致血浆蛋白浓度降低，胶体渗透压下降，使有效滤过压和肾小球滤过率增加。

（4）**肾血浆流量。**肾血浆流量对肾小球滤过率的影响并非通过改变有效滤过压，而是改变滤过平衡点。当肾血浆流量增大时，肾小球毛细血管中血浆胶体渗透压上升速度减缓，滤过平衡点向出球小动脉端移动，甚至不出现滤过平衡的情况，故肾小球滤过率增加；反之，当肾血浆流量减少时，滤过平衡点则靠近入球小动脉端，故肾小球滤过率减少。当肾交感神经强烈兴奋引起入球小动脉阻力明显增加时，如剧烈运动、失血、缺氧和中毒性休克等情况下，肾血流量和肾血浆流量明显减少，肾小球滤过率也显著降低。

（5）**滤过系数。**滤过系数（Kf）是指在单位有效滤过压的驱动下，单位时间内经过滤过膜的滤液量。Kf 是 k 和 s 的乘积，k 是滤过膜的有效通透系数，S 为滤过膜的面积。因此，凡能影响滤过膜通透系数和滤过面积的因素都能影响肾小球滤过率。与肾血流量一样，肾小球滤过率受许多因素的调节，在安静时通过自身调节能维持相对稳定；应激状态下则受到神经和体液因素的调节。其调节机制与肾血流量的调节基本相同。

五、肾小管与集合管的泌尿机能

（一）肾小管与集合管的重吸收机能

原尿从肾小球滤入肾小体囊腔之后，在肾单位两端液压差的作用下经各段肾小管流向集合管。通常将进入肾小管的原尿称为小管液。将血浆和终尿中各种溶质的浓度加以对比，发现终尿中葡萄糖含量极微。这提示葡萄糖已全部被重吸收回血。

（二）重吸收的方式

（1）被动重吸收

被动重吸收是指小管液中的水和溶质，依靠物理和化学的机制通过肾小管上皮细胞而进入细胞外组织间液的过程。对于水来说，渗透压之差是水被动重吸收的动力。对于溶质来说，浓度差和电位差则是被动重吸收的动力。

（2）主动重吸收

主动重吸收是指肾小管上皮细胞能逆着电化学差，将小管内溶质主动转运到小管外组织间液的过程。主动转运的方式有多种，如吞饮、离子泵转运等。一般来说，机体所需要的物质，如葡萄糖、氨基酸、Na^{+}等，都是由肾小管主动重吸收的。

（三）肾小管与集合管的分泌和排泄机能

肾小管和集合管的分泌机能，是指小管上皮细胞通过新陈代谢，将它所产生的物质分泌到肾小管液中去的过程；而排泄是指小管的上皮细胞将血液中某些物质直接排入小管液中去的过程。分泌和排泄都是通过肾小管细胞进行的，而且分泌物和排泄物都进入小管液中，所以对肾小管和集合管的分泌与排泄不做严格的区分。

（四）影响肾小管与集合管泌尿机能的因素

（1）小管液中溶质的浓度

小管液中溶质所呈现的渗透压，是对抗肾小管重吸收水分的力量。如果肾小管液溶质浓度很高，渗透压很大，就会妨碍肾小管对水的重吸收，结果可使终尿量增多。临床上有时给患者使用不被肾小管重吸收的物质，如甘露醇等，利用它来提高小管液中溶质的浓度，借以达到利尿和消除水肿的目的。

(2)肾小球滤过率近球小管的重吸收率与肾小球滤过率两者之间有着紧密的联系

在近球小管中，滤液的重吸收率在量的方面有个重要的特点，就是肾小球滤过率如有变动，滤液的重吸收率也随之发生变化。肾小球滤过率加大，近球小管的重吸收率也提高；反之，前者减少，后者也相应地降低。不论肾小球滤过率或增或减，滤液的重吸收率始终占肾小球滤过率的65%～70%。这种现象称为肾小管平衡。球管平衡在某些情况下可能被打乱。如渗透性利尿时，近球小管重吸收率减少，而肾小球滤过率不受影响，这时重吸收百分率就会低于65%～70%。当充血性心力衰竭时，肾灌注压和血流量可明显下降，但由于出球小动脉发生代偿性收缩，所以肾小球滤过率仍能保持原有水平。因此，滤过分数将变大。此时近球小管旁毛细血管压下降而血浆胶体渗透压增高，这将导致 Na^+ 和水的重吸收增加，重吸收百分率将超过65%～70%。于是体内钠盐潴留和细胞外液量增多而发生水肿。

第二节　肾内科疾病的常见致病因素

一、肾小球疾病的发病因素

肾小球疾病系指一组临床有相似的蛋白尿，血尿，水肿，高血压等表现的病症，但发病原因，病理机制，病理改变，病程长短和预后等差异较大，同时主要累及双肾肾小球的疾病。肾小球疾病是肾科的常见多发病。临床常被分为原发性，继发性，家族遗传性三大类别。近年来由于肾脏活体组织检查的广泛开展，免疫荧光，免疫化学，电子显微镜的应用，以及实验性肾炎模型的成功复制，对肾小球疾病的发病原因和病理机制有了更深刻的认识。致病因素，是指导致人体正常生理状态遭到破坏而发生疾病的因素，即病因。肾脏疾病的病因系指能够引起各种肾脏疾病的常见原因。肾小球疾病的发生，是以人体免疫系统失调，遗传缺陷，神经、内分泌紊乱，精神心理因素失常等内因为主，以感染、环境异常等外部条件为辅助而引起的一类肾脏疾病。

（一）免疫系统功能紊乱

由于B淋巴细胞功能的亢进，伴自发产生大量多克隆、免疫球蛋白和自身抗体。以及抑制性T淋巴细胞减少，NK细胞的细胞毒作用下降。由于免疫系统的功能紊乱而失衡，以致于肾小球肾炎的发生，这是肾小球病发生的始发及重要的直接因素。

（二）遗传和免疫遗传因素

根据家系调查和临床患者统计分析，孪生子患病的研究发现，免疫性疾病的发病因素有轻微的家族聚集趋向，和孪生子同时共同患病的现象，如紫癜性肾炎，慢性肾小球肾炎（系膜增生性）。大量研究也证明，免疫性疾病与人类白细胞抗原的某些表型相关联。

（三）性激素的异常

在某类免疫性疾病发病中，性别差异比较明显。如系统性红斑狼疮肾炎：女男比例为9∶1，男性患者雌激素水平高于正常男性，女性患者雌激素水平同样高于正常女性。患者雌激素与雄激素比值显著高于正常人。病情缓解后，两种激素比值明显降低。女性患者多在青壮年（20～40岁）年龄段发病，尤其是在育龄期。随着年龄的增大，女男患病比例也逐渐缩小，老年期为2∶1，同时，妊娠孕妇口服雌激素类避孕药可诱发加重免疫病的病情，因此分析雌激素可能促进免疫疾病的发生。

（四）感染因素

微生物的感染一直被怀疑是引起免疫性肾炎病发生的一个重要因素或诱因。随着免疫学，免疫病理学和分子生物等基础医学的发展和相应检测手段的提高，现对

致肾炎抗原的认识已远非局限于致肾炎溶血性链球菌株。目前已认识有多种外源性微生物，如细菌类，病毒，原虫，支原体等种类，这是肾炎致病的外感因素。

（五）环境因素

如四季气候异常的变化，过于寒冷或过于炎热，接触各种射线，花粉粉絮，某些化学物质，如矽尘，氯化乙烯，染发剂，石棉等。服用某些药物，食用一些饮料食品，如辛辣，海鲜容易引起变态反应等食品等。在免疫性疾病发生发展中，可使一部分肾炎反复发作加重。

（六）精神心理因素

当精神过度紧张，恐惧，心理压力过大，及各种因素对精神刺激等生理失常的情况下，此为中医所讲七情失常、过度等，均可诱发肾病的突然发作或加甚。

二、免疫失常而致免疫复合物性肾炎可疑的抗原抗体类别

随着免疫学、免疫病理学和分子生物学等基础医学的发展和检测技术的提高，现对致肾炎抗原已有广泛的认识、除致肾炎链球菌株外，目前已认识多种可疑致肾炎抗原抗体，可分以下两大类：

（一）外源性抗原类

（1）药物食物抗原：辛辣类，海鲜，鸡蛋等，易引起IgA肾病，药物类抗原疫苗，异种血清，抗生素类。

（2）细菌类抗原：指肾炎链球菌，葡萄球菌，肺炎双球菌，类白喉菌、梅毒螺

旋体，溶血性链球菌，伤寒沙门菌，白念珠菌，肺炎支原体等。

（3）寄生虫抗原：原虫，血吸虫，弓形体等。

（4）病毒类抗原：乙型肝炎病毒，麻疹病毒，登革热病毒，巨细胞病毒，EB病毒，逆转录病毒相关抗原。

（二）内源性抗原类

（1）细胞核，胞浆和膜抗原：如抗核抗体等，嗜中性粒细胞胞浆抗原，B-微球蛋白。

（2）红细胞抗原。

（3）免疫球蛋白和补体：如Cy。免疫球蛋白。

（4）甲状腺抗原。

（5）肾小管抗原。

（6）肿瘤抗原。

第三节 肾内科疾病的主要临床表现和病理机制

当肾脏被致病因素作用发生病理改变时，常会在机体上出现特有的和相应的异常感觉和临床表现。因肾脏是机体主要的排泄器官，它可调节人体的水液、电解质代谢，同时它又是一个重要的内分泌器官，对维持稳定人体的内环境起着重要作用。当肾及泌尿系统病变时，同时还可出现一些内分泌异常表现和代谢性骨病，肾脏体积异常等表现。

一、肾性水肿

当肾脏患病时，水钠不能正常排出体外，引起水钠潴留于体内而形成水肿，被称为肾性水肿。按水肿程度表现可分三种情况。其一，隐性水肿：在患者的机体上见不到水肿，仅有体质量的增加。其二，轻度水肿：其表现是在清晨起床时，双眼睑肿胀，或在组织疏松部位、如会阴部、阴囊轻度水肿、手指手掌有胀感；或久坐、久立、久卧后足背水肿。其三，重度水肿：全身明显水肿，特别是在面部及四肢，肿胀发亮，压之可凹陷不能立即反弹，甚至出现腹腔、胸腔积液等。根据肾性水肿发生的病理机制，临床中常将肾性水肿分为以下几种类型：

（一）肾小球滤过率下降而水肿形成

主要是由于免疫损伤而使肾小球破坏，肾小管受损程度较轻或未被损害，从而使肾小球滤过的水钠减少。反而肾小管仍能将滤过的水和钠被大量重吸收，而肾小管重吸收水钠量没有相应减少，使水钠潴留于体内，此即造成球-管失衡和肾小球滤过分数降低。

（二）血浆胶体渗透压下降而水肿

当各种因素造成原发性或继发性肾病时，尤其是肾病综合征患者，由于大量的白蛋白从尿中丢失，造成低蛋白血症使血浆胶体渗透压下降，致使液体从血浆中渗入到机体组织间隙中，产生了水肿。水肿较重，呈明显的可凹性，此主要因为水肿液中的蛋白质含量较少的缘故。

（三）全身性毛细血管通透性增加而形成水肿

在急性肾炎时，免疫损伤可致全身各处的毛细血管壁通透性增加，而致血浆中的蛋白质及液体同时渗入组织间隙。表现特点是：轻微水肿，有一定的可凹性。

（四）肾小管-间质病性水肿

发病原因多是由于药物、中毒、休克缺血等而发生。患者以肾小管-间质功能损害为主，继而逐渐影响肾小球的滤过功能及肾小管的重吸收功能。此种临床表现特点是：在发病初期水肿一般较轻，但在严重少尿时，水肿会很严重。

（五）肾后梗阻性水肿

多由肾后尿路梗阻而引发尿液潴留膀胱或肾盂及输尿管部位，而压迫肾实质，致使肾小球不能正常滤过尿液，造成水钠在体内潴留而形成水肿。

（六）肾病继发性心功能不全形成水肿

主要原因是当免疫损伤肾脏时，同时也可损害心脏；另因在肾脏患病时，常可引起贫血、高血压、代谢毒物及水钠的潴留，电解质及酸碱平衡失调，均可引起心功能不全，这也是造成和加重肾性水肿的继发因素之一。

综上所述，临床水肿情况说明，肾脏疾病而引起的水钠代谢调节紊乱，其机制是比较复杂的，各种致病因素及病理机制中间不是孤立的，而是相互交错、相互影响的。在很多情况下，以上几种病理情况可同时存在，因此在临床中要灵活掌握和细致鉴别。

二、肾性蛋白尿

蛋白尿是肾脏疾病“必然”的和最常见的临床表现之一，同时又是肾脏疾病主要的临床诊断依据。用常规尿蛋白定性测试检验、呈阳性反应者，即可称之为蛋白尿，根据尿蛋白形成机制和组成类型分述如下：

肾小球毛细血管壁的滤过膜允许水和小分子物质自由通过，但对血浆蛋白质只有选择性的滤过作用，能有效地阻止绝大部分血浆蛋白质滤过，只有极少量血浆蛋白进入肾小球滤液中。调节蛋白组织功能的有：

（1）**肾小球血管壁的孔径屏障功能与蛋白质分子大小关系。**肾小球的屏障是由肾小球毛细血管壁的内皮层、基膜层和上皮层组成的。内皮层的内皮细胞间有间隙；基膜层由内疏松层、致密层和外疏松层组成。基膜层中有滤孔，形成了一层粗滤器：上皮层・上皮细胞足突之间有裂隙，其上有隔膜，上面有小孔，形成一层细滤器，当在肾小球致病时，孔径可发生大小异常变化，在此种病理改变情况下可使蛋白质被滤出而形成蛋白尿。

（2）**肾小球的电荷屏障与蛋白质尿的关系。**肾小球血管壁的内皮层细胞、上皮层细胞表面和基底膜的内外疏松层及肾小球系膜基层，含有丰富的氨基多糖成分（硫酸肝素）和涎酸。硫酸肝素及涎酸两种成分均使肾小球滤过膜带负电荷，构成了静电屏障。通过同性电荷相斥的原理，带负电荷蛋白质清除率最低，而带正电荷的蛋白质清除率最高。当肾小球致病时，肾小球基膜和内皮层上皮细胞、涎酸、硫酸肝素的氨基多糖成分大量减少，使肾小球阴电荷减少，使带阴电荷的蛋白质大量滤过而形成蛋白尿。

（3）**肾小球系膜功能与蛋白尿的关系。**肾小球系膜位于肾小球毛细血管之间。肾小球系膜是由系膜细胞和系膜基质组成的，由于系膜细胞有些部位能直接与基底膜相接，可抵挡血液滤过时肾小球毛细血管壁和系膜所承受的压力，而防止毛细血管袢和系膜扩展。系膜细胞表面有许多特异受体，对相应的血管活性物质，如血管紧张素Ⅱ可起反应。可以通过系膜细胞的收缩，直接改变滤过表面积和通透性，调节基质的结构和电荷，直接影响通过系膜的滤过率，进而影响肾小球血流动力学和大分子物质的通透性。

（4）**血流动力学与蛋白尿的关系。**肾小球滤过膜的通透性与肾小球腔内压和肾血流量有密切关系。当肾小球内压增高时，基底膜对白蛋白的通透性相对增强，膜滤过蛋白质的量与膜单位面积经受单位压力成正比。

三、血尿

血尿是指尿液中红细胞含量增多，这是泌尿系统疾病常见的一种临床表现。

血尿发生的原因很多，但约98%的血尿患者是由于泌尿系统本身患病引起的。仅有2%的患者由于全身性疾病或泌尿系邻近器官发生病变时而引发的。

能引起血尿的疾病有：在内科疾病中主要为原发性或继发性肾小球肾炎、薄基底膜肾病、尿路感染、肾结核及多囊肾等；外科主要为泌尿系结石、肿瘤及创伤；全身出血性疾病，剧烈运动也可发生血尿。

四、白细胞尿

尿液中含有较多的白细胞和脓细胞（破坏的白细胞）称白细胞尿和脓细胞尿。发生白细胞尿的原因，常因泌尿生殖系统和泌尿生殖系统的感染性疾病而引起，但是非感染性泌尿系统疾病也可导致。

（一）非感染性白细胞尿的发生原因及病机

白细胞尿不伴有尿路刺激征时，嗜酸性粒细胞尿常见于过敏性间质性肾炎；中性多形核白细胞尿可在急性肾炎、急进性肾炎早期见到；淋巴细胞尿可在狼疮性肾炎活动期见到及局灶节段肾小球硬化时发现。凡是怀疑这些疾病应及时做相应的检查以确诊。因为白细胞尿并不一定由泌尿系统感染引起。

（二）感染性泌尿生殖系统的白细胞尿发生原因及机制

常发生在以下各种疾病中：如肾盂肾炎，肾盂积液，肾结核，肾结石并感染，输尿管炎、结石、肿瘤，膀胱炎和结核肿瘤，尿道炎，结石，前列腺炎或肿瘤，精囊炎或脓肿等。

（三）感染性泌尿生殖系统邻近组织及器官疾病白细胞尿发生原因

如肾周围炎症及脓肿，输尿管周围炎或脓肿，阑尾脓肿，输卵管、卵巢炎或脓肿，结肠或盆腔炎及脓肿等，伴尿路刺激征的白细胞尿常提示特异性或非特异性尿路感染应及时鉴别诊断。

五、尿色异常改变的原因及机制

正常尿的颜色是淡黄色，尿液中含有尿色素、尿胆素、尿胆红素成分，尿色的深浅变化受尿量和尿pH的影响。某些内源性或外源性含有色素物质，从尿中排出时，也可改变尿的颜色，药物、食物、内源性血红蛋白尿、肌红蛋白尿、乳糜尿等均可引起尿色的改变。

（一）血红蛋白尿发生的原因

当血管内溶血，使血浆中血红蛋白浓度升高超过结合珠蛋白所能结合的量时，血浆中游离血红蛋白增多，即可从肾小球滤过。血红蛋白分解后，铁将参与形成铁红蛋白和含铁血黄素，故在慢性溶血时，可出现含铁血黄素尿和尿铁排出。

（二）肌红蛋白尿发生的原因及机制

肌红蛋白是一种含铁与氧结合的呼吸蛋白，存在于骨骼肌、平滑肌和心肌中。与血浆中α-球蛋白疏松结合。正常情况下，血浆中的肌红蛋白含量甚微，一般不被肾脏滤过，一旦血浆肌红蛋白浓度超过肾阈，可以被肾滤过而尿中可出现。当尿中含有大量肌红蛋白尿时，尿的颜色可呈粉红色，但很快变成棕色和棕黑色。

（三）胆色素尿发生的原因及机制

尿液中含混胆红素的量多少，直接影响着尿颜色的异常变化。常见有以下三种情况：① 由于致病因素使大量红细胞被溶解时，血液中胆红素增多，超出肝脏转化能力。结合胆红素形成增多，因此有大量结合胆红素排泄在膀胱内形成大量尿（粪）胆素原，使尿颜色加深。② 当临床发生阻塞性黄疸时，胆汁不能被排在肠腔内，淤阻胆管内，使管内压增高，结果胆管扩张通透性增高，甚或毛细血管破裂，胆汁反流入血。胆汁中的结合胆红素进入血中，使血中胆红素浓度大大增加而产生黄疸，尿中胆红素也大增，使尿液变成深黄色、橙黄色，似浓茶色。③ 肝细胞性黄疸尿颜色的改变：当患有肝炎时，使肝细胞损伤，肝功能减退，一方面肝脏不能将游离胆红素转换成结合胆红素，使血中游离胆红素增加，尿中也可出现胆红素使尿颜色加深。

（四）乳糜尿发生的原因及机制

尿中含有乳糜液，称乳糜尿。乳糜尿所含成分主要为三酰甘油，其次含有白蛋白、卵磷脂、胆固醇、纤维蛋白等。尿的颜色呈乳白色或奶酪状。其色与乳糜的含量有关，同时还受患者饮食、脂肪量、胆固醇、运动、体位、淋巴管受损程度因素影响。

六、尿量异常

（一）少尿与无尿的病因病机

少尿和无尿是临床上威胁患者生命的极其严重的表现。

少尿是指成人患者 24h 尿量<400ml，称为少尿，全日尿量<100ml 称为无尿，严格地讲 24 小时完全无尿。持续性少尿或无尿患者常有肾衰竭，血尿素氮及肌酐升高，水电解质紊乱或代谢性酸中毒。根据少尿及无尿的病机，在临床上可分为肾前性、肾性及肾后性三类。

（1）肾前性少尿无尿的病因病机

多因各种病因引起的休克性患者。低血压、心功能不全、脱水、电解质紊乱、重症肝炎、肝肾综合征、重症低蛋白血症，偶见双肾动脉栓塞，严重的动脉狭窄。

此外有些生理性因素，也可导致暂时肾前性少尿，如高温下作业，汗液丢失过多而补充水液少的情况下，这是机体缺水的一种代偿性反应。

（2）肾性少尿无尿的病因病机

肾性少尿和无尿是指肾脏实质本体发生病理改变后所引起的临床表现。临床常见于以下肾脏疾病：

急性肾炎综合征：是由于肾小球急性发炎，肾小球滤过膜损害，肾内小动脉收缩，毛细血管腔变窄阻塞，导致肾小球滤过率降低，而肾小管病变较轻，重吸收功能尚好，而致球管失衡少尿。这种少尿为高渗性少尿，尿比重一般>1.018。

急进性肾小球肾炎：其病理机制为免疫复合物新月体广泛地沉积于肾小囊腔内挤压肾小球，肾小球滤过率进行性下降而致。尿比重与急性肾炎相同。

慢性肾炎急性发作病情加重：原有慢性肾病、突然发生应激因素，如感染、外伤、脱水、失血、烧伤、外伤、过敏中毒、恶劣精神打击等加重肾脏负荷，导致肾小球滤过率急骤下降发生少尿无尿。

各种肾病而致慢性肾衰竭期：肾小球滤过率极度下降，可出现少尿无尿。少尿的特点为低渗性尿液，尿比重低而固定 1.010 左右。

急性肾小管坏死：是由于肾脏缺血而引起，由于肾小球小动脉痉挛，肾小球内皮细胞肿胀，肾间质水肿，肾小球囊内压升高，导致肾小球滤过率下降。肾小管上皮细胞因缺血或毒素作用而坏死，管壁溃破致原尿外溢，渗向肾间质。有脱落的上皮细胞聚集或因色素管型（如血红蛋白、肌红蛋白）等阻塞管腔，使原尿不能排出，以上共同因素而引起少尿或无尿。尿的特点是低渗性尿，比重<1.015。

急性肾小管-间质炎症：由于肾间质炎症而水肿出血等使肾小球囊内压升高，致肾小球滤过率下降。再则，由于肾小管上皮细胞坏死，其特点是低渗性尿。

肾移植后急性排斥反应：主要是因为免疫反应而致肾小球滤过率下降而产生少尿无尿。

（3）肾后性少尿无尿的病因病机。主要指双侧上尿路发生阻塞后，尿液不能从肾盂排泄于膀胱内，或由于前尿路梗阻而引发的少尿无尿。

（二）尿量排出增多的病因病机（即多尿症）根据多尿的发生原因及病理机制可将多尿症分为四类。

（1）内分泌-代谢性疾病引发的多尿症

尿崩症多尿：是由于原发性或继发性下丘脑神经垂体损害，抗利尿激素（ADH）的分泌减少或缺如，影响远端小管及集合管对水分重吸收而引起尿量增多。

糖尿病多尿：由于血糖过高，肾小球滤过的糖过多，原尿中含糖多而致肾小管腔内渗透压增高，限制了肾小管对水分的重吸收，因而使尿量增多。

原发性甲状腺功能亢进多尿：是由于甲状腺素分泌增多引起持续性高钙血症，而引起烦渴、饮水过多。同时损害了肾小管的浓缩功能，加之近端肾小管重吸收磷酸根受到抑制，大量磷酸根从尿中排出而引起尿量增多。

原发性醛固酮增多症多尿：其原因是肾上腺皮质分泌醛固酮增多，作用于肾小管近端曲部，而起潴钠排钾作用。而血钠增高后又刺激下视丘口渴中枢而致烦渴，引起大量饮水，引发尿量增多。继而因为从尿中大量失钾，引发低钾血症而致失钾性肾炎，影响肾小管-间质浓缩尿液的功能发生多尿症。

（2）肾小管-间质功能障碍性疾病引发多尿

是由于原发性或继发性肾小管-间质损害疾病而引发的多尿症。常见于慢性间质性肾病、慢性肾炎、肾功能不全、急性肾小管坏死、低血钾性肾病、高钙性肾病、肾小动脉硬化症、失盐性肾病、先天性肾畸形、均可引起多尿症。

（3）精神障碍因素引发多尿 如精神性多饮多尿、精神分裂症等。

（4）功能性、治疗性排水多尿。由于体内潴留有过剩的水分需要排出时，而会使尿液增多，例如心力衰竭时的恢复期、水肿吸收的消退期。在治疗中应用各种利尿剂，如袢利尿高渗糖、甘露醇等消肿药物，均能使尿量增加。这种多尿均为暂时性，一旦体内过多的水分排出后即恢复正常。

（三）夜间尿量增多的发病机制

夜间尿量增多是指在健康情况下，夜间尿量超过全天总量（24 小时）50%以上，即为夜尿增多症。夜间尿量增多的原因及机制有：（1）肾功能不全引发的夜尿增多症，在慢性进行性肾病发展为慢性肾功能不全，健存肾单位的数量明显减少，氮质废物在体内积蓄过多，此时肾单位需要不停地、不分昼夜地进行工作，因此尿量增多。如果是肾小管间质病变时，由于肾脏浓缩功能下降，在早期夜间尿量增加。（2）排尿性夜尿增多。当机体有水分潴留时（如心功能不全），卧床后肾脏血循环改善、肾血流量增加，可将体内潴留的水分排泄出去，造成夜间尿量增多。（3）精神因素影响而夜尿增多症，如遗尿者常出现预防性排尿，久而久之成为习惯性夜尿增多。严格地说单纯夜间排尿次数增加而尿量不增多不属于夜尿增多症。

七、排尿功能异常

排尿功能异常是指在病理因素情况下，排泄尿时发生障碍，不能将尿液排出体外。临床常见于：尿路刺激征、膀胱内尿潴留症及尿失禁等3种症状。其病理改变多在膀胱及膀胱以下尿路部位。

（一）排尿困难、尿频、尿急、尿痛发病机制

排尿困难是指在排尿时，常伴有尿频、尿急、尿痛、烧灼感、不畅通之状。在泌尿系是一种常见的症状。“尿频”是指在单位时间内排尿次数明显超过正常范围。正常人平均白天排尿4～6次，夜间就寝后排尿0～2次。尿频，可以分为生理性和病理性两种，如饮水过多，精神紧张，或温度过低所致尿频，此即生理性尿频。病理性尿频常伴有尿急尿痛。“尿急”是指一旦有尿意，即需要立即排尿症状，常因顾不及而尿失禁。“尿痛”是指在排尿时病损部位受尿液的刺激而疼痛或烧灼感，严重尿痛时，尿淋漓不尽，尿量甚少。（1）是感染和非感染性炎症所致。（2）因膀胱容量缩小而致尿频。（3）因膀胱神经调节功能异常失调而引起失常。

（二）尿液潴留于膀胱病因病机

尿潴留是指排泄尿液障碍，而使尿液聚积潴留于膀胱内。其发病因素，由于尿道狭窄、梗阻、膀胱疾病或功能障碍和神经因素而引发膀胱尿液潴留，有以下三类原因：

（1）尿道狭窄梗阻所致潴留：由于慢性尿道炎经久不愈渐变狭窄，尿道损伤后狭窄，肿瘤、结石阻塞尿道，先天性包茎尿道口狭窄，慢性前列腺增生或急性前列腺炎、尿道裂口狭窄变小，放疗后尿道狭窄，使尿液排出困难，造成尿液聚积潴留于膀胱内。

（2）膀胱疾病或功能障碍因素引发尿潴留：由于膀胱炎症疤痕，膀胱结石，膀胱肿瘤，膀胱肥厚，使尿道开口变窄或梗阻而致排尿障碍困难。当妊娠生产时，因胎儿过大，产程过长，常可压迫尿道，膀胱乏力，排尿困难。如应用阿托品类、氯丙嗪等常可使膀胱逼尿肌乏力而排尿困难，引发尿潴留。

（3）神经源性膀胱尿潴留

上运动神经元损伤：病变部位发生在脊髓骶2～4段的排尿中枢之上，使排尿中

枢失去大脑的支配，患者不能自主排尿。

下运动神经元损伤形成膀胱内尿潴留：病变部位发生在脊髓骶 2～4 段以下，如骶髓中枢损伤，此时膀胱因感觉和运动神经的支配功能完全丧失，膀胱膨胀感消失，膀胱内尿液充盈，不能排出尿液。

（三）排尿失禁的病因病机尿失禁是指尿液不自主地从尿道溢出

（1）**真性排尿失禁症：**由于膀胱逼尿肌持续性张力增高和尿道括约肌过度松弛以致尿液不能自主控制经尿道溢出，其病因如下：

膀胱及尿道病变而致尿失禁：膀胱及尿道慢性炎症、膀胱结石、膀胱肿瘤等刺激膀胱，使膀胱逼尿肌持续性张力增高，膀胱内压力上升，引起强烈的膀胱激惹症状，使尿液不能控制而从膀胱流出。严重者尿液淋沥不尽，故又称为“尿急性”尿失禁症。

上尿路阻塞性病变而致尿失禁：由于结石、凝血块或其他原因阻塞输尿管时，输尿管受到刺激后，蠕动增强，可波及膀胱三角区，而致膀胱逼尿肌张力增高，引起尿急性“尿失禁”。

尿道括约肌的松弛而引发尿失禁：如分娩损伤、会阴部外伤或手术、骨盆骨折、前列腺切除、膀胱颈手术、会阴部放疗等，可致尿道括约肌损伤而引起尿失禁症。

神经元性膀胱功能障碍引起尿失禁：由于致病因素使脊髓骶的上运动神经元和下运动神经元损伤引发尿潴留，膀胱内压力增高时，或尿道括约肌松弛时，发生尿失禁。

（2）**应力性排尿失禁症：**是指下尿道括约肌松弛而引发尿失禁，其主要表现为，在用力咳嗽、大笑、打喷嚏、举重物时，突然腹内压力增大时，造成尿液小量不随意地溢出，而呈现尿失禁。其病理机制有以下几种：

妊娠因素：常发生于妊娠后期，可能是由于增大的胎儿压迫膀胱，使膀胱后尿道角消失，尿道缩短而致，分娩后尿失禁即可恢复。

分娩因素：因分娩时，尿道肌肉、膀胱颈部和结缔组织损伤所致。

由于难产和盆腔手术而损伤尿道括约肌：绝经期妇女骨盆、阴道和会阴部肌肉及组织松弛变弱，而引发尿失禁。

巨大的子宫纤维瘤和卵巢囊肿在突然腹压增加时，肿物挤压膀胱，膀胱内压增加，超出尿道括约肌的阻力引起尿失禁，肿瘤切除后尿失禁即消失。

（3）**先天性尿失禁** 见于各种先天性尿道畸形，如尿道下裂、脐尿管未闭、膀胱外翻、输尿管开口异位。常见于阴道或尿道外括约肌之下，以及后天、手术、外伤形成的输尿管阴道瘘，膀胱-尿道-阴道瘘，膀胱子宫间的瘘管，均可导致尿失禁。

八、肾区疼痛

肾区腰痛、绞痛、钝痛是指当肾脏、肾盂、输尿管部位病损后，内张力增高，或被膜受到牵扯时，而发生的肾区各种不同性质的疼痛症状，称为肾区腰痛。按疼痛性质可分绞痛、剧痛、钝痛、胀痛和肾系疾病性疼痛、肾外疾病性疼痛。

（一）按疼痛性质和肾系疾病可分肾绞痛、肾剧痛、肾钝痛或胀痛

（1）肾绞痛。是一种剧烈的肾区疼痛。表现在突然发作，持续性或阵发性加重加剧的疼痛。痛时患者常坐卧不安、呕吐、大汗淋漓、手足发凉，甚至血压下降，发作后疼痛突然停止。常有尿血、尿频，若无合并感染，则不伴畏寒发热。部分患者绞痛较轻，如果病变部位在肾盂输管接连处，绞痛部位常起始于胁腹部，可放射至上腹部、腰部，也可向下腹部传导，甚至腹股沟、大腿内侧、会阴部放散。如果病变部位在输尿管下 1/3 处，则绞痛常起于前侧腹部、腹股沟或同侧睾丸或阴门。引起肾绞痛的疾病有：肾系结石；血块堵塞；肾蒂血管、输尿管扭曲；肾血管阻塞。

（2）肾区剧痛。剧痛的表现及原因主要是：肾实质和肾周围急性缺血、破裂、化脓性炎症、创伤所致，疼痛性质呈持续性，腰部活动时加重，故患者常取静卧体位。检查疼痛部位时，患部肌肉痉挛，肋脊角有明显的压痛或叩击痛，此是与肾绞痛的不同点。

（3）肾区胀痛与钝痛。主要是因为肾脏本身的病变所致，而引起肾的肿胀，对肾包膜的牵拉或因病变侵犯局部神经所致，常发生在原发性或继发性的肾实质病变，如肾炎、肾病、继发性肾病等。疼痛性质多呈持续性，腰肾区内表现沉重、酸困、撑胀感，常在站立或劳累后加重。

（二）肾外组织疾病引发肾区腰痛的原因及机制

肾外性腰痛，同样是一类常见的腰痛，常需与肾系疾病腰区疼痛相鉴别。

（1）急性损伤腰部疼痛的机制。这是较常见的一种腰痛。是指腰部肌肉、筋膜、韧带等软组织，因外力作用突然受到牵拉，以致引起撕裂伤、渗血、淤血。常因为搬抬重物和腰部剧烈活动、肌肉强烈收缩时发生，表现轻重不一。重者疼痛剧烈甚至不能翻身，不能活动，腰部僵硬，损伤部位有明显的压痛点。

（2）腰部组织慢性损伤后引发疼痛的病理机制。多为渐进性、慢性发病，无明显的急性外伤史，好发于腰肌及棘间韧带之处。其发病原因多为长期的不良姿势如长期弯腰带动、过度疲劳，使腰肌的力量减弱，同时又有先天性组织结构异常而致劳损。

腰椎间盘突出症疼痛：由于椎间纤维环破裂或软弱，髓核即由破裂处，从后纵韧带一侧的侧后方突入椎管压迫或刺激神经根。其疼痛特点为，患侧棘突旁有局限压痛，伴有向小腿前外侧及足背足趾放射性疼痛。在椎管内压力加大时，疼痛加甚，病情严重时，各种体位都不可使疼痛减轻。

（3）腹腔脏器组织疾病引发的腰背疼痛。常见的疼痛原因有，消化性胃十二指肠溃疡病，如后壁穿透性溃疡，在背部第 11～12 胸椎两旁触痛压痛。

九、肾性高血压

肾性高血压是继发性高血压的一种类型。继发性高血压是指由一定的基础疾病引起的高血压。肾脏与高血压的关系，既密切又复杂。高血压可以是慢性肾脏病的病因，也可以是肾脏病引发的后果。肾脏疾病是最常见的导致继发性高血压的原因，而高血压又是肾脏病临床最重要的表现之一。

肾性高血压的发病机制很复杂，概括之，临床常将肾性高血压分为容量依赖性高血压（VDH）和肾素依赖性高血压（RDH）两大类，但临床中是相互关联而不能截然分开的。

（1）水钠容量失常而引发的高血压

其机制是：肾是排水排钠的主要器官，当肾脏患有疾病被累及时，可使水钠排泄障碍而潴留于体内，其原因有：肾小球滤过率降低，对水钠排泄滤过减少；肾小管功能损害，对水钠的转运失去正常调节；肾缺血，肾素分泌增多，通过肾素-血管紧张素作用，促使醛固酮分泌增多，导致远端肾小管重吸收水钠增加；肾实质受累，肾髓质分泌前列腺素减少，致水钠排泄障碍和心钠素、内源性类洋地黄等物质减少等因素而致高血压。

（2）肾素-血管紧张素-醛固酮系统（RAAS）功能失调引发的肾性高血压

当肾脏患有疾病时，会引起肾血流量灌注不足，而导致肾缺血。在缺血状态下，促使球旁细胞分泌肾素增加，通过肾素·血管紧张素的作用，使全身小动脉收缩，全身外周血管阻力增加，致使血压升高。

由于血浆肾素分泌增多，会继发醛固酮分泌增多，而导致水钠潴留，血容量增高，此时可反馈抑制球旁细胞分泌肾素，减少血浆中的肾素含量，使其保持正常范围，但血压不下降，此时主要是水钠潴留高血容量所致。但有些肾实质疾病的患者，不但存在明显的水钠潴留，而且有不适当的血浆肾素水平增高，说明这种反馈抑制调节机制发生障碍，出现肾素丨容量比例失调。在这种情况下，若通过利尿排钠减少血容量来降压，则可能导致肾素分泌进一步失调。因此，肾素-血管紧张素系统功能失调是肾性高血压的重要因素之一。

（3）肾内激肽-前列腺素降压物质分泌减少而影响血压稳定

人体在正常的生理情况下，激肽-前列腺系统（KG）是机体内源性降压系统，是与肾素·血管紧张素系统（RA 系统）相互制约和拮抗的，共同维持血压和水电解质的平衡。

前列腺素在肾脏合成，对肾脏主要有三种作用：其一，可影响肾脏的血流动力学，影响肾小管对钠的重吸收，以利于钠的排泄；其二，对血压的影响：可降低动脉压，使心率和心排血量增加，周围阻力下降伴有尿量增加；其三，PG 与肾脏其他血压调节因素相互的作用：与加压素相互作用，抑制肾上腺素和加压素升压作用。

（4）钠利尿激素分泌异常而致高血压

钠利尿激素类有：心房钠利尿激素（心房肽 ANP）、脑钠利尿激素（BNP）、C 型钠利尿激素（CNP）、肾钠利尿激素和内源性洋地黄物质（EDLS）。ANP 生理作用是增加 GFR，使尿钠排量增加，同时又可抑制肾素、醛固酮和精氨酸血管升压素的释放，直接松弛血管平滑肌，扩张血管和降低周围血管阻力而发挥降压作用。EDLS 是内源性类洋地黄物质，是体内一组生物活性物质，属于钠利尿激素的一种，其生理作用是抑制 Na^+K^+-ATP 酶的活性起到利尿排钠作用。

当肾衰竭时，由于肾脏排泄功能障碍而致使 Na^+K^+-ATP 酶在组织内积蓄，这些物质可使血管平滑肌 Ca^{3+}浓度增加，从而使外周血管阻力增加，而致血压升高。EDLS 分泌相对不足以抑制 Na^+K^+-ATP 酶积蓄。

（5）肾交感神经系统和 B-肾上腺素能受体而致血压升高

入球小动脉的近球细胞（JG）、肾血管的平滑肌和肾小管壁中均有交感神经末梢分布，为调节肾素分泌的形态学基础。如果交感神经系统兴奋性增高，可直接增加心排血量及外周血管阻力，间接通过β-肾上腺素能刺激 RAAS 以升高血压。血管紧张素Ⅱ不能增强中枢和周围交感神经活性以及通过释放肾上腺髓质的儿茶酚胺等作用以升高血压。此外交感神经兴奋可直接增加近端肾小管重吸收钠，减少肾小球滤过率和肾血流量引起水钠潴留，加重高血压。儿茶酚胺（CA）为肾上腺素、去甲肾上腺素、多巴胺等的总称。

（6）高血压对肾实质病变的影响

长期以来，医界对具有高血压的肾脏疾病患者预后恶劣已达共识。高度重视高血压的治疗可以极大地延缓肾衰竭的进展。关于高血压可以加重肾损害的详细机制至今尚不十分清楚，分析其主要病理机制为：高血压加重了肾小动脉硬化，肾小动脉硬化引起肾缺血，反过来促进了高血压的发展。认为继发于肾小血管病变的肾小管、肾小球损伤是肾缺血所致。肾小管对缺血的损伤反应较肾小球敏感，而肾单位缺血后，由于肾小球内压力升高，单位肾小球滤过率仍得以保持原工作量，所以肾小管的工作负荷并不减少，这可能是肾小管易受损伤的另一个重要原因。肾小动脉硬化对肾单位的损伤是局灶性的。在后期，部分病例出现进行性肾功能不全，一方面是由于肾脏与高血压形成恶性循环，导致原来正常的小动脉损害；另一方面肾单位的代偿性血流动力学改变，如高灌注、高压力、高滤过，更促进了残余肾单位的进行性损伤。再一方面，血管的病变程度与高血压的程度、持续的时间有相当密切的关系。

十、肾性贫血

贫血通常是指外周血中血红蛋白浓度、红细胞计数、红细胞比积低于同龄同性别正常人的最低值。其中以血红蛋白浓度低于正常值为最重要标准。肾性贫血是指由各种因素造成肾脏病变后，致使肾脏分泌红细胞生成素缺乏或相对不足，或在肾功能不全时而产生的一些毒性物，滞留于血浆中抑制和干扰了红细胞的生成及代谢而导致贫血，即谓肾性贫血。

（一）促红细胞生成素分泌缺乏和相对不足是肾病性贫血发生的主要因素

90%以上的促红细胞生成素（EPO）是由肾组织产生的。肾外组织如肝产生的促红细胞生成素不足 10%。肾脏产生促红细胞生成素的具体位置，在肾远曲小管和肾皮质及外髓部分小管周围毛细血管的内皮细胞。在肾功能不全时，EPO 的缺少无疑是引起贫血的主要因素，随着肾脏疾病进展和恶化，肾单位不断被破坏，EPO 的产生分泌逐渐减少。在双侧肾切除的血透患者中，贫血更加严重，也进一步说明了红细胞生长素缺乏在肾性贫血中的重要作用。临床中贫血的程度与肾功能受损程度呈正相关。但在某些肾小管间质受累较重时，肾功能的损害程度与贫血程度不一致。这主要是由于 EPO 产生的部位所决定的。

（二）肾功能不全患者体内的毒素抑制了红细胞的生成而致贫血

血浆中存在着某种抑制红细胞生成的物质.即红细胞生成抑制因子.它对骨髓造

血功能的抑制导致了红细胞成熟的障碍，被认为是肾性贫血的又一原因。它在肾性贫血的发生机制中起着不可忽视的作用。

（三）红细胞的寿命缩短而致贫血

溶血是红细胞寿命缩短的主要因素。终末期肾衰患者常见有中等程度溶血。慢性透析患者，其红细胞的寿命平均缩短 30%～50%。溶血的原因并非由于红细胞本身原因。目前认为肾功能不全患者红细胞缩短的主要因素是一些细胞外因素造成的。尿毒症患者血浆中存在着一些能干扰红细胞的正常代谢的物质，与尿毒症毒素破坏红细胞有关。胍类物质也是引起溶血的原因之一。另外在肾衰竭时，可伴有脾功能亢进，导致红细胞的稳定性和完整性的改变。

（四）失血后而致贫血

大约有 25%肾功能不全患者在晚期可出现明显的出血症状，其主要原因是血小板功能发生障碍，常见的有消化道、牙龈、皮肤等出血引发贫血。

（五）铁与叶酸缺乏而引发的贫血

在慢性肾功能不全时，由于铁与叶酸的缺乏常可引起贫血。铁与叶酸缺乏的原因常有以下几种原因：① 由于凝血机制障碍而引发胃肠道等其他部位出血；② 在血液透析时，由于血浆残留于透析膜及透析器漏血；③ 频繁抽血检查。这些都可造成铁的缺乏。在透析过程中叶酸丢失过多，叶酸缺乏可导致大细胞性贫血。10%的尿毒症患者血浆中叶酸水平低于正常水平。维生素 B 在透析时并不缺乏，这是因为维生素 B 与蛋白结合而不被透析丢失的结果。

（六）铝中毒及其他因素而致贫血

在维持血液透析的慢性肾衰患者中，由于滤过功能的障碍，血浆中的铝不能有效地排出，而铝在体内的蓄积过多，为此铝中毒被认为是影响红细胞生成而致贫血的重要因素。因透析液中铝含量过高，或使用过多的含铝磷结合剂，如氢氧化铝凝胶，铝可抑制血红蛋白的合成。铝可抑制铁整合酶和尿卟啉脱羧酶，而抑制血红素合成。铝可干扰铁的代谢，铝与转铁蛋白结合影响铁的转运等。

十一、肾病肾脏体积改变

从事临床肾病工作者，在肾病诊断过程中，要特别注重对肾脏体积大小的判断。在实际工作中，判断肾脏体积大小对肾脏疾病的鉴别诊断的确有很大意义。

（一）引起肾脏体积增大的原因

肾脏体积的增大可见于单侧肾增大和双侧肾增大。单侧肾增大常见于：肾肿瘤、肾囊肿、肾盂积水、肾积脓、肾包囊虫、肾静脉血栓形成，也可见于单侧肾切除或单侧肾萎缩而引起对侧肾代偿性增大。双侧肾肿大常见于：急性、急进性肾小球肾炎，急性肾小管坏死，肾病综合征，先天性多囊肾，双肾盂积水，淀粉样变肾病等。此种情况下，双侧肾体积可见轻度增大，但不可触及。

（二）引起肾脏体积缩小的原因

肾脏体积的缩小，主要与肾实质萎缩有直接关系。其临床特点：在慢性肾小球肾炎持续发展表现为双侧同时一致性缩小。慢性肾盂肾炎呈双侧性一致缩小，也可为单侧缩小。肾结核是病侧肾脏缩小，而对侧常有积水或代偿性增大，肾动脉狭窄在发病早期，可一侧肾脏缩小。先天性发育不全患者肾体积也小。

第二章　肾内科疾病的中医学概论

第一节　中医对肾的认识

一、中医学对肾解剖的认识

中医学对于肾脏在机体的部位及形态早有观察、论述和记载，主要包括肾脏、膀胱及其络属的经络三部分。

（一）肾脏部位

我国古代医家在不同历史阶段对肾脏的解剖部位，都有论述记载，早在《素问·脉要精微论》中就有“腰者，肾之府”的论述。故腰为肾隐藏的部位，而为肾之府。又如《难经·四十二难》说：“肾有两枚，重一斤一两，主藏志”。已经很清楚地说明人体有两个肾脏，而且确定了每个肾脏的重量。其所说之肾即指西医学所论述之肾脏。如《难经·三十六难》说：“藏各有一耳、肾独有两者”。明代医家张介宾，描述更为具体：“肾有两枚，形如豇豆，相并而曲，附于脊之两旁，相去各一寸五分，外有黄脂包裹，各有带两条……”。据以上各大家所论，中医学所说的肾脏的部位、形态、重量均与现代解剖学肾脏基本相同。

（二）膀胱部位

膀胱又名脬，位于下腹部，属于下焦区域，为囊性器官。在五脏六腑器官中，它的位置最低，是机体津液代谢所剩余之浊液汇聚之所。古代医家对膀胱的形态及部位已有详细论述，在《难经·四十二难》中说：“膀胱重九两二铢，纵广九寸，盛溺九升九合。”《医宗必读》中说：“膀胱当十九椎，居肾之下”。从古人对膀胱的论述来看，与西医学解剖学之膀胱基本一致。

（三）肾与膀胱的经络循行关系

在中医藏象学说中，肾与膀胱相表里，即肾与膀胱通过经络相互络属，构成了相互依存的表里关系，两脏腑一阴一阳，直接或间接地共同管理着津液的升降、输布、循环代谢。

（1）肾经的循行部位

《灵枢·经脉》说：“肾足少阴之脉，起于小指之下，邪走足心，出于然谷之下，循内踝之后，别入跟中，以上踹内，出腘内廉，上股内后廉，贯脊，属肾络膀胱”。

以上是说，足少阴肾经，起始于足小趾下，斜走足心，出内踝前、大骨的然谷穴下，沿内踝骨的后面转入足跟，由此上行经小腿内侧后缘，再沿大腿内侧后缘，贯穿脊柱连属肾脏，联络与本脏相表里的膀胱。

（2）膀胱经的循行部位

《灵枢·经脉》说：“膀胱足太阳之脉，起于目内眦，上额交巅；其支者，从巅至耳上角；其直者，从巅入络脑，还出别下项，循肩膊内，挟脊抵腰中，入循膂，络肾属膀胱”。

上意是足太阳膀胱经，起始于眼内角，上行额部，交会于头顶，它的支脉从头顶到耳上角，直行的经脉则从头顶入内络脑，回出下行项部，沿着肩胛骨内侧夹行于脊柱两旁，到达腰部，沿着脊旁肌肉深层行走，联络与本经相表里的肾脏而连属膀胱。

二、肾的生理功能

肾为先天之本，历代医家对由肾藏精和主水的两大功能失调引起的疾病，积累了丰富的经验，形成了一套辨证论治的理论。肾主水，是指肾脏具有主宰和调节人体津液代谢平衡的功能。一旦肾主水的功能失常，津液代谢就会失去平衡，导致各种病理变化。肾主水的理论与肾脏的尿液生成、排泄，调节水电解质及酸碱平衡，参与神经、内分泌的调节表述不同，反映在患者的病情是一样的。对此，我们可以具体地进行认识。

（一）肾藏精

肾的主要生理功能是藏精，如《素问·六节脏象论》指出：“肾者主蛰，封藏之本，精之处也。”肾藏纳精气的功能正常，肾精不无故流失，则精的生理效应才能得以充分发挥。肾所藏之精首先是“先天之精”，故又称肾为“先天之本”。但先天之精需仰赖后天水谷精微的不断培育滋养，始能逐渐充沛盛壮，以发挥其生理效应。当来源于饮食物中的水谷精微输注于各脏腑后，一方面可以维持各脏腑生理活动之需要，同时通过代谢平衡后所剩余的部分，就要归藏于肾，以培育、滋养先天之精。故《素问·上古天真论》说：“肾者主水，受五脏六腑之精而藏之，故五脏盛乃能泻。”因此，肾所藏之精，实则包括了先天之精和后天之精两部分。

精能化气。精是有形的物质，气是无形的动力。肾精所化生之气称为肾气，肾气是人体生长发育的原始动力。例如《素问·上古天真论》说："女子七岁，肾气盛，齿更发长；二七而天癸至，任脉通，太冲脉盛，月事以时下，故有子；三七肾气平均，故真牙生而长极；四七筋骨坚，生长极，身体盛壮；五七阳明脉衰，面始焦，发始堕；六七三阳脉衰于上，面皆焦，发始白；七七任脉虚，太冲脉衰少，天癸竭，地道不通，故形坏而无子也。丈夫八岁，肾气实，发长齿更；二八肾气盛，天癸至，精气溢泻，阴阳和，故能有子；三八肾气平均，筋骨劲强，故真牙生而长极；四八筋骨隆盛，肌肉满壮；五八肾气衰，发堕齿槁；六八阳气衰竭于上，面焦，发鬓斑白；七八肝气衰，筋不能动，天癸竭，精少，肾脏衰，形体皆极；八八，则齿发去。"《内经》的这一段论述，明确地指出了人体生、长、壮、老、已的自然规律，与肾中精气的盛衰密切相关。人在出生以后，由于"先天之精"不断地得到"后天之精"的培育和滋养，肾中精气亦逐渐有所充盛，出现了幼年时期的齿更发长等生理现象，随着肾中精气的不断充盛，发展到一定阶段，产生了一种促进性腺发育成熟的物质，称作"天癸"，于是男子就产生精子，女子就按期排卵，月经来潮、性腺的发育渐趋成熟，具备了生殖能力，人也进入了青春期。以后，随着肾中精气由盛渐衰，天癸的生成也随之而减少，甚至逐渐消耗衰竭，性腺也逐渐衰退，生殖能力随之而下降，直至消失，人也就从中年而转入老年。由此可见，肾中精气在人体生长发育过程中起着重要作用，同时表现在人体性机能发展过程中也起着更为重要的决定性作用。因此，古人将积精储气作为延长寿命，防止性功能早衰的重要措施。即所谓"材（精）将积，气将褚（储），行年百岁，贤于往者。"（《养生方》）并认为肾之精气易亏而难满，亏而难复，如"以易败之阴（精），以之以无穷之欲，败而又败，故男子不待于八八，女子不待于七七而早衰矣。"（《广嗣纪要·寡欲篇》）说明纵欲恣情，精气再耗损，则男子多不到 64 岁，女子多不到 49 岁，就可过早出现衰老，性功能也常提前衰退。这种认识是有一定道理的。

古人为了在理论和实践方面全面阐明肾中精气的生理效应，而将之概括为肾阴肾阳两个方面。一般以对机体各个脏腑组织器官起着滋润、濡养作用的称为肾阴；对机体各个脏腑组织器官起着推动、温煦作用的称为肾阳。肾阴肾阳又称元阴元阳，真阴真阳，是机体各脏阴阳的根本，二者之间相互制约、相互依存、相互为用，维护着各脏的阴阳平衡，从而保证了人体各种生理活动包括性机能的正常。

中医认为，肾阴主要以肾精为物质基础，除具濡养滋润的作用外，还能抑制肾阳，使之阴阳相济，防止相火妄动；肾阳乃以肾气为主要基础，除具有温煦、气化、推动的作用外，还具有驱散阴邪的作用。如果肾阴虚衰，就会出现性欲亢盛、梦遗以及其他阴虚火旺的症状；肾阳虚则会出现性欲淡漠或性机能衰退，滑精、阳痿以及肾阳虚的各种症状。但因精能化气，气能生精，肾阴和肾阳实质上均以肾中精气为物质基础，肾阴虚或肾阳虚都是肾中精气不足的表现形式。所以肾阴虚到一定程度可以累及到肾阳，叫做“阴虚及阳”；肾阳虚到一定程度也可累及肾阴，称为“阳损及阴”，最终均可发展到肾之阴阳两虚的程度。若在一定条件下，肾中精气虽然亏损，但其阴阳失调的状况又不很明显，则便称为肾中精气亏损，或分别称为肾精不足或肾气虚。

（二）肾主水

中医认为，肾为水脏，且寓元阳、元阴，藏精、司二阴，与膀胱互为表里。如《素问·逆调论》说：“肾者，水脏，主津液。肾者，胃之关也。”元阴，又称肾阴、真阴，是人体阴液之根本，对各脏腑起到滋养和濡润作用。元阳，又称肾阳、真阳、真火，是人体阳气之根本，对各脏腑起到温煦和生化的作用。元阴是人体的物质基础，元阳为生命动力，两者协调，才能完成主水液代谢的正常进行。肾主水，也就是肾主持人体的水液代谢，即通过肾中阳气之蒸腾输泄，将胃受纳的水液，经脾的转输运化、肺的通调水道、三焦的“决渎”作用，又经小肠的升清降浊，使浊者经膀胱排出体外，清者复归于肺，并输布于全身各个脏器，以及化而为涕、为涎、为泪、为唾，分属于精、血、津液之中，如此循环，维持水液代谢的平衡。在水液代谢的过程中，三焦是人体内外、上下水液转输的通道，中焦脾胃则是升清降浊转输的枢纽，而肾的气化则贯穿水液代谢的全过程，这充分说明肾在水液代谢过程中主宰和调节的作用。中医的肾主水靠肾阳的气化蒸腾，温煦转化，对肺、脾、三焦、膀胱、小肠参与水液代谢起主导作用。而西医的肾功能主要体现在排泄尿液毒素、调节水电解质，维持酸碱平衡，并具有自身调节水液平衡的球管系统，是人体水液代谢的最主要的器官。不难看出，肾主水理论概要蕴涵了西医参与水液代谢的功能。

（三）肾主纳气

肺主气，司呼吸。气的形成、敷布、运行以及升降出入无不与肺脏的功能有关，故《素问·六节藏象论》说：“肺者，气之本。”然而，肺主气的功能必须有肾气的参与，尤其在呼吸方面。正如《内经博义》所说：“肺居上焦，肾居下焦；肺主降，肾主升；肺主呼，肾主吸；肾主纳气，肺主出气。”又如《难经·四难》所说：“呼出心与肺，吸入肾与肝。”清代林佩琴在《类证治裁·喘证》中亦说：“肺为气之主，肾为气之根，肺主出气，肾主纳气，阴阳相交，呼吸乃和，若出纳升降失常，斯喘作矣。”可见，呼吸运动虽然由肺完成，但肺吸入之气，必须下达于肾，与肾中精气交接，才能平稳深沉，和缓有力，这是肾脏纳气功能的体现。何梦瑶在《医碥》中说得更加生动，他说：“气根于肾，亦归于肾，故曰肾纳气，其息深深。”其实，肾主纳气的功能，就是肾主封藏功能在呼吸运动中的具体表现。其物质基础乃是肾中之精气。若肾气不足，肾不纳气，根本不固，则会出现呼吸短促，动则喘甚等病理表现，称为“肾不纳气”。肺主出气（呼气），肾主纳气（吸气），肺为气之主，肾为气之根，二者不可偏废。只有出纳协调，呼吸才能平稳。若只出不纳，或只纳不出，呼吸活动都会停止。相对而言，纳气功能容易受到损害，因此许多医家都非常重视肾主纳气的功能。如《慎斋遗书》说：“人之生死关乎气，气纳则为宝，气纳则归肾，气不纳则不归肾。气不归肾者，谓脾胃之气不到肾也。”

“肾主纳气”，应当理解为肾具有纳摄吸入清气的功能，如《类证治裁》所说：“肺为气之主，肾为气之根，肺主出气，肾主纳气，阴阳相交，呼吸乃和。”肾的这种纳气功能对机体呼吸活动起着重要的调节作用。而人体是一个统一的有机整体，五脏六腑的气机都随着呼吸运动有规律地升降出入，也就是说脏腑气机的正常运动受肾主纳气功能的调节。所以“肾主纳气”中的“气”我们可以从广义的角度来解释，即不仅包括呼吸之气，更指全身脏腑气机的升降出入活动。

第二节　肾内科疾病的病因病机特点

一、病因

祖国医学认为，人体是一个统一的整体，在健康状况下，全身脏器、气血、经络功能发挥正常，保持着机体内部的平衡；同时又认为，人体和大自然也处在统一、平衡的状态中，即所谓“天人合一”。外部自然界的变化可对人体发生不同的影响，人体对自然界的变化，也有适应和调节的能力。疾病的发生、发属是因这两种平衡失调的结果所造成，因此病因包括了外因（外邪）和内因（内伤）两方面。其病机则和脏腑功能衰退、气血紊乱、升降失常及机体阴阳平衡失调有关。

（一）外邪侵袭致病

祖国医学称各种致病因素为“邪”或“邪气”。自然界的致病因素则被称为外邪，即六淫：风，寒，暑，湿，燥，火。六淫邪气的概念：六淫即指风、寒、暑、湿、燥、火，自然界六种异常的气候现象，如果这六种气候现象顺行正常，即中医所称谓“六气”。异常的“六淫”易使人体致病，正常的“六气”对人体有益而无害。正如《素问·宝命全形论》所述，“人以天地之气生，四时之法成”。六气是万物生长的必须条件，人应顺应自然界之六气，依赖于水谷精微，应四时气候变换。万物之生长，收藏之精津，生生息息，循环往复。此为中医学所强调的“天人相应”“天人合一”的整体观念。

六气化生于四季，一年四季分春、夏、秋、冬，循其一定的规律而环周往复，而四季生六气各有特点，春生风温、夏生热、长夏生暑湿、秋生燥、冬生寒凉。

六淫是指风、寒、暑、湿、燥、火的六气发生异常变化，或过于急骤剧烈变化。当人体的抗病能力不能适应六气其反常变化时，人体的正常生理功能就被破坏，而失去协调平衡稳定，使人体罹患疾病，“六气”变为“六淫”，成为外感致病因素的淫邪。

淫，是淫胜太过之意，引申为异常。“六淫”指“六气”太过或不及或非其时，属不正之气，故又称“六邪”。因四季气候变化是有一定顺序而较规律的，如果出现非其时而有其气的太过或不及的情况，如春应暖和而反寒冷，秋季应凉爽反而炎热等，这对一切生物都是不利的。这种时令与气候脱节的“六淫”侵袭人体即能发病。所以，《素问·六节藏象论》述：“苍天之气，不得无常也。气之不袭，是谓非常，非常则变矣”。是说自然界的气运，不可没有正常规律，如果气运失其承袭就是反常现象，反常现象就会变成致病因素。再则，是指气候的变化过于急骤或剧烈变化，如暴冷暴热、酷冷酷热、阴雨连绵不散过长等都是反常的气候，对生物的生长发育均属不利。当人体抗病能力下降时，机体不能适应这异常变化则可发病。

六淫致病主要以孔窍肌肤而入为特征。

（二）七情所伤

七情，中医学中是指喜、怒、忧、思、悲、恐、惊，七种精神情志的变化。七情所伤而致病是指情志波动过于突然、过于强烈、过于持久或过于反复，这种打击刺激，超过了人体本身的正常生理耐受程度和调节范围，影响人体生理，使人体的气机紊乱，脏腑的阴阳失调，从而导致疾病的发生，久之也可致脏腑发生器质性病变。此时，七情便成了致病因素。由于病从内发，故称其为内伤性致病因素。

七情致病不同于六淫，六淫之邪主要是从口鼻和皮毛侵入机体，而七情则是直接影响有关内脏而发病，故又称其为“内伤七情”，这是导致内伤病证的主要致病因素之一。

情志与肾脏疾病的关系非常密切，临床可分两方面：一是七情可以使肾脏直接患病，二是当肾脏患病时，情志可使肾病的变化，致使肾病加重影响疗效和预后。中医学认为，肾主藏精，含志之脏，而志又由心神所发，故恐与惊为肾脏精气的反应。当惊、恐过激则直中肾脏，使肾脏气乱及气下。“恐惧不解则伤精，精伤则骨酸痿软，精时自下”（《灵枢·本神》），使肾的气机紊乱，肾气虚损，封藏不固，不能升腾而虚陷，造成阳痿、胆怯等症。恐则气下，临床可见二便失禁等。情志失调，可致气机紊乱，气郁化火，耗伤阴津，而致相火妄动，耗伤真阴而肾虚。情志失调不仅是肾脏发病的直接原因，也是促使肾脏疾病向严重发展的一个重要因素。在肾脏水肿、血尿、蛋白尿或肾功能不全的病程中，由于精神紧张或思虑过度，常导致病情反复变化不愈，甚则日趋严重，使正气渐虚，而邪气亢盛的表现愈加严重，肾脏的气血功能越加紊乱而失调。

（三）饮食

饮食是摄取营养维持人体生命活动非常重要的因素。但饮食失宜、不洁，则又是导致疾病发生的重要原因之一。饮食要靠胃的摄纳、脾的运化，因胃为水谷之海，脾可传输水谷精微，故饮食所伤，主要受病脏腑在于脾胃，饮食伤及脾胃之后，可导致脾胃气机升降失常，其因常为宿食积滞后，聚湿生痰化热，且可传变于他脏而致病。临床中，因饮食所伤，主要有饮食不洁、饮食不节、饮食偏嗜三类情况。

（1）饮食不节

即饥饱失常，饮食规律失常。饮食物是后天化生气血的源泉，应以适量、适时为宜，若饮食过饱、过饥、过失常度，进饮失其规律，则均可导致疾病的发生。

过饥即过于饥饿，则摄食量少或断绝，养料不足，气血生化无源，气血得不到足够的补充。久之，机体必然衰弱而为病。如婴幼儿母乳不足，则可影响其正常生长发育。成人因进食过少，营养不足，可致气血亏损，形体日渐消瘦，而卫外无力，易感外邪而致病。

过饱即饮食过量，超出脾胃运化能力，也可导致脾胃损伤，致使饮食物不能及时腐熟和运化，积滞于内而成宿食积滞，从而出现脘腹胀痛、恶闻食气、嗳腐泛酸、呕吐或泻下臭秽。临证以小儿多见，因小儿脾胃运化功能尚弱，故食滞日久，可郁而化热。如果伤于生冷寒凉，又可聚湿生痰，久之正气虚弱而邪实，常可酿成疳积，出现脘腹胀满、面黄肌瘦、大便溏泻。如郁久化热，常可里急后重或脓血便。

饮食不节可导致脾胃损伤而中气不足。气血生化之源缺乏、机体无充足精微营养供给，而后天之精微无以充养先天之精，久则肾精亏损。当脾胃虚弱时，也可导致营卫虚弱，抗病能力下降，外感淫毒易于侵及肾脏而发病。

（2）饮食不洁

饮食不洁也是临床上常见的致病因素之一，可引起多种脾胃疾病，随即可传变于肾脏而患病。不洁饮食为不卫生、不洁净、含有致病微生物或毒物、腐败之食物。如果进食不洁之食物，每可伤及脾胃的运化出现发热、寒战、腹痛、呕吐、泄泻，严重时出现肾的阴阳离决、气血衰败，表现为四肢厥冷、昏迷不醒、关格癃闭无尿之肾病。此证多见于临床的食物中毒、休克、进而肾衰竭症。若进食被虫卵污染之食物，则可发生寄生虫病患。如血吸虫可引起肾脏的损害。

（3）饮食偏嗜

饮食偏嗜是指饮食品种有所偏颇，或饮食温度不适，嗜食过冷或过热食物而言。对于人体而言，饮食种类应广而均衡，其冷热度应适宜，方能起到营养全面而均衡的作用，而不至于损伤脾胃。偏嗜食物可致缺乏某些营养精微：是指食物有偏，某种精微缺少，久之可形成某种精微缺乏症。如贫血、缺钙、甲状腺肿、低钾血症等病症。

① 饮食寒热失宜。如过食生冷，易损伤脾胃阳气，而致脾胃虚寒，气机上下失常，引发寒湿内生。如进食过热食品，易伤胃阴，引起胃热，胃热上熏，津液被灼，无以上承，故口干、口臭、牙龈出血、消谷善饥之症。久而传变肾脏，而损及肾阳肾阴，故饮食过热过冷皆不宜从之。

② 过食肥甘厚味。中医学认为过食油腻肥甘厚味，易伤脾胃，积湿生痰、浊、饮之邪、郁阻脉络，化热化火，火生风动，眩晕目花，偏瘫枯萎，久之伤及肾络郁阻肾脉而致肾的气机升降不畅，湿热蕴结下焦而成气滞血瘀、阴阳气血失调，肾与膀胱气化不利，酿成热淋、石淋、血淋等证，甚则肾衰竭。如过嗜海味、碳酸类饮品，易患泌尿系结石症。过食油腻易患胆系结石。糖尿病肾病其发病之初与过食甘肥等饮食失节有关。

③ 五味偏嗜。中医认为，饮食五味（酸、苦、甘、辛、咸）对于脏腑组织功能

都有不同的营养及调整促进作用。而五味偏嗜，对某种饮食过量过久，又可影响脏腑功能的发挥，导致脏腑气机的偏盛偏衰，诸病丛生。《素问·五脏生成篇》说："是故多食咸，则脉凝泣而变色：多食苦，则皮槁而毛拔；多食辛，则筋急而爪枯；多食酸，则肉胝陷而唇揭；多食甘，则骨痛而发落"。故偏食五味，均能造成脏腑损害。

④ 嗜酒无度。中医认为、酒气辛烈、性热大湿、适量饮用，皆有益肾温胃之功，有疏通筋脉经络、补肾壮骨祛寒之效。但"以酒为浆"，过久过量饮用则为毒，入于脏腑则生下湿。辛烈之气腾于经络则升上热，心中懊恼，久之损及脑肝传变于肾，继而腹胀、腹水、胸腔积液、气短、乏力、尿闭等证，终而引发肾脏气机衰败。如现临床常见的酒精性肝硬化肾损害之病，可以说明过量过久饮酒，不仅伤及脾胃，且对肝、肾、脑损害也甚，对人体确有很大危害。

（四）劳逸失度

所谓劳逸，即指过度的劳累和过度的安逸而言。正常的劳动，为人生存之必需，其中，包括脑力劳动和体力劳动。劳动有助于气血疏通、生阳助阴、强壮体质而不易致病。正常合理的休息有助于养阴潜阳、恢复精力，有助于阴阳平衡。但是，过度劳动或过逸，则亦可成为致病因素。房室不节，指性生活不能节制，淫欲无度。临床常分劳力过度、劳心过度、房劳过度、安逸过度致病因素。

（1）劳力过度

劳力过度是指体力劳动和体育活动过度而言，或因长时间应用一种姿势工作，如久视、久立、久坐、久卧、久举、久行等，都可耗伤元气，劳其筋骨，从而使元气虚亏，脏腑组织功能减退。即中医学所讲："久卧伤气，久立伤骨，久行伤筋"等。临床常表现为，四肢疲软、少气力衰、神疲懒言、动则气喘，久之肾气虚衰，肾精枯竭，而致肾劳。

（2）劳心过度

是指劳心太过，思虑过度，常使阴血暗耗，而心神失养，临证常见心悸健忘、失眠多梦、时有躁怒或寡言不欢，久之出现心肾阴虚、心肾不交等证表现。

（3）房劳过度

指性生活不能节制有度，容易伤及五脏之气机，以肾较甚，耗伤肾中精气而失神。正如《素问·六节藏象论》说："肾者，主蛰，封藏之本，精之处也"，是说肾为藏秘精气之脏。人体精气宜闭潜藏而不宜妄泄，先天之精气为肾本身所具有的内涵生命活力。肾精属阴，伤精则阴亏，而元阴元阳相互作用，均为肾所固藏，如房室过度，肾中阴精耗损，则阳无所依，久必浮而上越，引发虚火上炎为病。阴精亏损日久必伤阳气，可使肾中阴阳二气皆损，以致骨蒸体弱，气力全无。男则多见：心神浮动、心悸不安、相火偏亢、精关不固而致梦遗、滑精、早泄、阳痿等症。女则多见：冲任损伤、宫胞气血失调而致月经不调、崩漏或经止、流产难孕、赤白带下等症。过度劳伤及房室不节，是多种肾病病情反复发作和加重的主要因素，特别要指出在临证治疗各种肾病过程中，防其过度劳伤及房室不节，是医护与患者，在调治病程中应引起重视的重要环节。

（4）过度安逸

为闲逸过度、好逸恶劳，可使精神衰减，会使气血运行不畅，脾肾运化功能呆滞，致使正气不足而抗病能力下降。久则肌肤松弛、筋骨痿软、发胖壅肿，导致肾病产生。正气不足则可见少食乏力、精神不振、头昏目花、心悸失眠等。闲逸过度在临证中，还表现于一些慢性病，久病患者或不能自立劳作、生活或惧怕伤气而静者，久之必然伤及肾脏。在一些慢性疾病患者中，常因适当的劳作及体力活动锻炼，会使筋脉疏通而不滞，善饥多食，阴增阳升，而促使病况逐渐好转，恢复体能。如果患者过度休养，少动多静，不仅对病无益，反而会伤及脏腑组织。正气不能产生，多会伤及肾气而为肾病。总之，从医临证时，已病或未病之人体，须嘱其劳逸结合，劳逸适度，“动以不疲为好，静以轻松爽快为度”，动静结合，适而有度，方可达到病者疗效佳，常者身体健。

（五）误治失治

在临证中，误治失治对于肾病的发生发展是一个很重要的致病因素。

（1）用药剂量过大

是指在短时间内，因用药量过大而引起急性肾功不全。如应用甘露醇、呋塞米过量，24～48 小时出现急性肾损害；大量应用庆大霉素，一周内出现肾损害；在联合应用抗结核药时，常在三周内出现肝肾同时损伤而表现出肝肾功能异常、腹水、水肿等。剂量过大可致药物毒邪，在短时间内蓄积肾脏而不能及时排泄而致肾损。在临证中，不论有毒药物还是无毒药物，不论中药还是西药，都应该谨慎合理用药，方可避免药毒损伤人体。

（2）用药时间过长

在临证治疗疾病时，用药疗程过长，长达数月、数年、十数年，甚至更长。因应用中药、西药，而药毒直中肾脏者屡见不鲜。如长期应用中成药、中药中的龙胆泻肝丸、朱砂、关木通、马兜铃等，或西药中的非固醇类抗炎药、精神抑制药阿普唑仑、抗生素类等，在短时间内无症状，多因在临床体检时，发现尿及肾功异常。在应用磺胺类药物时，尿路中可析出结晶，引发尿路梗阻致肾损害等。

（3）药物配伍炮制不当

中医在治疗疾病中对中草药的炮制、配伍相当严谨。其主要目的是为了去除药物中的毒性，提高药物的疗效。如在应用川乌、草乌、附子时煎煮 1 小时以上方可内服，毒性明显去除，疗效明显提高。桃仁、杏仁煮后去皮炒黄以去除毒性。组方用药时，半夏配伍生姜可去除半夏的毒副作用。否则产生药源性肾损害，中药应用配伍避免十八反也是这种道理。

（4）辨证不确切，用药失宜而误治

在临证中，肾系疾病反复多变。病理变化常易虚实、寒热同存，阴阳交错出现，时而正虚，时而邪实。虚，则应对阴阳、气血的审别；实，则应对寒热、湿瘀的辨识。立法、拟方应分别对待。如果用之不当，阳气不足者而用阴寒、补阴之药可致阳气越虚；阴血不足者而应用辛温之药更易耗伤阴液而助阳火旺盛。或以清热化湿、淡渗利水、行气祛瘀，这些祛瘀之品，辨证不当而使之，配伍不当而用之，往往祛邪不成，反而伤及正气。或者攻邪过猛，正气受之克伐。

在以上各种情况下，辨证不切、用药不当、配伍不适、疗程过短等皆能使人体脏腑受损，或邪气不祛，病情反而加重或反复发作。所以，一定要引起重视，应用中西药时均应考虑药物的毒性、疗程的长短、剂量的大小、中药的配伍炮制、辨证的确切，以减少对肾脏的损害。

（六）先天禀赋不足

先天禀赋：禀，下者禀承上者；赋，上者赋于下者。在中医学中，先天是指父母之体；禀赋是指由父母亲遗传给子女的体质，称之为先天禀赋。中医认为，先天禀赋，对于人体后天的生长、发育及抗病能力之强弱有着密切关系，而禀赋之强弱在很大程度上又取决于先天父母的体质。先天禀赋不足而引发的一些疾病也是一种常见的致病因素。其包括：胎传、胎弱、胎怯、胎毒等方面。现称遗传性、家族性、先天性疾病。这在人群中是一种个体差异性特点。在肾脏病中也是常见的一种致病因素。先天禀赋不足肾系病证，临证常见如下：

（1）先天肾精奇异不全而致病。是指父母双方之精气奇异或弱，禀赋于后代，使后代子女的脏腑组织器官奇异不全，临床表现一种特异病状，此即胎禀之病。如多囊肾、肾囊肿、遗传性家族性肾炎，肾脏输尿管解剖异常及其他系统组织的遗传性疾病等。（2）先天肾精盛衰、胎弱致病因素。机体对不同的致病因素，在不同的体质具有某些易患性。并且，体质因素决定了产生疾病的类型，及机体对疾病的反应性。先天禀赋的易感因素对疾病的发生具有特别直接的重要影响，此即个体特异性。此先天由父母精气的盛衰而决定，其次胎儿在母体胞宫内发育期，由于母体体弱或患有疾病使胎体发育差，致使胎儿瘦弱，产后婴儿体态瘦弱、面色萎黄、营养缺乏、体质虚弱、抗病能力很差。此即造成肾的精气盛衰失宜，阴阳二气的平衡失调，气化功能强弱不均，抗病能力、免疫功能调节失常。这是产生某些原发性或继发性肾脏疾病的根本原因。特别是肾炎的发病原因，在于人体肾气的盛衰。临证中患扁桃体炎、咽喉炎、猩红热及各种化脓性皮肤病者，不是所有患者都会发生肾炎或其他免疫性疾病。有的原发病很重而不发肾炎，有的原发病很轻却发生肾炎，其中先天禀赋，个体差异起着特别重要的作用。肾的精气充足的体质，即使存在外感六淫或疫毒之邪入侵，或长期应用对肾有毒性的药物也不会发生肾病。也正如《素问·刺法论》所述："正气存内，邪不可干"。此即讲，在人体内肾的精气、阴阳盛衰平衡、适宜，病邪是不能侵入而致肾病的。（3）先天胎毒致病因素。中医古代医家认为，胎儿从母体所禀承毒邪，而致病为胎毒。主要指一些母体感染后，如梅毒，由胎盘传受给胎儿，使胎儿出生后，在婴幼儿阶段可易发生疮疡、疱疹等疾病而言，并非由胎内所带之先天遗传因素，就病因学而言，这也是重要的一方面。（4）胎儿产伤致病因素。是指胎儿脱离母体时，因头盆不称、接产失宜，致使胎儿致伤。常见于颅内损伤、出血等产生癫痫、痴呆等疾病。

（七）外伤、烧伤、冻伤、虫兽伤

外伤是指，因机械暴力或烟火、沸液等外因所致创伤或虫兽咬伤而言，范围较广。其中，包括外伤后继发的感染化脓、疮疡腐溃在内，外伤致病轻者可引起皮肉损伤、血脉瘀阻不畅，重则可损伤筋骨、内脏挤压破裂、内外出血过多、气随血脱或发生中毒、高热抽搐、神昏、毒邪内陷、虚脱亡阳，肾气耗伤，气化失司则见癃闭。如果虫兽咬伤，损伤人体，轻者局部肿痛、出血、重者损伤内脏或毒邪内陷而死亡。若毒邪内陷于肾，肾络破损则见血尿，损伤肾气，气血瘀阻，气化失司则见癃闭。临证常见挤压综合伤、失血性休克、继发感染性休克、烧烫伤休克、毒蛇、虫兽咬伤所致急性肾衰竭等。

二、病机

（一）肾精亏损

肾藏精是肾脏的重要生理功能。肾所藏之精，一是指先天之精，先天之精来源于父母；二是指后天之精，后天之精来源于饮食。饮食中的精微物质，可以充实脏腑、四肢、五官，是维持人体生命活动的基本物质。无论是人体本身的生长发育，还是繁衍后代，均与肾中所藏之精功能密切相关。《素问·上古天真论》就有肾所藏之精充足则肾气盛，所藏之精不足则肾气衰，肾气之盛衰直接影响人体的生长发育、生殖及衰老等的记载。先天之精与后天之精两者的相互作用不可分割。先天之精为后天之精的摄取和不断补充准备了物质基础；后天之精又不断供养先天之精，并为后代先天之精的充盈旺盛打下基础。由于这些均为肾所主宰，故称“肾主藏精”，为“封藏之本”。

肾精亏损是肾的重要病理变化，会影响人体正常的生长发育和生殖。在临床上则会出现遗精、滑精、精少、精冷、阳痿、不育等病症。尤其是像肾衰竭的患者，肾气日衰，故常见月经不调、性欲减退、不孕不育等症。而在肾移植后，患者又可重新获得生殖能力，这与肾精亏损得到明显改善密切相关。

肾精亏损还会直接影响到骨髓的滋养。《素问·阴阳应象大论》说：“肾生骨髓。”具体地说，是指肾藏精，精生髓，髓养骨，故有“肾主骨”之说。可见，骨的生长、发育、修复均依靠肾之精气的滋养和推动。临床上，小儿囟门迟闭、骨软无力等症，皆是肾之精气不足的表现。肾精不足，骨髓空虚，会出现腿足萎弱不能行动，或者腰脊不能俯仰的症候。至于“齿为骨之余”，是指肾不藏精也会导致牙齿的病变。如小儿牙齿生长迟缓，或者成人牙齿松动早脱等，多因肾之精气亏损所致。

肾精亏损还会导致耳、二阴及毛发的病变，耳为肾之外窍，《灵枢·脉度》说：“肾气通于耳，肾和则耳能闻五音矣。”《灵枢·决气》说：“精脱者耳聋。”显然，精液亏损，两耳失其充涵滋长，会产生一系列病变。临床上，一些先天性肾病患者，往往伴有耳聋，如遗传性肾炎就是这样。对肾脏有毒的药物，也常常同时对耳神经产生毒性。肾功能减退时，某些毒素的排泄障碍可以导致耳鸣、耳聋，慢性肾衰竭患者也常常由于肾精不足而见耳聋、耳鸣的表现。肾开窍于二阴，肾精充盈，大小便、排精、阴茎勃起等功能均正常，而肾不藏精，精气虚衰时，常可出现小便清长、小便不利、小便淋沥、大便溏薄、五更泄泻、滑精不育、性欲减退等症。毛发的生长、脱落、润泽、枯荣均与肾精有关。《素问・五藏生成》说："肾之合骨也，其荣发也。"青年人肾之精气充盈，头发浓密有光泽；老年人肾之精气虚衰，则须发花白、枯竭脱落。在临床上，尿毒症患者由于肾精严重亏损，头发多稀疏枯黄。

（二）肾虚水泛

肾主水也是肾脏的重要生理功能之一。肾主水是指肾与水液代谢有着密不可分的关系。水入于胃，由脾而上输于肺，肺气肃降，则水液下流而归于肾。水有清浊之分，清者上升，浊者下降，清中有浊，浊中有清，上升于肺之水为气为清，清中之清者由肺输至皮毛，清中之浊者，从三焦决渎下行以达于肾，归肾之水液为浊，浊中之浊者，由膀胱排出体外，浊中之清者，再经三焦气化上升至肺，复由肺化水下降至肾。如此循环，以维持人体内水液代谢的平衡。这种功能常统称为"三焦气化"，而在这"气化"过程中主宰者是肾。此外肾属下焦，统摄阴液，在身体内部起到了调节水液代谢的主宰作用。

肾虚，肾的气化功能失常，开阖失司，水液不循常道，泛溢四周，是肾脏病的重要病理变化。罗东逸在《中医汇粹》中说："水有真水，有客水（又称邪水），肾气温则客水亦摄而为真水；肾气寒则真水亦从而为客水。"这就是说：水液进入血脉流经肾脏时有一个泌别清浊的过程，有用的成分，经肾随水液回收，无用的废物，经肾随水液排出。当肾功能健全时能恰当地回收和排泄以保持水液在机体内部的代谢平衡，即所谓"摄客水而为真水"的生理机制。肾虚，其"摄客水而为真水"的生理功能衰退，不能恰当地发挥回收和排泄功能，从而无法维持体内正常的水液代谢平衡，体内多余水分不能化生尿液排泄，于是造成水液泛滥全身，出现小便不利、水肿等症。在临床上，肾病患者往往肾气虚损容易出现水肿等症状，严重者发展到肾功能衰竭，还容易出现小便不利等症。

肾主水，膀胱主藏津液，一脏一腑，一阴一阳，互为表里，在经络上又是互相络属，两者相合，共同完成体内水液代谢和排泄。津液能贮藏于膀胱而不漏者，是靠肾气的固摄作用，而尿液的排泄又与膀胱的通利作用有关。两者的作用一开一阖，若开阖失常则见水液代谢障碍而出现病变。因此，临床上，对于肾虚水泛的治疗，其目的是恢复膀胱正常的开阖功能，维持体内正常的水液代谢平衡。

（三）肾不纳气

肾的纳气作用是肾气的封藏作用在呼吸运动中的具体体现。肾主纳气是指肾具有摄纳肺所吸入的清气而调节呼吸的作用。人体正常的呼吸既有赖于肺的肃降；又有赖于肾的摄纳。只有肾气充沛，摄纳正常，才能使肺的呼吸匀调，气道通畅，呼吸达到一定深度，从而保证体内外的气体正常交换。故《类证治裁·卷之二》中说："肺为气之主，肾为气之根，肺主出气，肾主纳气，阴阳相交，呼吸乃和。"

如果肾气亏虚，摄纳无权，吸入的清气不能下归于肾而加以摄纳，就会出现呼吸不均匀，呼多吸少，呼吸表浅，动则气喘等肾不纳气的病理变化。因此，肾不纳气是肾气亏虚在呼吸功能异常方面的病理表现。如《医贯·喘》所说："真元损耗，喘出于肾气上奔……乃气不归元。"临床上常见的一些重症，诸如老年性慢性支气管炎、肺气肿、肺心病等，都属于"肾虚气逆"的疾患，亦即肾不纳气所致。

（四）肾失封藏

《素问·六节藏象论》说："肾者主蛰，封藏之本，精之处也。"封藏亦称闭藏，封闭贮藏之意。肾藏精，肾精宜藏不宜泄。肾主封藏是对肾的生理功能的高度概括，它体现于肾的藏精、主水、纳气、固胎等各方面的作用之中。如精藏于肾，气纳于肾，以及妇女月经的应时而下，胎儿的孕育，二便的排泄等等，均为肾主封藏之所及。

肾藏精气而不使其无故外漏，为精气在体内充分发挥其应有的生理效应创造了良好的条件。肾精是构成人体的基本物质，也是人体生长发育及各种功能活动的物质基础。故《素问·金匮真言论》说："夫精者，身之本也。"

肾中所藏之精，包括先天之精和后天之精。先天之精禀受于父母而化生于肾，是构成胚胎的原始物质；后天之精来源于饮食水谷而化生于五脏，主要依赖于脾胃的运化而成，洒陈于六腑，对五脏六腑，四肢百骸起到充养和濡润的作用。脏腑精气充盛则归藏于肾，如《素问·上古天真论》所说："肾者主水，受五脏六腑之精而藏之。"肾中精气总的来说具有促进机体的生长、发育和生殖，参与血液生成以及提高机体抗病能力的生理作用。因此，无论是人体自身的生长发育，还是繁衍后代的生理功能，都与肾脏精密不可分。

《素问·上古天真论》中说："女子七岁，肾气盛，齿更发长……丈夫八岁，肾气实，发长齿更……今五藏皆衰……而无子耳。"详尽论述了肾所藏之精足则肾气足，所藏之精不足则肾气衰，而肾气之盛衰直接影响人体的生长、发育及生殖。由此可知，肾失封藏是肾的重要病理变化。

肾之闭藏有赖于肾气的充足。肾气充足，肾才能发挥其藏精的作用；如果肾气虚损，失其固藏之用，则精微物质易于流失，其久漏不止，进而导致脏腑形骸失养，可引起五脏虚损的证候。同时，肾的藏精功能又与其他脏腑的功能密切相关。如果其他脏腑的功能失常，也会影响到肾，使肾的封藏失职。如肺失宣发，精微不布，脾失升清，精微下注，每可导致肾的封藏失守而精微外泄。又如心肝君相之火内动，或湿热内生之邪下流以及风热六淫之邪外侵，常可扰动肾关而影响到肾的封藏功能，以致封藏失职，精微外泄。

人生有形，不离阴阳，“阴平阳秘，精神乃治，阴阳离决，精气乃绝”。肾的闭藏之职是由肾中阴阳相互协调共同完成的。肾为阴阳之舍，水火之宅，阴阳协调谓之常。阳主动，动则开而能泄；阴主静，静则合而能藏。通过肾中阴阳共同作用，使藏与泄达到协调统一。所以肾中阴阳在实现闭藏这一职能中，与肾气的充衰一样，都发挥着重要作用。

第三章　肾内科疾病的中西医诊疗特点

第一节　肾内科疾病的现代医学诊断

一、肾脏功能检查

肾功能检查在临床通常分为两大类，分别为肾小球功能检查和肾小管功能检查。由于肾脏的储备功能极其强大，在临床中单纯检查某些项目，如肌酐、尿素氮等结果的正常与否，不能完全排除肾脏组织的损害程度和肾功能障碍减退的程度，临床中应该引起特别注意和重视。引发肾功能障碍和尿液的生成主要因素有：肾的血流量、肾小球的滤过功能、肾小管的

重吸收及排泄功能，三环节关系非常密切而相互影响。检查肾功能主要包括以下内容：

（一）肾小球功能检查

肾小球功能检测，包括肾小球的滤过功能和肾小球屏障功能的检查。肾小球屏障功能检查主要检测尿蛋白、尿酶及红细胞。肾小球滤过功能测定尚不能直接测定，必须通过某物质清除率的方法间接反映。应用于肾小球滤过率（GFR）测定的物质有：菊粉、甘露醇、肌酐等。在这些物质中菊粉清除率的测定最为适合患者的检查方法，为目前测定的金标准。但菊粉是一种外源性物质，测定方法繁杂，所以临床常用简便易行而又较准确的内生肌酐清除率来替代菊粉清除率，表示肾小球滤过功能。

肾小球滤过率：是指肾小球在单位时间内从双肾滤过血浆的毫升数量和各种物质被肾小球滤过清除率来反映肾小球滤过功能。

（1）血尿素氮水平的测试。血中的尿素氮（BUN）是人体中蛋白质的分解代谢的终末产物。肝胆是尿素生成的主要器官。尿素的生成量取决于饮食中蛋白质的摄入量，组织蛋白分解代谢和肝肾功能的状况。尿素可自由通过肾小球滤过排出体外，仅有一小部分经皮肤随汗液排出，肠道内 NH，被吸收后，又经肝脏合成尿素又从肾脏排出，每天从肾脏排出的尿素约 10～30g。正常情况下，人体每日产生的尿素由肾小球全部排出，约 30%～40%又被肾小管重吸收。正常人空腹血清尿素含量为 3.2～7.1mmol/L，当肾单位受损时，肾小球滤过功能下降至 50%以下时，血清尿素氮才会

明显升高。BUN 测试升高又受很多因素的影响，如高热、呕吐、脱水、感染、消化道出血、超量进食摄入高蛋白饮食等均可使 BUN 升高。所以，BUN 升高不是肾小球滤过的敏感特异性指标，临床中应细致分析鉴别 BUN 升高的原因。

（2）血肌酐水平的测试。血肌酐包括内生肌酐和外源性肌酐。内生肌酐是由人体内肌酸分解而来，外源性肌酐是从摄入的鱼、肉类食物中来。外源性肌酐对空腹血中肌酐影响很小而不影响空腹肌酐的测定。

正常人体血清肌酐：男 60～120μmol/L，女：42～103μmol/L，餐后血清肌酐明显高于空腹。肌肉发达者的肌酐明显高于体型瘦小者。血清肌酐可自由通过肾小球被排出体外，肾小球是血肌酐排出的主要通道。血清肌酐的升高可提示肾小球的滤过功能下降。根据血肌酐升高的速度，可判断是急性肾损害，或急进性肾损害，还是慢性肾功能损害。根据血肌酐的升高幅度，可以判断肾功能的损害程度，帮助对肾功能的分期。临床要特别注意，肌酐的升高只有在肾小球滤过功能下降到正常人的三分之一时或二分之一时，肾功能失代偿期，血清肌酐才会明显上升而超出正常范围。故血清肌酐的测定并非肾小球滤过功能的敏感指标。所以，在肾病早期或肾单位功能还存 50%以上时，血肌酐正常并非说明肾功能正常。血清肌酐偏低时常见于肌肉萎缩性疾病患者肌肉代谢减少。

（3）肌酐清除率（Ccr）。血液中肌酐的生成来源，主要为肌酸的代谢产物，而肌酸主要在肝脏内由氨基酸代谢生成，生成后由血液循环输送至肌肉组织。肌肉中的肌酸在肌酸磷酸酶的催化下转变成磷酸肌酸，肌酸和磷酸肌酸是肌肉收缩能量的来源和储备形式。磷酸肌酸不稳定，易脱去磷酸，脱水转化成肌酐。肌酐以比较稳定的速度产生和释放到血液中，并由血液循环输注于肾脏，从尿中排出体外。

在正常情况下，血肌酐主要是由肾小球自由滤过排出体外，而又被肾小管重吸收。当肌酐异常增高时，肾小管也可排泌出部分肌酐。由于年龄大小、男女性别、肥胖与消瘦、体质量高低的不同而排出的肌酐也有差异。男人肥胖身高者，排出的量较多；女人消瘦身低者，排出的量较少。这种差异是由肌肉组织总量和肌肉活动量不同而产生的。

① 血肌酐清除率（Ccr）、肾小球滤过率（GFR）的测定方法：测试肾小球的滤过率和某物质的清除率，可以用同一公式来表达。用清除率来表示肾小球滤过功能比单纯测某物质从尿中排出的绝对量更好。因后者与血浓度有关，而清除率能更好地反映肾脏的排泄功能及净化血液的程度。肾小球滤过率的测定比测试血浆尿素氮

和肌酐的含量更灵敏可靠。肾脏有强大的储备能力，当肾小球病变时，一部分肾小球被破坏，滤过面积被减少，肾小球滤过率明显下降。如余下的肾单位能排出日常机体所产生的尿素和肌酐等代谢产物时，血浆中这些物质浓度则变化不大，只有当肾小球滤过功能下降至正常的50%以下时，血浆中的尿素氮和肌酐浓度才出现增高。因此，单纯测试血中肌酐及尿素氮的含量不能代替实际的肾小球滤过功能。临床中急性肾小球肾炎、慢性肾小球肾炎、慢性肾功能衰竭、心功能不全、肝肾综合征，其肾小球滤过率显著下降。慢性肾盂肾炎、糖尿病肾病、高血压肾损等肾病晚期可有不同程度降低。

② BUN/Cr 的测定：BUN/Scr（单位为 mmol/L）在肾功能正常时，通常为（10～15）：1，当发生氮质血症 BUN/Scr 增高时，常说明此氮质血症系肾前各种因素引起肾血流量下降而致。氮质血症伴 BUN/Scr 下降时，多为肾实质性疾病引起。

③ 血β-微球蛋白（$β_2$-MG）测定：β-MG 在正常情况下可自由通过肾小球，而且在近端肾小管几乎全部被重吸收，当肾小球滤过功能下降时，血$β_2$-MG 水平升高。其浓度不受年龄、性别、肌肉组织的多少等因素影响。但体内有肿瘤、炎症时，血β-MG 可升高。

（二）肾小管功能测试

（1）近端肾小管功能测定

酚磺酞（PSP）排泄试验：酚磺酞又名酚红，是一种对人体无害的染料。PSP 绝大部分由近端肾小管分泌排出，尿中排出的量可作为判断近端肾小管排泌功能的指标。PSP 正常值为 15 分钟排泄量>25%，120 分钟排泄量 55%～75%。减低：一是所有肾血流量减低的肾病和肾外因素（如心衰、血压减低）；二是近端肾小管疾病；三是高度水肿，由于 PSP 随水肿液到组织间隙。增高：一是低蛋白血症无水肿时（由于血中游离的 PSP 增高，肾小球滤过量增高）；二是肝功能损害，使肝脏排出量减少而增加肾脏排出量。

肾小管葡萄糖最高重吸收率（TmG）测定：正常情况下，肾小球滤液中的葡萄糖在近端肾小管几乎全部重吸，尿糖呈阴性。当静脉输注葡萄糖直至重吸收极限时，尿中将有葡萄排出，尿糖阳性。此时重吸收值称为肾小管葡萄糖最大重吸量。

反映有功能的肾小管的数量和质量，正常人尿糖阴性，当血糖>（8.9～11）mmol 时可出现尿糖，故这一数值称肾糖阈。如果血糖值正常，糖耐量试验正常，而尿糖呈阳性，称为肾性糖尿，系由于近端肾小管重吸收糖的功能减退所致。因其测定方法比较繁杂，为此一般临床多不采用。

肾小管氨基酸重吸收功能测定：血中氨基酸经小球滤过在近端肾小管内极大部分被重吸收，如在同样饮食条件下，患者尿中排出异常增多，则考虑为近端肾小管重吸收功能减退。临床中可用氨基酸分析仪做尿中各种氨基酸定量检测。

尿β_2-微球蛋白测定：肾小管尿β_2-微球蛋白重吸收功能测试是肾小管性蛋白尿重吸收功能检测的一种方法。当近曲肾小管受损时，对正常的滤过蛋白质重吸收发生障碍，尿中低分子量蛋白质排泄增加，称为肾小管性蛋白尿。β-微球蛋白是一种分子量小，仅为11800的蛋白质，主要由淋巴细胞产生。由于分子量小，可以从肾小球自由通过，但99%在近端肾小管被重吸收，仅0.1%经尿排出体外，故尿中含量极微。

尿βr-微球蛋白升高是反映近端肾小管功能受损的非常灵敏和特异指标。当肾小管受损时，其重吸收率只要减少10%，尿中β_2微球蛋白排泄量就要增加30倍左右。再则，血清微球蛋白能较好地了解肾小球滤过功能。当GFR及肾血流量降低时，血清β_2-微球蛋白升高与GFR呈直线负相关，并且较血肌酐浓度更早更显著。在恶性肿瘤及各种炎症时，β微球蛋白明显增多，可导致血中和尿中β_2-微球蛋白升高。

（2）远端肾小管和集合管功能的检测（浓缩与稀释测试）。远端肾单位指髓袢远曲小管和集合管，在神经-体液的调节下共同对保持机体内环境的动态平衡和稳定，而决定最终尿的质量，具有非常重要的作用。影响远端肾小管和集合管功能的最主要激素有抗利尿激素（ADH）和醛固酮两类。

通用的检测方法有：尿比重的测试；肾浓缩和稀释功能测试；尿渗透压测定。

（三）肾血流量测定

肾血流量（RBF）或称肾血浆流量（RPF），是指单位时间内流经肾脏的血浆量。如果血浆中某种物质在流经肾脏一次后，全部被清除出血浆，则这种物质的清除率就可以代表肾血浆流量。测定对马尿酸盐（PAH）清除率或碘锐特清除率均可反映肾血流量。放射性核素（同位素）肾图能比较敏感地反映肾的血浆流量。

二、尿液的检查

（一）尿液的标本种类、收集和注意事项

尿液标本的种类和收集取决于临床医师诊断疾病的需要及关键目的，患者的状况和试验的要求。正确收集尿液标本显得非常重要，收集标本种类如下：

（1）晨尿。清晨起床后，在未进早餐及饮水和未做运动之前排泄的第一次尿液

较为理想，又称首次尿液。因晨尿较为浓缩及偏酸性，有形成分相对而且比较完整，无饮食因素干扰，不影响尿液化学测定。

（2）**随机尿。**随时排泄，无需患者做任何准备的尿液称为随机尿。适应于常规急诊，定性筛查的患者。但患者摄入大量液体和剧烈运动时，将直接影响尿液的成分，从而不能准确反映患者疾病情况。

（3）**计时尿。**是指收集一段时间内的尿液标本。如收集治疗后、进餐后、白天或卧床休息后的 3 小时、12 小时、或 24 小时内的全部尿液标本。计时尿常用于定量的测定清除率试验和细胞学研究。

（4）**收集尿液的注意事项。**成年女性应避开月经来潮期，必要时需留置中段尿，避免经血、白带、精液、粪便等异物混入。如果做尿细菌培养时应做外阴冲洗，外阴的清洁，消毒尿道口，用无菌试管收集留取中断尿液送检，约 20～50ml 即可。

（5）**尿液的检查。**尿液收集一般情况下不超过 1 小时，不需做防腐处理。尿液的常规检查尽量不使用防腐剂。在尿液标本收集后 1 小时内无法进行尿液分析，可加适量的防腐剂。

（二）尿液的一般性状检查

（1）**尿量。**正常成年人每昼夜尿量常在 500～2500ml，平均约 1500ml，幅度之大，常与摄入量和失水量密切相关。尿量多：是指 24h 尿量经常超出 2500ml，称为多尿。生理性尿量增多常见于大量饮水、浓茶，含有利尿作用的食物、饮料、药物。病理性尿量增多症常见于：① 慢性肾炎后期肾浓缩功能受损时；② 肾小管间质性疾病；③ 急性肾小管坏死多尿期；④ 高血压肾病；⑤ 慢性肾小管功能不全；⑥ 糖尿病；⑦ 尿崩症；⑧ 精神性多尿症。尿量少：是指 24 小时尿量少于 400ml 时，称为少尿。24h 尿量少于 100ml 时称为无尿。常见于病理性：① 如肾前性少尿，各类型休克，失水；或摄水不足，电解质紊乱，心衰，肾动脉栓塞；或肾受压而阻塞，肝肾综合征等。② 如急性或急进性肾小球肾炎，慢性肾小球肾炎急性发作，急性肾小管坏死少尿期，各种肾病肾衰竭期，肾移植急性排异等。③ 肾后性各种原因引发的尿路梗阻，如结石、凝血块、组织块、肿瘤压迫、前列腺增生或肿瘤等。

（2）**尿液颜色检查（外观）。**正常的尿液颜色外观呈无色或淡黄色，其间变化较大，取决于尿色素的浓度和尿液的酸碱度。除了乳糜尿、卟啉尿、黑酸尿病等能从尿色变化得出初步诊断外，但临床中较重要的是血尿、血红蛋白尿、肌红蛋白尿，必须与其他原因引起的红色或棕色尿进一步鉴别诊断。

（3）尿液的透明度（浊度）。正常尿液排出时是透明清晰的，放置后可出现轻微混浊，这主要是由于盐类物质沉淀后的结果。另外，放置后也因细菌繁殖出现尿混浊，既可以由细菌本身，也可由细菌的尿素酶将尿素转化为氮，使磷酸盐沉淀而引发混浊。但不常见。

（4）泡沫尿液。正常尿液无泡沫，或时有少量白色淡黄色泡沫随即可以消失。但在尿液中含有大量蛋白或糖时，患者将尿液排入容器中，受尿液的冲击，随即在尿液的表层出现大小不等的大量泡沫，这些泡沫短时间内不易消失。

（5）尿液气味。正常的新鲜尿液气味来自尿内的挥发酸。当排出新鲜尿液有氨臭味，常提示有尿潴留和膀胱感染。糖尿病酮症酸中毒时，尿液可呈苹果的芳香味。

（6）尿液的酸碱度反应（pH）。食物代谢可产生结合酸经肾脏从尿中排出。正常新鲜尿液呈弱酸性，pH 约在 6.5 左右，随每日三餐进食成分改变而变化。尿液 pH 可波动于 5.0～7.0，以食动物蛋白为主呈酸性尿，以食蔬菜水果为主的呈碱性尿。餐后尿 pH 变化是由于进食后大量胃酸分泌而致体液偏碱形成所谓“碱期”。通常尿 pH 随细胞外液 pH 改变而变化，尤其是到午餐后改变较明显，尿 pH 可达 8.0。若酸血症患者出现碱性尿常提示肾小管中毒，碱血症患者出现酸性尿往往提示低钾血症。

（7）尿液比密（俗称尿比重）。尿液比重是尿液与纯水重量之比。它不仅取决于尿中溶质的数量，同时也受溶质颗粒的大小、标本温度、年龄、饮水量、出汗量等影响。通常婴幼儿尿的比重偏低。老年人由于肾的浓缩功能下降，尿比重也低。正常成人在普通饮食时尿比重波动在 1.015～1.025。大量饮水时，尿比重可至 1.003 以下，缺水时可高达 1.030。尿比重的高低如无水代谢失调的情况下，主要取决于肾的浓缩稀释功能。

（三）尿液的生化检验

（1）蛋白尿的检查。正常人尿液内仅含有微量蛋白，为 20～80mg/24h。常规定性检查法为阴性，若定性方法检查阳性时，称为蛋白尿。临床常应用定性和定量两种检查方法。

尿蛋白定性检查法：快速诊断试带法：原理是利用尿蛋白与某些染料相结合而反应所产生的颜色变化测定其含量（如溴酚蓝）。是测试、筛选尿蛋白的常用方法。

尿蛋白定量测试法：由于尿蛋白定性测试仅测定一次尿的结果，而且又受尿浓缩等因素的干扰，常常不能代表蛋白的总丢失量，所以应以尿蛋白定量测试判断预后及观察临床疗效为主要标准。

（2）**尿液葡萄糖测试。**尿糖的定性检查常用试带法：将试带浸入尿液 5 秒后取出，1 分钟时，在自然光线或日光灯下与标准板比较。在使用尿液分析仪时，按照尿液分析仪说明书进行操作。

（3）**尿酮体测试检查。**尿液酮体测试有多种方法，但最常用试带法，使用尿液分析仪时应按照尿液分析仪说明书进行操作。测试时尿液标本必须新鲜。根据颜色出现的快慢和颜色深浅报告。

（4）**乳糜尿测试检查。**测试方法：取尿液 5～10ml 加乙醚乙醇染色液或猩红色染色液 1 滴，镜检观察是否有红色脂肪小滴，混浊尿液因加乙醚而澄清则为脂肪或乳糜尿。如是丝虫病患者乳糜尿沉渣中常见红细胞及大量淋巴细胞并可找到微丝幼虫。

（5）**尿胆红素定性测试（试带法）。**操作时将试带侵入被验尿内 1 分钟，取出后与标本比色板比对，如果使用尿分析仪可按照仪器说明书操作。肝实质性及阻塞性黄疸时，尿中均可出现胆红素，在溶血性黄疸患者中，一般不见胆红素。

（6）**尿胆原定性测试（试带法）。**应用新鲜尿液将尿胆原试带浸入尿液取出，使尿液分析仪按分析仪说明进行操作。正常人尿液呈阳性（+）反应，尿胆原阴性常见于完全阻塞性黄疸。如尿胆原增加（++）～（+++）常见于溶血性疾患及肝实质性病变，如肝炎等。

（7）**氨基酸尿液的测试。**氨基酸尿液是指从尿中排出一种或数种氨基酸，其量超出正常范围。临床引发氨基酸尿的因素很多，绝大多数属于遗传性疾病，也有因药物和毒物引起肾受损所致。临床常将氨基酸尿分两大类：即溢出性氨基酸尿是指血液中氨基酸增多超过了肾小管回吸收能力；肾性氨基酸尿是由于肾小管回吸收功能缺陷而致。在正常情况下，经肾小球滤出的氨基酸绝大部分由近端肾小管回吸收，尿中测试在正常范围内。

（四）尿液蛋白的特殊生化测定

尿蛋白的特殊生化检测，在病理变化情况下变化明显，特别是对肾脏患者来讲，测定尿液的一些生化指标可以更好地反映肾脏病变的性质，对肾脏病的诊断、疗效的观察和转归有重要意义。

（五）尿酶的测试

酶是人体活细胞所产生的具有催化功能的一类特殊蛋白质，通常称为生化催化剂。体内各种物质代谢的化学变化，如营养物质的消化与吸收，组织成分的合成与分解，能量的释放与利用，免疫调节等都离不开酶的作用。正常人尿液中含酶量极少，但在肾脏组织受损时或细胞通透性增加时，细胞内的某些酶可被大量释放入血或尿液中。

（六）尿液的细菌学检查

在正常情况下，尿液的形成直至排入膀胱贮存后全过程是无细菌生长而存在的。但在排出体外时，常被生殖器或容器中细菌污染，并很快繁殖，所以应用于尿液的细菌学检查的标本，应无菌操作留取。在留取标本时应先冲洗外阴消毒清洁后留取中段尿。现已很少应用耻骨上膀胱穿刺术或导尿留取尿标本的方法。

（七）尿沉渣显微镜检查

尿沉渣显微镜检查在临床肾病诊断中确为一项很重要的检查内容。它具有操作简便，检查及时，便宜，无创伤性，无危险性。主要用来诊断和鉴别诊断泌尿系上尿路和下尿路感染、间质性肾炎、急性肾小管坏死、慢性肾小球肾炎、肾病综合征和胱氨酸尿的诊断。对肾实质性疾病的活动变化、严重程度，常可提供很有价值的资料。尿沉渣检查，在某种程度上与肾活检所见的结构病理改变大致相关，如细胞性管型、颗粒性管型、蜡样管型、肾小管上皮细胞及脂肪颗粒的出现，对肾单位疾病的存在较有特异性。但红细胞、白细胞及透明管型就不肯定有特异性。尿沉渣异常对炎症性肾小球病、肾小管-间质性疾病以至累及小动脉的血管疾病非常多见。但在非炎症性肾小球疾病、肾小管-间质性疾病，累及小中动脉的血管疾病较少见。尿沉渣检查异常，结合尿蛋白总量做综合分析，对肾病的诊断有较大实用价值。尿红细胞管型伴有蛋白尿>1.5g/24 小时，常表示肾小管疾病。大量红细胞或红细胞管型时，常提示炎症性肾小球病，须用相差显微镜辨别红细胞是否为异形状。在缺乏大量红细胞及红细胞管型时，尿蛋白>1.5g/24 小时，严密观察是否为非炎症性肾小球病，如高血压肾损、糖尿病肾损等。在有大量红细胞伴有肾小管上皮细胞、颗粒管型、尿蛋白<1.5g/24 小时，但无红细胞管型，可见于累及肾小球或肾小动脉的疾病。如有大量白细胞，伴有白细胞管型及颗粒管型，尿蛋白<1.5g/24 小时，常提示为炎症性肾小管间质性疾病。如有肾小管上皮细胞或细胞管型及颗粒管型，可见于各种类型肾脏疾病，但多见于肾小管坏死。如尿蛋白<1.5g/24 小时，缺乏细胞管型，可见于各种不同类型非炎症肾小球疾病及非炎症性肾小管-间质性疾病，及累及中小动脉疾病。如尿沉渣相差显微镜检查发现大量畸形红细胞，而尿蛋白>1.5g/24h，则提示为肾小球疾病。

三、肾脏病内分泌功能检查

在肾脏疾病中常引发继发性高血压，为鉴别原发性高血压肾损害及肾性高血压的因果关系，临床中常需检测血尿者的内分泌激素水平。其包括：肾素-血管紧张素（RAS）系统与激肽-前列腺素血管扩张两系统。

（一）肾素-血管紧张素系统（RAS）测定

原发性高血压：在原发性高血压中，正常肾素型占65%，高肾素型占15%，低肾素型占20%，恶性高血压（PRA）一般都高。

肾血管性高血压：各种病因引发的肾动脉狭窄都能刺激RAS产生高血压。在检测外周血时，仅有50%患者PRA升高，而15%的原发性高血压外周血PRA也增高，因此应用外周血PRA测定不敏感而无特异，临床一般皆用肾静脉肾素的测定来帮助肾血管性高血压的诊断。

慢性肾功能不全高血压测定：约有80%严重肾功能不全患者并发高血压，而高血压的发生是多因素的，不能单纯分为容量型和肾素依赖型，大约有5%～10%的患者PRA升高。

急性输尿管梗阻性高血压，单侧急性输尿管梗阻可引起PRA升高，患侧肾静脉肾素可明显高于对侧，当此比例大于1.5时，手术效果很好。

（二）激肽-前列腺素系统（KG）测定

KG系统是机体内源性降压系统，与肾素-血管紧张素系统有相互制约和拮抗作用，共同维持着肾脏的正常功能。

肾脏激肽释放酶-激肽系统（KKS）：肾激肽释放酶主要由肾皮质产生，激肽释放酶能催化激肽原生成激肽，激肽可引起肾血管扩张和促进水钠的排泄。临床上尿激肽排泄减少，常见于原发性高血压，急、慢性肾炎，慢性肾功能衰竭，急性肾功能衰竭。尿激肽释放酶增高可见于肾病综合征、肾移植排斥反应早期。

前列腺素族（PGs）是由肾脏产生的一组花生四烯代谢产物，包括：PGE_2、PGI_2、PGD_2、PGF_2 及血栓素 A_2（TXA_2）。PGs的生理作用是调节肾脏的血液循环，影响肾脏对水钠的排泄。由于血中具有生物活性的 TXA_2 及 PGI_2 半衰期短，难以直接检测，故多测定它们稳定的代谢产物 TXB_2 及6-酮-PGF1，来作为判断 TXA_2 及 PGI_2 二者水平的指标。

PGs测定的临床意义：肾病综合征时，尿中 TXB_2 排泄减少，6-酮-PGF1、PGE_2 排泄增多。慢性肾功能不全时，尿中 TXB_2、6-酮-PGF1，降低，但尿中6-酮-PGF1/Ccr

比值增加，尿 TXB_2 /6-酮-PGF1，比值下降；尿 PGE_2 排泄降低，而 PGE2/Ccr 比值升高。肝肾综合征时，尿中 TXA_2 大大增加。原发性高血压时，尿中 TXB_2 排泄增加，6-酮-$PGF1_2$ 、PGE_2 降低。肾移植时，尿中 PGE_2 在肾移植后一周即升高，4 周后恢复正常，而急性排斥反应时可大大增高。

四、肾脏病血尿酸的检测

血尿酸盐是一种组织阴离子，人体尿酸有内源性外源性两个来源。从体内核酸分解代谢而来的属于内源性，从富含嘌呤饮食物中分解而来的属于外源性。

如男性血尿酸≥416μmmol/L，女性≥370μmmol/L 时为高尿酸症。

尿尿酸大于 3.6mmol 时为尿尿酸发生过多型，仅占少数，多数患者少于 3.6mmol。临床中不少患者同时存在生成增多和排泄减少两种缺陷，通过尿酸的测定可初步判定高尿酸血症的分型，有助于降尿酸药物的选择及鉴别尿路结石的性质。高尿酸血症易致肾脏间质性肾炎，即痛风性肾病和尿酸结石，进一步出现肾功能不全，临床切不可忽略。

五、肾脏泌尿系影像学检查

影像学检查对泌尿系疾病的诊断具有重要价值。这些技术方法大多是无创伤性和无痛苦性技术，操作简易方便，对了解肾脏泌尿系的形态及功能提供了重要而有价值的资料。在影像学技术的诊断中常以 X 线检查，CT、核磁体层检查、超声检查为主，这些检查各有其特点及作用，并可补充相互间的不足，可根据病情选择使用。

（一）排泄性尿路造影（静脉尿路造影 IVU 或肾盂造影 IVP）

排泄性造影是诊断肾脏、泌尿系疾病最常用的一种检查方法。

疑有肾脏、输尿管、膀胱病变时，或有不可解释的泌尿系统症状，如无症状性血尿及不明原因的肾盂积水、输尿管扩张等，以便发现或除外泌尿系疾患。

（二）逆行肾盂造影检查

常规泌尿系排泄性造影不满意或疑有问题，需进一步明确诊断者，为了确诊血尿患者肾盂肾盏、输尿管、膀胱内有无占位病变者，或为了详细观察肾盂肾盏、输尿管的解剖形态，或为了确定泌尿系平片上观察到的腹部致密钙化阴影与尿路的关系。此项检查不受肾功能的限制。

（三）经皮肾穿刺肾盂造影

对某些原因不能做排泄性肾盂造影，又不能做逆行肾盂造影患者，重度肾盂输尿管积水或积脓者，对某些急性外科引发的尿闭，本检查方法是唯一的方法，可以诊断尿路梗阻的部位及原因，对诊断输尿管瘘、尿道术后的情况，用于替代膀胱逆行造影。

（四）排尿性膀胱尿道造影检查

疑有前列腺肥大或肿瘤、膀胱肿瘤、挛缩及膀胱功能障碍、膀胱潴留及反流性肾病等。

（五）肾血管造影检查肾血管造影分两种，即肾动脉造影和肾静脉造影

（1）肾动脉造影。肾动脉造影技术是观察肾动脉的情况：是诊断某些肾脏病重要的检查技术之一，如检查鉴别肾脏肿块的性质和早期发现肾脏的肿块、肾血管性高血压；肾外伤时了解肾血管和肾实质的损伤程度；肾血管性病变；原因不明而反复发作的血尿；肾移植前后的检查。

（2）肾静脉造影。对肾静脉血栓形成、肾静脉瘤栓形成、肾脏内外肿块压迫、肾静脉及观察脾肾静脉分流术后吻合口状况有重要价值，诊断肾病综合征的重要合并肾静脉血栓有较高的特异性。

（六）肾脏电子计算机体层检查（CT检查）

对肾及肾盂各种良性和原发性转移性肿瘤、肾囊肿性疾患、肾周炎症性包块、肾盂积水、肾结核、肾脏的创损撕裂、肾周及包膜下血肿，对动脉造影或B超检查后不能确诊者、对肾移植前后均可做CT扫描检查，确定其病理变化情况。

（七）肾脏疾病超声影像检查

由于肾脏位于肾脂肪囊中，肾脏的大小、解剖位置及它的形态结构特点构成了超声显像检查的良好条件，均适应于超声诊断的应用。虽说当前已有多种医学影像对肾的检查，但由于超声检查简便易行，无创伤无痛苦，又经济，同时不受肾功能异常的限制，可复性强等优点。超声检查常是首选的比较理想检查手段。另外，它还可以弥补不显影的肾脏检查，和对老年人幼儿不适宜的其他影像检查不足。

（1）超声波对先天性畸形肾脏的检查诊断：① 先天性肾缺如检查；② 异位肾检查；③ 肾脏发育不良；④ 重复肾（又称重肾）；⑤ 肾下垂；⑥ 游走肾；⑦ 马蹄形肾（也称融合肾）；⑧ 海绵肾（又称肾小管特发性扩张病）。

（2）肾感染性疾病超声检查：① 肾盂肾炎；② 肾乳头坏死（又称坏死性乳头炎）；③ 肾周围炎及脓肿（肾周围组织炎，又称肾周脓肿）；④ 脓肾（肾盂积水后继发化脓性感染所致）；⑤ 肾脓肿（肾实质感染的脓肿疾病）；⑥ 肾结核。

（3）肾囊性病变的超声检查：① 单纯性肾囊肿（又称孤立性肾囊肿）；② 多

房性肾囊肿；③ 肾盂周围囊肿（又称肾盂旁囊肿）；④ 肾盂源性囊肿（又称肾盏憩室）；⑤ 多囊肾（又名多囊性肾病）；⑥ 获得性肾囊肿。

（4）肾脏肿瘤病变超声影像检查：肾脏的肿瘤检查包括肾良性肿瘤和恶性肿瘤的检查。超声图像能显示清晰。一般在1cm大小肿瘤时即可检出，为肾脏肿瘤早期发现及诊断提供了良好诊断。① 肾脏脂肪瘤；② 肾癌（又称肾细胞癌、肾腺癌）；③ 肾母细胞瘤（又称肾胚胎细胞瘤）；④ 肾盂癌。

（5）肾盂积水超声影像检查：B超检查在临床中诊断肾盂积水价值及临床意义很大。肾盂积水主因是尿路梗阻、尿液排泄不畅而致的一种病理表现。由肾盂出口至尿道外口任何尿路管腔的狭窄、梗阻均可致肾盂积水。

（6）肾结石超声影像检查：肾结石是尿路结石一种，主要发生于肾盂肾盏内。

（7）肾钙质沉积超声影像检查：又称肾钙化，是一种钙盐沉积于肾实质组织内的病理改变。

（8）肾动脉狭窄超声影像检查：肾动脉狭窄多发生于青年女性；动脉粥样硬化引发肾动脉狭窄多见于老年人；先天性肾动脉发育畸形发病年龄较少。临床表现均有高血压，彩色超声检查对本病的诊断更为理想。

（9）急性肾炎超声影像检查：急性肾小球肾炎任何年龄均可发生，但多见于青少年。B超显示肾脏各径线均增大，尤以厚径更明显。肾外形隆突饱满，肾被膜显示不清晰，边缘模糊，轮廓界限不清，肾实质增厚，回声弥漫增强，光点模糊，肾髓质与皮质分界不清。

（10）慢性肾炎超声影像检查：慢性肾小球肾炎有原发性及继发性两类。慢性肾小球肾炎的声像图表现随着疾病发展的不同阶段及病理改变的状况而差异较大。① 部分慢性肾小球肾炎病程较短，病变以炎症浸润为主。声像表现为肾脏增大，膨隆饱满，厚径增大，被膜模糊不清，边缘清晰度较差，肾实质内回声图像粗乱欠清晰。② 当慢性肾炎持续发展时，肾脏的形态结构有明显改变，肾脏体积有不同程度的变小，肾脏外形基本正常。被膜回声增强而肾实质可显示不正常的结构，肾皮质及肾髓质分界不清晰。

（11）痛风肾（高尿酸性肾病）的B超影像检查：此是一种由高尿酸血症致肾损害。尤其是病程较长的患者，肾脏有不同程度的萎缩，肾表面起伏不平，被膜较粗糙，肾髓质锥体分布区内发现结石的强回声区及均匀不等的强光斑及光团，肾实质可有慢性肾病样表现，肾窦回声模糊不清，如结石不进入肾盂肾盏、输尿管时，其声像图表现与肾结石相同。

（12）**糖尿病肾病 B 超影像检查：**肾病是糖尿病常见的并发症，可以累及肾脏所有结构。肾小球硬化症是糖尿病肾病的直接原因。其临床又分结节型及弥漫型两种，彩色多普勒超声检查对糖尿病的诊断具有重要意义。

（13）**急性肾衰竭 B 超影像检查：**急性肾衰竭是由各种原因引起的肾小球滤过率急骤下降，临床上多表现少尿或无尿，迅速发展为氮质血症和肾衰竭。急性肾衰竭可分肾前性、肾实质性及肾后性三类。① 肾前性肾脏形态多无变化，多呈正常表现，下腔静脉萎瘪可有腹水；② 肾实质性肾衰竭，双肾明显肿大，回声增强，肾皮质增厚或肾髓质回声低；③ 肾后性急性肾衰竭，大部分为尿路梗阻引发，双肾呈重度积水声像图。

（14）**慢性肾衰竭 B 超影像检查：**慢性肾衰竭是各种肾脏病发展的最后结局，其声像图有随病变的程度而有不同表现。① 在肾功能代偿期，双肾图像可无异常改变或有实质变薄，回声粗乱增强，或有轻度缩小；② 肾衰竭终末期，双肾显著缩小，轮廓不清，肾皮质回声增强，皮髓质分界不清，肾窦回声减弱，全肾组织结构层次极不清晰而回声粗乱。

（15）**肾移植及其并发症 B 超影像检查：**肾移植后超声影像检查是一项不可或缺的检查技术。由于肾移植于髂窝，接近于体表，腹壁下更易探查，肾内结构更为清晰。移植后正常肾声像图与原位正常肾基本一致。肾移植后可有如下并发症：① 急性肾移植排斥反应；② 慢性移植肾排斥反应；③ 移植后尿路阻塞不畅而引发的肾积水、结石及肾血管狭窄，肾周血肿等彩色多普勒声像影显示更为特异和敏感。

（八）输尿管、膀胱、尿道、前列腺超声影像检查

（1）输尿管疾病超声影像检查

输尿管积水：是一种因尿路梗阻，尿液排泄障碍，尿液潴留于输尿管中的表现。

输尿管狭窄：是指输尿管先天性发育障碍的疾病，常发生于输尿管与膀胱衔接处及肾盂与输尿管衔接部两部位。

输尿管结石：是指结石阻塞于输尿管腔内。一般情况下，这种结石均是由于肾内结石排出时滞留于输尿管部位。

输尿管肿瘤：包括良性的乳头状瘤、息肉，恶性的平滑肌瘤、淋巴细胞瘤等肿瘤。患侧输尿管有程度不等的积水扩张或肾盂积水。

（2）膀胱疾病 B 超影像检查

膀胱炎：为常见感染性疾病，B 超声像图可有不同改变。在急性阶段，膀胱黏膜炎症损伤，表面失去平滑而粗糙，界面模糊不清。慢性膀胱炎时，膀胱内黏膜明显增厚。

腺性膀胱炎：又称囊性膀胱炎，是一种非特异性增生性炎症。女性多于男性，发病原因多由膀胱反复感染。

膀胱结核：常继发于肾结核，很少单独发生。

膀胱结石：是一种多发而常见的疾病。膀胱内有强光团、光点。

膀胱内凝血块：可有多种原因而引发膀胱内出血形成血块。膀胱可见异常回声团块，多为低回声及等回声。

膀胱癌：膀胱癌是膀胱肿瘤中发病最常见的一种，好发于膀胱三角区与两侧壁。

神经源性膀胱：嘱患者自动排尿后，膀胱内仍有大量尿液滞留，应结合临床排除尿路梗阻引发膀胱尿液滞留症。

（3）尿道疾病的超声影像检查。尿道可分四部：壁内部、前列腺部、膜部为后尿道、阴茎部为前尿道。

尿道狭窄：尿道狭窄有多种原因，B 超声像诊断对尿道狭窄的部位可以确定。

尿道结石：尿道结石较少见。

（4）前列腺疾病超声影像检查。前列腺为不成对的实质性器官，因老年人常患前列腺慢性增生、青壮年患慢性或急性前列腺炎、前列腺肿瘤而挤压尿道，使尿道发生梗阻或不全梗阻而影响尿液的排出，滞留于膀胱内，严重时反流于肾脏，引发肾脏挤压，产生肾功能不全，称为梗阻性肾病，这是临床常见疾病，B 超显示，前列腺形态饱满不匀，体积增大，呈正常回声或低密度回声影像，膀胱尿道出口扩张表现。

六、肾脏病血清生化免疫学检查

临床中许多肾脏病，无论原发性和继发性肾脏疾病，有许多是免疫介导而致病理改变性疾病。对这些疾病，免疫学检查具有不同程度的诊断价值，临床中已开展了不少肾脏病免疫学检查，免疫学检查主要指免疫球蛋白类（Ig）测试。即 IgG、IgA、IgM、IgD、IgE。其中 IgG、IgA、IgM 与免疫性肾病病理改变关系密切。（一）免疫球蛋白 G（IgG）测定 IgG 是再次体液免疫反应产生主要的 Ig，在血清中含量最高，占血清总量 Ig 的 75.8%。IgG 水平上升：多见于红斑狼疮性肾炎、类风湿关节炎肾损伤、慢性活动性肝炎、肝硬化、慢性感染性疾病、多发性骨髓瘤、原发性巨球蛋白血症及其他肿瘤。IgG 水平降低：多见于肾病综合征。在免疫性肾病中，IgG 所形成的免疫复合物可经过经典途径激活补体。IgG 是最常见的沉积于肾小球中的一种 Ig，其降低原因主要为从尿中丢失过多所致，也可能存在免疫系统紊乱或细胞合成障碍。另外，多见于先天性体液免疫缺陷病，肾病综合征吸收不良综合征、淋巴瘤、放射损伤和免疫抑制剂治疗后等情况。

（二）免疫性球蛋白 M（IgM）测定

IgM 是初次体液免疫反应早期阶段产生的主要 1g。IgM 不嗜细胞，可结合补体，占正常血清 Ig 的 10%左右。IgM 水平上升常见于系统性红斑狼疮性肾炎、类风湿关节炎肾损害、慢性感染等，还有多发性骨髓病、原发性巨球蛋白血症及其他肿瘤。IgM 水平降低多见于先天性体液免疫缺陷病、肾病综合征、吸收不良综合征、淋巴瘤、放射性损伤和免疫抑制剂治疗后等情况。

（三）免疫球蛋白 A（lgA）测定

IgA 分血清型和分泌型两种。血清型 IgA 主要是由肠系膜淋巴组织中浆细胞产生。血清中 IgA 升高常见于 IgA 肾病，约 30%～50%的患者有血清 IgA 升高。IgA 肾病时血清 IgA 增高与其 IgA 生成过多有关。IgA 常在黏膜感染后呈一过性增高，于数周后恢复正常，若检查时期不当则难发现。与 IgA 肾病相似，在过敏性紫癜性肾病时，也常见血清 IgA 升高。IgA 肾病时，肾小球主要为 IgA 沉积而致，也与肝脏清除 IgA 的能力下降有关。血清 1gA 水平降低常见于：先天性免疫缺陷病，淋巴瘤，吸收不良综合征，放射性损伤和免疫抑制剂治疗后等情况。尿毒症时尿毒素可抑制 IgA 生成而致血清 IgA 水平下降。

（四）免疫球蛋白 D（IgD）的测定

IgD 在正常人血清中含量很低，半衰期均为 3 天，与某些超敏反应有关，如抗青霉素和牛奶过敏性抗体，以及系统性红斑狼疮，类风湿关节炎。

（五）免疫球蛋白 E（IgE）测定

IgE 是人体血清中含量最少的 Ig，又称反应素或亲细胞抗体。IgE 分布于呼吸道和消化道黏膜组织、外分泌液和血液内。IgE 是引发 I 型超敏反应的主要抗体，如外源性哮喘，鼻炎，花粉过敏性气管炎，血清 IgE 含量可升高，在某些肝病和骨髓病时，IgE 血清含量也异常升高。IgE 在微小病变型肾病病变时及肾病综合征时，患者血清中 IgE 也常增高，而 IgE 与肾病损害的关系尚需进一步观察。

（六）血清补体的测定

在新鲜血液中存在着一种不耐热的成分，可辅助特异性抗体介导的溶菌作用。由于这种因子是抗体实现溶细胞作用的必要补充条件，故称为补体（C）。

在肾脏病时，由于肾脏病病因病机不同而补体变化不尽相同。当血清 C_3 降低时，常见于急性感染后肾炎、系膜毛细血管性肾炎、狼疮性肾炎、急性链球菌感染后。约 85%的肾病患者在炎症早期，血清补体多明显降低，以 C，下降多为明显，C_4 可正常，一般在 8~12 周以后恢复正常。该检测对急性肾炎临床的诊断具有重要意义，但补体 C，降低与疾病严重程度及预后无关。在系膜毛细血管炎症时，约 50%～70%的患者血清中 C_3 降低。其机制主要是补体 C3 分解增强及合成减少是造成血清 C_3 降低的原因。在狼疮性肾炎患者血清补体 C_3 也降低，78%的狼疮性肾损害时，补体系统既能经经典途径，又能经旁路途径激活，而且补体 C，的变化是判断系统性红斑狼疮是否活动的指标之一，有助于临床的诊断，也是判断临床治疗及疾病的严重程度和预后相关的情况。

除上述主要疾病外，在乙型肝炎病毒相关性肾炎、肝硬化性肾小球疾病、感染性心内膜炎肾损害、冷球蛋白血症肾炎、急进性肾炎，皆可有血清补体 C，水平下降。

第二节　肾内科疾病的中医学诊断

一、肾内科疾病的四诊

（一）望诊

望诊主要通过对神、色、形、态、五官、舌象以及分泌物、排泄物等进行有目的的观察，以了解病情，测知脏腑虚、实、寒、热等变化情况。

（1）望神：通过望神可了解肾脏气血阴阳之盛衰，病情之轻重，预后之好坏。若患者神志清楚，语言清晰，目光明亮，精神内守，反应灵敏，动作灵活，呼吸平稳，肌肉不削，是谓有神。表示肾脏功能未衰，即使病情较重，预后亦好。若患者精神不振，倦怠乏力，动作迟缓，多是气血不足或脾肾亏虚之象。若患者面色晦暗，神志模糊，呼吸气微等，多见晚期尿毒症，表示病情危重，预后不佳。

（2）望面色：肾脏病患者面色白属脾肾阳虚；面色苍白伴冷汗淋漓，多见阳气暴脱，或肾绞痛；面色黄属脾胃气虚，气血双亏之象；面色晦暗为气滞血瘀；面色黑为阴寒水盛；面色黧黑属肾精亏竭，脾肾衰败，示病情重，预后极差。

（3）望形态：卧时仰面伸足，身轻自能转侧，多属阳证、热证；卧时缩成团，身重不能转侧，多属阴证、寒证、虚证；肢体震颤，肌肉痉挛，多见尿毒症或其他缺钙性肾病；四肢抽搐，项背强直，甚至昏迷，见肾性高血压脑病；胸、背、体格矮小，发育迟缓，属先天禀赋不足，肾精亏损；病久大肉陷下，多见于肾脏恶性肿瘤。

（4）望五官：眼睑浮肿，如蚕新卧起之状，多为风水，常见于急性肾炎等病；眼睑内膜苍白，为肾病日久，气血亏虚之象；双目上吊或斜视，为动风，常见于尿毒症晚期；眼睑干涩，可见于干燥综合征引起的肾病。耳轮苍黄，属气血不足；耳轮干枯焦黑，为肾精亏耗；耳薄而白，为肾气衰败，见于垂危之人。鼻塞流清涕，为外感风寒；鼻塞流黄浊涕，为外感风热；鼻翼扇动，气不足而喘，可见于各种肾病合并心力衰竭者。口唇色淡，为脾虚气血不足；唇色鲜红，为阴虚火旺；唇色青紫，为血瘀；唇口青黑，为冷极；环口黑色，为肾绝；口唇干焦紫黑更是恶候。

牙龈淡白，为脾虚气血不足；牙龈出血，不红不肿，为脾不统血或肾火伤络；牙齿易脱落，为肾病日久，肾精亏虚，骨失所养；牙关紧闭，为惊风之候，多见于肾性高血压脑病或尿毒症晚期。

咽喉红肿热痛，为热毒内盛，多见于各种急性感染；咽部色红娇嫩，为肾水亏虚，阴虚火旺，虚火上炎之候。

（5）望二便：即观察尿液与粪便。尿液混浊不清有泡沫，多见肾病蛋白尿；尿色鲜红或如洗肉水样，为血尿；尿黄而热，为湿热下注；尿清而长，为肾阳不足，属虚寒之证；尿如米泔或牛奶，为乳糜尿；尿中有脓样分泌物，为脓尿，见于各种尿路感染。

大便稀溏，为脾肾阳虚，属虚寒；大便秘结，多属热盛或津亏；大便带血或黑或柏油便，见于肾病导致的各种出血证；或为湿热伤络，或为脾不统血。

（6）望二阴：阴囊、阴茎肿大，甚或透亮，多为肾病水肿较著时的表现；女子前阴红赤湿烂，为下焦湿热，可见于尿路感染及各种性病；肛裂多为热盛，脱肛多为中气下陷。

（7）望皮肤：皮肤水肿为肾病常见症状。腰以上肿者，多为阳水；腰以下肿者，多为阴水。皮肤出现瘀点、瘀斑，为瘀血内停之象，常见于紫癜肾，溶血性尿毒症等；皮肤干枯，脱屑，为阴津不足；若伴有色素沉着，多由尿素霜副反应引起；皮肤有蝶形红斑者，常见于红斑狼疮肾病；皮肤有囊肿、疮疡者，为湿热内盛，多见于急性肾炎，或经大量激素治疗的肾病患者。

（8）**望舌象：**舌质淡，多为外感风寒；舌质淡体胖边有齿痕，而苔白滑，为脾虚湿盛；舌质淡体瘦小苔薄白，为气血亏；舌质光红无苔，或苔少，为阴虚火旺；舌质红主热；舌质红苔黄而厚，多为实热证；舌质红绛，主热极，或热入营血；舌质紫暗，有瘀点、瘀斑或舌下脉络迂曲紫暗，主瘀血内停；舌体强硬，活动不灵活，为热伤津或气血双虚，或肝风内动；舌苔白厚而腻，为脾阳亏虚，湿邪内蕴；舌苔黄厚而腻，为湿热内蕴；苔滑苔湿，主水饮；苔黄主热，深黄主热重，焦黄主热结；少苔无苔主气阴两虚。

（二）闻诊

（1）**听声音：**语声洪亮，多言躁动，多属热证、实证；语声低怯，少言而静，多属虚证、寒证；神志昏迷，胡言乱语，声高有力，属热；神志不清，语言重复，时断时续，声音低弱是郑声，为正气衰败。肾病出现咳嗽，咳嗽声音清高伴有清涕者，为外感风寒；咳声重浊伴有浊涕者，为外感风热；咳嗽伴有喘促气逆，不能平卧者，多为肾阳不足，水气上犯，凌心射肺所致，多见肾病合并心力衰竭，病情危重。呼吸微弱，气短，呼多吸少，皆为肾气不足摄纳无权之象。

（2）**嗅气味：**主要根据汗液、呕吐物、二便等的气味进行辨别。汗多无味，属卫阳不固；汗多有酸味，多为气分实热；汗多有“尿臊味”，甚则口腔及居室均可闻及，属脏腑精气衰败，湿热浊邪内蕴，多见于晚期尿毒症，病情危重。呕吐物气味臭秽者，多因胃热或宿食积滞化热所致；若呕吐物清稀无味，或略带腥味，属脾胃虚寒，胃气上逆；呕吐物带有血腥味者，多为胃络受损，血气上冲所为，常见于尿毒症性胃肠炎伴出血者。小便腥臭，为下焦湿热；小便清长无味，多为脾肾阳虚；大便酸臭，是内有食积；大便恶臭，为湿热内蕴；大便稀溏，无臭味，为脾肾虚寒；大便带有血腥味，是湿热伤及肠络之便血证。

（三）问诊

（1）**一般项目：**包括姓名、性别、年龄、民族、职业、婚否、籍贯、工作单位、住址等内容。因许多肾病与年龄、性别、职业、周围环境等密切相关，故询问上述情况，有助于判断疾病。

（2）**主诉**：主诉是肾病患者就诊时最主要的痛苦或最明显的症状，包括持续时间。准确的主诉可帮助医生判断肾病的大致类别，也是围绕主诉进行诊断、处理的依据，因此主诉在肾病诊断方面具有重要的作用。

（3）**现病史**：现病史包括疾病从初起到就诊时整个病情演变及诊治经过，包括起病时间，当时情况，诊断治疗所用药物、效果及现在症状等。本章节注重介绍现在症状的问诊情况。

① **寒热**：肾病患者出现恶寒发热，谓感受外邪，其中恶寒重发热轻，是感受风寒，发热重恶寒轻，是感受风热；若但热不寒，高热不退，是里热实证；若低热或五心烦热，多是阴虚发热；若但寒不热，多是内寒，脾肾阳虚所致。

② **汗**：动则汗出，活动尤甚，是谓自汗，属阳虚，卫外不固；睡时出汗，醒则汗止，是谓盗汗，属阴虚，阴不潜阳所致；若冷汗淋漓，见面色苍白，四肢厥冷，脉微欲绝者，是阳气将绝之危象。

③ **周身**：头部昏沉，多是气血双亏，见于尿毒症严重贫血者；头痛而胀，多是肝阳上亢，见于肾性高血压；头晕耳鸣，是肾精亏虚。腰部隐隐酸痛，属虚；剧痛属实。胸闷心悸，甚则不能平卧，多是水气凌心射肺所致，常见于尿毒症合并心力衰竭患者；肾病日久，水肿严重，多见肢体重困。气血已亏，多见四肢无力。皮肤瘙痒，多是气血不足，或湿邪阻滞所致。

④ **饮食**：饮食正常，虽病但脾胃功能尚健运，若纳差食少，是脾失健运；纳少便溏，是脾肾阳虚；纳差腹胀，恶心呕吐，是脾虚湿浊上逆所致。疾病过程中食欲逐渐好转，是胃气渐复，病情好转的表现；若食欲渐减，是胃气渐衰，病情继续发展。口渴多饮示津伤，口淡不渴示湿困脾阳，口干而渴，但饮水不多，多属阴虚或瘀血。

⑤ **二便**：包括大小便的次数、量的多少、排便时异常感觉及时间等。

小便清长量多，畏寒喜暖，属虚寒证；夜间小便量多，常是肾功能衰退的早期表现。小便短赤量少，多属热证，小便频数伴热涩刺痛，多属湿热下注膀胱；若频数清澈，多是肾气不固，膀胱失约；排尿时伴疼痛感是湿热下注；小便不畅，点滴而出或不通，常是肾阳虚衰，不能化气行水所致；小便失禁或遗尿，多属肾气不固，膀胱失约。

⑥ **大便秘结**：排出困难，多是热盛伤津或久病阴虚；大便稀溏，或先干后稀，日行数次，是脾肾阳虚，运化失司。

⑦ **月经：**月经后期，量少色淡，是气血不足；夹杂有血块，是兼有血瘀；闭经多是肾病日久，瘀血内停，水邪内闭而致。

⑧ **睡眠：**心烦不寐，多是心肾不交，或阴虚火旺；睡而易醒，多是心脾两虚；嗜睡多是阳虚阴盛或湿困脾阳所致。

（4）**既往史：**详细询问以往身体状况，曾患疾病，尤其与肾病有密切相关的症状及疾病，如过去有无排尿异常，有无感染病史，有无糖尿病、高血压、乙型病毒性肝炎、红斑狼疮等，以及是否应用过肾毒性药物，了解这些情况，有助于肾病的诊断。

（5）**家族史：**询问患者父母、兄弟、姐妹及子女的健康情况，尤其注意有无遗传性疾病，对于与遗传因素有关的肾脏疾病，如遗传性肾炎、多囊肾、尿崩症等，对疾病诊断意义重大。

（四）切诊

（1）**脉诊：**正常脉象是和缓有力，从容有节，不快不慢。对肾病患者，若脉见沉弱无力，多见肺、脾、肾气虚或阳虚；脉见沉细，多是阴阳两虚，或气血双亏，或气阴不足；脉见弦滑或滑数，是内有湿热；脉见洪数，是阳热亢盛；脉弦细，是肾阴亏，或阴虚阳亢；脉见沉弦或沉涩，多为气滞血瘀；脉见浮数或浮紧，是外感风热或风寒；脉大空虚，重按无力，是脏器衰竭，阴阳离决之象。

（2）**按诊：**肌肤濡软喜按，为虚证，硬痛拒按，属实证；肌肤干燥，皮肤甲错，是阴血不足；重手按压，按之凹陷，不能即起，是水肿，多为肾阳虚所致；手足俱冷，是阳虚阴盛，属寒；手足俱热，多是阳亢或阴虚，属热。

二、肾内科疾病的辨证

（一）脏腑辨证

在肾病中，脏腑辨证以肾与膀胱为核心，但由于五脏六腑之关联，亦常涉及其他脏，临床常见有以下证型。

（1）**肾阳虚：**辨证要点为全身功能低下伴见寒象。

（2）**肾阴虚：**辨证要点为肾病主要症状和阴虚内热证共见。

（3）**肾精不足：**辨证要点为生长发育迟缓、生殖功能减退以及成人早衰。

（4）**肾气不固：**辨证要点为肾与膀胱不能固摄所表现的症状。

（5）**肾不纳气：**辨证要点为久病咳喘、呼多吸少，气不得续，动则喘甚和肺肾气虚的表现。

（6）膀胱湿热：辨证要点为尿频、尿急、尿痛、尿黄等。

（7）心肾不交：辨证要点为以失眠为主，伴见心火亢盛，肾水亏虚的症状。

（8）心肾阳虚：辨证要点为心肾两脏阳气虚衰，全身功能活动低下。

（9）脾肾阳虚：辨证要点为腰膝、下腹冷痛，久泻不止，浮肿等与寒证并见。

（10）肺肾阴虚：辨证要点为久咳痰血，腰膝酸软，遗精等症与阴虚证并见为特点。

（11）肝肾阴虚：辨证要点为胁痛、腰膝酸软、耳鸣遗精与阴虚内热证并见。

（二）八纲辨证

（1）阴阳辨证：阴阳是八纲辨证的总纲，是对疾病属性总的归类，即表、热、实证属阳，里、虚、寒证属阴。

（2）表里辨证：肾居下焦，临床上以里证居多，但表证亦不少见，大凡肾病过程中出现恶寒发热、头身尽痛，舌苔薄白、脉浮等症，说明肾脏虽亦受累，但病势仍居于表，属表证，或表里同病，否则属里证。

（3）寒热辨证：寒证与热证反映了机体阴阳的偏盛与偏衰。阴盛或阳虚表现为寒证；阳盛或阴虚表现为热证。肾病临床以寒证多见，但热证亦不少，肾之寒证有寒从外来、寒自内生、寒邪直中之不同，热证亦有外感与内生之别，临床当据寒热之特性进行辨别。

（4）虚实辨证：虚实辨证是辨别邪正盛衰的两个纲领，正气不足为虚，邪气亢盛为实，肾病以虚证居多，实证常夹杂其中，临床亦有以实证为主者，肾虚证包括了肾之气、血、阴、阳之虚损，肾实证多指水湿、痰饮、瘀血、湿热等有形实邪，临床可据正邪之盛衰以辨之。

（三）气血津液辨证

（1）肾气虚：辨证要点为肾病的临床表现兼气短乏力、少气懒言、自汗等。

（2）肾脏血瘀：辨证要点为肾脏病变兼痛如针刺、痛有定处、拒按、肿块、唇舌爪甲紫暗、脉涩等。

（3）阴水：辨证要点为发病缓，来势徐，水肿先从足部开始，腰以下肿甚为特点。

（4）阳水：辨证要点为发病急，来势猛，先见眼睑头面，以上半身肿甚为特点。

第三节　肾内科疾病的中西医治疗原则

目前西医药治疗肾病主要从饮食、休息、病因治疗、对症处理及手术等方面治疗，由于肾病众多，其病因病机及临床表现又不相同，故治疗方法则各有所异。本章仅简单介绍常规治疗原则。

一、现代医学治疗原则

（1）饮食

自 1940 年人们从实践中认识到，注意饮食和限制水的摄入，急性肾衰竭常常可逆，饮食疗法已成为治疗肾病的重要方法，尤其是对急慢性肾功能不全、急慢性肾炎、肾病综合征、糖尿病肾病等尤为重要，注意饮食不仅能减轻症状，延缓病情发展，对某些肾病尚能起到良好的治疗效果。具体饮食标准请参考有关章节。

（2）休息

西医学认为过度劳累常加重肾脏负担，从而导致肾功能的进一步恶化，因而对大多数肾病患者，休息亦是治疗的手段之一，尤其是对于肾功能不全患者，尤为重要。

（3）病因治疗

每一种肾病的发生，均有一定病因，只有针对病因治疗，才是治疗疾病的根本手段，如尿路感染，多因细菌感染引起，需抗生素抗感染以达治疗目的；过敏性肾病，需脱离过敏原或停用过敏药物，采取必要的脱敏措施，去除病因；继发性肾病患者，积极治疗原发病等，均是病因治疗。

（4）对症治疗

某些肾病在疾病发生发展过程中，常有许多症状的发生，而这些症状反过来除加重原有病情外，又是致死的重要原因。因而，在积极进行病因治疗外，常配合对症治疗，如电解质紊乱时随时纠正、水肿严重时配合利尿剂、血压高时配合降压药物等，均是对症治疗，如是方能提高疗效，缩短病程，以期早期治愈。

二、中医治疗原则

辨证治疗是中医治病之精髓。中医治疗肾病最常规的手段，亦是辨证治疗，其总的治疗原则不外乎治病求本，扶正祛邪，调理脏腑功能，使之阴阳平衡。但由于每种疾病临床表现各异，阴阳寒热虚实、脏腑阴阳气血盛衰之不同，因此治疗法则又各有所异，现将常用的治疗法则简介如下。

（1）利水法

利水法是指用利湿、逐水之剂，使体内湿邪从水道而出的一种治疗方法。临床常用的有温阳利水、滋阴利水、淡渗利水及攻逐水饮等法。

温阳利水法：适用于脾肾阳虚，水湿内停之水肿、痰饮等证。临床特点为：一身尽肿，腰以下为甚，伴有畏寒肢冷、腹泻腰酸等症，脉多沉细或沉弦，舌体淡胖，舌苔白滑。

滋阴利水法：适用于水邪内停，郁而化热，阴液内伤之证，即阴虚水肿证，其临床特点为：水肿身重，而伴口干咽痛、五心烦热、腰膝酸软等症，其脉多沉细而数，舌红苔黄而腻。

淡渗利水法：适用于水湿内停，而阴阳无明显的偏盛偏衰，临床多因脾虚而致，其特点为：肢体及面部微肿，身重尿少，口淡不渴，或渴不多饮，其脉濡细，苔白腻。

攻逐水饮法：适用于水肿较重，胸腹积水较多，而形气俱实的患者。此外，尚有宣肺利水、化瘀利水、行气利水等法，可据证而施。

（2）补肾法

肾病多虚，虚则补之。故补肾法为肾病最为广泛的治法之一，由于阴阳虚损之不同，临床又常分为温补肾阳、滋补肾阴及阴阳两补等法。

温补肾阳：适用于肾阳亏虚，气化无权所致的腰膝酸软、肢冷畏寒、小便不利或小便频数等症。

滋补肾阴：适用于肾阴亏虚或肾精不足等证，临床症见腰膝酸软，潮热盗汗、口干咽燥、头晕耳鸣、发育迟缓等。

阴阳双补法：适用于肾脏阴阳双亏，包括气阴两虚之证，临床上以既有肾阳不足之特点，又有阴虚特征为辨证要点。

（3）解表法

解表法在肾病的运用，主要是通过疏解表邪的方药以达汗解邪去的目的，临床根据病邪性质之不同，常有辛凉解表、扶正解表等法。

辛凉解表法：适用于外感风热，或风水表实，脉浮而渴者。

扶正解表法：适用于肾病日久，正气已虚又复感外邪，表里同病之证。

（4）清热解毒法

清热解毒法是指以清热之品，达泻火解毒、通淋凉血之目的的一种治法，临床常用的有清热解毒、清热利湿、清热凉血、通腑泄浊等法。

清热解毒法：适用于肾病过程中表现为热毒内盛之证者。如口干咽痛、发热、局部痈肿疮疡等症。

清热利湿法：适用于下焦湿热之证，如热淋、石淋等证。

清热凉血法：适用于肾病过程中，热邪久羁，深入血分，血分热盛之证，如出血、尿血等。

通腑泄浊法：即用攻下通便之法，使浊毒随大便而排出体外的办法。适用于浊毒内蕴、腑气不通之证，如急性肾衰竭伴大便干结者可应用此法。

（5）固涩法

凡以收敛、固涩之品，以治气血精津滑脱散失之证的方剂，称为固涩剂。在肾病中，常用固涩法有涩精止遗、涩肠固脱及固肾纳气等法。

涩精止遗法：适用于肾虚失藏、精关不固之遗精滑泄，或肾虚不摄，膀胱失约之遗尿、尿频等证，临床以遗精滑浊、遗尿、尿频、神疲腰酸、头晕耳鸣为特点。

涩肠固脱法：适用于脾肾虚寒所致之泻痢日久、滑脱不禁等病症。临床以久泻久痢、五更泄泻、脱肛、腰酸肢冷、腹痛喜按为特点。

固肾纳气法：适用于肾不纳气之证。临床以呼吸表浅、呼多吸少、气短不续为特点。

（6）理血法

凡以理血药物为主，具有活血调血或止血作用，以治血瘀或出血病证的方法，统称为理血法，包括活血祛瘀和止血两方面。

活血祛瘀法：适用于肾病过程中瘀血内停的证候。临床以局部肿块、固定不移、刺痛、拒按、出血、经闭、痛经以及舌质紫暗、脉象细涩为特点。

止血法：适用于肾病过程中兼有出血的证候。临床可见吐血、衄血、尿血、便血、咯血或崩漏等，临床据不同的证候特点可酌选凉血止血、温阳益气摄血等法。

（7）化浊和胃法

适用于肾病过程中，湿浊蕴聚中焦之证，临床以恶心呕吐、纳呆神疲为特点。

（8）平肝息风法

适用于肾病过程中，肝肾阴亏、阴不潜阳、肝阳上亢之证。临床以头痛眩晕、目胀耳鸣、面色如醉、肢体麻木为特点。

三、中西医结合治疗

中西医结合治疗肾病，以减少毒副反应、防止病情恶化或复发、提高临床疗效为目的。目前，在以下方面中西医结合取得了较为满意的成果。

（1）中医辨证施治对抗激素、免疫抑制剂等药物的毒副反应。

（2）减少疾病的复发率。

（3）提高西药药物的敏感性。

（4）减轻肾移植所出现的排斥反应。

（5）对危重症患者，以西医药为主，待病情缓解后配合中药治疗，提高临床疗效。

参考文献：

[1]李顺民，郑万善，韩素萍，等.实用肾病临床手册[M].北京：中国中医药出版社，2014.

[2]李建省.实用中西医结合肾病学[M].兰州:甘肃科学技术出版社,2017.

[3]郭培恒.中西医结合论治肾系疾病[M].北京：人民卫生出版社，2017.

中篇　证候各论

第四章　水肿

体内水液潴留，泛溢肌肤，引起头面、目窠、四肢、腹部甚至全身浮肿者，称为水肿。水肿有许多种类，此处特指肾性水肿。本病在《内经》中称为“水”，《金匮要略》称为“水气”。水肿是肾脏病患者突出的临床表现之一，肾性水肿的特点是水肿多从眼睑、颜面开始而后遍及全身；在水肿的同时，伴有蛋白尿、血尿、高血压、肾功能不全等表现。肾性水肿根据其发生的机制又可分为“肾病性水肿”和“肾炎性水肿”两类，肾病性水肿见于肾病综合征，由于尿蛋白的大量丢失，血浆胶体渗透压降低，以致血管内外的液体交换失衡而出现水肿。肾炎性水肿见于急、慢性肾炎及肾功能不全，主要由于各种原因导致肾小球滤过率下降，机体内外的液体交换失衡，从而出现水、钠潴留。

最早的医学典籍《黄帝内经》对水肿有多处记载。《素问·评热病论》曰：“有病肾风者，面胕痝然壅，害于言。”《素问·脏气法时论》曰：“肾病者，腹大胫肿，喘咳身重，寝汗出，憎风。”《灵枢·水胀》篇曰：“水与肤胀鼓胀……何以别之？岐伯答曰：水始起也，目窠上微肿，如新卧起之状，其颈脉动，时咳，阴股间寒，足胫肿，腹乃大，其水已成矣；以手按其腹，随手而起，如裹水之状，此其候也。”上述原文主要论述水肿的特点。《金匮要略·水气病脉证并治》篇曰：“病有风水，有皮水，有正水……风水其脉自浮，外证骨节疼痛，恶风；皮水其脉亦浮，外证胕肿，按之没指，不恶风，其腹如鼓，不渴，当发其汗，正水其脉沉迟，外证自喘……”。肾性水肿初起多属于风水，若迁延不愈则与皮水相似；其重症，出现胸腔积液、腹水时，与正水的描述相似。《丹溪心法》：“若遍身肿，烦渴，小便赤涩，大便闭，此属阳水……若遍身肿，不烦渴，大便溏，小便少，不涩赤，此属阴水。”丹溪执简驭繁，把水肿概括为阳水和阴水，将水肿的辨证推向了一个新阶段，对后世影响颇深。

一、病因和发病机制

（一）现代医学对水肿病因和发病机制的认识

肾性水肿是由肾脏原发疾病引起的全身水肿。水肿首先出现的部位，常被用于鉴别心性水肿和肾性水肿。心性水肿时水肿常先出现于低垂部位，而肾性水肿开始时，则身体低垂部位不及眼睑或面部水肿明显，常在晨起先发现眼睑或面部浮肿，以后才扩展到全身。因为开始时患者多半没有体循环动力学的障碍，其体循环静脉压一般不增高，不受重力和体位的影响，故大量体液滞留后，首先分布于组织间液压力较低之处，尤其是皮下组织疏松和皮肤松软（伸展性较大）的部位。这些部位能容纳较大量的水肿液，而且容易暴露和被发现。据研究，眼睑皮下组织的组织间液压力明显低于其他部位。

肾炎性水肿：以往认为肾炎时发生的全身水肿，是因“毒素”的作用使全身外周毛细血管通透性增高所致，把肾炎性水肿看成急性炎性水肿。后来学者们观察到，急性肾小球肾炎患者的水肿液的蛋白质含量不超过 0.5g/dl，不属渗出液，而是漏出液。而且急性肾小球肾炎患者的红细胞压积降低，且血浆容量增多，表明水肿与钠水潴留有密切关系。根据形态学的检查，外周毛细血管没有类似肾小球毛细血管丛的那些病变。因而急性肾炎时的水肿，不是外周毛细血管通透性增高所引起，而是肾脏排出钠水减少的结果。急性肾小球肾炎时，肾小球明显肿胀，几乎完全阻塞囊腔，毛细血管襻外膜的上皮细胞肿大和增生，充满间隙。内皮细胞明显肿胀，阻塞毛细血管内腔。加上白细胞的堆集，肾小球囊腔明显变窄，毛细血管内有阻塞，外有压迫，肾小球滤过率乃显著下降。此时，肾小管对钠和水的重吸收不但不下降，而且很充分，这就导致球-管失平衡，钠水乃不断滞留并造成组织液生成过多。此外，部分患者因钠水急骤滞留的应激和负荷，可合并高血压和心力衰竭。当发展到右心衰竭时，则带有心性水肿的性质。

肾病性水肿：水肿是肾病综合征的四大特征之一（其余三大特征是低蛋白血症、蛋白尿和高脂质血症）。肾病性水肿发生机制的中心环节是低蛋白血症。由于肾小球基底膜对蛋白质的通透性明显增高，有大量的血浆蛋白尤其白蛋白从肾小球毛细血管滤过，滤出的大量白蛋白未能被肾小管充分重吸收，从尿中大量丢失。这种患者因蛋白尿而丢失于体外的白蛋白量，每天可达 10～20g，远远超过白蛋白合成的速度，因而造成明显的低蛋白血症和有效胶体渗透压的下降。后者促使液体从毛细血管滤出增多，并阻碍其重吸收，因而组织液的生成明显超过回收，水肿液就积聚起来。血浆液体不断丧失于组织间隙，使血容量下降，循环血量因而减少，后者又引起肾血流量和肾小球滤过率下降，进而激发了容量调节系统，使肾素-血管紧张素-醛固酮系统活性增高，醛固酮分泌增多引起继发性钠滞留。与此同时，容量感受器和渗透压感受器受刺激，以及血管紧张素Ⅱ的作用，引起抗利尿激素的释放增多，导致远曲小管和集合管对水的重吸收增多。但这一代偿性容量调节反应并没有达到效果，血容量刚获得补充，又从毛细血管滤出。继发的水钠潴留变成水肿液积聚的新来源。而且，水钠潴留还稀释了血浆蛋白，成为促进组织液生成的附加因素。至于肾内物理因素的影响，可能不起作用。实验证明，低蛋白血症和血浆胶体渗透压下降，可导致近曲小管对钠水的重吸收减少，因而肾病综合征患者大概不受滤过分数变化所影响。根据对一些患者的测定资料判断，近曲小管对钠水的重吸收没有增多，故钠水滞留主要是由于远曲小管和集合管的重吸收增多所致。

（二）中医学对水肿病因病机的认识

（1）病因

风邪袭表：风为六淫之首，每夹寒夹热，风寒或风热之邪，侵袭肺卫，肺失通调，风水相搏，发为水肿。此即《景岳全书·肿胀》所言：“凡外感毒风，邪留肌肤，则亦能忽然浮肿。”

疮毒内犯：肌肤患痈疡疮毒，火热内攻，损伤肺脾，致津液气化失常，发为水肿。《济生方·水肿》云：“年少血热生疮，变为水，肿满，烦满，小便少，此为热肿。”正是指这种病因而言。

外感水湿：久居湿地，冒雨涉水，湿衣裹身时间过久，水湿内侵，困遏脾阳，脾胃失其升清降浊之能，水无所制，发为水肿。

饮食不节：过食肥甘，嗜食辛辣，久则湿热中阻，损伤脾胃；或因生活饥馑，营养不足，脾气失养，以致脾运不健，脾失转输，水湿壅滞，发为水肿。

禀赋不足，久病劳倦：先天禀赋薄弱，肾气亏虚，膀胱开合不利，气化失常，水泛肌肤，发为水肿。或因劳倦过度，纵欲无节，生育过多，久病产后，损伤脾胃，水湿输布失常，溢于肌肤，发为水肿。

（2）病机

水不自行，赖气以动，水肿一证，是全身气化功能障碍的一种表现。具体而言，水肿发病的基本病理变化为肺失通调，脾失转输，肾失开合，三焦气化不利。其病位在肺、脾、肾，而关键在肾。病理因素有风邪、水湿、疮毒、瘀血。肺主一身之气，有主治节、通调水道、下输膀胱的作用。风邪犯肺，肺气失于宣畅，不能通调水道，风水相搏，发为水肿。脾主运化，有布散水精之功能。外感水湿，脾阳被困，或饮食劳倦等损及脾气，造成脾失转输，水湿内停，乃成水肿。肾主水，水液泛溢肌肤，则为水肿。诚如《景岳全书·肿胀》指出："肺虚则气不化精而化水，脾虚则土不制水而反克，肾虚则水无所主而妄行。"

由于致病因素及体质等差异，水肿等病理性质有阴水、阳水之分，并可相互转化或夹杂。阳水属实，多由外感风邪、疮毒、水湿而成，病位在肺、脾。阴水属虚或虚实夹杂，多由饮食劳倦、禀赋不足、久病体虚所致，病位在脾肾。阳水迁延不愈，反复发作，正气渐衰，脾肾阳虚，或因失治、误治，损伤脾胃，阳水可转为阴水。反之，阴水复感外邪，或饮食不节，使肿势加剧，呈现阳水证候，而成本虚标实之证。其次，水肿各证之间亦互有联系。阳水多风水相搏之证，若风去湿留，可转化为水湿浸渍证。

水湿浸渍证由于体质差异，湿有寒化、热化之不同。湿从寒化，寒湿伤及脾阳，则变为脾阳不振之证，甚者脾虚及肾，又可成为肾阳虚衰之证。湿从热化，可转为湿热壅盛之证。湿热伤阴，则可表现为肝肾阴虚之证。此外，肾阳虚衰，阳损及阴，又可导致阴阳两虚之证。最后，水肿各证，日久不退，水邪壅阻经隧，络脉不利，瘀阻水停，则水肿每多迁延不愈。

二、诊断和鉴别诊断

（一）诊断

① 尿少，头面、目窠、四肢、腹部甚至全身不同程度的浮肿，且按之凹陷；② 水肿多从眼睑、颜面开始后遍及全身；③ 尿液检查有不同程度的蛋白尿。

（二）鉴别诊断

与癃闭鉴别：虽然肾性水肿与癃闭都有尿少的症状，但癃闭不呈现肢体水肿的表现。

与石水鉴别：石水属"五水"之一，仅指腹部肿胀而四肢不肿，与西医的肝性水肿相似。而肾性水肿则表现为肢体全身水肿。

水肿与鼓胀鉴别：两者均可见肢体水肿，腹部膨隆。鼓胀的主症是单腹胀大，面色苍黄，腹壁青筋暴露，四肢多不肿，反见瘦削，后期或可伴见轻度肢体浮肿。而水肿则头面或下肢先肿，继及全身，面色白，腹壁亦无青筋暴露。鼓胀是由于肝、脾、肾功能失调，导致气滞、血瘀、水湿聚于腹中。水肿乃肺、脾、肾三脏气化失调，而导致水液泛溢肌肤。

水肿与痰饮鉴别：痰饮和水肿同属津液病变，但痰饮之邪停积于局部，而水肿为水液泛溢于全身，不难鉴别。

水肿与气肿鉴别：水肿皮肤肿胀而有水色，按之陷下不起；气肿皮色不变，按之即起。

三、治疗

（一）现代医学疗法

见下篇引起水肿的相关疾病的治疗。

（二）中医疗法

（1）内治法

中医治疗肾性水肿的优势在于调整恢复有关脏腑的功能，并协调水、气、血三者的关系，即重视机体对水液代谢的自调能力，所以肿退不易反复，且无副作用，同时患者的体力恢复亦较好。此外，亦较输入白蛋白或血浆以扩容利尿更为经济。

气滞水停：脘腹胀满，尿少水肿，甚或喘满不能平卧，饮食不下，舌淡红，苔薄白而水滑，脉濡或沉涩。病机分析：尿少则水停而肿。水停气滞，脾气壅滞则脘腹胀满、饮食不下；肺失肃降则喘满不能平卧。舌质淡，苔薄白而水滑，脉濡或沉涩均为气滞水停之征。治法：行气利水。方药：导水茯苓汤：赤茯苓 30 克，麦冬、苏叶、木瓜、陈皮、砂仁、广木香各 10g，泽泻、大腹皮各 20g，白术、桑白皮、槟榔各 15g，灯心草 3g。若尿少喘满者加车前子 30g，葶苈子 10g。胃苓汤去甘草：茯苓 30g，苍术、陈皮、厚朴各 10g，白术、桂枝各 12g，泽泻 20g，猪苓 15g。

血瘀水停：尿少水肿，月经量少或闭经，或伴发肾静脉血栓，或双下肢水肿程度不对称，或面唇发黯，舌淡暗或有瘀斑，苔水滑，脉沉涩。病机分析：尿少则水停而肿。水病及血则血络瘀阻，妇女患者可见月经量少或闭经。肾静脉血栓或双下肢水肿程度不对称，或面唇发黯亦为瘀血内阻之象；舌淡暗或有瘀斑，苔水滑，脉沉涩为血瘀水停之征。治法：活血利水。

方药：加味当归芍药散当归尾、白术各 12g，赤芍、白芍、泽兰叶、川牛膝、怀牛膝各 15g，川芎 10g，茯苓、丹参各 30g。若妇女患者伴有月经量少或闭经者，加益母草 30g，红花 10g；若肿甚者加车前子 30g，椒目 10g。

湿热内蕴：尿少而色黄，水肿，脘腹胀满，身热口渴，大便干结或溏滞不爽，舌偏红苔黄腻，脉滑数。病机分析：湿热内蕴则困阻脾土，阻滞气机，因而现脘腹胀满，大便溏滞不爽之症。脾失运化水湿之职，则尿水而水肿。身热、口渴、尿黄、便干均为内热津伤之证。舌偏红苔黄腻，脉滑数为湿热内蕴之征。治法：清热利湿。方药：大橘皮汤陈皮、白术各12g，滑石、赤茯苓、冬瓜皮各30g，广木香、槟榔各10g，猪苓、车前草各15g，泽泻20g，桂枝、生甘草各6g。杏仁滑石汤杏仁、陈皮、郁金、厚朴各10g，滑石、车前子各30g，黄芩12g，黄连、清半夏各6g，通草3g，车前草15g。

阳虚水停：尿少色白，水肿。面色㿠白。畏寒或手足不温，口淡不渴，腰膝冷痛，腹胀便溏。舌淡边有齿痕，苔薄白而水滑，脉沉迟或沉濡。病机分析："肾主水""司气化"，肾阳虚主水无权，则尿少色白而水肿。"腰为肾之府"，肾阳虚腰膝失于温养则冷痛。"脾主升清"，脾阳虚升清无权则便溏。腹胀为湿阻气机之症。阳虚则内寒，肢体失于温煦则畏寒或手足不温。面色㿠白，口淡不渴，舌淡边有齿痕，苔薄白而水滑，脉沉迟或沉濡，均为阳虚水停之征。治法：温阳利水。方药：实脾饮（宜于腹胀便溏者）。方药组成：炮附片、干姜、厚朴、广木香、木瓜各10g，白术、大腹皮各20g，茯苓30g，甘草6g，生姜3g，大枣5g。若尿少肿甚者加车前子、冬瓜皮各30g。济生肾气汤加味（宜于腰膝冷痛者）炮附片12g，桂枝、生地黄、山药、川牛膝、怀牛膝各15g，山萸肉、牡丹皮各10g，泽泻20g，茯苓、车前子各30g。

气虚水停：尿少水肿，神疲乏力，呕恶纳差，大便溏薄，甚或腹泻，舌淡胖边有齿痕，苔薄白而水滑，脉沉弱。病机分析："脾主运化水湿"，脾气虚水湿失于健运则尿少水肿。"神者，水谷之精气也"，"脾主四肢"，脾气虚则神疲乏力。"脾主升清"，脾虚气陷加之湿困脾土则便溏甚或腹泻。"胃主受纳""胃主降"，湿浊中阻则胃失和降且受纳无权则呕恶纳差。舌淡边有齿痕，苔薄白而水滑，脉沉弱均为气虚水停之征。治法：益气健脾利水。方药：香砂六君子汤加味（适宜干呕恶者）党参12g，茯苓30g，白术15g，广木香、砂仁、陈皮、法半夏各10g，炙甘草6g，生姜、大枣各5g。另加车前子30g，冬瓜皮20g。参苓白术散合五皮饮加减（适宜于便溏或腹泻者）党参、茯苓、薏苡仁、芡实各20g，炒白术、扁豆各12g，生黄芪、大腹皮、桑白皮各15g，陈皮、大枣、砂仁各10g，冬瓜皮、车前子（包煎）各30g。

阴虚水停：尿少水肿，五心烦热，心烦不寐，口干舌燥，腰酸耳鸣，舌红苔少而干，脉细滑数。病机分析：阴虚水停是阴虚与水停并见之证。"肾开窍于耳""腰为肾之府”，肾阴虚则腰酸耳鸣。阴虚津亏无以上承则口干舌燥。心阴虚，虚热内扰则心烦不寐，五心烦热亦为阴虚内热之征。尿少水停则见水肿。舌红苔少而干，脉细滑数为阴虚内热兼挟湿蕴之征。

治法：育阴利水。方药：猪苓汤：猪苓 15g，茯苓、滑石各 30g，泽泻 20g，阿胶 10g（另烊，兑入）。若心烦不寐者加白芍 15g，天麻 10g；若尿少肿甚者加车前草 15g，车前子 30g；若五心烦热者加生地黄 15g，地骨皮 30g。六味地黄汤：生地黄、山药各 15g，山萸肉 10g，牡丹皮 12g，泽泻 20g，茯苓 30g。另加川牛膝、怀牛膝各 15g，车前子 30g，椒目 10g。

（2）穴位敷贴法

以肾敷灵（黄芪、白术、淫羊藿、附子、川芎、三棱等）外敷肾俞、神阙、三阴交等穴位辅助激素治疗小儿难治性肾病综合征。以温肾补虚活血化瘀药物外敷，让药力经皮肤直接渗透，循经至脏达病所，可增强治疗作用。

四、预防与调护

（1）本病患者宜经常锻炼身体，增强体质。生活起居有常，注意个人卫生，提高自身抗病能力，防止外邪侵袭。饮食有规律，劳逸适度，房室有节，慎用伤肾药物，有病早治。

（2）水肿消退后，邪气已尽，正气未复，当根据气血阴阳脏腑虚损不同，进行有效康复治疗。药物康复宜以健脾益肾为主长期服用，精心调理，巩固疗效。食疗康复可采用黄芪粥。即黄芪 30～60g、生薏苡仁 30g、鸡内金 9g、赤小豆 15g、糯米 30g、金橘 2 只、白糖 1 匙，煎煮成粥，常服。针灸可用平补平泻法，选用肾俞、脾俞、三焦俞等隔日 1 次，亦可加艾灸或行温针。此外还可酌情选择各种体育锻炼方法进行长期锻炼，增强体质。

五、中西医结合最新研究进展

王梁等[3]利用中医传承辅助平台（V2.5）软件，归纳、分析并总结雷根平治疗肾性水肿的用药规律，为中医药治疗肾性水肿提供思路和方法。方法：收集 2019 年 8 月至 2020 年 8 月雷根平治疗肾性水肿的有效处方 173 首，将所用中药录入中医传承辅助平台（V2.5），通过关联规则、复杂系统熵聚等数据挖掘方法，得出用药频次及药物之间的联系。结果：所收集的 173 首处方内共使用中药 182 味，药性以温、寒、平为主，药味以甘、苦、辛为主，归经以脾经、肾经、肝经为主。使用频次>50 次的药物 19 味，使用频次≥95 次的药物组合 28 个，通过无监督熵层次聚类得到新处方 12 个。结论：雷根平善于从调补脾肾以及行气、活血、利水角度用药治疗肾性水肿。

袁鑫等[4]基于网络药理学探讨防己黄芪汤治疗肾性水肿的潜在作用机制，并通过分子对接技术进行验证。运用中药系统药理学数据库（TCMSP）筛选防己黄芪汤所含有效化合物，分别运用 Uniprot、Swiss target prediction 数据库获取防己黄芪汤作用靶点，根据 Gene Card 和 OMIM 数据库获取肾性水肿相关靶点，与防己黄芪汤的潜在靶点取交集后得到“疾病-药物”靶基因，利用 String 软件构建蛋白互作网络，使用 R4.0.0 软件的 ClusterProfiler 和 pathview 生物包进行基因本体论（GO）、京都基因与基因组百科全书（KEGG）富集分析，最后运用 Autodock Vina 行分子对接对网络药理学结果进行验证。结果：防己黄芪汤与肾性水肿的交集基因共有 39 个。蛋白互作网络根据频数分析（P<0.05），防己黄芪汤治疗肾性水肿的机制可能与白细胞介素-6（IL-6）、肿瘤坏死因子（TNF）-α、血管内皮生长因子（VEGFA）、腺苷酸激酶同工酶 1（ATK1）、白细胞介素-10（IL-10）等靶点有关。经 KEGG 富集分析（P<0.05），晚期糖基化终产物与晚期糖基化终产物受体（AGE-RAGE）信号通路、疟疾信号通路、TNF 信号通路、流体剪切应力和动脉粥样硬化信号通路、低氧诱导因子-1（HIF-1）信号通路等可能为防己黄芪汤治疗肾性水肿的关键通路。分子对接验证结果显示山柰酚与 TNF-α 转化酶（TACE）抑制剂 3EWJ 和 3E8R 的配体结构相似，分子结合能分别为-9.3KJ/moL 和-9.5KJ/moL，山柰酚与受体可自由结合。结论：防己黄芪汤主要成分槲皮素、山柰酚、异鼠李素等可能通过调控 AGE-RAGE 和 TNF 信号通路来发挥治疗肾性水肿的作用。

参考文献：

[1]中国医学百科全书编辑委员会编；毕涉主编;冯新为,杜传书副主编.中国医学百科全书·十六·病理生理学[M].上海:上海科学技术出版社,1985:44-45.

[2]周仲瑛,薛博瑜.周仲瑛实用中医内科学[M].北京:中国中医药出版社,2012.

[3]王梁,刘力,雷根平,等.基于中医传承辅助平台探讨雷根平治疗肾性水肿的用药规律[J].山东中医药大学学报,2022,46（5）:597-603，641.

[4]袁鑫,张林,欧祥琴，等.基于网络药理学和分子对接探讨防己黄芪汤治疗肾性水肿的机制与通路[J].天津中医药,2022,39（2）:251-258.

第五章　关格

关格是以小便不通、呕吐不止为主要临床表现的病证。小便不通名曰关，呕吐不止名曰格，两者并见名曰关格。关格一般起病较缓，此前多有水肿、淋证、癃闭、消渴等慢性病史，渐进出现倦怠乏力，尿量减少，纳呆呕吐，口中气味臭秽及多种复杂兼症。晚期可见神昏、抽搐、出血、尿闭、厥脱等危候。关格一词最早见于《内经》。一是指脉象，系人迎与寸口脉均极度充盛，为阴阳离决的危象。如《灵枢·终始》篇曰："人迎四盛，且大且数，名曰溢阳，溢阳为外格。脉口四盛，且大且数者，名曰溢阴，溢阴为内关，内关不通死不治。人迎与太阴脉口俱盛四倍以上，名曰关格，关格者与之短期。"二是指病理，为阴阳均偏盛，不能相互营运的严重状态。《灵枢·脉度》篇曰："阴气太盛，则阳气不能荣也，故曰关；阳气太盛，则阴气弗不能荣也，故曰格；阴阳俱盛，不得相荣，故曰关格。关格者，不得尽期而死也。"汉代张仲景发展了《内经》对关格的认识，明确关格是一种疾病。隋代巢元方《诸病源候论·大便病诸候》说："关格者，大小便不通也。"认为关格为二便不通，此与《伤寒论》不同。这种概念一直沿革到北宋，并传至日本。这对后世的影响也较大。南宋时期，张锐提出了关格病上可有吐逆，下可有大小便不通的症状。把张仲景和巢元方对关格的概念熔于一炉。如其所著的《鸡峰普济方·关格》说："奉职赵令仪妻，忽吐逆大小便不通，烦乱四肢渐冷无脉。凡一日半，与大承气一剂，至夜半，渐得大便通，脉渐生。翌日乃安。此关格之病，极为难治。"此亦为关格病现存的最早医案。关格的含义由脉象、病机过渡到病名是一个较大的发展，虽然对关格的临床表现医家们的认识不尽相同，然而宗仲景之说者居多。如《景岳全书·关格》说："仲景曰，在尺为关，在寸为格，关则不得小便，格则吐逆，故后世自叔和、东垣以来，无不以此相传。"慢性肾衰竭是多种慢性肾脏疾病或累及肾脏的系统性疾病所引起的慢性肾功能减退，以及由此而产生的各种临床症状和代谢紊乱所组成的综合征。其中消化系统可因尿素的刺激，出现呕恶吐逆、食欲不振等表现。尿毒症期当肾小球近乎全部废弃时，则会出现少尿甚至尿闭的情况。上述呕恶与少尿的表现与关格病的描述特征极为相似。

一、病因和发病机制

关格是小便不通、呕吐和各种虚衰症状并见的病证，此由多种疾病发展到脾肾衰惫，浊邪壅塞所致。临证表现为本虚标实，寒热错杂，三焦不行，进而累及其他脏腑，终致五脏俱伤，气血阴阳俱虚。

（一）脾肾阳虚

水肿病程迁延，水湿浸渍，或饮食不调，脾失健运，湿浊内困，以致脾阳受损，生化无源；或因劳倦过度，久病伤正，年老体虚，以致肾元亏虚，命门火衰，肾关因阳微而不能开。脾肾俱虚，脏腑失养，故见神疲乏力，面色无华，纳呆泛恶，腰膝酸软，尿少或小便不通。脾肾阳气衰微，气不化水，阳不化浊，则湿浊益甚。末期精气耗竭，阳损及阴，而呈阴阳离决之势。《景岳全书·杂证谟·关格》谓："此则真阳败竭，元海无根，是诚亢龙有悔之象，最危之候也。"

（二）湿浊壅滞

脾肾虚损，饮食不能化为精微，而为湿浊之邪。湿浊壅塞，三焦不利，气机升降失调，故上而吐逆，下而尿闭。若属中阳亏虚，阳不化湿，湿浊困阻脾胃，则肢重乏力，纳呆呕恶，腹胀便溏，舌苔厚腻。若湿浊久聚，从阳热化，湿热蕴结中焦，胃失和降，脾失健运，则脘腹痞满，纳呆呕恶，口中黏腻，或见便秘。浊毒潴留上熏，则口中秽臭，或有尿味。湿浊毒邪外溢肌肤，症见皮肤瘙痒，或有霜样析出。湿浊上渍于肺，肺失宣降，肾不纳气，则咳逆倚息，短气不得卧。

（三）阴精亏耗

禀赋不足，素体阴虚，或劳倦久病，精气耗竭，阳损及阴，以致肾水衰少，水不涵木；水不济火，心肾不交；心脾两虚，水谷精微不化气血，则面色萎黄，唇甲色淡，心悸失眠；肝血肾精耗伤，失于滋养，则头晕耳鸣，腰膝酸软；阴虚火旺，虚火扰动，则五心烦热，咽干口燥。肾病日久累及他脏，乃至关格末期阴精亏耗，浊毒泛溢，五脏同病。肾病及肝，肝肾阴虚，虚风内动，则手足搐搦，甚则抽搐；肾病及心，邪陷心包，心窍阻闭，则胸闷心悸，或心胸疼痛，甚则神志昏迷。

（四）痰瘀蒙窍

脏腑衰惫，久病入络，因虚致瘀，或气机不畅，血涩不行，阻塞经脉，加之湿邪浊毒内蕴，三焦壅塞，气机逆乱，以致痰浊瘀血上蒙，清窍闭阻，神机失用，则神昏谵语，烦躁狂乱或意识蒙眬。

（五）浊毒入血

痰瘀痹阻，脉络失养，络破血溢；或湿浊蕴结，酿生毒热，热入营血，血热妄行，以致吐衄便血。此乃脾败肝竭，关格病进入危笃阶段。

（六）毒损肾络

失治误治，未能及时纠偏，酿生浊毒；或久服含毒药物，以致药毒蓄积，侵及下焦，耗损气血，危害肾络，进而波及五脏。

总之，关格多由各种疾病反复发作，或迁延日久所致。脾肾阴阳衰惫为其本，浊邪内聚成毒为其标，在病机上表现为本虚标实，“上吐下闭”。病变发展则正虚不复，由虚至损，多脏同病，最终精气耗竭，内闭外脱，气血离守，脏腑功能全面衰败。

二、诊断和鉴别诊断

（一）诊断

（1）发病特点

患者多有水肿、淋证、癃闭、消渴等基础病史，渐进出现关格见症。部分患者亦可由于急性热病、创伤、中毒等因素而突然致病。关格一般为慢性进程，但遇外感、咳喘、泄泻、疮疡、手术等诱因引发，可致病情迅速进展或恶化。

（2）临床表现

关格临床表现为小便不通、呕吐和各种虚衰症状并见，兼症极为复杂。一般而言，关格前期阶段以脾肾症状为主，后期阶段则渐进累及多脏，出现危候。早期阶段：在原发疾病迁延不愈的基础上，出现面色晦滞，神疲乏力。白天尿量减少，夜间尿量增多。食欲不振，恶心欲呕，晨起较为明显，多痰涎，或有呕吐。部分患者可有眩晕、头痛、少寐。舌质淡而胖，边有齿印，舌苔薄白或薄腻，脉沉细，或细弱。中末期阶段：早期阶段诸般症状加重乃至恶化，恶心呕吐频作，饮食难进，口中气味臭秽，甚至有尿味。尿量减少，甚至少尿或无尿。或见腹泻，一日数次至十数次不等，或有便秘。皮肤干燥或有霜样析出，瘙痒不堪，或肌肤甲错，甚则皱瘪凹陷。或有心悸怔忡，心胸疼痛，夜间加重，甚至不可平卧。或胸闷气短，动则气促，咳逆倚息，面青唇紫，痰声辘辘。或有肢体抖动抽搐，甚至瘛疭。或有牙宣、鼻衄、咯血、呕血、便血、皮肤瘀斑、月经不调。或烦躁不宁，狂乱谵语，意识蒙眬。或突发气急，四肢厥逆，冷汗淋漓，神识昏糊，脉微欲绝等等。本证阶段患者脉象以沉细、细数、结或代为主。

（二）鉴别诊断

走哺：走哺以呕吐伴有大小便不通利为主症，相似于关格。但走哺一般先有大便不通，继之出现呕吐，呕吐物多为胃中饮食痰涎，或带有胆汁和粪便，常伴有腹痛，最后出现小便不通。故属实热证，其病位在肠，与关格有本质的区别。《医阶辨证·关格》说："走哺，由下大便不通，浊气上冲，而饮食不得入；关格，由上下阴阳之气倒置，上不得入，下不得出。"两者相比，关格属危重疾病，预后较差。

与癃闭鉴别：虽然癃闭与关格都有小便不通的症状。但癃闭仅指小便不通，没有恶心呕吐的上格症状。

与转胞鉴别："转胞"的名称出于《金匮要略·妇人杂病脉证并治》。转胞与关格都有小便不通的临床表现，但转胞描述的小便不利类似于淋证的表现，如《仁斋直指附遗方论·诸淋方证》中记载："转胞证候，脐下急痛，小便不通，凡强忍小便，或尿急疾走，或饱食忍尿，饱食走马，忍尿入房，使水气上逆，气迫于胞，故屈戾而不得舒张也。"因而转胞主要与淋证相关且无上格症状。

三、治疗

（1）内治法

脾阳亏虚：纳呆恶心，干呕或呕吐清水，少气乏力，面色无华，唇甲苍白，晨起颜面虚浮，午后下肢水肿，尿量减少，形寒腹胀，大便溏薄，便次增多。舌质胖淡，苔薄白，脉濡细或沉细。病机分析：脾阳不振，气血生化无源，气不足则少气乏力；血不足则面色无华，唇甲苍白；中运失健，湿浊内生，则尿少水肿，腹胀便溏；浊邪上逆，则恶心呕吐；脉濡细，苔薄舌质淡为脾阳虚的征象。治法：温中健脾，化湿降浊。方药：温脾汤合吴茱萸汤加减。方中炮附片、干姜温运中阳，人参、甘草、大枣益气健脾，大黄降浊，吴茱萸温胃散寒，下气降逆，生姜和胃止呕。本方为补泻同用之法，适用于脾胃虚寒，浊邪侵犯中焦，以致上吐下闭者。大黄攻下降浊是权宜之计，以便润为度，防止久用反伤正气。此外，人参的选用应注意原发病的内在基础，如关格由水肿发展而来，以红参为宜；若关格的本病为淋证、癃闭、血尿、肾痨，为阴损及阳，兼有湿热者，选用白参较为适当。阳虚水泛而为水肿者，治宜健脾益气，温阳利水，化裁黄芪补中汤或防己黄芪汤，以人参、黄芪益气补中，白术、苍术、防己健脾燥湿，猪苓、茯苓、泽泻、陈皮利水消肿，甘草和中。其中，生黄芪益气利水而无壅滞中满之弊，治疗水肿较为适宜。脾虚湿因而泛恶者，可用理中丸加姜半夏、茯苓利湿和胃。若湿抑中阳较著，可加用桂枝，师《金匮要略》

防己茯苓汤法。

肾阳虚衰：腰酸膝软，面色晦滞，神疲肢冷，下肢或全身水肿，少尿或无尿，纳呆泛恶或呕吐清冷。舌质淡如玉石，苔薄白，脉沉细。病机分析：下元亏损，命门火衰，脏腑失于温煦濡养，则腰酸膝软，面色晦滞，神疲肢冷，舌淡，脉沉而细；肾阳衰微，气不化水，阳不化浊，则湿浊潴留，壅塞水道，泛滥肌肤而为水肿；肾关因阳微而不能开，则少尿或无尿。治法：温补肾阳，健脾化浊。方药：《济生方》肾气丸化裁。方中肉桂、炮附片温补肾阳，地黄、山药、山萸肉滋养脾肾，茯苓、牡丹皮、泽泻、车前子、牛膝化湿和络，引药下行。肾阳亏损而水肿较重者，选用真武汤。兼有中焦虚寒者，配伍干姜、肉豆蔻、吴茱萸温运中阳。呕吐明显者，加用生姜、半夏。肾阳虚衰者，往往肾阴亦亏，在应用温肾药时，应了解关格病的原发疾病以及肾阴、肾阳虚损的情况。若原发疾病有湿热伤阴基础乃至阴损及阳，温肾药物宜选用淫羊藿、仙茅、巴戟天等温柔之品，或选用右归饮，寓温肾于滋肾之中。若肾脏畸形，命火衰微，水湿潴留于肾，以致肾脏肿大，腹部瘕积者，治宜温补肾阳，同时配伍三棱、莪术、生牡蛎、象贝母等活血祛瘀软坚之品。

湿热内蕴：恶心厌食，呕吐黏涎，口苦黏腻，口中气味臭秽，脘腹痞满，便结不通。舌苔厚腻，脉沉细或濡细。病机分析：脾胃受损，纳化失常，湿浊内生，壅滞中焦。湿浊困脾，则脘腹痞满，纳呆厌食，舌苔厚腻，脉沉细或濡细；浊邪犯胃，胃失和降，故恶心呕吐；湿浊化热，则口苦黏腻，口中气味臭秽，便结不通。治法：清化湿热，降逆止呕。方药：黄连温胆汤化裁。方用陈皮、半夏、竹茹、枳实、茯苓、黄连清化湿热，配用生姜降逆止呕。浊邪犯胃，和胃降逆化浊法的常用方剂尚有小半夏汤、旋覆代赭汤等，后者降逆止呕的作用较强。亦可加大黄通导腑气，使浊邪从大便而出。

肝肾阴虚：眩晕目涩，腰酸膝软，呕吐口干，五心烦热，纳差少寐，尿少色黄，大便干结。舌淡红少苔，脉弦细或沉细。病机分析：阴精亏耗，肾水衰少，水不涵木，肝肾失于滋养，则眩晕目涩，腰酸膝软，纳差少寐，舌淡红少苔，脉弦细或沉细；阴虚火旺，虚火扰动，则五心烦热，咽干口燥，尿少色黄，大便干结。治法：滋养肝肾，益阴涵阳。方药：杞菊地黄丸化裁。方用地黄、山萸肉滋养肝肾，山药补脾固精，茯苓、泽泻渗湿，牡丹皮凉肝泄热，枸杞子、菊花滋补肝肾，平肝明目。肝肾阴虚，肝阳偏亢，易引动肝风，可配伍钩藤、夏枯草、牛膝、石决明平肝潜阳，降泻虚火，以防虚风内动。本病兼夹湿热浊毒，用药不宜滋腻，以免滞邪碍胃。

肝风内动：头痛眩晕，手足搐搦或肢体抽搐，纳差泛恶，尿量减少，皮肤瘙痒，烦躁不安，甚则神昏痉厥癫痫，尿闭，舌抖或蜷缩，舌干光红，或黄燥无津，脉细弦数。病机分析：关格末期，肾病及肝，肝肾阴虚，肝阳上亢，则头痛眩晕，舌干光红，或黄燥无津，脉细弦数；浊毒阻闭心窍，则舌抖卷缩；浊毒泛溢，虚风内动，则肢体搐搦，皮肤瘙痒；阴分耗竭，阴不敛阳，阳越于外，故见烦躁不安，甚则神昏痉厥。治法：平肝潜阳，息风降逆。方药：镇肝熄风汤化裁。方用龙骨、牡蛎、代赭石镇肝降逆；龟甲、芍药、玄参、天门冬柔肝潜阳息风；牛膝引气血下行以助潜降；合茵陈、麦芽清肝舒郁。若出现舌干光红，抽搐不止者，宜用大定风珠，方用地黄、麦冬、阿胶、生白芍、麻仁甘润存阴；龟甲、鳖甲、牡蛎育阴潜阳；五味子配甘草，酸甘化阴，滋阴熄风。

痰瘀蒙窍：小便短少，甚则无尿，胸闷心悸，面白唇暗，恶心呕吐，痰涎壅盛或喉中痰鸣，甚则神识昏蒙，气息深缓。舌淡苔腻，脉沉缓。病机分析：脏腑衰惫，浊毒壅塞，气机逆乱，瘀血阻滞经脉，以致痰浊瘀血上蒙，清窍闭阻，神机失用，则诸症蜂起。治法：豁痰化瘀，开窍醒神。方药：涤痰汤化裁。本方适用于痰瘀蒙窍而偏于痰湿者，方中半夏、陈皮、茯苓健脾燥湿化痰；胆南星、竹茹、石菖蒲化痰开窍。若属痰瘀蒙窍而偏于痰热者，用羚羊角汤。该方以羚羊角、珍珠母、竹茹、天竺黄清化痰热；石菖蒲、远志化痰开窍；夏枯草、牡丹皮清肝凉血。以上二方化瘀力稍嫌不足，宜酌情配伍丹参、赤芍、蒲黄、桃仁、三七等化瘀之品。痰瘀浊毒内盛，上蒙清窍而致神昏者，治宜利气开窍醒神。可用醒脑静或清开灵静脉滴注，或鼻饲苏合香丸。关格进入神昏危笃阶段，小便不通，治以开窍急救时，尤应注意禁用含毒药物，以免药毒蓄积，危害肾脏。

浊毒入血：烦躁或神昏谵语，尿少或尿闭，呕吐臭秽，或见牙宣、鼻衄、咯血、呕血、便血、皮肤瘀斑，或有发热，大便秘结。舌干少津，脉细弦数。病机分析：关格病进入危笃阶段，肾病及心，邪陷心包，或脾败肝竭，浊毒入营动血，络破血溢，以致吐衄便血，烦躁神昏。治法：解毒化浊，宁络止血。方药：犀角地黄汤、清宫汤化裁。适用于痰浊化热，热入血分而致鼻衄、咯血等出血证。组方宜以水牛角、生地黄、赤芍等解毒清热、凉血止血为主药，或酌情配合应用至宝丹或紫雪丹。治疗血证，要掌握“治火、治气、治血”基本原则，酌情选用收敛止血、凉血止血、活血止血药物。严密观察病情变化。

阳微阴竭：周身湿冷，面色惨白，胸闷心悸，气急倚息不能平卧，或呼吸浅短难续，神昏尿闭。舌淡如玉，苔黑或灰，脉细数，或结或代，或脉微细欲绝或沉伏。病机分析：肾者元气之根，水火之宅，五脏之阴非此不能滋，五脏之阳气非此不能发。肾阳衰微，阳损及阴，阴耗血竭，阴不敛阳，虚阳浮越，终至阳微阴竭，气脱阳亡，阴阳离决。治法：温扶元阳，补益真阴。方药：地黄饮子化裁。方用炮附片、肉桂、巴戟肉、肉苁蓉、地黄、山萸肉温养真元，摄纳浮阳；麦冬、石斛、五味子滋阴济阳；石菖蒲、远志、茯苓开窍化浊。若出现呼吸缓慢而深，肢冷形寒，汗出不止，命门耗竭者，急宜温命门之阳，参附注射液静脉滴注。若正不胜邪，心阳欲脱，急用参麦注射液静脉滴注敛阳固脱。

凡浊邪侵犯上焦心肺，或下焦肝肾，为关格进入末期危重阶段，口服药物无法受纳者，应采用中西医结合的方法进行抢救。

（2）针灸治疗

主要选穴为中脘、气海、足三里、三阴交、阴陵泉、肾俞、三焦俞、关元、中极、内关。每次选主穴 2～3 个，配穴 2～3 个。可根据病情需要选择或增加穴位。虚证用补法，实证用泻法，留针 20～30 分钟，中间行针 1 次，每日针刺 1 次，10 次为一个疗程。

（3）灌肠疗法

降浊灌肠方：生大黄、生牡蛎、六月雪各 30g，浓煎 200～300ml，高位保留灌肠。2～3 小时后药液可随粪便排出。每日 1 次，连续灌肠 10 日为一个疗程。休息 5 日后，可再继续一个疗程。适用于关格早中期。

（4）药浴疗法

药浴方：由麻黄、桂枝、细辛、炮附片、红花、地肤子、羌活、独活等组成。将药物打成粗末，纱布包裹煎浓液，加入温水中，患者浸泡其中，使之微微汗出，每次浸泡 40 分钟，每日 1 次，10～15 日为一个疗程。

四、预防与调护

积极治疗水肿、淋证、癃闭、消渴、眩晕、肾痨等原发疾病。注意消除外感、寒湿、劳顿等各种诱因。注意饮食调摄，不宜膏粱厚味。

五、中西医结合最新研究进展

（1）关格方辅助治疗脓毒症急性肾损伤临床研究

李硕等[3]观察关格方辅助治疗脓毒症急性肾损伤患者的疗效。方法选取脓毒症急性肾损伤患者 60 例，采用随机数字表法分为试验组 30 例和对照组 30 例。对照组根据《中国严重脓毒症/脓毒性休克治疗指南（2014）》行常规治疗。试验组在此基础上加用关格方（生大黄、桂枝、生牡蛎、地榆炭、蒲公英）。直肠点滴，每日1次，100mL/次，连续3d。在治疗前、治疗结束后第1天、治疗结束后第4天分别观察2组24h尿量、血肌酐、尿素氮、丙氨酸氨基转移酶、白细胞、C反应蛋白。结果治疗后2组患者各指标均较治疗前有改善，试验组较对照组在降低患者血肌酐、尿素氮，增加24h尿量，降低C反应蛋白方面具有优势，差异有统计学意义（$P<0.05$）。结论关格方辅助治疗能够降低脓毒症急性肾损伤患者的血肌酐、尿素氮，增加24h尿量，改善肾功能。

（2）肺超声彗星尾征对关格病血液透析患者心功能的评估价值

林苗等[4]通过分析关格病血液透析患者肺部超声彗星尾征（ultrasound lung comets,ULCs）与心功能的关系，以评估其临床价值。方法：对收治的64例关格病血液透析患者根据心功能情况分成两组，A组：心功能正常及Ⅰ Ⅱ级，B组：心功能ⅢⅣ级，并对两组查ULCs数、心脏超声检查左室射血分数进行比较。结果：A组患者平卧位及坐位ULCs数目均低于B组，其差异有统计学意义（$P<0.01$），左室射血分数无统计学意义（$P>0.05$）。结论：肺超声彗星尾征是评估关格病血液透析患者心功能状态的可靠方法。

参考文献：

[1]郭辉栋,王治中,梁晓东,等.临床中医内科精粹[M].天津:天津出版传媒集团:天津科学技术出版社,2015:258-264.

[2]中华中医药学会肾病学分会，沈庆法.中医肾脏病学[M].上海：上海中医药大学出版社，2008：157-164.

[3]李硕,王兰,蔡阳平等.关格方辅助治疗脓毒症急性肾损伤的临床观察[J].现代中医临床,2019,26（5）:10-12.

[4]林苗,任中杰,李琳等.肺超声彗星尾征对关格病血液透析患者心功能的评估价值[J].中国现代医生,2017,55（24）:1-3+7.

第六章　癃闭

癃闭是由于肾和膀胱气化失司导致的以排尿困难，小便点滴而出，甚则闭塞不通为临床特征的一种病证。其中小便不利、点滴而短少，病势较缓者称为“癃”；小便闭塞、点滴全无，病势较急者称为“闭”。癃和闭虽有区别，但都有排尿困难，只是轻重程度上的不同，因此多合称为癃闭。癃闭之名，首见于《内经》，书中对其病因、病位及病机有详细论述，如《素问·宣明五气》谓：“膀胱不利为癃，不约为遗溺。”《素问·标本病传论》谓：“膀胱病，小便闭。”《灵枢·本输》云：“三焦者……实则闭癃，虚则遗溺，遗溺则补之，闭癃则泻之。”张仲景《伤寒论》和《金匮要略》有关淋病和小便不利的记载中包含了癃闭的内容。在小便不利的论述中，提出其病因病理主要有膀胱气化不利、水湿互结、瘀血夹热及脾肾两虚等。治疗上，因气机不利者，用五苓散；因水热互结者，用猪苓汤；因瘀血夹热者，用蒲灰散或滑石鱼散；因脾肾两虚而夹湿者，用茯苓戎盐汤。巢元方在《诸病源候论·便病诸候》中提出：“小便不通，由膀胱与肾俱有热故也；小便难者，此是肾与膀胱热故也。”“热气大盛”则令“小便不通”；“热势极微”故“但小便难也”。《备急千金要方》载有治疗小便不通的方剂 13 首，《备急千金要方·膀胱腑》已有了导尿术的记载，曰：“胞囊者，肾膀胱候也，贮津液并尿。若脏中热病者，胞涩，小便不通……为胞屈僻，津液不通。以葱叶除尖头，内阴茎孔中深三寸，微用口吹之，胞胀，津液大通，便愈。”这是导尿术治疗小便不通的最早记载。《外台秘要》载有治疗小便不通的方剂 13 首，治小便难及小便不利的方剂 9 首，还有用盐及艾灸等外治法治疗癃闭的记载。朱丹溪根据辨证论治的原则，运用探吐法治疗小便不通。《丹溪心法·小便不通》曰：“气虚，用参、芪、升麻等，先服后吐，或参芪药中探吐之；血虚，四物汤，先服后吐，或芎归汤中探吐亦可；痰多，二陈汤，先服后吐，以上皆用探吐。若痰气闭塞，二陈汤加木通、香附探吐之。”明代张景岳开始将癃闭与淋证分开论治，并将癃闭的病因病机归为四个方面：“有因火邪结聚小肠、膀胱者，此以水泉干涸而气门热闭不通；有因热居肝肾者，则或以败精，或以槁血，阻塞水道而不通；有因真阳下竭，元海无根，气虚而闭者；有因肝强气逆，妨碍膀胱，气实而闭者。”《景岳全书·癃闭》中还详细阐述了气虚而闭的病理机转：“气既不能化，而欲强为通利，果能行乎？阴中已无阳，而再用苦寒之剂能无甚乎？”提出气虚而闭者，必须“得其化”，“须常用左归、右归、六味、八味等汤丸，或壮水以分清，或益火以化气”。清代对本病的认识渐臻完善，对其治疗更为详尽。李用粹在《证治汇补·癃闭》中详细阐述了癃闭的治法：“小便不通，由肺气不能宣布者居多，宜清金降气为主，并参他症治之。若肺燥不能生水，当滋肾涤热。夫滋肾涤热，名为正治。清金润燥，名曰隔二之治。燥脾健胃，名曰隔三之治。又有水液只渗大肠，小肠因而燥竭者，分利而已。有水滞不通，水道因而闭塞者，顺气为急。实热者，非咸寒则阳无以化。虚寒者，非温补则阴无以生。痰闭者，吐提可法。瘀血者，疏导兼行。脾虚气陷者，升提中气。下焦阳虚者，温补命门。”

一、病因和发病机制

（一）病因

（1）外邪侵袭

下阴不洁，湿热侵袭，膀胱湿热阻滞，气化不利则为癃闭；热邪袭肺，肺热气壅，肺气不能肃降，津液输布失常，水道通调不利，不能下输膀胱；又因热气过盛，下移膀胱，以致上下焦均为热气闭阻，气化不利，而成癃闭。

（2）饮食不节

过食辛辣肥腻，酿湿生热，导致脾胃运化功能失常，内湿自生，酿生湿热，下注膀胱，或饮食不节，饥饱失常致脾虚清气不能上升，则浊气难以下降，小便因而不通，而成癃闭。故《灵枢·口问》曰：“中气不足，溲便为之变。”

（3）情志内伤

七情所伤，引起肝气郁结，疏泄不及，从而影响三焦水液的运行和气化功能，致使水道通调受阻，形成癃闭。正如《灵枢·经脉》提出：“肝足厥阴之脉………是主肝所生病者……遗溺、闭癃。”

（4）瘀浊内停

瘀血败精，或肿块结石，阻塞尿道，小便难以排出，因而形成癃闭。即《景岳全书·癃闭》言：“或败精，或以槁血，阻塞水道而不通也。”

（5）体虚久病

年老体弱或久病体虚，肾阳不足，命门火衰，气不化水，“无阳则阴无以化”，而致尿不得出；或因下焦炽热，日久不愈，耗损津液，以致肾阴亏虚，水府枯竭，而成癃闭。

（二）病机

癃闭虽病因多端，但基本病理变化为膀胱气化功能失调，其病位主要在膀胱与肾。《素问·灵兰秘典论》曰："膀胱者，州都之官，津液藏焉，气化则能出矣。"小便的通畅，有赖于膀胱的气化。但小便的通畅，有赖于三焦气化的正常，而三焦气化主要依靠肺的通调、脾的传输、肾的气化来维持，又需要肝的疏泄来协调，故肺、脾、肾、肝功能失调，均可致癃闭。肾主水，与膀胱相表里，共司小便，体内水液的分布主要依赖肾的气化。膀胱的气化，亦受肾所主。若肾阳不足，命门火衰，气化不及州都，则膀胱气化无权，可发生癃闭。肺位上焦，为水之上源；脾居中焦，为水液升降之枢纽；肝主疏泄，协调三焦气化之通畅。如肺热壅盛，气不布津，通调失职，或热伤肺津，肾失滋源；又如湿热壅阻，下注膀胱，或中气不足，升降失度；或肝气郁结，疏泄不及；以及砂石、痰浊、瘀血阻塞尿路，均可导致膀胱气化失常，而成本病。由此可见，癃闭的病位虽在膀胱，但与肺、脾、肾、肝密切联系。

癃闭的病理性质有虚实之分。膀胱湿热、肺热气壅、肝气郁滞、尿路阻塞以致膀胱气化不利者为实证。脾气不升、肾元亏虚导致膀胱气化不利者为虚证。且虚实之间可以相互转化或兼夹。如肝郁气滞，可以化火伤阴；若湿热久恋，又易灼伤肾阴；肺热壅盛，损伤津液，则水液无以下注膀胱；脾肾亏虚日久，可致气虚无力运化而兼夹气滞血瘀，均可表现为虚实夹杂之证。

二、诊断和鉴别诊断

（一）诊断

① 临床表现为排尿困难，小便量少，点滴而出，甚则闭塞不通。小便不利，点滴而出者为癃；小便点滴全无者为闭。癃闭起病可突然发作，或逐渐形成，少腹胀或不胀，或拘急疼痛。② 不同证候可兼见不同的临床表现，如兼见呼吸急促、咽干、口渴，为肺热气壅证；兼见小便赤涩、口渴为膀胱湿热证；兼见少腹及肛门下坠为脾气不升证；兼见情绪易怒，两胁胀满为肝郁气滞证；兼见排尿无力、腰膝冷痛、舌淡苔白、脉沉尺弱，为命门火衰证；兼见时有尿路中断或尿路变细则属尿路阻塞证。病情严重时，还可出现头晕、恶心、呕吐、喘促、水肿、神昏等。

（二）鉴别诊断

与淋证鉴别：淋证是以小便频数短涩，滴沥刺痛，欲出未尽，少腹拘急，或痛引腰腹为特征的疾病。其排尿困难，小便滴沥与癃闭相似。但淋证有排尿疼痛，每天小便次数多，而总量不减少。癃闭没有排尿疼痛，每天排尿的次数及总量均减少，甚则无尿排出。

与关格鉴别：关格即上格下关。上关指呕吐，下格指小便不通或二便不通。故关格是指呕吐与二便不通并见的疾病。而癃闭仅有小便不通，并无呕吐、大便不通等症，因而二者不难鉴别。

与水肿鉴别：水肿是指体内水液代谢失常，停留体内，泛溢肌肤，引起头面、眼睑、四肢，甚至全身浮肿的一种疾病。癃闭虽亦有小便总量减少，不伴水肿的临床表现，可资鉴别。

与转胞鉴别：转胞是指膀胱受到压迫，转戾不顺所致的排尿困难，少腹拘急的病证；而癃闭仅为小便不利或闭塞不通，膀胱并未受到挤压，二者有所区别。

此外，因多汗、腹泻、失血、伤精、饮水过少所致的小便量少，当仔细询问病史，不难与癃闭鉴别。

三、治疗

（一）内治法

清热利湿，通利小便法：小便点滴不通，或量少而短赤灼热，小腹胀满，口苦口黏，或口渴不欲饮，或大便不畅，苔根黄腻，舌质红，脉数。病机分析：湿热蕴积于膀胱，故小便不利而涩赤，甚则闭而不通；湿热互结，膀胱气化不利，故小腹胀满；湿热内盛，故口苦口黏；津液不布，故但口渴而不欲饮；舌根黄腻，舌质红，脉数，均为下焦湿热所致。适应证：膀胱湿热证。代表方：八正散加减。常用药：车前子、萹蓄、瞿麦通闭利小便；栀子清化三焦之湿热；滑石、甘草清利下焦之湿热；大黄通便泻火，清热解毒。加减：舌苔厚腻加苍术、黄柏；兼心烦，口舌生疮糜烂，可合导赤散以清心火、利湿热；湿热久恋下焦，肾阴灼伤而出现口干咽燥，潮热盗汗，手足心热，舌光红，可改用滋肾通关丸加生地黄、车前子、川牛膝，以滋肾阴、清湿热而助气化。

清肺热，利水道法：全日总尿量极少或点滴不通，咽干，烦渴欲饮，呼吸急促或咳嗽，苔薄黄，脉数。病机分析：肺热壅盛，失于肃降，不能通调水道，下输膀胱，故小便涓滴不通；肺热上壅，气逆不降，故呼吸短促或咳嗽；咽干，烦渴，苔黄，脉数，均为里热内蕴之征。适应证：肺热壅盛证。代表方：清肺饮加减。常用药：黄芩、桑白皮清泻肺热，源清而流自洁；麦冬滋养肺阴，上源有水则水自流；车前子、栀子、茯苓清热而利小便；金银花、连翘、虎杖、鱼腥草清肺解毒。加减：

心烦，舌尖红，口舌生疮，乃为心火旺盛之征象，可加黄连、竹叶以清泻心火；大便不通加杏仁、大黄宣肺通便，通腑泄热；口渴引饮，神疲气短，为气阴两伤之象，可合生脉散益气养阴；兼有表证，头痛，鼻塞，脉浮，加薄荷、桔梗以解表宣肺。

疏利气机，通利小便法：小便不通，或通而不爽，胁腹胀满，情志抑郁，或多烦易怒，舌红，苔薄黄，脉弦。病机分析：七情内伤，气机郁滞，肝气失于疏泄，水液排出受阻，故小便不通或痛而不畅；胁腹胀满，为肝气横逆之故；脉弦，多烦善怒，是肝旺之征；苔薄黄，舌红，是肝郁化火之势。适应证：肝郁气滞证。代表方：沉香散加减。常用药：沉香、橘皮疏达肝气；当归、王不留行行气活血；石韦、冬葵子、滑石通利水道；白芍、甘草柔肝缓急。加减：肝郁气滞重，可合六磨汤增强其疏肝理气作用；气郁化火，舌红，苔薄黄，加牡丹皮、栀子清肝泻火。

行瘀散结，通利水道法：小便点滴而下，或尿细如线，甚则阻塞不通，小腹胀满疼痛，舌质紫暗或有瘀点，脉涩。病机分析：瘀血败精阻塞于内，或瘀结成块，阻塞于膀胱尿道之间，故小便点滴而下，或尿细如线，甚则阻塞不通；小腹胀满疼痛，舌质紫暗或有瘀点，脉涩，均为瘀阻气滞之象。适应证：浊瘀阻塞证。代表方：代抵当丸加减。常用药：归尾、穿山甲、桃仁、大黄、芒硝通瘀散结；生地黄凉血滋阴；肉桂助膀胱气化以通尿闭。加减：瘀血较重，加红花、川牛膝、三棱、莪术；病久血虚，面色不华，治宜养血行瘀，加黄芪、丹参、赤芍；若一时性小便不通，胀闭难忍，可加麝香 0.09～0.1g 置胶囊内吞服，以急通小便，但此药芳香走窜，能通行十二经，传遍三焦，药力较猛，切不可多用，以免伤人正气，孕妇忌服。

升清降浊，化气利尿法：时欲小便而不得出，或量少而不爽利，气短，语声低微，小腹坠胀，精神疲乏，食欲不振，舌质淡，脉细弱。病机分析：清气不升则浊阴不降，故小便不利；中气不足，故气短语低；中气下陷，升提无力，故小腹坠胀；脾气虚弱，运化无力，故精神疲乏，食欲不振；舌质淡，脉细弱，均为气虚之征。适应证：中气不足证。代表方：补中益气汤合春泽汤加减。常用药：人参、黄芪益气；白术健脾运湿；桂枝通阳，以助膀胱之气化；升麻、柴胡升清气而降浊阴；猪苓、泽泻、茯苓利尿渗湿。加减：气虚及阴，脾阴不足，清气不升，气阴两虚，舌质红，可改用补阴益气煎；小便涩滞，可合滋肾通关丸。

温补肾阳，化气利尿法：小便不通或点滴不爽，排出无力，面色㿠白，神气怯弱，畏寒怕冷，腰膝冷而酸软无力，舌淡，苔白，脉沉细而尺弱。病机分析：命门火衰，气化不及州都，故小便不通或点滴不爽；排出无力，面色㿠白，神气怯弱，为元气衰惫之征；畏寒，腰膝酸软无力，舌淡，苔白，脉沉细而尺弱等，均是肾阳不足之象。适应证：肾阳衰惫证。代表方：济生肾气丸加减。常用药：肉桂、炮附片补下焦之阳，以鼓动肾气；熟地黄、山药、山萸肉滋补肾阴；茯苓、泽泻利水渗湿；牛膝、车前子补肾利水，本方可温补肾阳，化气行水，使小便得以通利。加减：兼有脾虚，可合补中益气汤或春泽汤；老人精血俱亏，病及督脉，形神萎顿，腰脊酸痛，治宜补养精血，助阳通窍，用香茸丸。

（二）常用中成药

（1）**通关滋肾丸：**功能与主治：滋肾清热，化气通关。用于热蕴膀胱，小腹胀满，尿闭不通。用法与用量：每次 6～9g，每日 2～3 次。

（2）**前列通片：**功能与主治：清热解毒，清利湿浊，理气活血，消炎止痛，祛瘀通淋。用于急性前列腺炎、前列腺增生所致小便不通。用法与用量：大片 4～6 片，每日 3 次。30～45 日为 1 个疗程。

（3）**补中益气丸：**功能与主治：补中益气，升清降浊。用于脾气不升证。用法与用量：温开水送服，成人每次 6g，每日 2 次。忌食生冷。

（4）**金匮肾气丸：**功能与主治：温补肾阳。用于肾阳不足证。用法与用量：每次 9g，每日 3 次。

（三）外治疗法

（1）**流水诱导法：**使患者听流水的声音，诱发尿意，使其随之解出小便。适用于神经官能症引起的尿闭。

（2）**取嚏或探吐法：**取嚏能开肺气，探吐能举中气而通下焦之气，是简单有效的通利小便方法。其方法是用消毒棉签，向鼻中取嚏或喉中探吐；也有的用皂角粉末 0.3～0.6g，鼻吸取嚏。

（3）**外敷法：**① 独子蒜头 3 个，栀子 3 枚，盐少许，捣烂后摊于纸上，贴敷脐部。② 食盐 250g，炒热，布包熨脐腹，冷后再炒热敷之。③ 葱白 500g，捣碎后加入麝香少许，拌匀，分 2 包。先取 1 包敷脐上，热熨约 15 分钟，再换 1 包，以冰水熨 15 分钟，交替使用，直至小便流通。

（4）**导尿法：**若经过服药、外敷、针灸等法治疗无效，而小腹胀满较甚，叩触小腹部膀胱区呈浊音，当用导尿法以缓其急。

（四）针灸治疗

针刺足三里、中极、三阴交、阴陵泉等穴，反复捻转提插，强刺激。体虚者可灸关元、气海。也可采用少腹膀胱区按摩。

四、预防与调护

锻炼身体，增强抵抗力，保持心情舒畅，切忌忧思恼怒。消除外邪入侵和湿热内生的有关因素，如过食肥甘辛辣、过量饮酒或忍尿、纵欲过度等。早期治疗淋证和水肿、尿路结石及尿路周边肿瘤等疾病，对防治癃闭均有重要意义。

五、中西医结合最新研究进展

（1）加味真武汤联合督灸治疗脾肾阳虚型消渴病癃闭临床研究

黄凤怡等[4]观察加味真武汤联合督灸治疗脾肾阳虚型消渴病癃闭（糖尿病神经源性膀胱排尿障碍）的临床疗效。方法：将72例脾肾阳虚型消渴病癃闭患者随机分为观察组和对照组，每组各36例。2组患者均给予常规降糖方案治疗，在此基础上，观察组给予加味真武汤联合督灸治疗，对照组给予甲钴胺片治疗，连续治疗8周。治疗8周后，评价2组临床疗效，观察2组患者治疗前后膀胱残余尿量的变化情况，以及美国泌尿协会症状指数（AUA-SI）评分和中医证候积分的情况，比较2组患者治疗前后空腹血糖（FPG）、餐后2h血糖（2hPG）、糖化血红蛋白（HbA1c）的变化情况。结果：（1）研究过程中，观察组失访7例，对照组失访7例。最终观察组29例、对照组29例纳入疗效统计。（2）观察组临床疗效总有效率为89.66%（26/29），对照组为44.83%（13/29），组间比较，观察组的临床疗效优于对照组，差异有统计学意义（$P<0.01$）。（3）观察组中医疗效总有效率为86.21%（25/29），对照组为44.83%（13/29），组间比较，观察组的中医疗效优于对照组，差异有统计学意义（$P<0.01$）。（4）治疗后，2组患者的AUA-SI评分均明显改善（$P<0.01$），且观察组在改善AUA-SI评分方面明显优于对照组，组间治疗后及治疗前后差值比较，差异均有统计学意义（$P<0.01$）。（5）治疗后，2组患者的膀胱残余尿量均明显改善（$P<0.01$），且观察组在改善膀胱残余尿量方面明显优于对照组，组间治疗后及治疗前后差值比较，差异均有统计学意义（$P<0.01$）。（6）治疗后，2组患者的中医证候积分均明显改善（$P<0.01$），且观察组在改善中医证候积分方面明显优于对照组，组间治疗后及治疗前后差值比较，差异均有统计学意义（$P<0.01$）。（7）治疗后，2组患者的FPG、2hPG、HbA1c水平均明显改善（$P<0.01$），且观察组在改善FPG、2hPG、Hb A1c水平方面稍优于对照组，但组间治疗后及治疗前后差值比较，差异均无统计学意义（$P>0.05$）。结论：加味真武汤联合督灸治疗脾肾阳虚型消渴病癃闭，能有效缓解患者的临床症状，从而提高患者生活质量，疗效显著。

（2）基于 UPLC 指纹图谱结合化学计量学方法评价癃闭舒制剂

申莉萍等[5]建立了癃闭舒（1）制剂的超高效液相色谱（UPLC）指纹图谱。采用 UPLC 技术对 1 制剂的甲醇提取液进行分析，色谱柱采用 Waters ACQUITY UPLC? HSS T3 柱（2.1 mm×100 mm，1.8 μm），流动相 A 为 0.1%磷酸溶液，B 为乙腈，梯度洗脱。流速为 0.2 ml/min，柱温为 30℃，检测波长为 221nm。采用中药色谱指纹图谱相似度评价系统确定 12 个色谱峰作为 1 胶囊对照指纹图谱的共有峰，并通过与标准品比对，指认了 9 个共有峰。采用相似度分析、主成分分析及正交偏最小二乘法分析等化学计量学方法，对 39 批不同厂家的 1 胶囊及片剂进行分析。结果显示 1 胶囊和 1 片具有一定的差异性，其中 5 个共有峰（峰 1、8、9、10 和 11）的差异性显著，反映出不同厂家 1 制剂生产所用的补骨脂和山慈菇药材质量各异。建立的方法简便、快速、准确且可重复，为 1 制剂的质量评价提供了试验依据。

参考文献：

[1]方药中.实用中医内科学[M].上海：上海科学技术出版社，1985:285-292.

[2]黄泰康，魏汉林，向楠，等.中医肾病学[M].北京：中国医药科技出版社，2002：196-204.

[3]张伯吏.中医内科学[M].上海：上海科学技术出版社，1985:239-244.

[4]黄凤怡,曾丽微,柳治宇,等.加味真武汤联合督灸治疗脾肾阳虚型消渴病癃闭的临床观察[J].广州中医药大学学报,2023,40（4）:872-878.

[5]申莉萍,王嘉伟,胡晓，等.基于 UPLC 指纹图谱结合化学计量学方法评价癃闭舒制剂[J].中国医药工业杂志,2022,53（9）:1298-1305.

第七章　淋证

淋证是指小便频数短涩，淋沥刺痛，欲出未尽，少腹拘急，或痛引腰腹的病证。淋之名称，始见于《内经》，《素问·六元正纪大论》篇称“淋图”，到《金匮要略·五脏风寒积聚病脉证并治》称为“淋秘”。《金匮要略·消渴小便不利脉证并治》对本病的症状作了描述：“淋之为病，小便如粟状，小腹弦急，痛引脐中。”说明淋证是以小便不爽、尿道刺痛为主症。隋代巢元方所著《诸病源候论·淋病诸候凡八论》说：“诸淋者，由肾虚而膀胱热故也……肾虚则小便数，膀胱热则水下涩，数而且涩，则淋沥不宣，故谓之为淋。其状，小便出少起数，小腹弦急，痛引于齐。”可见淋证是因肾与膀胱的气化失司、水道不利而致的以小便频急，淋沥不尽，尿道涩痛，小腹拘急，痛引腰腹为主要临床表现的一类病证。热淋多见于急性膀胱炎、急性肾盂肾炎、淋球菌性尿道炎；血淋多见于泌尿系结石、成人多囊肾、急性肾盂肾炎、肾结核、急性膀胱炎等；石淋多见于泌尿系结石、痛风性肾病等；膏淋多见于急慢性前列腺炎、各种原因使乳糜液逆流至泌尿系淋巴管中，以致淋巴管高压、曲张、破裂，乳糜液渗入尿中；劳淋多见于慢性肾盂肾炎、反流性肾脏病等；冷淋多见于肾积水等。西医学中的尿路感染、肾盂肾炎、前列腺炎、化学性膀胱炎、肾结核以及各种恶性病变侵犯尿路，表现为尿频、尿急、尿痛为主者，均可以按照本篇进行辨证论治。

一、病因和发病机制

淋证的病因可归结为外感湿热、饮食不节、情志失调、禀赋不足或劳伤久病四个方面。其主要病机为湿热蕴结下焦，肾与膀胱气化不利。

（一）病因

（1）外感湿热

因下阴不洁，秽浊之邪侵入膀胱，或由小肠邪热、心经火热、下肢丹毒等他脏外感之热邪传入膀胱，发为淋证。

（2）饮食不节

饮食不节，嗜食辛热肥甘之品，或嗜酒过度，脾胃运化失常，酿成湿热，下注膀胱，发而为淋。

（3）情志失调

情志不遂，肝气郁结，膀胱气滞，或气郁化火，气火郁于膀胱，导致淋证。《医宗必读·淋证》言："妇女多郁，常可发为气淋和石淋。"说明情志不节亦是淋证的病因之一。

（4）禀赋不足或劳倦久伤

禀赋不足，肾与膀胱先天畸形，或久病缠身，劳伤过度，房室不节，多产多育，或久淋不愈，耗伤正气，或妊娠、产后脾肾气虚，膀胱容易感受外邪，而致本病。

（二）病机

淋证的成因虽有内、外之分，但其基本病理变化为湿热蕴结下焦，肾与膀胱气化不利。其病位在肾与膀胱。肾者主水，维持机体水液代谢。膀胱者，州都之官，有贮尿与排尿功能。两者表里相关，共主水道，司决渎。当湿热等邪蕴结膀胱，或久病脏腑功能失调，均可引起肾与膀胱气化不利，而致淋证。

由于湿热导致病理变化的不同，及累及脏腑器官的差异，临床有六淋之分。若湿热客于下焦，膀胱气化不利，小便灼热刺痛，则为热淋；若膀胱湿热，灼伤血络，迫血妄行，血随尿出，以致小便涩痛有血，乃成血淋；若湿热久蕴，熬尿成石，遂致石淋；若湿热蕴久，阻滞经脉，脂液不循常道，小便混浊不清，则为膏淋；若肝气失于疏泄，气火郁于膀胱，则为气淋；若久淋不愈，湿热留恋膀胱，由腑及脏，继则由肾及脾，脾肾受损，正虚邪弱，遂成劳淋；若肾阴不足，虚火扰动阴血，亦为血淋；若肾虚下元不固，不能摄纳精微脂液，亦为膏淋；若中气不足，气虚下陷，膀胱气化无权，亦成气淋。可见，淋证的发生除肾和膀胱外，还与肝脾相关联。

淋证的病理性质有实、有虚，且多见虚实夹杂之证。初起多因湿热为患，正气尚未虚损，故多属实证。但淋久湿热伤正，由肾及脾，导致脾肾两虚。如邪气未尽，正气渐伤，或虚体受邪，则成虚实夹杂之证。

淋证虽有六淋之分，但各种淋证间存在着一定的联系。如实证的热淋、血淋、气淋可转化为虚证的劳淋。反之，虚证的劳淋，亦可能转化为兼夹实证的热淋、血淋、气淋。而当湿热未尽，正气已伤，处于实证向虚证的移行阶段，则表现为虚实夹杂的证候。

二、诊断和鉴别诊断

（一）诊断

淋证的诊断依据是：① 小便频急，淋沥涩痛，小腹拘急，腰部酸痛为诸淋的基本特征，是诊断淋证的主要依据；② 除上述共同特征外，多种淋证又有各自不同的特殊表现：热淋起病多急，或伴有发热，小便赤热，溲时灼痛；血淋溺血而痛；气淋脘腹满闷胀痛，小便艰涩疼痛；尿后余沥不尽；石淋以小便排出砂石为主症，或排尿时突然中断，尿道窘迫疼痛，或腰腹绞痛难忍；膏淋症而见小便浑浊如米泔水或滑腻如膏脂；劳淋见久淋，遇劳倦、房事即加重或诱发，小便涩痛不显著，余沥不尽，腰痛缠绵。

（二）鉴别诊断

（1）**与癃闭鉴别：**癃闭其小便量少，排尿困难与淋证相似。但淋证尿频而疼痛，且每天排尿总量多为正常，癃闭则无尿频、尿痛，每天排尿量低于正常，甚至点滴全无。一般来讲，癃闭较淋证为重，预后较差。《景岳全书·癃闭》说癃闭为：“最危最急证也。水道不通，则上侵脾胃而为胀，外侵肌肉而为肿，泛及中焦则为呕，再及上焦则为喘。数日不通，则奔迫难堪，必致危殆。”

（2）**与尿血鉴别：**血淋和尿血都有小便出血，尿色红赤，甚至溺出纯血等症状，鉴别要点是有无尿痛。《丹溪心法·淋》说：“痛者为血淋，不痛者为尿血。”血淋多属实证，尿血以虚证多见，病机治则不尽相同。

（3）**与尿浊鉴别：**尿浊为尿中常有浊质，小便浑浊不清，白如米泔，与膏淋相似。但排尿自如，无疼痛涩滞感，与淋证不同，多因湿热流注下焦，或脾肾亏虚所致。

（4）**与赤白浊鉴别：**白浊是指尿窍时流秽浊如脓之物，若流出浊物色赤者，谓之赤浊。此病尿时茎中热痛，如刀割样，与淋证的溺痛相似。但其尿道口时流秽浊，有异于淋证，用利尿通淋药治之愈剧。《证治准绳·赤白浊》指出淋病在溺道，浊病在精道。又谓：“浊者，虽便时茎中如刀割火灼，而溺自清，惟窍端时有秽物，如疮脓、目哆，淋漓不断，初与便溺不相混淆，尤河中之济焉，至易辨也……盖由精败而腐者什九，由湿热流注与虚者什一。”指出了赤白浊的辨识要点与病机。

三、治疗

（一）内治法

清热利湿通淋法：小便频数短涩，灼热刺痛，溺色赤黄，少腹拘急胀痛，可伴有寒热、口苦、呕恶以及腹痛拒按、大便秘结等症状，舌质红，苔黄腻和脉滑数。病机分析：湿热蕴结下焦，膀胱气化失司，故见小便频数短涩，灼热刺痛，尿色黄赤；火性急迫，故有少腹拘急胀痛；湿热蕴结，邪正相争，可见寒热，口苦，呕恶；腰为肾之腑，湿热犯肾，则有腰痛拒按；热甚波及大肠，则有大便秘结；苔黄腻，脉滑数，均为湿热之征。适应证：热淋。代表方：八正散加减。常用药：车前子、萹蓄、瞿麦、滑石通淋利湿；栀子、甘草梢清热泻火；大黄通腑泄热。加减：伴寒热、口苦、呕恶，加黄芩、柴胡和解少阳；若大便秘结、腹胀，可重用生大黄、枳实以通腑泄热；阳明热盛，加知母、石膏清气分之热；热毒弥漫三焦，用黄连、黄芩、栀子、野菊花、连翘、蒲公英、金银花、连翘以清热解毒；气滞加青皮、乌药；湿热伤阴去大黄，加生地黄、知母、白茅根养阴清热。

清热利湿，通淋排石法：尿中时夹砂石，小便艰涩，或排尿时突然中断，尿道疼痛，少腹拘急，往往突发，一侧腰腹绞痛难忍，甚则牵及外阴，尿中带血，舌红，苔薄黄，脉弦或带数。若痛久砂石不去，可伴见虚实夹杂之象。或面色少华，精神委顿，少气乏力，舌淡边有齿印，脉细而弱；或腰腹隐痛，手足心热，舌红少苔，脉细。病机分析：湿热下注化火，煎熬尿液，结为砂石，淤积尿道，膀胱气化失司，而为石淋；砂石滞留于肾，肾脏主小便之职失司，郁而不泄，气血郁滞，不通则痛，并且膀胱气化失司，尿出不利，故欲出不能，尿道疼痛拘急，甚至或腰腹绞痛难忍；砂石伤络，则有尿中带血；病久伤正，或有气虚，或有阴虚的虚实夹杂之征。适应证：石淋。代表方：石韦散加减。常用药：瞿麦、萹蓄、通草、滑石清热利湿通淋；金钱草、海金沙、鸡内金、石韦排石化石；炮山甲、虎杖、王不留行活血软坚；青皮、乌药理气导滞。加减：腰腹绞痛加芍药、甘草以缓急止痛；尿中带血，加小蓟、生地黄、藕节凉血止血，去炮山甲、王不留行；小腹胀痛加木香、乌药行气通淋；伴瘀滞，舌质紫者，加桃仁、红花、皂角刺破气行血，化瘀散结。石淋日久，神疲乏力，少腹坠胀者，为虚实夹杂，当用补中益气汤加金钱草、海金沙益气通淋；腰膝酸软，腰部隐痛者，加杜仲、续断、补骨脂补肾益气；形寒肢冷，夜尿清长，加巴戟天、肉桂、肉苁蓉以温肾化气；舌红，口干，肾阴亏虚者，配生地黄、熟地黄、麦冬、鳖甲滋养肾阴。

清热通淋，凉血止血法：小便热涩刺痛，尿色深红，或夹有血块，疼痛满急加剧，或见心烦，舌红，苔黄，脉滑数。病机分析：血淋乃热伤阴络，血渗入膀胱所致，与心、小肠有关。心火炽盛，热移小肠，下注膀胱，热伤血络，血与溲下，膀胱气化失司，故有小便热涩刺痛，尿色深红；血结成瘀，则溲夹有血块，疼痛满急加剧；热扰心神则心烦；舌红苔黄，脉滑数均为实热的表现。适应证：血淋。代表方：小蓟饮子加减。常用药：小蓟、生地黄、白茅根、旱莲草凉血止血；生甘草梢、滑石、栀子清热泻火通淋；当归、蒲黄、三七、马鞭草通络止血。加减：有血瘀征象，加三七、牛膝、桃仁化瘀止血；出血不止加仙鹤草、琥珀粉收敛止血；久病肾阴不足，虚火扰动阴血，尿色淡红，尿痛涩滞不显著，腰膝酸软，神疲乏力，宜滋阴清热，补虚止血，用知柏地黄丸加减；肾阴亏耗严重，加熟地黄、麦冬、鳖甲滋养肾阴；久病脾虚气不摄血，神疲乏力，面色少华，用归脾汤加仙鹤草、滑石益气养血通淋。

理气疏导，通淋利尿法：小便涩滞，淋沥不宣，少腹满痛，甚则胀痛难忍，苔薄白，脉多沉弦。病机分析：肝主疏泄，循少腹，络阴器，肝郁化火，或气火郁于下焦，或兼湿热侵袭膀胱，气机壅遏不能宣通，故有小便涩滞，淋沥不宣，少腹满痛，甚则胀痛难忍；苔薄白，脉沉弦为肝郁气滞之象。

适应证：气淋。代表方：沉香散加减。常用药：沉香、青皮、乌药、香附疏肝理气；石韦、滑石、车前子、冬葵子利水通淋。加减：少腹胀满，上及于胁者，加川楝子、广郁金疏肝理气；兼有瘀者，加益母草、赤芍、红花活血化瘀行水。

清热利湿，分清泄浊法：小便浑浊如米泔水，置之沉淀如絮状，上有浮油如脂，或夹有凝块，或混有血液，尿道热涩疼痛，舌红，苔黄腻，脉虚数。病机分析：下焦湿热，内阻脉络，迫使脂液不循常道，下注膀胱。气化不利，不能分清泌浊，故有小便浑浊如脂如膏；热伤阴络，故可见混有血液；湿热下注膀胱，故见尿道热涩疼痛；舌红苔黄腻，脉数乃为湿热的表现。适应证：膏淋。代表方：程氏萆薢分清饮加减。常用药：萆薢、石菖蒲、黄柏、车前子清热利湿；飞廉、水蜈蚣、向日葵心分清泌浊；莲子心、牡丹皮、灯心草清心泄热。加减：少腹胀痛，溲涩不畅，加乌药、青皮疏肝理气；小便带血，加小蓟、藕节、白茅根、茜草凉血止血；小便黄热而痛甚，加栀子、野菊花、竹叶清心导火；兼肝火，配龙胆草泻肝清火；病久湿热伤阴，加生地黄、麦冬、知母滋养肾阴。膏淋病久不愈，反复发作，淋出如脂，涩痛不甚，形体日渐消瘦，头昏乏力，腰膝酸软，舌淡，苔腻，脉细无力，此为脾肾两虚，气不固摄，可用膏淋汤补脾益肾固涩。

补脾益肾法：病程较长，小便赤涩不甚，但淋沥不已，时作时止，缠绵难愈，遇劳加重或发作，可伴有腰膝酸软，神疲乏力，舌淡，苔白，脉虚弱。病机分析：

诸淋日久，或失治误治，或久病体虚，或劳伤过度，致使脾肾两虚而成。正气虚弱，且湿浊留恋不去，故病程缠绵，淋沥不已，而小便赤涩不甚；劳则耗气，故遇劳而发；腰酸膝软，神疲乏力，舌淡，苔白，脉虚弱，为脾肾两虚之征。适应证：劳淋。代表方：无比山药丸加减。常用药：怀山药、党参、黄芪、莲子肉益气补脾；茯苓、薏苡仁、泽泻、扁豆化湿利水；山萸肉、菟丝子、芡实、金樱子益肾固涩。加减：舌暗或有瘀斑瘀点，乃正虚夹瘀，加用泽兰、赤芍、红花活血化瘀；五心烦热加知母、黄柏、生地黄、夏枯草清热泻火；腰酸乏力明显，加续断、牛膝、川杜仲补肾强筋骨；兼水湿内停，颜面微浮，加茯苓、白术、薏苡仁、冬瓜皮、鸡血藤行水利气；畏寒肢冷明显，加用鹿茸粉、肉桂、巴戟天、淫羊藿温补肾阳。

（二）常用中成药

（1）三金片：功能与主治：清热利湿。对膀胱炎尿频尿急明显者效果较好。用法与用量：每次 3～5 片，每日 3 次。

（2）滋肾通关胶囊：功能与主治：滋肾清热利湿。对改善肾虚湿热证效果较好。用法与用量：每次 4 片，每日 3 次。

（三）针灸治疗

体穴肾俞、三阴交，耳穴肾上腺，每日针刺 1 次。或取中极、关元、三阴交、膀胱俞等穴，强刺激。亦可取列缺穴，用毫针，针尖稍向上斜刺五分，进针时不捻转，待有感应时再行捻转手法，大指向前推捻数次出针。

四、预防与调护

多饮水，不憋尿。注意会阴部的清洁。尽量避免使用尿路器械，如导尿管、膀胱镜、膀胱逆行造影，以防外邪入侵膀胱。积极治疗消渴、肺痨等慢性疾病，也可减少淋证的发生。避免纵欲过劳，保持心情舒畅，以提高机体的抗病能力。

五、中西医结合最新研究进展

（1）基于数据挖掘分析张锡纯治疗淋证的药—病—证用药规律

蒋威等[4]基于数据挖掘方法分析张锡纯治疗淋证的“药—病—证”用药规律，完善张锡纯治疗淋证学术思想的整理与研究工作，同时为临床运用中药治疗淋证提供参考。将《医学衷中参西录·治淋浊方》中所载的处方作为研究对象录入中医传承辅助平台（V2.5）软件，构建数据库，采用频次统计、四气五味归经、用药模式、规则分析、网络展示、聚类分析等数据挖掘方法进行分析，然后提取结果。结果：对数据库的 14 首方剂进行分析，得出最常用的 2 味药物为白芍、山药；最常用的药对有山药—白芍、龙骨—牡蛎、黄芪—知母等；就四气、五味、归经分析而言，甘寒药物使用频次最高，归肝、肾经的药物最多。结论：通过数据挖掘发现，张锡纯治疗淋证存在着“药—病—证”的多维用药规律，能为临床治疗淋证提供参考与指导。

（2）八正散加减联合左氧氟沙星治疗淋证的临床效果

范近林等[5]分析八正散加减联合左氧氟沙星治疗淋证的临床效果。选取 2016 年 5 月至 2019 年 7 月医院收治的 160 例淋证患者为研究对象，按照随机数字表法将其分为对照组和观察组，各 80 例。对照组采用左氧氟沙星治疗，观察组在对照组基础上给予八正散加减治疗。比较两组的临床疗效、临床主要症状改善情况、尿常规指标以及血清炎症因子水平。结果：观察组的治疗总有效率显著高于对照组（$P<0.05$）。治疗后，两组的急迫不爽、小便频数、尿道灼热刺痛积分均降低，且观察组低于对照组（$P<0.05$）。治疗后，两组的 WBC、RBC 均显著降低，且观察组低于对照组（$P<0.05$）。治疗后，两组 hs-CRP、PCT、MCP-1 水平均显著降低，且观察组低于对照组（$P<0.05$）。结论：八正散加减联合左氧氟沙星治疗淋证的效果显著，可有效改善患者临床症状、尿常规指标和血清炎症因子水平，值得临床推广应用。

参考文献：

[1]北京中医医院. 北京市卫生职工学院中医部实用中医学[M]. 北京：北京出版社，1988，

[2]王钢，陈以平，邹燕勤. 现代中医肾脏病学[M]. 北京：人民卫生出版社，2003.

[3]周仲瑛，薛博瑜. 周仲瑛实用中医内科学[M]. 北京：中国中医药出版社，2012.

[4]蒋威，宿家铭，宋佳殷，等. 基于数据挖掘分析张锡纯治疗淋证的药—病—证用药规律[J]. 光明中医，2022，37（10）：1734-1737.

[5]范近林，屈晓东. 八正散加减联合左氧氟沙星治疗淋证的临床效果[J]. 临床医学研究与实践，2020，5（34）：153-155.

第八章　腰痛

腰痛是指以腰部疼痛为主要症状的一类病证，可表现在腰部的一侧或两侧。痛有定处，或部位不固定，可有酸痛、刺痛、胀痛、木痛等自觉症状。因腰为肾之府，故腰痛与肾的关系最为密切。肾与膀胱相表里，在外为太阳，在内为少阴，又为冲任督脉之要会。故也与六经、冲任督带脉有关。“腰痛”病名最早见于《黄帝内经》。在证候分类上，《黄帝内经》依据疼痛放射的部位将腰痛分为：① 腰背痛，指腰痛引及背部。《灵枢·五癃津液别论》说：“虚，故腰背痛而胫酸。”② 腰脊痛，指腰痛引及脊柱。《素问·标本病传论》说：“肾病，少腹、腰脊痛。”③ 腰椎痛，指腰痛引及臀部。《素问·六元正纪大论》说：“感于寒，则患者关节紧固，腰椎痛。”④ 腰尻痛，指腰痛引及脊骨之末端，即引及尾骶部疼痛。《灵枢·本脏》说：“肾下则腰尻痛，不可以俛仰”；“肾偏倾，则苦腰尻痛也”。⑤ 腰股痛，指腰痛及股部，《素问·气交变大论》说：“民病腹满，身重濡泄，寒疡流水，腰股痛发。”⑥ 腰腹痛，腰痛引少腹。⑦ 腰胁痛，腰痛引季肋部。《素问·刺腰痛论》篇说：“腰痛引少腹控。”控，即引也；即季肋空处也。隋代巢元方《诸病源候论》首先以腰痛发作的急慢分类，分为卒腰痛和久腰痛，凡突然发作者，称卒腰痛；凡反复发作，经久不愈者称久腰痛。明代秦景明《症因脉治》中则把腰痛分为两大类：一为外感腰痛，其中又分“风湿腰痛”“寒湿腰痛”“湿热腰痛”；一为内伤腰痛，又细分为“肾阴不足”“肾阴虚火旺”“瘀血停滞”“怒气郁结”“痰注停积”等八种类型。清代郑树珪《七松岩集》将本病概括为虚实两类，指出：“然痛有虚实之分，所谓虚者，是两肾之精神气血虚也，凡言虚证，皆两肾自病耳。所谓实者，非肾家自实，是两腰经络血脉之中，为风湿之所侵，闪肭锉气之所碍，腰内空腔之中，为湿痰瘀血凝滞不通为痛，当依据脉证辨悉而分治之。”这里分析的腰痛的病因和分类是临床上常见的。清代《张氏医通》《杂病源流犀烛》等书，把历代对腰痛的论述，归纳为风腰痛、寒腰痛、湿腰痛、痰腰痛、肾虚腰痛、气滞腰痛、瘀血腰痛等。

腰背部的组织，自外向内包括皮肤、皮下组织、肌肉、韧带、脊椎、肋骨、脊髓和脊髓膜等，上述任何一种组织的病变都可引起腰背痛，其中以脊椎疾病最常见。内脏疾病也可引起腰背痛，但以腰背部邻近器官病变引起放射性腰背痛者较为多见，其中由泌尿系疾病引起的肾区疼痛包括肾脏疾病及肾周疾病。肾脏的实质无感觉神经分布，病损时无疼痛感，但肾包膜、输尿管和肾盂有来自 T10 至 L1 段的感觉神经分布，当肾盂、输尿管内张力增高或包膜受牵扯时，可发生肾区疼痛。临床上根据疼痛的性质分为肾绞痛和肾区钝痛。肾小球疾病腰痛一般较轻，常非患者重要主诉，唯 IgA 肾病腰痛明显。

一、病因和发病机制

隋代《诸病源候论》阐述了腰痛的病因有五个方面：一为少阴经病，二为风痹络阻，三为肾虚失养，四为跌仆劳损、动伤经脉，五为寝卧湿地、寒湿内袭。并提出腰痛突然发作者为卒腰痛，反复发作经久不愈者为久腰痛。常见的内伤腰痛病因有感受湿邪、气滞血瘀、肾亏体虚等三方面。

（1）**感受寒湿。**久居冷湿之地，或涉水冒雨，劳汗当风，衣着湿冷，都可感受寒湿之邪。寒邪凝滞收引，湿邪黏聚不化，致腰部经脉受阻，气血运行不畅而发生腰痛。

（2）**感受湿热。**岁气湿热行令；或长夏之际，湿热交蒸；或寒湿蕴积日久，郁而化热，转为湿热。湿性黏滞，痹着腰部，阻遏经脉，故致腰痛。

（3）**气滞血瘀。**跌仆外伤，损伤经脉气血；或因久病，气血运行不畅；或体位不正，腰部用力不当，屏气闪挫，导致经络气血阻滞不通，使瘀血留着腰部而发生腰痛。

（4）**肾亏体虚。**先天禀赋不足，加之劳累太过，或久病体虚，或年老体衰，或房室不节，以致肾精亏损，无以濡养筋脉而发生腰痛。

二、诊断和鉴别诊断

腰痛是以腰部疼痛为主要症状的一类病证，可发生在腰部的一侧或两侧。因腰为肾之府，故肾脏疾病可见腰痛。但需与其他疾病相鉴别。

（1）**肾绞痛。**肾绞痛常由输尿管内结石、血块或坏死组织阻塞，导致尿路急性扩张所致。疼痛突然发作，常向下腹、外阴及大腿内侧等部位放射，呈间歇性剧烈绞痛。疼痛发作时伴有恶心、呕吐、面色苍白、大汗淋漓，并常发生肉眼或镜下血尿。一旦阻塞解除，疼痛即可缓解。而由于腔内或腔外阻塞的慢性扩张，可发展为肾衰竭。腹部 X 线平片可发现不透 X 线阳性结石，尿路造影及 B 超检查对透 X 线结石的诊断有很大帮助。

（2）**肾肿大。**肿大的肾牵引肾包膜引起腰部疼痛。肾包膜和肾脏两者都接受T_{10}至T_{12}骨髓节段的感觉神经支配，这种疼痛伴有沉重感，于站立或劳累后加重，但不伴有恶心或呕吐。某些疾病可有肾脏肿胀，但疼痛机制不同。急性肾小球肾炎、肾病综合征、肾静脉血栓形成和急性间质性肾炎，肿胀反应在间质水肿，可能来自炎症；急性尿路阻塞所致小管扩张，随后肾肿大；肾盂输尿管连接处狭窄，由于大量液体摄入使尿液增加也能造成肾肿大疼痛；肾囊肿能使肾脏迅速肿大，包膜膨胀而致疼痛；迅速生长的肾细胞癌亦可导致肾肿大和疼痛。

（3）**肾周围炎症。**肾脏的血管和尿路位于腹膜后间隙，紧贴在后壁，体壁内炎症可引起剧烈的局部腰痛、肌肉痉挛和压痛。此种腰痛不受体位影响，疼痛可被腰部运动和体表震动加重，患者喜静卧。最常见的肾周围炎症的原因是急性细菌性间质性肾炎（肾盂肾炎），可严重侵犯肾包膜。肾梗死可发生于栓塞、动脉粥样硬化的血管闭塞、动脉瘤或典型结节性多动脉炎，均可致肾周围炎和腰痛。此外，肾囊肿破裂出血、肾脏或尿集合系统肿瘤坏死、尿外渗或意外损伤出血均是肾周围炎症的原因。

（4）**非肾源性腰痛。**肾脏因与后腹膜间隙邻近，腰区包括大血管、胰腺或腹膜后恶性肿瘤的炎症过程，可与肾周围炎症产生的局部表现相像。急性胰腺炎、主动脉瘤的破裂出血可产生腰痛，任何腹膜后肉瘤或淋巴瘤可发生一侧腰痛，子宫、输卵管的骨盆感染或恶性肿瘤可以向上播散到腰部。此外，在背部任何部位的椎间盘疾病均可刺激感觉神经根而致腰痛，T_{10}至T_{12}或T_{12}至L_1椎间盘病或退行性骨节关节炎等病变能产生腰部疼痛、肌肉痉挛和压痛，腰背部扭伤也可引起神经肌肉源性腰痛。

三、治疗

（一）内治法

（1）**寒湿腰痛证：**腰部冷痛重着，转侧不利，逐渐加重，静卧痛不减，遇阴雨天加重。舌质淡，苔白腻，脉沉而迟缓。基本治法：散寒行湿，温经通络。方药运用：干姜苓术汤加味。常用药：干姜 10g，炙甘草 5g，茯苓 15g，白术 15g，桂枝 10g，怀牛膝 15g，杜仲 15g，续断 15g，桑寄生 15g。方中干姜、炙甘草散寒暖中；茯苓、白术健脾渗湿。概脾主肌肉，司运化水湿，脾阳不振，则寒湿留着腰部经脉，故用暖火胜湿法，使寒去湿化，诸证自解。桂枝、牛膝温经通络；杜仲、续断、桑寄生补肾壮腰。诸药合用，共奏散寒行湿、温经通络之功。加减：若寒邪偏胜，以冷痛为主，拘急不舒，可加附片 5g，淫羊藿 12g，仙茅 12g 以温肾祛寒；若湿邪偏胜，以痛而沉重为著，舌苔厚腻，可加苍术 12g，生薏苡仁 15g 以燥湿散邪；若腰痛左右不定，牵引两足，或连肩背，或关节游痛，是兼有风邪，可加独活 6g，秦艽 12g，防风 12g 以祛风活络，补益肝肾。

（2）**湿热腰痛证：**腰部刺痛，痛处伴有热感，热天或雨天疼痛加重，而活动后或可减轻，小便短赤，舌质红，苔黄腻，脉濡数或弦数。基本治法：清热利湿，舒筋止痛。方药运用：四妙丸加减。常用药：苍术 12g，黄柏 10g，薏苡仁 15g，怀牛膝 15g，木瓜 12g，络石藤 15g，白术 12g，杜仲 15g。方中苍术苦温燥湿；黄柏苦寒清下焦之热；配薏苡仁清利湿热；牛膝通利筋脉，引药下行，配合杜仲强壮腰膝；白术健脾化湿；木瓜、络石藤加强舒筋通络止痛。诸药合用，共奏清热利湿、舒筋止痛之功。加减：若舌质红，口渴，小便短赤，脉弦数，则是热象偏重，可加栀子 12g，泽泻 10g，知母 12g 以助清利湿热；若湿热蕴蓄日久，或热象偏重，耗伤阴津，见腰酸咽干、手足心热，可加女贞子 12g，旱莲草 12g，石斛 12g 以滋补肾阴。

（3）**瘀血腰痛证：**腰痛如刺，痛有定处，日轻夜重，轻者俯仰不便，重则不能转侧，痛处拒按，舌质暗紫，或有瘀斑，脉涩。基本治法：活血化瘀，理气止痛。方药运用：身痛逐瘀汤加减。常用药：当归 15g，川芎 12g，桃仁 10g，红花 10g，没药 12g，五灵脂 10g，香附 12g，牛膝 15g，地龙 12g，地鳖虫 10g。方中当归、川芎、桃仁、红花活血祛瘀；没药、五灵脂消肿定痛并增强祛瘀之力；香附行气以活血；牛膝引瘀血下行并能强壮腰膝，地龙、地鳖虫通络祛瘀。诸药合用，共奏活血化瘀、理气止痛之功。加减：若兼有风湿，舌苔见腻，疼痛多发，可加独活 10g，金狗脊 15g 以祛风胜湿；若疼痛日久，伴膝软腰酸兼有肾虚者，可加杜仲 15g，续断 15g，熟地黄 15g 以补肾壮筋骨；若有闪挫病史者，可加乳香 10g，青皮 10g 以增强行气活血止痛之功。

（4）**肾虚腰痛证：**腰痛以酸软为主，喜按喜揉，腿膝无力，遇劳更甚，卧则减轻，常反复发作。偏阳虚者，则少腹拘急，面色㿠白，手足不温，少气乏力，舌淡，脉沉细。偏阴虚者，则心烦失眠，口燥咽干，面色潮红，手足心热，舌红少苔，脉弦细数。基本治法：偏阳虚者，宜温补肾阳；偏阴虚者，宜滋补肾阴。方药运用：偏阳虚者，右归丸加减。常用药：熟地黄 15g，山药 15g，山萸肉 12g，枸杞子 15g，杜仲 15g，菟丝子 15g，当归 15g。方中熟地黄、山药、山萸肉、枸杞子增补肾精，是为阴中求阳之用；杜仲强腰益精；菟丝子补温肝肾；当归补血行血。诸药合用，共奏温肾壮腰之功。偏阴虚者，左归丸加减。常用药：地黄 15g，枸杞子 15g，山萸肉 15g，龟甲胶 15g，菟丝子 15g，鹿角胶 12g，牛膝 15g。方中地黄、枸杞子、山萸肉、龟甲胶以填补肾阴；菟丝子、鹿角胶、牛膝以温肾壮腰，肾得滋养则虚痛可除。诸药合用，共奏滋肾壮腰之功。加减：若腰痛日久不愈，无明显阴阳偏虚者，为肾气不足，可用青娥丸补肾壮腰；若见虚火甚者，可酌加大补阴丸送服；若见气短乏力，语声低弱，食少便溏者，则佐以健脾益气，升举清阳，可加党参 15g，黄芪 20g，升麻 10g，白术 12g 以补气升提；若见阴虚火旺明显者，可加黄柏 10g，知母 10g 以养阴清热；若见阳虚生寒者，可加淫羊藿 12g，仙茅 12g 以增温肾壮阳之功。

（5）气滞腰痛证：腰痛连胁，腹胀善太息，因情志不遂而腰痛加重，病引少腹，舌暗苔薄白，脉弦。治疗方法：疏肝理气，补肾通络。方药运用：沉郁降气汤加减。常用药：沉香 10g，制香附 12g，广郁金 15g，川楝子 12g，枸杞子 15g，延胡索 12g，砂仁（后下）5g，炙甘草 5g。方中沉香主降，调畅下焦气机而止痛；香附、郁金、川楝子疏肝理气解郁，调畅三焦气机；枸杞子补肾以养肝血使肝能体阴而用阳；延胡索行气活血止痛；砂仁降逆和中；炙甘草调和药性。诸药合用，共奏调畅气机、通络止痛之功。加减：腹胀者，加枳壳 12g，莱菔子 12g 理气消胀；呕恶痰多者，加半夏 12g，陈皮 10g，茯苓 12g 健脾燥湿化痰；口干口苦者，加栀子 12g，黄芩 12g 清泻肝胆之火；食滞不化者，加鸡内金 6g，神曲 12g 消食化滞。

（6）脾虚腰痛证：腰痛日久，肢体沉重，面色不华，食少便溏，舌质淡，舌苔白腻，脉滑或濡。治疗方法：益气健脾，利湿补肾。方药运用：防己黄芪汤加减。常用药：防己 12g，黄芪 15g，炒白术 12g，茯苓 12g，苍术 12g，狗脊 15g，牛膝 15g，生姜 10g，大枣 10g，炙甘草 5g。方中防己祛风行水；黄芪益气固表，且能行水消肿；白术、茯苓、苍术健脾益气燥湿；狗脊、牛膝补益肾气，强壮筋骨；生姜、大枣补益脾胃，调和营卫；炙甘草培土和中，调和诸药。诸药合用，共奏益气健脾、利湿补肾之功。加减：脾虚湿甚者，可加用实脾饮以健脾利湿；恶心呕吐者，加半夏 12g，竹茹 12g，陈皮 12g 以和胃止呕；湿滞不化，腹胀者，加草果 12g，槟榔 12g 以化滞利湿消胀；脾虚日久，虚损及肾者，加菟丝子 12g，独活 6g，川续断 15g 以补肾通络止痛。

（二）针灸治疗

基本处方：委中、肾俞、大肠俞、腰阳关、阿是穴。“腰背委中求”，合穴委中可疏调腰部经脉，理气活血；肾俞可益肾强腰，并与大肠俞、腰阳关、阿是穴共同疏通局部经气，通络止痛。

加减运用：寒湿腰痛证加大椎以温阳散寒；加阴陵泉以祛湿。诸穴针用平补平泻法，或加灸法。湿热腰痛证加曲池、阴陵泉以清热利湿。诸穴针用泻法。劳伤腰痛证加膈俞以活血化瘀。委中穴及其附近脉络瘀阻处点刺出血，余穴针用泻法。阴虚腰痛证加太溪以滋补肾阴。太溪、肾俞针用补法，余穴针用平补平泻法，或加灸法。阳虚腰痛证加命门以益肾壮腰。诸穴针用补法，或加灸法。

（三）小针刀疗法

在腰部痛点处进针刀，按针刀的常规操作先纵行，后横行，进行松解剥离。1周2次。对于L3横突综合征，须在L3横突尖部进针刀，刀口线与人体纵轴平行刺入，当针刀刀口接触骨面时，用横行剥离法，感觉肌肉与骨尖之间有松动感即可出针，以棉球压迫针孔片刻。炎症严重时，可配合穴位注射疗法（见4）。一般1次即可治愈，若1次未愈，可在5天后再做1次，最多不超过3次。

（四）皮肤针疗法

在腰痛局部用皮肤针叩刺出血，并加拔火罐，适用于寒湿、湿热腰痛和劳伤腰痛。

（五）耳针疗法

取患侧腰骶椎、肾、神门，毫针刺并嘱患者活动腰部；或用揿针埋藏；或用王不留行籽贴压。

（六）穴位注射疗

取曲安奈德注射液50mg、2%利多卡因注射液2ml、维生素B_1注射液100mg、维生素B_{12}注射液500μg的混合液，于痛点注射，每穴注入0.5～1ml，每隔1～3日1次。

四、预防与调护

避免寒湿、湿热之邪外侵，勿坐卧湿地，勿冒雨涉水，身劳汗出后及时擦拭身体，更换衣服。保持正确的坐、卧、行体位，劳作后要适当休息，避免腰部劳损，节制房事，勿使肾精亏损，不可强力举重，不可负重久行，避免腰部跌、仆、闪、挫。

腰痛容易反复发作，因此腰痛缓解后应重视康复治疗，以促进疾病痊愈。由于肾虚为腰痛之本，故适量长服补肾壮腰中成药，如滋阴补肾丸、六味地黄丸等以巩固疗效。肾虚腰痛亦可用猪腰子 1 只，加青盐少许，冬虫夏草适量，煮烂喝汤吃腰子。风湿、血瘀腰痛者亦可饮乌梢蛇酒等药酒。根据个人的不同情况，可坚持从事多种有益于腰部活动的体育锻炼。

五、中西医结合最新研究进展

（1）补肾活血方配合董氏奇穴治疗肾虚血瘀型慢性腰痛病

杨雷等[3]观察补肾活血方联合董氏奇穴针刺治疗肾虚血瘀型慢性腰痛病的临床疗效。方法选择 2019 年 6 月至 2020 年 6 月湖南中医药大学第一附属医院脊柱科就诊的 60 例肾虚血瘀型慢性腰痛病患者，按随机对照设计，将患者分为治疗组（30 例）和对照组（30 例）。治疗组内服补肾活血方联合董氏奇穴针刺治疗，对照组口服塞来昔布胶囊和盐酸替扎尼定片，观察比较两组治疗前后视觉疼痛模拟评分（VAS）、腰椎功能障碍指数（ODI）、日本骨科协会（JOA）评分及临床疗效。结果治疗过程中脱落和失访 5 例，最终有效病例 55 例，治疗组和对照组分别为 27、28 例。两组治疗前 VAS、ODI、JOA 评分差异无统计学意义（$P>0.05$），治疗后两组 VAS、ODI 评分低于治疗前，JOA 评分高于治疗前，且治疗后两组间差异均有统计学意义（$P<0.01$）。治疗组痊愈 3 例、显效 11 例、有效 10 例、无效 3 例，对照组痊愈 0 例、显效 7 例、有效 15 例、无效 6 例，治疗组临床疗效优于对照组（$Z=2.161$，$P=0.031$）。结论补肾活血方联合董氏奇穴针刺疗法，对慢性腰痛病（肾虚血瘀型）治疗有效，可以降低患者腰部疼痛，改善腰椎活动度，提高患者生活质量，疗效可靠。

（2）徐庆田[4]探讨金匮肾气丸加减治疗腰痛的作用及对症状积分的影响研究

方法随机选取 2019 年 2 月—2020 年 3 月该院收治的 72 例腰痛门诊患者为研究对象，以入院先后时间为准，分为对照组（n=36 例）进行常规治疗，观察组（n=36 例）进行常规治疗+金匮肾气丸加减治疗，比较两组治疗效果、治疗前后症状积分、腰椎功能评分、治疗前后血清 NO、GM-CSF。结果对比对照组的治疗总有效率 77.78%，观察组的 97.22%显著较高，差异有统计学意义（$x^2=4.571$，$P<0.05$）。治疗前，两组症状积分（16.24±2.10）分、（16.28±2.05）分、腰椎功能（12.36±3.54）分、（12.40±3.56）分，差异无统计学意义（$t=0.082$、0.048，$P>0.05$）；治疗后，两组症状、腰椎功能均改善，且与对照组（10.03±1.04）分、（18.03±2.55）分比较，观察组症状积分（7.01±0.86）分更低、腰椎功能评分（21.21±2.48）分更高，差异有统计学意义（t=13.427、5.364，P<0.05）。治疗前，两组血清 NO 为（76.02±5.14）、（76.11±5.21）μmol/L、GM-CSF 为（1.64±0.39）、（1.62±0.36）μmol/L，差异无统计学意义（t=0.074、0.226，P>0.05）；治疗后，两组 NO、GM-CSF 均降低，且与对照组（54.20±4.62）μmol/L、（0.87±0.26）μmol/L 比较，观察组（47.21±4.16）μmol/L、（0.49±0.11）μmol/L 更低，差异有统计学意义（t=6.746、8.076，P<0.05）。结论对于腰痛患者，给予金匮肾气丸加减治疗，可显著缓解症状，改善腰椎功能，疗效显著。

参考文献：

[1]王钢，邹燕勤，周恩超.邹云翔实用中医肾病学[M].北京:中国中医药出版社，2013.

[2]郭辉栋，王治中，梁晓东，等.临床中医内科精粹[M].天津:天津出版传媒集团，天津科学技术出版社，2015:310-313.

[3]杨雷，马露，李兆勇，等.补肾活血方配合董氏奇穴治疗肾虚血瘀型慢性腰痛病[J].中国临床研究，2022，35（1）:83-87.

[4]徐庆田.金匮肾气丸加减治疗腰痛的作用及对症状积分的影响研究[J].系统医学，2021，6（18）:23-26.

第九章 遗尿

遗尿是指在睡眠中小便自遗，醒后方知的疾病。也称尿床。临床上，以儿童为多见，成年男女也可以有此疾患。有些成年人因不好意思就诊，故常常使病情拖延很长时间，造成治疗上十分困难。《素问·宣明五气论》说："膀胱不利为癃，不约为遗溺。"又《咳论》说："膀胱咳状，咳而遗溺。"《灵枢·本输》说："虚则遗溺，遗溺则补之。"遗溺与遗尿同。遗尿一词最早见于《伤寒论》。在"辨阳明病脉证并治"中说："三阳合病，腹满身重，难以转侧，口不仁，面垢，谵语遗尿。"又"辨太阳病脉证并治"中说："若被下者，小便不利，直视失溲。"这种与高热昏迷联系在一起的"遗尿""失溲"，主要是指外感热病危重阶段出现的尿失禁，实际上是属于广义之遗尿。狭义之遗尿也称尿床。最早见于隋代巢元方《诸病源候论·尿床候》，且巢氏有指出："夫人有于睡眠不觉尿出者，是其禀质阴气偏盛，阳气便虚也。"唐代孙思邈《千金要方》把遗尿、遗溺、小便失禁、尿床并列为名。至《仁斋直指附遗方论》提出了遗尿和尿床的不同概念，认为："出而不禁为之遗尿；睡里自出，谓之尿床。"此处遗尿实际上就是指小便不禁。明代张介宾所称之遗溺亦是广义的。《景岳全书·遗溺》说："遗溺一症，有自遗者，以睡中而遗失也；有不禁者，以气门不固而频数不能禁也；又有气脱于上，则下焦不约而遗失不知者。"又如清代何梦瑶《医碥·遗尿小便不禁》说："不知而出为遗；知而不能忍为不禁，比小便数为甚，故另为一类。"从内涵分析，"不知而出为遗"还包括睡熟中遗溺和昏迷中遗溺。近代才把昏迷中的遗溺归入尿失禁，而遗尿只是指睡熟中的遗溺，即本篇所讨论之内容。现代医学认为，遗传、熟睡或做梦、精神因素、尿路病变、下尿路梗阻及不稳定性膀胱等均可引起遗尿。

一、病因和发病机制

（一）病因

（1）感受湿热

邪热客肾，干于足厥阴之经；或久居潮湿，冒雨涉水，外湿入侵，郁久化热；或嗜食辛辣肥甘，酿湿生热，湿热蕴结肝经，循其经络下注膀胱，膀胱为湿热所扰，气化失常引发本病。如沈金鳌《幼科释迷·遗尿》说："遗尿不禁，为冷……亦有热客于肾部，干于足厥阴之经，廷孔郁结极甚，而气血不能宣通，则痿痹而神无所用，故液渗入膀胱，而旋溺遗失，不能收禁也。"

（2）饮食劳倦

饮食不节，劳倦过度，肺脾气虚，肃降制约无权，膀胱失约，发为本病；或心肾亏虚，小肠传送失度而遗尿。正如《奇效良方·遗溺失禁》说："若心肾气弱，阴道衰冷，传送失度，必遗尿失禁。"

（3）体虚久病

先天禀赋不足，体虚久病，肾气不充，或因突受惊恐，损伤肾气，下元虚寒，气化固摄无权而发病。

（二）病机

遗尿的病位在肾和膀胱，与肺、脾、肝、心密切相关。病理性质有虚实之分，湿热者属实证；肺、脾、肾、心虚损属虚证，而以虚为主或虚中夹实。

肺主气，肺虚不能化气，治节失司，则膀胱不约；脾主运化，脾虚中气下陷，水液无制则尿自遗；肾主水，其气下通于阴，肾虚不能温化固摄而尿出不知；心气不足，小肠传送失度而致尿自出；足厥阴肝经绕阴器，系廷孔（即尿道口），肝经疏泄失职，不能调节尿道之开启而遗尿。五脏虚损均可产生遗尿。而肾为主水之脏，内寓元阴元阳，为气化之本，与膀胱互为表里，故肾与膀胱气化不利为本病主要病机。

急性起病者多以湿热为主，日久邪恋伤正，由实转虚，以至肺、脾、肾亏虚或虚中夹实。慢性起病以肺、脾、肾、心虚损为主，若复感外邪，则出现虚中夹实证；或初起病损一脏，日久累及多脏，病势多由上及下，终损及肾。

二、诊断和鉴别诊断

（一）诊断

（1）凡 3 岁以上儿童或成年人，在睡眠中小便自遗，或有梦自遗，醒后方知，均可诊断为遗尿。

（2）排除因高热昏迷、中风和癫痫等所引起的尿失禁。

（二）病证鉴别

小便不禁：小便不禁是指在神志清醒状态下，知道尿出而不能自我控制，多见于老年人、妇女和病后体虚之人，每因咳嗽、喷嚏等动作而诱发。

膀胱咳：在咳嗽剧烈时，小便自遗，而咳嗽痊愈后，小便自遗亦见消失。

三、治疗

（一）内治法

温肾固涩法：睡中遗尿，醒后方知，兼见神疲怯寒，腰脊酸软，两足无力，小便清长而频数，小儿智力发育迟钝，面色皖白，舌质淡，苔薄白，脉沉细无力。病机分析：肾主水，肾气下通于阴，小便者水液之余，膀胱者津液之府，如肾阳不足，膀胱虚冷，既不能温化水液，又不能制约水液之余，故尿自遗并出现一派虚寒脉症；肾虚腰府失养，骨髓不充，则腰脊酸软，两足无力；先天禀赋不足，肾精不充，髓海空虚，故小儿智力发育迟钝；舌淡，苔薄白，脉沉细无力，亦为下元虚寒之征象。本证型若复感湿热外邪，即可形成虚中夹实、寒热错杂证。适应证：下元虚寒证。代表方：《济生》菟丝子丸加减。常用药：菟丝子、肉苁蓉、补骨脂、狗脊、杜仲、炮附片、鹿茸温补肾阳；熟地黄、山萸滋阴；牡蛎、五味子、龙骨、桑螵蛸、益智仁、山药固涩缩尿。加减：下焦虚冷好转，应减少温补肾阳之品，可在缩泉丸的基础上加菟丝子、补骨脂、肉苁蓉。

补肺健脾固涩法：睡中遗尿，神疲乏力，自汗气短，易于感冒，食少腹胀，小腹时有坠胀，面色萎黄，舌质淡，脉虚弱。病机分析：饮食不节，或劳倦过度，或大病之后致肺脾气虚，水液无制而遗尿；脾虚失运，中气下陷，故食少腹胀，小腹坠胀；气血化源不足，故神疲乏力，面色萎黄；肺气虚，气失所主，卫外不固，则自汗气短，易于感冒；舌淡，脉虚弱，均为肺脾气虚之征。若久虚不复，上虚累下，可进一步发展为下元虚寒，而使病情加重。适应证：肺脾气虚证。代表方：补中益气汤合缩泉丸加减。前方补中益气升清，主治脾虚中气下陷证；后方温肾止遗，缩尿固涩，主治下元虚寒，小便频数或遗尿。常用药：炙黄芪补肺气，益中气；人参、山药、茯苓、扁豆、白术、甘草补脾益气；升麻、柴胡升举脾阳；陈皮利气醒脾；当归养血调肝；山药、菟丝子、肉桂温肾益脾；益智仁、乌药、五味子、牡蛎温肾散寒固涩。加减：久病阳虚寒盛，脉迟缓，加肉桂、炮附片；若小儿熟睡不易醒而遗尿，加石菖蒲、莲子心；夜尿多加桑螵蛸、菟丝子；年高体弱，肾气不足，宜酌加补肾之品。

调补心肾法：夜寐遗尿，精神不振，形体消瘦，心烦失眠，或五心烦热，面颊潮红，盗汗，有梦而遗尿，舌尖有红刺，苔薄，脉沉细而数。病机分析：心与小肠、肾与膀胱均互为表里，水注于膀胱而泄于小肠，心气不足则小肠分清泌浊失调，膀胱失于约束而致睡中遗尿；若偏于心肾阴虚，虚火妄动，则见心烦失眠，甚或五心烦热，面颊潮红，盗汗，有梦而遗尿等阴虚内热之候；舌尖红刺，苔薄，脉沉细数，均为心肾亏虚之征。本证久延不愈，阴损及阳，亦可转为下元虚寒证。适应证：心肾亏虚证。代表方：桑螵蛸散加减。常用药：桑螵蛸、龙骨、益智仁、菟丝子、山萸肉、人参、龟甲补肾益气，固精止遗；茯神、远志、石菖蒲、酸枣仁、莲子心宁心安神。加减：夜间惊惕不安，加钩藤、龙骨，重镇安神；心阴不足而心火偏亢，可配合导赤散；心肾不交而夜寐不安，可配合交泰丸；肾阴不足而相火偏亢，宜用滋肾清肝饮加益智仁、桑螵蛸等固涩之品。

泻肝清利法：睡中遗尿，小便频数黄臊，前阴肿、痒、汗出，平时性情急躁，或兼腰酸、低热，舌苔黄腻，舌质偏红，脉细滑数。病机分析：热客于肾，干于足厥阴之经，或湿热蕴结肝经，循其经络下注膀胱，致使膀胱气化失调则遗尿，小便频数黄臊；湿热下注，则前阴肿、痒、汗出；湿热蕴结肝经，肝失疏泄条达，则性情急躁；湿热下注，久则伤阴，多兼有腰酸、低热等肾阴虚内热之症。本证属实证，湿热久恋，伤及正气，灼伤肾阴，或损伤肾气，因实致虚，终致肾虚邪恋，虚实夹杂。

适应证：肝经湿热证。代表方：龙胆泻肝汤加减。常用药：龙胆草、大黄泻肝胆实火，除下焦湿热；栀子、黄芩泻肝经之热；车前草、苦参、泽泻、苍术、黄柏导湿热下行；柴胡疏达肝气；生甘草和中解毒。加减：本证久延不愈，热灼阴津，导致肾阴不足，虚火内生，舌光无苔，脉细数，治以养阴清热，兼清余邪，方用知柏地黄汤加减；湿浊偏盛，损伤肾气，可加山药、山萸肉、菟丝子、杜仲、狗脊，待清利湿热后，改用补肾之品以调理之。

（二）常用中成药

（1）金匮肾气丸：功能与主治：温补肾阳，主治下元虚寒之遗尿。用法与用量：每次 1 丸，每日 2 次，口服。

（2）补中益气丸：功能与主治：补中益气，主治肺脾气虚所致遗尿。用法与用量：每次 1 丸，每日 3 次，口服。

（3）附子理中丸：功能与主治：温补脾阳，适用于脾肾阳虚之遗尿。用法与用量：每次 1 丸，每日 2 次，口服。

（三）外治疗法

（1）五倍子、何首乌各 3g，研末，用醋调敷于脐部，后以纱布覆盖，每晚 1

次，连用 3～5 天。

（2）干姜、炮附片、赤石脂各等份，烘干后，共研为细末，过筛，用醋或水调成膏，敷神阙穴，胶布固定。

（四）针灸治疗

（1）针法：以任脉穴和膀胱经背俞穴为主。常用主穴：肾俞、关元、中极、膀胱俞。配穴：三焦俞、委中、委阳、三阴交、阴陵泉。每次选主穴、配穴各 1～2 个，连续用 10～15 次。睡眠深者，加神门、心俞；面色皖白，易汗者，加尺泽、肺俞。

（2）灸法：灸大敦 7 壮，行间 7 壮。

四、预防与调护

养成良好的作息制度和卫生习惯，避免过劳。逐渐纠正害羞、焦虑、恐惧及畏缩等情绪或行为。积极锻炼身体以增强体质。睡前禁止流质食物，临睡前先排空小便，定时提前唤醒排尿，以养成每晚能自行排尿的良好习惯。若遗尿是原发疾病的一个症状，应治疗原发疾病。

五、中西医结合最新研究进展

（1）健脾固肾方隔药灸治疗脾肾两虚型小儿遗尿临床疗效观察

梁艳等[1]观察探讨健脾固肾方隔药灸治疗脾肾两虚型小儿遗尿症的临床疗效，总结临床治疗经验。方法：将保定市第一中医院儿科 2018 年 6 月—2021 年 6 月收治的 90 例小儿遗尿症（脾肾两虚型）患儿作为研究对象，以随机数字表平均分为 2 组，各 45 例，对照组给予盐酸甲氯芬酯胶囊口服治疗，观察组在对照组基础上加用健脾固肾方隔药灸治疗，观察对比两组患儿治疗前和治疗 1 个月后的每周夜间遗尿次数、血浆抗利尿激素（ADH）、尿渗透压（Uosm）、睡眠质量（PSQI）评分、中医证候积分，并对比两组患儿治疗 1 个月后的临床疗效和观察两组治疗期间不良反应。结果：观察组患儿治疗 1 个月后夜间遗尿次数、Uosm1、Na^+、Cl^-浓度、PSQI 各项评分均显著低于治疗前和对照组治疗后同期水平，AHD1、K^+、BUN 浓度均显著高于治疗前和对照组治疗后同期水平，组内及组间比较均有统计学意义（$P<0.05$）；观察组治疗 1 个月后疗效总有效率为 95.6%，复发率为 2.2%，对照组为 73.3%，复发率为 22.2%，组间比较均有统计学意义（$P<0.05$）。对照组不良反应发生率为 13.3%，观察组不良反应发生率为 8.9%，对比两组患儿的不良反应发生率差异无统计学意义（$P>0.05$）。结论：健脾固肾方隔药灸治疗脾肾两虚型小儿遗尿症的临床疗效显著，提高夜间 ADH 水平，降低夜间尿渗透压，减少小儿遗尿次数，明显改善患儿中医证候和睡眠质量，不良反应少，安全可靠，值得临床合理推广。

（2）基于数据挖掘探讨现代名中医诊疗小儿遗尿症的用药规律及学术经验

周晓凤等[2]基于中医传承辅助平台，分析现代名中医治疗小儿遗尿症的用药规律，以期传承其学术经验。方法：将湖南中医药大学线上图书馆中的读秀数据库作为检索来源，收集整理现代名中医治疗小儿遗尿症的医案，录入中医传承辅助平台（V2.5），进行用药规律研究。结果：共收集处方220首，涉及中药213味，总用药频次2513次，用药以补气、收敛、补阳为主，药性多温、平，药味多甘、辛、苦味，主归肾、脾经。根据病机分证论治，下元虚寒证的高频用药为益智仁、桑螵蛸、金樱子、乌药、覆盆子、补骨脂、石菖蒲、茯苓；肺脾气虚证的高频用药为益智仁、桑螵蛸、黄芪、党参、白术、山药；心肾不交证的高频用药为益智仁、桑螵蛸、山药、山萸肉、茯苓；肝经湿热证的高频用药为柴胡、黄芩、生地黄、甘草。基于平台挖掘出核心药物组合20条，得出新方10首。结论：治疗小儿遗尿症，现代名中医重视脏腑辨证和虚实辨证，虚证温补肾阳，多选用益智仁和桑螵蛸温肾止遗；实证则喜用柴胡、黄芩疏肝清热。

（3）止尿饮治疗小儿遗尿脾肾两虚证31例

费建丽等[3]探讨止尿饮治疗小儿遗尿脾肾两虚证的疗效。方法：纳入医院2018年1月—2020年12月收治的62例儿童遗尿脾肾两虚证患儿，根据随机数字表法分成对照组与观察组，各31例。对照组给予醋酸去氨加压素片干预；观察组于对照组的基础上给予止尿饮内服。两组疗程均为12周。比较两组疗效、遗尿频率、膀胱相关指标、脾肾两虚证单项指标评分。结果：干预12周后，观察组的总有效率与对照组比较显著提高（$P<0.05$）；两组儿童的遗尿频率与脾肾两虚证单项指标评分明显减少，但观察组减少更明显（$P<0.01$）；两组膀胱容量明显升高及膀胱容量壁厚指数（BVWI）显著减少，但观察组以上指标改善更明显（$P<0.01$）。结论：止尿饮治疗小儿遗尿脾肾两虚证的疗效明显，可显著降低遗尿频率，提升膀胱容量，改善中医证候。

参考文献：

[1]梁艳,田苗,李红岩.健脾固肾方隔药灸治疗脾肾两虚型小儿遗尿临床疗效观察[J].四川中医,2023,41（6）:201-206.

[2]周晓凤,郝兴宇,罗璇，等.基于数据挖掘探讨现代名中医诊疗小儿遗尿症的用药规律及学术经验[J].湖南中医杂志,2023,39（4）:35-41.

[3]费建丽, 孙婷, 杨海峰. 止尿饮治疗小儿遗尿脾肾两虚证 31 例[J]. 浙江中医杂志, 2023, 58（3）:197-198.

下篇　疾病各论

第十章　肾小球疾病

第一节　肾病综合征

肾病综合征（NS）简称肾综，是指由多种病因引起的，临床表现为大量蛋白尿（>3.5g/d）、低白蛋白血症（<30g/L）、水肿、高脂血症的症候群。这些表现都直接或间接地与肾小球滤过膜对血浆白蛋白通透性增加相关，可伴有肾小球滤过率降低。大量蛋白尿是肾小球疾病的特征，诊断的标准必须包括大量蛋白尿和低白蛋白血症，而高脂血症和水肿都是大量蛋白尿的后果。但在严重低蛋白血症时，尿蛋白的排出量减少而达不到一定标准，并不能据此而排除肾病综合征的诊断，诊断时需注意。

一、病因和发病机制

（一）现代医学对病因和发病机制的认识

（1）病因

肾病综合征不是一个独立的疾病，而是在许多疾病过程中损伤了肾小球毛细血管滤过膜的通透性发生的一组症候群。根据不同病因和病理类型将本征分为原发性肾病综合征和继发性肾病综合征两类。

① 原发性肾病综合征。按发病原因、病机、病理类型主要包括：微小病变性肾病（脂性肾病）、膜性肾小球肾炎（膜性肾病）、系膜毛细血管增生性肾炎（膜增生性肾炎）和局灶节段性肾小球硬化症。成人的三分之二和大部分儿童的肾病综合征为原发性，包括原发性肾小球肾病、急慢性肾小球肾炎和急进性肾炎等，都是在疾病发生过程中出现肾病综合征的表现。各类型的病因、发病机制、临床表现、自然病程、治疗及预后等方面也均有所不同。

② 继发性肾病综合征。按病因可分为：

A 感染

细菌感染：链球菌感染后肾小球肾炎、感染性心内膜炎、麻风、梅毒、支原体感染、分流性肾炎、慢性肾盂肾炎、反流性肾病等。

病毒感染：乙型/丙型肝炎病毒、巨细胞病毒、EB病毒（传染性单核细胞增多症）、带状疱疹病毒、牛痘病毒、人类免疫缺陷病毒等。

寄生虫感染：疟疾（特别是三日疟）、弓形虫、蠕虫、血吸虫、丝虫等。

B 药物

汞、金制品、青霉胺、海洛因、布西拉明、丙磺舒、卡托普利\非甾体抗炎药、锂、氯磺丙脲、利福平、三甲双酮、甲乙双酮、华法林、可乐定、驱虫剂、干扰素-α、美芬妥英、造影剂等。

C 毒素

过敏原和免疫接种剂：蜂刺伤、蛇毒、花粉、血清病、白喉、百日咳、破伤风毒素、毒常春藤、槲叶毒葛、接种疫苗。

D 新生物

实体瘤：肺、胃、结肠、乳腺、子宫颈、肾、甲状腺、前列腺、肾上腺、鼻咽、卵巢等部位肿瘤，黑色素瘤、嗜铬细胞瘤等。

非实体瘤：霍奇金病、慢性淋巴细胞白血病，多发性骨髓瘤，淋巴瘤，巨球蛋白血症等。

E 系统性疾病

系统性红斑狼疮、混合性结缔组织病、皮肌炎、全身性坏死性血管炎、过敏性紫癜、肺出血-肾炎综合征、类淀粉样变、干燥综合征、类风湿关节炎、大动脉炎等。

F 家族遗传及代谢性疾病

糖尿病、甲状腺功能减退、甲状腺功能亢进、遗传性淀粉样变、镰状细胞贫血、指甲-髌骨综合征、脂肪营养不良、先天性肾病综合征、家族性肾病综合征等。

G 其他

妊娠高血压综合征、移植肾慢性排斥、恶性肾硬化症、肾动脉狭窄、单侧肾血管性高血压、肾静脉血栓形成、反流性肾病、肾乳头坏死、心力衰竭及缩窄性心包炎等。

（2）发病机制

肾病综合征的发病机制尚未完全阐明。多数学者认为，本病与免疫介导过程参与有关。肾病综合征具有大量蛋白尿、低白蛋白血症、水肿和高脂血症的特征，分述其各发病机制：

① **大量蛋白尿。**正常成人每天尿蛋白排泄量不超过 150mg。肾病综合征大量蛋白尿的产生是由于肾小球滤过膜损害所致。影响蛋白滤过的因素及机制的有：

蛋白质分子大小（机械屏障）：肾小球毛细血管对某一物质的清除与该物质的有效分子半径成反比，蛋白质分子量越大，滤过越少或完全不能滤过。一般情况下，血浆蛋白质（如白蛋白）滤过较少；脂蛋白等不能滤过；而分子量较小的血浆蛋白，如：溶菌酶、β 微球蛋白和免疫球蛋白的轻链等，则可自由通过。这种滤过作用因蛋白质分子量不同而异的屏障作用，称为分子选择屏障（机械屏障）。

蛋白质的电荷屏障：肾小球基底膜的内层、外层、肾小球血管袢的内皮、上皮细胞表面及系膜基质含有丰富的氨基多糖成分（硫酸肝素）和涎酸，两者均使肾小球滤过膜带阴电荷，构成了静电屏障。通过同性电荷相斥原理，带阴电荷蛋白质清除率最低，而带阳电荷者清除率最高。当肾小球疾病时，肾小球涎酸成分明显减少，使带阴电荷的白蛋白滤过出现蛋白尿。在疾病情况下，滤过膜负电荷屏障受损，带负电荷的涎蛋白、硫酸肝素减少或消失，不能阻止含负电荷的血浆蛋白（如白蛋白）滤过，从而产生大量蛋白尿。

蛋白质的形态和可变性：由于上述肾小球机械屏障作用，使排列疏松呈线状形态的分子较排列紧密呈球形的分子更容易通过肾小球滤过膜。

血流动力学改变：肾小球滤过膜的通透性与肾小球内压和肾血流量有密切关系。入球小动脉血浆流量下降和膜两侧静水压代偿性增高，是肾小球损害时普遍的血流动力学调节机制。此时单个肾小球滤过分数增高，出球端的蛋白浓度高于正常，使血浆蛋白经肾小球毛细血管壁的弥散增加。肾内血管紧张素Ⅱ增加，使出球小动脉收缩，肾小球内毛细血管压力增加，也可增加蛋白漏出。

电荷屏障异常（如微小病变）主要导致白蛋白漏出，表现为选择性蛋白尿。机械屏障异常（如膜性肾炎、膜增生性肾炎）以及伴 GBM 生理结构改变的肾小球疾病（如糖尿病肾病、遗传性肾病等）均有明显的结构改变，使所有的血浆蛋白滤过增加，即表现非选择性蛋白尿。

② **低白蛋白血症。**低白蛋白血症见于大部分肾病综合征患者，即人血清白蛋白水平在 30g/L 以下。人血清白蛋白下降是尿中丢失白蛋白的结果，但二者并不完全平行，因为血浆白蛋白值是白蛋白合成与分解代谢平衡的结果，其主要受以下几种因素影响：

肝脏合成白蛋白增加：在低蛋白血症和白蛋白池体积减小时，白蛋白分解率的绝对值是正常的，甚至下降，肝脏代偿性合成白蛋白量增加。如果饮食中能给予足够的蛋白质及热卡，患者肝脏每日可合成白蛋白达 20g 以上。体质健壮和摄入高蛋白饮食的患者可不出现低蛋白血症。血浆胶体渗透性在调节肝脏合成白蛋白方面可能有重要作用。

肾小管分解白蛋白能力增加：正常人肝脏合成的白蛋白 10%在肾小管内代谢。在肾病综合征时，由于近端小管摄取和分解滤过蛋白明显增加，肾内可增加至 16%～30%。

严重水肿：由于胃肠道黏膜水肿而致吸收能力下降，肾病综合征患者常呈负氮平衡状态。

另外，年龄、病程、慢性肝病、营养不良患者均可影响血浆白蛋白水平。肾病综合征患者摄入高蛋白饮食也可导致尿蛋白的增加，而血浆白蛋白没有增加或虽有增加，但甚少。而在严重营养不良患者，如果同时服用血管紧张肽转换酶抑制剂，减轻肾小球高滤过时，则高蛋白饮食可使血浆白蛋白浓度增加。如果限制蛋白食入，则尿蛋白会减少，而且血浆白蛋白水平多无改变，或虽有则甚微。因此，对肾病综合征患者的饮食蛋白摄入的控制便有了新的概念。

由于低白蛋白血症，药物与白蛋白的结合有所减少，因而血中游离的药物水平升高，即使常规剂量的药物也可产生毒副反应。低白蛋白血症时，花生四烯酸和血浆白蛋白结合减少，从而促使血小板聚集和血栓素（TXA）增加，后者可加重蛋白尿和肾损害。

③ 水肿。充盈不足与肾内钠游离是水肿产生的主要机制，容量调节激素也起一定的作用。同时水肿的出现极其严重程度与低蛋白血症的程度呈正相关，其调节机制为：

当血浆白蛋白浓度下降，血浆胶体渗透压下降的同时，组织液从淋巴回流大大增加，从而带走组织液内的蛋白质，使组织液的胶体渗透压同时下降，两者的梯度差值仍保持正常范围。

组织液水分增加，其静水压上升，可使毛细血管前的小血管收缩，从而使血流灌注下降，减少了毛细血管床的面积，使毛细血管内静水压下降，从而抑制体液从血管内向组织间溢出。

水分溢出血管外，使组织液蛋白浓度下降，而血浆内蛋白浓度上升。鉴于淋巴管引流组织液蛋白质的能力有限，上述体液分布自身平衡能力有一定限度。当血浆胶体渗透压进一步下降时，组织液的胶体渗透压无法调节至相应的水平，两者间的梯度差值不能维持正常水平，因而产生了水肿。

④ **高脂血症。**肾病综合征患者最常见的血脂异常，其特点为血浆中几乎各种脂蛋白成分均增加，血浆总胆固醇和低密度脂蛋白（LDL）明显升高，三酰甘油（TG）和极低密度脂蛋白（VLDL）升高，高密度脂蛋白（HDL）浓度可以升高、正常或降低。肾病综合征时脂质代谢异常的发生机制：A 肝脏合成胆固醇（CH）、TG 及脂蛋白增加。B 脂类调节酶活性改变及 LDL 受体活性或数目改变而导致脂质的清除障碍。C 尿中丢失 HDL 增加。肾病综合征患者的高脂血症对心血管疾病发生率的影响，主要取决于高脂血症出现时间的长短、LDL/HDL 的比例、高血压史及吸烟等因素的影响。长期的高脂血症，尤其是 LDL 上升而 HDL 下降，可加速动脉粥样硬化的发生，增加患者急性心肌梗死的危险性。

高脂血症对肾脏的影响应引起重视。脂质引起肾小球硬化、脂质代谢紊乱所致肾小球损伤的发生机制较为复杂，可能与下述因素有关：

肾小球内脂蛋白沉积、肾小管间质脂蛋白沉积、LDL 氧化、单核细胞浸润、脂蛋白导致的细胞毒性致内皮细胞损伤、脂类介质的作用和脂质增加基质合成。

⑤ **血中其他蛋白浓度的改变。**肾病综合征时多种血浆蛋白浓度可发生变化，如血清蛋白电泳中 α 和 β 球蛋白升高；IgG 水平可显著降低，而 IgA、IgM 和 IgE 水平多正常或升高。但免疫球蛋白的变化同原发病有关。补体 B 因子的缺乏可损害机体对细菌的调理作用，为肾病综合征患者易感染的原因之一。纤维蛋白原、凝血因子Ⅴ、Ⅷ、Ⅹ可升高；血小板也可轻度升高，抗凝血酶Ⅲ可从尿中丢失而导致严重减少。C 蛋白和 S 蛋白浓度多正常或升高，但其活性降低。血小板凝聚力增加和 B-血栓球蛋白的升高，可能是血栓形成的一个征象。

（3）中医学对肾病综合征病因病机的认识

引起肾病综合征的原因，中医学认为由多种原因所致。多种原因作用于机体，分别引起脏腑气血阴阳不足，尤其是脾肾亏虚，致精微物质生化无源，肾失封藏、精气外泄，水液代谢紊乱，泛溢于肌肤而形成本病。结合临床所见，引起本病的病因病机主要有以下五个方面：

烦劳过度：在烦劳过度中，以劳神过度及房劳过度较为多见。忧郁思虑、积思不解，易使脾失健运、生化无源、水液不化。日积月累致正气愈虚，水液留滞机体愈甚而形成本病。而早婚多育、房劳不节、手淫恶习等房劳过度，易使肾精亏虚、肾气不足、失封藏则精微外泄，气不化水则水液留滞体内，可发生本病。

先天不足：禀赋薄弱、体弱多病或父母患有此疾遗传于子，在感受外邪或过度劳累等诱发因素的影响下，致脾肾功能严重失调，水液代谢紊乱而停聚、气血生化无源而正气虚损、精微物质不固而外泄，从而形成本病。

久病失治误治：尤其原有肺、肾、肝病失治误治，致正气愈伤、邪气内盛、水湿停聚、精微外泄，可发生本病。

饮食：饮食不节、暴饮暴食、饥饱不调、嗜欲偏食、营养不良、饮酒过度等原因，均会导致脾胃损伤，不能正常化生水谷精微，气血来源不充，以致水湿不化停聚体内，日久伤肾，肾失封藏，精气遗泄而形成本病。

感受外邪：劳汗当风或水湿浸渍或疮毒内归，致使脏腑失和，气血不调，脾失健运、肾失封藏主水的正常功能。日久水湿诸邪内盛，正气愈虚，可形成本病。

肾病综合征在病变过程中，以脾肾功能失调为重心。以阴阳气血不足，尤其是阳气不足为病变之本，以水湿、湿热、瘀血阻滞为病变之标，表现为虚中夹实证。本病常易并发眩晕、心悸、肾痛，而且容易感冒，也常因感冒而加重病情，形成这种恶性循环，致病情迁延难愈，正气愈虚、邪气愈盛，湿浊诸邪阻滞更甚，则会并发癃闭、关格等病。

二、诊断和鉴别诊断

（一）诊断

（1）大量蛋白尿：尿蛋白≥3.5g/24h。

（2）低蛋白血症：血浆白蛋白低于30g/L。

（3）水肿：可轻可重，严重时常伴体腔积液。

（4）高脂血症：血清总胆固醇、三酰甘油、低密度脂蛋白均增高。

标准（1）（2）为诊断肾病综合征所必需。大量蛋白尿是导致肾病综合征各种表现的基础。准确测定尿蛋白总量是诊断肾病综合征的前提。尿蛋白定性或尿蛋白半定量检查不能代替24小时尿蛋白定量检查。

（二）鉴别诊断

（1）糖尿病肾病：此病多发于病史较长（约10～15年）的糖尿病患者，患者有糖尿病视网膜病变，并往往和肾病损害相平行。糖尿病肾病几乎都会有眼底损害，即可诊断为糖尿病肾病。

（2）紫癜性肾炎：本病较多发病年龄是7～17岁青少年，发病与呼吸道感染有关，临床表现为过敏性紫癜的特征性皮疹，好发于四肢远端、臀部及下肢部，压之不褪色，为出血性斑点，稍高于皮肤表面，1～2 周后逐渐消退，但有时表现极轻。血尿是过敏性紫癜肾脏受累最常见表现，多发生于上述症状 4 周以后，约有 10%～20%病例在紫癜出现后半年到一年才出现肾损害，但也有患者首先出现血尿和轻度蛋白尿，以后表现皮疹等症状。

（3）狼疮性肾炎：本病常见于年轻女性，往往表现为多器官系统损害，如关节疼、发热、面部蝶形红斑、肝脏及心血管系统病变等，血浆球蛋白明显上升（以 IgG 为主），血抗核抗体、抗双链 DNA 抗体阳性，补体下降。

三、治疗

（一）现代医学疗法

（1）一般治疗

① 休息。患者应以卧床休息为主，尤其是严重水肿、低白蛋白血症者。卧床可增加肾血流量，有利于利尿并避免交叉感染，但长期卧床会增加肢体静脉血栓形成的可能，故应保持适当的床上及床旁活动。病情缓解后可适当起床活动。

② 饮食治疗。应给予正常量 0.8～1.0g/（kg·d）的优质蛋白（富含必需氨基酸的动物蛋白）饮食，保证 126～147kJ（30～35kcal）/（kg·d）的充分热量；脂肪的摄入，宜少进富含饱和脂肪酸（动物油脂）的饮食，多食富含多聚不饱和脂肪酸（如植物油、鱼油）及富含可溶性纤维（如燕麦、米糠及豆类）的饮食，减轻高脂血症；水肿时应低盐（<3g/d）饮食。

（2）对症治疗

利尿消肿：对肾病综合征患者利尿治疗的原则是不宜过快、过猛，以免造成有效血容量不足，加重血液高黏倾向，诱发血栓、栓塞并发症。常用药物有：① 噻嗪类利尿剂，常用氢氯噻嗪 25mg，每天 3 次口服。长期服用应防止低钾、低钠血症；② 潴钾利尿剂，可与噻嗪类利尿剂合用，常用氨苯蝶啶（25mg，每天 3 次）或醛固酮拮抗剂螺内酯（20mg，每天 3 次）。长期服用需预防高钾血症，肾功能不全者慎用；③ 袢利尿剂，常用呋塞米 20～120mg/d，或布美他尼（布美他尼）1～5mg/d，分次口服或静脉注射。在渗透性利尿剂治疗之后应用效果更好，谨防低钠血症及低钾低氯性碱中毒的发生；④ 提高血浆胶体渗透压，采用血浆或血浆白蛋白等静脉滴注，后续加用呋塞米效果更佳。对严重低蛋白血症、高度浮肿而又少尿的患者和伴有心功能不全的患者慎用。

减少尿蛋白：血管紧张素转换酶抑制剂（如卡托普利每次 12.5～50mg，每天 3 次）、血管紧张素Ⅱ受体拮抗剂（如氯沙坦 50～100mg，每天 1 次）、长效二氢吡啶类钙拮抗药（如氨氯地平 5mg，每天 1 次）等，均可通过其有效的控制高血压而显示出不同程度减少尿蛋白的作用。此外，血管紧张素转换酶抑制剂、血管紧张素Ⅱ受体拮抗剂可有不依赖于降低全身血压的减少尿蛋白作用。这些药物的潜在不良反应包括血肌酐升高和高钾血症；在开始使用这些药物和调整剂量期间，应监测患者的血肌酐和血钾水平。另外，钠-葡萄糖协同转运蛋白 2 抑制剂也有降低蛋白尿的作用。

（3）免疫调节治疗

糖皮质激素：使用原则和方案：① 起始足量：常用药物为泼尼松 1mg/（kg•d），口服 8 周，必要时可延长至 12 周；② 缓慢减药：足量治疗后每 1～2 周减原用量的 10%，当减至 20mg/d 左右时症状易反复，应更加缓慢减量；③ 长期维持：最后以最小有效剂量（10mg/d）作为维持量，再服半年至一年或更长。激素可采取全日量顿服或在维持用药期间两天量隔天一次顿服，以减轻激素的副作用。长期应用需加强监测，防止并及时处理感染、药物性糖尿病、骨质疏松等不良反应，少数病例发生股骨头无菌性缺血性坏死。

细胞毒性药物：这类药物可用于“激素依赖型”或“激素抵抗型”的患者，协同激素治疗。若无激素禁忌，一般不作为首选或单独治疗用药。临床主要使用细胞毒性药物：环磷酰胺，应用剂量为 2mg/（kg•d），分 1～2 次口服；或 200mg 加入生理盐水注射液 20ml 内，隔天静脉注射。累计量达 6～8g 后停药。这些药物可造成免疫活性细胞耗竭，从而可引起严重不良反应，包括感染、生殖毒性、恶性肿瘤、出血性膀胱炎等。由于有疗效相似但严重副作用更少的其他免疫抑制剂，烷化剂作为类固醇助减剂的使用已减少。

钙调磷酸酶抑制剂（calcineurin inhibitor，CNI）：包括环孢素、他克莫司等。环孢素因有肝、肾毒性，并可致高血压、高尿酸血症、多毛及牙龈增生等不良反应和停药后易复发等，限制其临床广泛使用，作为二线药物用于治疗激素及细胞毒性药物无效的难治性肾病综合征。常用量为 5mg/（kg•d），分两次口服，服药期间需监测并维持其血药谷浓度值为 10～200ng/ml，服药 2～3 个月后缓慢减量，共服半年左右。他克莫司的牙龈增生、多毛症等副作用较少，但仍有血糖升高、神经系统症状等不良反应，且同样存在肾毒性风险。因此，长期使用 CNI 维持治疗时，应定期监测血肌酐。

吗替麦考酚酯（mycophenolate mofetil，MMF）：广泛用于肾移植后排斥反应，不良反应相对小。常用量 1.5～2g/d，分 1～2 次口服，共用 3～6 个月，减量维持半年。

抗 CD20 单克隆抗体：可耗竭 B 淋巴细胞，可有效延长激素依赖型或 CNI 依赖型患者的缓解期，并可减少免疫抑制剂的使用。

应用激素和细胞毒性药物应以增强疗效的同时最大限度地减少副作用为宜，综合考虑患者的年龄、肾小球病病理类型、肾功能损害和有否相对禁忌证等情况。

（二）中医疗法

（1）风水泛滥：水肿起于眼睑，继则四肢及全身皆肿，甚者眼睑水肿，眼合不能开，来势迅速，多有恶寒发热、肢节酸痛、小便短少等症。偏于风热者，伴咽喉红肿疼痛，口渴，舌质红，脉浮滑数。偏于风寒者，兼恶寒无汗，头痛鼻塞，咳喘，舌苔薄白，脉浮滑或浮紧。如水肿较甚，此型亦可见沉脉。治法：疏风清热，宣肺行水。代表方剂：越婢加术汤。方药组成：麻黄 8g，生石膏 20g，生姜 6g，甘草 6g，白术 10g，大枣 15g。水煎服，日一剂。

（2）湿毒浸淫：身发疮痍，甚则溃烂，或咽喉红肿，或乳蛾肿大疼痛，继则眼睑水肿，延及全身，小便不利，恶风发热，舌质红，苔薄黄，脉浮数或滑数。治法：宣肺解毒，利水消肿。代表方剂：麻黄连翘赤小豆汤合五味消毒饮。方药组成：麻黄 8g，连翘 10g，赤小豆 15g，杏仁 10g，桑白皮 15g，金银花 10g，野菊花 10g，蒲公英 10g，紫花地丁 10g，紫背天葵 10g。水煎服，日一剂。

（3）阴虚湿热：面红肢体水肿，怕热，汗出，五心烦热，心悸失眠，小便短赤，大便干结，舌红，苔薄黄腻，脉弦滑数。治法：滋阴清热利湿。代表方剂：大补阴丸合猪苓汤。方药组成：熟地黄 10g，龟甲 20g（先煎），黄柏 10g，知母 10g，猪苓 15g，茯苓 15g，滑石 18g，泽泻 10g，阿胶 12g（烊化），石韦 10g，薏苡仁 15g。水煎服，日一剂。

（4）水湿浸渍：全身水肿，按之没指，小便短少，身体困重，胸闷腹胀，纳呆，泛恶，苔白腻，脉沉缓，起病较缓，病程较长。治法：健脾化湿，通阳利水。代表方剂：胃苓汤合五皮饮。方药组成：苍术 10g，厚朴 10g，陈皮 10g，茯苓 15g，猪苓 15g，白术 15g，泽泻 10g，肉桂 6g（服），桑白皮 15g，大腹皮 15g，茯苓皮 30g，生姜皮 6g。水煎服，日一剂。

（5）脾阳虚衰：身肿，腰以下为甚，按之凹陷不易恢复，脘腹胀闷，纳减便溏，食少，面色不华，神倦肢冷，小便短少，舌质淡，苔白腻或白滑，脉沉缓或沉弱。治法：温阳健脾，化气利水。代表方剂：实脾饮。方药组成：干姜 6g，炮附片 10g（先煎），草果仁 10g，白术 15g，茯苓 15g，大腹皮 15g，炙甘草 6g，生姜 5g，大枣 10g，木瓜 10g，木香 6g（后下），厚朴 10g。水煎服，日一剂。

（6）肾阳衰微：面浮身肿，腰以下为甚，按之凹陷不起，心悸，气促，腰部冷痛酸重，尿量减少，四肢厥冷，怯寒神疲，面色㿠白或灰滞，舌质淡胖，苔白，脉沉细或沉迟无力。治法：温肾助阳，化气行水。代表方剂：济生肾气丸合真武汤。方药组成：炮附片 10g（先煎），肉桂 6g（服），熟地黄 10g，山萸肉 10g，淮山药 15g，泽泻 10g，牡丹皮 10g，茯苓 15g，白术 15g，车前子 15g，生姜 5g，白芍 15g，牛膝 10g。水煎服，日一剂。

（7）瘀水互结：水肿延久不退，肿势轻重不一，四肢或全身水肿或伴血尿，以下肢为主，皮肤瘀斑，腰部刺痛，舌紫暗，苔白，脉沉细涩。治法：活血祛瘀，化气行水。代表方剂：桂枝茯苓丸。方药组成：桂枝 10g，茯苓 25g，白芍 15g，桃仁 10g，牡丹皮 10g。水煎服，日一剂。

中成药

① 雷公藤总甙片 10～20mg/次，每日 3 次。有抗炎及抑制细胞和体液免疫等作用，其副作用为肝功能损害、性腺抑制、白细胞减少。

② 黄葵胶囊 5 粒/次，每日 3 次，口服，8 周为一疗程。清利湿热、解毒消肿，用于湿热证所致的蛋白尿、血尿。

③ 百令胶囊 5 粒/次，每日 3 次，口服。补肺肾、益精气，用于肺肾两虚证。

④ 金水宝胶囊 3 粒/次，每日 3 次，口服。补益肺肾、秘精益气，用于肺肾两虚、精气不足证。

⑤ 至灵胶囊 2～3 粒/次，每日 2～3 次，口服。补肺益气，用于肺肾两虚证。

⑥ 黄芪注射液 10～30ml/软，静脉滴注，每日 1 次 10～14 天为一疗程。益气养元、扶正祛邪养心通水、健脾利湿，用于心脾气虚、血脉瘀阻证。

针灸疗法

选穴：关元、水道、肾俞、膀胱俞、足三里、阴陵泉、三阴交、涌泉。

操作：水肿以实证者，用泻法。水肿以虚证者，用补法。每天 1 次，10 天为 1 个疗程。

四、预防与调护

肾病综合征患者有明显水肿和高血压时需卧床休息，水肿基本消退、血压平稳后，可以适量的活动。病情基本缓解后，可适当增加活动量，以增强体质及抵抗力。但要避免过度劳累，以免加重病情或使病情反复。饮食以清淡易消化为宜，合理采用补益精血的食物。水肿甚时应限制盐和水的摄入。

五、中西医结合最新研究进展

（1）雷公藤-甘草配伍干预肾病综合征大鼠 AVPR2/AQP2 的表达

靖博宇等[1]探讨阿霉素诱导的肾病综合征大鼠 AVPR2 和 AQP2 的表达以及雷公藤-甘草配伍的干预机制。选取成年健康雄性 SD 大鼠，随机选取 10 只作为空白组，其余大鼠均接受尾静脉注射给予 6.5mg•kg-1 的阿霉素诱导复制大鼠肾病综合征模型。并采用随机数字法将造模成功的大鼠分为 4 组（n=10）：模型组（n=10）、阳性对照组（雷公藤总甙片 $80mg \cdot kg^{-1} \cdot d^{-1}$,n=10）、雷公藤组（雷公藤提取物 $240mg \cdot kg^{-1} \cdot d^{-1}$,n=10）及雷公藤-甘草组（雷公藤提取物 $240mg \cdot kg^{-1} \cdot d^{-1}$+甘草提取物 $80mg \cdot kg^{-1} \cdot d^{-1}$,n=10）。测定大鼠 24h 尿蛋白含量、人人血白蛋白、尿素、肌酐水平、肾脏中 AVPR2 和 AQP2 mRNA 表达水平。结果：大鼠经阿霉素造模后表现出大量蛋白尿、低蛋白血、高度水肿症候。相比于模型组，雷公藤及配伍给药组大鼠精神状态较好，体质量增加明显。与模型组相比，雷公藤组 24h 尿蛋白、尿素、AQP2 mRNA 表达均显著下降（$P<0.05$）；雷公藤-甘草组 24h 尿蛋白、人人血白蛋白、尿素、肌酐、AVPR2 mRNA 及蛋白、AQP2 mRNA 及蛋白表达均显著回调（$P<0.05$）。相比于雷公藤组，雷公藤-甘草组的 24 h 尿蛋白、人人血白蛋白、AVPR2 mRNA、AQP2 蛋白表达回调更加显著（$P<0.05$）。结论：雷公藤可显著降低肾病综合征大鼠 AVPR2 和 AQP2 mRNA 高表达，且与甘草配伍后效果更优，雷公藤-甘草配伍给药干预阿霉素诱导的肾病综合征大鼠的机制与纠正 AVPR2 与 AQP2 的高表达、减少水的重吸收有关。

（2）中药联合激素非拖尾疗法治疗儿童难治性肾病综合征的临床研究

倪锦玉等[2]观察中药联合激素非拖尾疗法治疗儿童难治性肾病综合征（RNS）的临床疗效。将 2019 年 6 月至 2022 年 6 月在河南中医药大学第一附属医院门诊就诊的 122 例 RNS 患儿按照随机数字表法分为观察组（n=60）和对照组（n=62）。对照组给予泼尼松片联合他克莫司治疗，其中泼尼松片治疗采用拖尾疗法，观察组在对照组基础上加用中药治疗（益气化瘀清热方序贯辨治），其中泼尼松片治疗采用非拖尾疗法。比较 2 组治疗前和治疗 4 周、12 周、24 周后 24h 尿蛋白定量（24hUTP）、血浆白蛋白（ALB）、血脂[总胆固醇（TC）、三酰甘油（TG）]的变化；比较治疗前和治疗 24 周后肝肾功能[丙氨酸氨基转移酶（ALT）、天门冬氨酸氨基转移酶（AST）、血尿素氮（BUN）、血肌酐（SCr）]、中医证候积分和儿童 RNS 中医生存质量量表的变化；比较治疗 52 周后 2 组患儿激素总累积量、激素副作用、总有效率和复发率。结果：2 组患儿治疗 4 周、12 周、24 周后 24h UTP、ALB、TC、TG 均较治疗前有改善，且观察组改善更明显（$P<0.05$, $P<0.01$）；治疗 24 周后，2 组患儿 ALT、AST、BUN、SCr 无明显变化（$P>0.05$），但中医证候积分均显著降低（$P<0.05$, $P<0.01$）、中医生存质量量表总积分显著增加（$P<0.01$），且观察组优于对照组（$P<0.05$, $P<0.01$）；治疗 52 周后，观察组激素总累积量低于对照组（$P<0.01$）、激素副作用少于对照组（$P<0.01$）、总有效率高于对照组（$P<0.05$）、复发率低于对照组（$P<0.05$）。结论：中药联合激素非拖尾疗法治疗儿童 RNS 能降低尿蛋白，升高血浆白蛋白，降低血脂，改善中医证候，提高生存质量，提高临床疗效。

参考文献：

[1]靖博宇，李思璇，唐思，等.雷公藤-甘草配伍干预肾病综合征大鼠 AVPR2/AQP2 的表达[J].沈阳药科大学学报，2023，40（7）:915-920.

[2]倪锦玉，张蒙蒙，任相阁，等.中药联合激素非拖尾疗法治疗儿童难治性肾病综合征的临床研究[J].南京中医药大学学报，2023，39（7）：669-676.

第二节　IgA 肾病

IgA 肾病是西医对原发性肾病的诊断名称，中医学虽无此诊断病名记载，但根据临床表现以血尿为主的特征，及临床多伴有低热、腰痛、尿时灼热不适等，常归为尿血、溲血、溺血、腰痛等病证范畴。其病因病机主要为先天禀赋失调而致，因肾为水脏，过亢过盛则易内生湿毒之邪，脾虚则不易祛除机体内湿毒，湿毒过盛则易凝滞损伤肾络，气血不畅，气血失和而发病。另外，淫邪外侵，情志不舒，房劳过度，饮食不节等是本证诱发和加重因素，此病也常有湿毒凝久化热生寒，血瘀脉络等夹杂证。总之，常表现为气亢、气虚、邪实，“实实”并存，或“实虚实”错杂证候表现。中医可归属于“尿血”“溺血”“溲血”“肾风”范畴。

一、病因和发病机制

（一）现代医学对 IgA 肾病病因和发病机制的认识

IgA 肾病的确切发病机制尚未完全清楚，多种因素与发病有关，相当一部分 IgA 肾病患者是在上呼吸道感染或胃肠道感染后引发本病。比较一致的看法是 IgA 肾病属免疫复合物引起的一类肾小球疾病。

（1）与免疫系统的关系

IgA 肾病主要是以多聚体 IgA（PIgA）在肾小球沉积，表明了 IgA 免疫系统导致了 PIgA 分子在循环系统中出现和肾小球系膜区的沉积。

（2）与骨髓的关系

肾小球系膜区沉积的 IgA 且存在于血液中，IgA 相似的铰链区糖基化异常，提示 IgA 肾病患者系膜区沉积的 IgAi 为骨髓源性 IgA。

（3）与细胞因子的关系

IgA 肾病患者系膜区沉积的 IgA 引起系膜细胞分泌因子活化补体导致 IgA 肾病的病理改变；病变较重和新月体形成的 IgA 肾病，肾小球内可有较多的淋巴细胞、单核细胞、巨噬细胞浸润；IgA 特异性 T 辅助细胞增加，T 抑制细胞较少，提示细胞免疫在 IgA 肾病的发病机制中具有一定的作用。

IgA 肾病标志性的病理改变是 IgA 在肾小球系膜区的沉积，大多数患者同时合并 C3、IgG、IgM 的沉积。

（二）中医学对 IgA 肾病病因病机的认识

IgA 肾病是西医对原发性肾病的诊断名称，中医学虽无此诊断病名记载，但根据临床表现以血尿为主的特征，及临床多伴有低热、腰痛、尿时灼热不适等，常归为尿血、溲血、溺血、腰痛等病证范畴。其病因病机主要为先天禀赋失调而致，因肾为水脏，过亢过盛则易内生湿毒之邪，脾虚则不易祛除机体内湿毒，湿毒过盛则易凝滞损伤肾络，气血不畅，气血失和而发病。

另外，淫邪外侵，情志不舒，房劳过度，饮食不节等是本证诱发和加重因素，此病也常有湿毒凝久化热生寒，血瘀脉络等夹杂证。总之，常表现为气亢、气虚、邪实，“实实”并存，或“实虚实”错杂证候表现。

（1）病因

先天禀赋失调：肾精肺气过亢，或肾气虚损，禀赋薄弱，内生风、湿毒邪。

外感淫邪：六淫侵袭，风、寒、湿邪外侵化热，或热、寒、湿邪直入于里，直中肾体。

饮食失常：过食辛辣醇酒厚味，或寒冷攻伐之品，伐肾伤脾。

七情内伤：惊恐过度而伤肾肺，思虑过度而伤脾，怒之而伤肝。

劳倦过度：劳作过度则伤脾，四肢肌肉。因肾可封藏，房室过度，耗精伤肾。

用药不当：应用对肾有毒害的中西药物。

（2）病机

病位：病本在肾、肠及小肠、膀胱、脾、肝、心等脏腑组织。

病性：本病可发生在任何年龄段，但年轻人发病较多，80%患者在 16～35 岁发病，男女之比约 3：1。本证多属虚实夹杂证，在急性发病期多以肾气亢盛，湿热邪毒也盛的，正邪、本标双实证多见。处于慢性稳定期，以肾脾正气虚损，或邪气湿、热、寒、瘀等实证的夹杂证为主。本虚主要为气阴两虚，标实则为内蕴湿热瘀血，此证病性变化多端，个体差异较大。

病机转化：lgA 肾病患者临床表现多以血尿为特点，血从小便而来，其病位在肾，常及小肠与膀胱。血的形成及运行主要以肾、脾、心、肝、肺等密切相关，其一，因肾为先天之本，肾藏精、主骨、生髓，髓生血，为生血之本源；其二，脾为后天之本，以中焦受气取汁化生而赤是谓血，由水谷之气化生而来。再则血由脾而统摄，水土两脏，相互依存，相互制约，而使血旺气盛平衡运行；其三，心主血脉，心气推动和调控血液在脉道中运行，流注全身，发挥营养和滋润作用。肝藏血，主疏泄，助脏腑之气调疏血脉。肺主气，气行则血行，助推血脉输布机体周身。如果肾气过于亢盛，常易内生风湿毒邪。风湿之邪毒蕴滞肾络而致肾络损伤，血溢脉外，随尿而出则成溺血。肾失封藏，精微下泄，则成尿浊（蛋白）。若内生湿毒，凝久化热，或因外邪淫毒侵入机体，循经注入下焦，灼伤肾的脉络，也可迫血妄行，血渗膀胱，随尿而下则见尿血。若肾阴不足，不能制阳，虚火内炽，肾络损伤，故见尿血；若脾气虚损，不能统血，血不循经而尿血；若肾气不固，封藏失职，皆可使血及精微随尿而下泻而成本病；若心经热盛移行小肠，热伤脉络，迫血妄行，则成本病。此外，IgA 肾病因误治失治，久病缠绵不愈，入络致脉络损伤，或离经之血未及消散，无论虚实之证，皆可致使血液留滞瘀阻于肾及膀胱、脉络蓄积而为瘀血；阻于肾络，血溢于脉外形成 IzA 尿血经久不愈的临床特征，以正亢、正虚、邪实、血瘀错杂的临床特征为主要证候。

二、诊断和鉴别诊断

（一）诊断

（1）发生于上呼吸道感染后的肉眼血尿或显微镜下血尿或无症状性蛋白尿（尤其男性青年）。

（2）血尿为肾小球性（畸形红细胞为主），蛋白尿为高、中分子或混合性蛋白尿，血清 IgA 可能升高。

（3）肾活检免疫病理检查肾小球系膜区可见到 IgA 为主的免疫荧光。

（4）除外链球菌感染后急性肾小球肾炎、非 IgA 系膜增生性肾炎、薄基底膜肾病、狼疮性肾炎、紫癜性肾炎、肝硬化及酒精性肝病的肾损害等。

（二）鉴别诊断

（1）链球菌感染后急性肾小球肾炎。与 IgA 肾病同样易发生于青年男性，于上呼吸道感染（或急性扁桃体炎）后出现血尿，可有蛋白尿、水肿和高血压，甚至肾功能损害。两者不同之处在于 IgA 肾病患者于上呼吸道感染后间隔很短（1～3 天）即出现血尿，部分患者血清 IgA 水平增高。而急性肾炎多在链球菌感染后 2 周左右出现急性肾炎综合征的临床症状，抗“O”升高、血清 C3 下降，肾活检可助鉴别。

（2）非 IgA 系膜增生性肾炎。非 IgA 系膜增生性肾炎在我国发病率高。约 1/3 的患者表现为单纯血尿。在临床上与 IgA 肾病很难鉴别。须靠肾活检免疫病理检查来鉴别。

（3）薄基底膜肾病。薄基底膜肾病主要临床表现为反复血尿，约 1/2 病例有家族史。临床表现为良性过程，须靠肾活检电镜检查与 IgA 肾病鉴别。

（4）过敏性紫癜肾炎。患者可以表现为镜下血尿甚至肉眼血尿。肾活检可有与原发性 IgA 肾病同样的广泛系膜区 IgA 沉积。但紫癜肾患者常有典型的皮肤紫癜、腹痛、关节痛表现。

（5）狼疮性肾炎。表现为镜下或肉眼血尿，常伴多系统受累表现。多发于年轻女性，通过查血补体 C3、抗核抗体及肾活检可以确诊。其病理改变大多与 IgA 肾病有明显区别。其肾活检免疫病理特点为“满堂亮”（IgG、IgA、IgM、C1q、C3 及纤维蛋白相关抗原全阳性）。

（6）乙肝病毒相关性肾炎。可表现为血尿，多伴有大量蛋白尿，但本病多有肝脏肿大及肝功能异常，HBsAg 阳性和（或）HBeAg 阳性，肾脏活检可见乙肝病毒的沉积。

三、治疗

（一）现代医学疗法

（1）一般治疗（祛除诱发和加重因素）

① 注意气候的变化，预防上呼吸道感染等，如有扁桃体炎反复感染者，咽喉炎，鼻窦炎，皮肤感染等病灶时要及时控制和清除病灶。

② 劳逸结合，以休息为主，避免过度劳累，保持心情舒畅。

③ 饮食保持足够的热量，低钠、低脂饮食，避免使用肾毒性药物。以上诸多因素是诱发和加重本病的重要因素，应引起重视。

（2）根据临床表现类型不同分别采用其治疗方法

① 表现为隐匿性肾炎综合征治疗。单纯性血尿或（和）蛋白尿，蛋白尿在1.0g/24h以下者，尿红细胞在50个/μl以内者，主要以调护为主，避免感染，过度疲劳，保持心情舒畅，起居休息规律，忌烟酒辛辣之品。

药物治疗：可用雷公藤总苷30～60mg/d，分3次服用；贝那普利（洛丁新）5～10mg，每日1次；保肾康3～4片，每日3次口服，每月为1个疗程，可持续应用3～6个疗程，蛋白尿、血尿消失后，渐渐减量（每周按5%的量渐减）。

② 慢性肾小球肾炎治疗。可参照慢性肾炎治疗原则，以延缓肾功能恶化和保护肾功能为主，伴有血压升高者应积极控制高血压，对保护肾功能极为重要。ACEI和ARB为首选药物，可较好的控制高血压，减少尿蛋白，有保护肾功能作用，将血压控制在125/75mmHg最佳。即使尿蛋白不超过3.0g/24h，血压不高和肾功能无异常，也应常规给予ACEI和ARB，发挥减少蛋白尿的作用。如果肾功能不全，血肌酐>250μmol/L不宜再用。有蛋白尿的IgAN患者应接受SGLT2抑制剂治疗。当IgAN患者使用ACEI或ARB联合SGLT2抑制剂治疗至少3-6个月后UPCR仍≥1.5g/g时，内皮素和血管紧张素受体双重拮抗剂（如斯帕森坦）可能作为减少此类患者蛋白尿的备选方案。

糖皮质激素、细胞毒类药物治疗：此两类药物联合治疗，可以明显减少蛋白尿和延缓肾功能恶化，对于肾功能正常或血清肌酐<240μmol/L患者均可使用。对于慢性肾炎IgA肾病的患者要积极应用此类药治疗。

③ 大量蛋白尿或肾病综合征表现治疗。可按肾病综合征处理，如病理改变轻微者，轻度系膜增生性肾小球肾炎，糖皮质激素和细胞毒类药物可获得较好的疗效。

MMF治疗方案：甲泼尼龙静脉滴点冲击治疗，成人每日0.5g～1.0g连用3d；继用泼尼松 0.6～1.0mg/（kg·d）服用 8 周后，每 2 周减 5mg，减至 10mg/d 以此剂量维持；MMF 以 0.5g 每日 2 次开始给药。依据血压浓度增加至 1.5～2.0g/d，连续使用 6 个月，以每日 0.75～1.0g/d 剂量维持，总疗程 2 年。

环磷酰胺治疗方案：甲泼尼松同 MMF 治疗方案。CTX 冲击治疗：0.5～1.0g/d，每月 1 次，连用 6 个月，以后每 3 个月 1 次，总剂量<8g，CTX 治疗结束后，用硫唑嘌呤维持，总疗程 2 年。

④ 急进性肾小球肾炎综合征表现治疗。肾活检病理学检查显示以 IgA 为主的新月体肾小球肾炎，临床上常常肾功能急剧恶化，应按急进性肾炎处理、对主要为细胞性新月体者给予强化治疗，如甲泼尼龙冲击治疗，环磷酰胺冲击治疗及对症治疗。

IgA 肾病的疗效预后与很多因素有关，老年患者年龄较大者预后较差，持续性镜下血尿伴有蛋白尿者和肾功能不全者预后较差，伴有高血压、特别是难于控制的严重高血压和病理类型Ⅲ级以上者预后较差。

在临床上判断 IgA 肾病的预后要从各方面综合考虑，预后有较大差异性，部分患者无完全缓解，治疗调护不佳的患者，有 15%～40%发展为慢性肾功能不全。

（二）中医疗法

（1）急性发作期

风热蕴结证：发热（高热或轻微发热），咽痛，咳嗽，或伴乳蛾红肿疼痛，腰酸腰痛，血尿（肉眼血尿或镜下血尿）和（或）蛋白尿，舌红，苔薄黄，脉浮数。基本治法：疏风解表，清热解毒。方药运用：银翘散合芎芷石膏汤加减。常用药：金银花 12g，连翘 12g，牛蒡子 9g，薄荷 3g，荆芥 12g，甘草 3g，竹叶 12g，芦根 15g，川芎 9g，白芷 12g，石膏 15g，菊花 12g，藁本 9g，羌活 9g。方中金银花、连翘、石膏、竹叶清热解毒；薄荷、荆芥、菊花辛凉解表；牛蒡子、白芷、薄荷宣肺利咽。加减：肺热内盛加黄芩、鱼腥草清肺泄热；咽喉红肿疼痛加一枝黄花、土牛膝、凤尾草、玄参解毒利咽；尿血鲜红加大蓟、小蓟、茅根凉血止血。

胃肠湿热证：腹痛肠鸣，泄泻清稀，甚如水样，脘闷食少，烦热口渴，小便短黄，血尿和（或）蛋白尿，或伴恶寒发热，舌苔黄腻，脉濡数。基本治法：清热利湿。方药运用：葛根芩连汤合健脾清利方。常用药：葛根 12g，黄芩 12g，黄连 3g，甘草 3g，太子参 9g，白术 12g，茯苓 15g，苍术 9g，生薏苡仁 15g，赤小豆 15g，山药 12g，石韦 15g，白茅根 15g。方中黄芩、黄连苦寒清热燥湿；葛根解肌清热、升清止泻；白术、苍术、生薏苡仁、茯苓健脾燥湿止泻；白茅根、赤小豆、石韦清热利湿，使其湿热分消；太子参、山药益气养阴健脾。加减：湿重加藿香、佩兰以化湿醒脾；热重加郁金、铁苋菜以清解热毒；腹痛加白芍、生甘草以缓急止痛。

下焦湿热证：小便短涩刺痛，黄赤灼热，血尿和（或）蛋白尿，或伴心烦口渴，舌红，脉数。基本治法：清热利水，凉血止血。方药运用：小蓟饮子加味。常用药：小蓟15g，滑石12g，生地黄12g，通草9g，炒蒲黄9g，竹叶12g，藕节15g，当归9g，栀子9g，甘草3g，白茅根15g，地锦草12g，金钱草15g。方中小蓟、生地黄、藕节、炒蒲黄凉血止血；栀子、通草、竹叶、白茅根、地锦草清热泻火利水；生地黄清热凉血。加减：尿血鲜红加荠菜花、槐花、生地榆以凉血止血；热重加蒲公英、紫花地丁以清热解毒。

湿热疮毒证：皮肤破溃，红肿流脓，历数日、十数日或更久，随即出现血尿和（或）蛋白尿，可伴发热烦渴、便秘尿黄，苔薄黄或黄腻，脉数。基本治法：清热化湿解毒。方药运用：五味消毒饮加味。常用药：野菊花9g，金银花9g，蒲公英12g，紫花地丁12g，紫背天葵12g，黄芩12g，黄连3g，连翘9g，玄参9g，白茅根15g，生地黄12g。方中野菊花、金银花、蒲公英、紫花地丁清热泻火治疮毒；紫背天葵、连翘化痰散结、消肿止痛；黄芩、黄连清热燥湿。加减：疮疡痈肿，脓水较多加黄芪、皂角刺、乳香以托脓排毒；热盛伤阴加芦根、知母清热养阴；脓毒盛者重用蒲公英、紫花地丁清热解毒；湿盛而糜烂者加苦参、土槿皮以燥湿止痒；血热而红肿加牡丹皮、赤芍以凉血消肿；大便不通加大黄、芒硝以通腑泄热。

（2）慢性进展期

肺肾气虚证：平时面色萎黄无华，腰酸乏力，纳差便溏，特点为肺卫不固，易感六淫邪气，往往使病情反复，难于治愈，舌淡，苔白，脉细弱。基本治法：益气固表，滋补肺肾。方药运用：玉屏风散合补肺汤加味。常用药：黄芪15g，白术12g，防风9g，人参12g，熟地黄12g，五味子9g，桑白皮9g，紫菀9g，芡实15g，山萸肉9g。方中黄芪、人参、白术、防风益气固表；熟地黄、山萸肉补益肺肾；芡实配白术、五味子健脾固涩。加减：气虚恶风加桂枝、白芍以解表和营；经常咽喉肿痛加牛蒡子、玄参、挂金灯清利咽喉。

气阴两虚证：倦怠乏力，腰膝酸软，手足心热，口干喜饮，或伴大便干结，舌偏红边有齿印，苔薄白或薄黄，特点为平时少量血尿蛋白尿，稍遇劳累则病情加重。基本治法：益气养阴。方药运用：四君子汤合左归丸加减。常用药：党参12g，白术12g，黄芪15g，茯苓12g，白扁豆12g，炙甘草3g，熟地黄12g，山萸肉9g，枸杞子 12g，山药 15g，杜仲 12g，肉桂 3g。方中党参、白术、黄芪、茯苓、白扁豆、山药健脾益气；熟地黄、山萸肉、枸杞子滋养肾阴；用杜仲、肉桂则阴得阳升而泉源不竭。加减：蛋白尿多者重用黄芪，加芡实、灵芝以益气固摄；血尿多者加参三七、藕节凉血化瘀止血。

脾肾阳虚证：腰膝酸冷，四末欠温，面苍白或黧黑，小便频数或夜尿增多，大便时溏，或伴下肢浮肿，舌淡，苔白，脉细弱。常表现为中度或重度蛋白尿、血尿，反复难愈。基本治法：健脾益气，温肾助阳。方药运用：右归丸加减。常用药：熟地黄 12g，山药 15g，白术 12g，山萸肉 9g，枸杞子 9g，杜仲 12g，菟丝子 15g，炮附片 9g，肉桂 6g，当归 12g，鹿角胶 9g。方中炮附片、肉桂、杜仲、菟丝子、鹿角胶温肾助阳；白术、山药健脾益气；熟地黄、山萸肉、枸杞子补肾精，养肾阴；当归活血养血。加减：下利清谷者，减去熟地黄、当归，加入党参、薏苡仁、补骨脂以健脾止泻；腹中冷痛者加高良姜、吴茱萸、白芍以温中止痛。

肝肾阴虚证：腰酸乏力，五心烦热，口干咽燥，大便干结，或伴月经量少甚至闭经，舌红，苔少，脉细数。患者往往病程绵长，曾服用或正在服用大量激素及（或）免疫抑制剂，部分患者呈激素依赖型，稍减量则尿蛋白反跳。基本治法：滋阴清热。方药运用：左归丸加减。常用药：熟地黄 12g，山药 15g，山萸肉 9g，菟丝子 15g，枸杞子 9g，牛膝 12g，龟甲 9g，知母 12g，黄柏 12g。方中熟地黄、菟丝子、龟甲、枸杞子滋养肝肾之阴；知母、黄柏清虚热；山萸肉收敛固涩；牛膝补益肝肾，活血祛瘀。加减：急躁易怒，尿赤便秘，舌红脉数者，加龙胆草、黄芩、栀子清肝泻火；精血枯竭而见耳聋、足痿者加紫河车粉分服，填补精血；腰酸遗精，精关不固者，加金樱子、芡实、莲须固肾涩精。

湿热内盛证：面红或面部痤疮，时发咽喉肿痛，口苦口黏，胸脘痞闷，烦热口渴，小便短赤，大便秘结或溏薄不爽，舌红，苔黄腻，脉濡数。多见于素体阳盛而服用激素或使用温补药物的患者。基本治法：清热化湿，凉血止血。方药运用：莲草汤加味。常用药：半枝莲 30g，白花蛇舌草 30g，白术 15g，山药 12g，旱莲草 15g，藕节 30g，苎麻根 30g，凤尾草 30g，生薏苡仁 15g，砂仁 6g，白茅根 15g，制大黄 12g。方中半枝莲、白花蛇舌草、苎麻根清热解毒；凤尾草、白茅根清热凉血止血；白术、山药、生薏苡仁、砂仁健脾化湿；制大黄、白茅根使湿热前后分消。加减：湿热伤阴者，可加知母、玄参、旱莲草以养阴清热；血热较盛，皮肤瘀斑、舌红脉数者，加生地黄、地肤子、水牛角粉以凉血化斑；大便溏薄不爽者，合葛根芩连汤以清利湿热。

脾虚水盛证：下肢或全身水肿，甚者伴胸腔积液、腹水，脘腹痞满，纳减便溏，神倦肢冷，小便短少，舌淡，苔白腻，脉沉缓。多见于表现为肾病综合征的 IgA 肾病患者。基本治法：健脾补气，利水消肿。方药运用：参苓白术散合五皮散。常用药：人参 15g，茯苓 15g，白术 15g，山药 15g，白扁豆 12g，砂仁 6g，生薏苡仁 15g，莲子 15g，桔梗 6g，甘草 3g，桑白皮 30g，橘皮 9g，大腹皮 15g，茯苓皮 15g，生姜皮 9g。方中人参、山药、白扁豆健脾补气；茯苓、白术、砂仁、生薏苡仁健脾化湿；桑白皮、大腹皮、茯苓皮等泻肺理气、行水消肿；莲子收敛固涩。加减：小便短少者加桂枝、泽泻以助膀胱化气行水；阳虚水泛，水肿凹陷如泥者加黄芪、炮附片、淫羊藿益气温阳利水。

气滞血瘀证：神疲乏力，腰部刺痛，固定不移，面色晦暗，唇色青紫，肢体麻木，或伴痛经闭经，经行不畅，舌紫暗瘀斑瘀点，脉细涩。基本治法：益气活血，化瘀止血。方药运用：补阳还五汤加味。常用药：黄芪 30g，当归 12g，赤芍 12g，川芎 9g，桃仁 12g，地龙 12g，红花 9g，参三七 9g，马鞭草 15g，生地榆 15g。方中重用黄芪补气；配合当归、赤芍、川芎、桃仁、红花补气活血化瘀；地龙通经活络为佐药；参三七、马鞭草、生地榆合用，既可加强活血之功，又兼止血利水之效。加减：气滞重者，症见脘腹胀闷、经行不畅，加路路通、木香以行气消肿；兼血虚者，加阿胶、桑椹子以滋补阴血；尿血明显者，可加大蓟、小蓟、旱莲草、凤尾草凉血止血。

（3）中成药

黄葵胶囊：主要成分：黄蜀葵花。功效：清利湿热，解毒消肿。适用于本病湿热证。用法：每日 3 次，每次 5 粒。

肾炎四味片：主要成分：细梗胡枝子、黄芩、石韦、黄芪等。功效：活血化瘀，清热解毒，补肾益气。适应于慢性肾炎进展期湿热壅盛的患者。用法：每日 3 次，每次 8 片。

肾炎康复片：主要成分：山药、丹参、白花蛇舌草、生地黄、杜仲等。功效：益气养阴，补肾健脾，清解余毒。主治气阴两虚，脾肾不足，毒热未清者。用法：每日 3 次，每次 5～8 片。

保肾康：主要成分：中药川芎提取物。功效：活血化瘀。适用于瘀血阻络证。用法：每日 3 次，每次 2～4 片。

肾康宁片：主要成分：黄芪、丹参、茯苓、益母草、淡附片等。功效：温肾益气，和血渗湿。适用于慢性肾炎，肾气亏损，肾功能不全所引起的腰酸乏力、畏寒、夜尿增多。用法：每日 3 次，每次 5 片。

四、预防与调护

（1）预防

IgA 肾病的防治原则：防发生、防加重、早诊断、早治疗。

重视体检：特别是查尿常规，若尿中有红细胞出现要引起重视，要进一步查尿相位差，查红细胞计数及红细胞形态，假若红细胞是多形型的说明红细胞是肾小球性的红细胞，说明肾小球出了问题；若是均一型的则是非肾源性红细胞。诊断不同，治疗也不同。若有尿红细胞，要经常查尿常规和泌尿系超声。如尿红细胞经查多次是形态多形型，则应进一步行尿蛋白定量和继发性因素筛查，必要时行肾活检明确诊断。

预防感冒：IgA 肾病经常在上呼吸道感染、扁桃体炎后而发作，或使病情加重，所以要预防感冒。体质差、抵抗力低，或生活不慎，很容易感冒。

具体措施：适当运动，锻炼身体，增强体质，增强抵抗力，但防剧烈活动（剧烈活动可致血尿反复及增加）；可以散步、打太极拳等，不能过长时间运动及长久站立不动；少去公共场所，特别是流行病多发的季节，外出要戴口罩；及时增减衣服，防暑湿，防受凉受寒，防止呼吸道感染；室内要经常注意空气的流通；平时可服用预防感冒的玉屏风口服液或服加味玉屏风汤剂，或生黄芪 20g，炒白术 10g，生薏苡仁 20g，金银花 10g，防风 5g，茯苓 20g，生甘草 5g 煎汤代茶服。

防治咽部炎症：咽炎与扁桃体炎常是 IgA 肾病伴有的疾病，而且咽炎与扁桃体炎的发作常使 IgA 肾病的血尿或蛋白尿、隐血反复或增多，迁延不已。所以要防治咽部炎症。慢性咽部炎症症状稳定，可稳定血尿、隐血等病情。

具体措施：饮食忌辛辣、烧烤，忌烟酒，防咽炎发作；食后漱口，防止咽部留有细菌培养基，防感冒，晨起时用淡盐水漱口；不吃零食，偶尔吃了要及时漱口。

保健用药：各种含片如银黄含片、西瓜霜含片、草珊瑚含片、华素片等任选一种即可，或交换使用，每次 1 片含化，每日 3～5 次。清咽茶：金银花 10g，胖大海 1 枚，生甘草 5g 泡茶频饮；金银花 10g，杭菊花 5g，川石斛 10g，青果 1 枚泡茶频饮。

治疗中防伤肾药品：中药如关木通、马兜铃、防己、细辛、商陆、大戟、甘遂、雷公藤根皮等，西药氨基糖苷类抗生素等也不能用。

（2）调护

① 避劳累过度，因劳累可致血尿反复或增加。

② 保持良好的心态，对疾病既不恐惧，也不麻痹，认真对待，增强信心。

③ 饮食上除了为保护咽喉要防辛辣、烧烤、煎炸之品，忌烟酒外，还要注意低盐饮食，一般肾病患者都要低盐，每日进盐 5～6g。若蛋白尿多的肾病综合征患者每日进盐量 3g。忌海鱼海虾，忌公鸡、蟹、虾，特别是龙虾、鹅、蚌、螺丝等发物，忌一切辛温燥热之品，以免动火，迫血妄行；防高脂、肥厚、油腻食品，以防肾动脉硬化，加重病情。

④ 高血压者需减轻体质量，需达标准体质量（身高-105）；适当运动，如散步、太极拳、健身操等；控制热量摄入；饮食应低盐，每日 3～5g，高血压合并水肿者每日不宜超过 3g；少食动物脂肪，防血管硬化，以素食为主，少吃甜食；出现肾功能下降者，其饮食应按慢性肾衰竭饮食要求调摄，宜优质低蛋白高能量饮食。

⑤ 蛋白尿多者也可出现肾病综合征，要适当摄入蛋白质，但应根据个体的体质量与病情来确定进量，既要保证营养，又要减少对肾脏的损害，应注意以清淡为主，少吃多餐；每日蛋白质进量以 0.8～1.0g/kg 为宜；以优质蛋白为主，如牛奶、鸡蛋（去蛋黄）、鱼肉（去鱼子）、母鸡、鸭子等；明显水肿时蛋白质可进 1.0～1.2g/（kg·d）；每日钠盐的进量控制在 3g 以内；如有高血压、感染史应及时控制；不提倡运动，可散步，不能剧烈运动或在寒冷环境下锻炼，防蛋白尿增加；注意个人卫生；女性不宜受孕，要防止意外受孕。

⑥ 要有充足的睡眠。睡眠前心情要平和，不看电视，不要进食后或洗浴后立即就寝，冬季睡前要暖脚。睡眠差者可服些中成药，如百草安神片、天王补心丹、柏子养心丸、甜梦胶囊。忌烟酒和茶。

五、中西医结合最新研究进展

（1）中西医结合治疗 IgA 肾病的随机对照试验结局指标的选择

结局指标是临床试验及研究中不可或缺的组成部分，尤其对于中医药治疗疾病相关的临床研究，建立具有中医药特色的核心结局指标集已经被很多中医药学者所呼吁。杨珂等[1]通过研究为建立中医、中西医结合治疗 IgA 肾病的核心结局指标集提供佐助。方法：在计算机网络选择 7 个中英文数据库，检索中医药或中西医结合治疗肾功能正常的 IgA 肾病的临床随机对照试验相关文献。果：共纳入 25 篇文献，涉及 36 个结局指标，使用率接近及超过一半的结局指标仅有 5 个，同时，未有 1 篇文章将终点事件作为结局指标。结论：目前已发表的随机对照试验结局指标的选择繁多，虽大都以实验室相关检查结果作为结局指标，但差异性较大，测量时点跨度较大，未能体现中医药特色，安全性指标涉及较少且较为模糊。关于 IgA 肾病的中医药核心结局指标的数据库建立或可从目前明显的不足入手。

（2）IgA 肾病血管内皮损伤与中医证型相关性的临床研究

黄美春等[2]探讨了 IgA 肾病血管内皮损伤与中医证型的相关性。方法：观察原发性 IgA 肾病患者 59 例，进行中医辨证分型，与健康组 19 例比较其血浆血管性血友病因子（vWF），可溶性血管细胞黏附分子（sVCAM-1）和肝素结合性表皮生长因子（HB-EGF）。结果：IgA 肾病患者血 vWF、sVCAM-1 和 HB-EGF 水平高于健康对照组（$P<0.01$）；血 sVCAM-1 与 HB-EGF 呈正相关（$P<0.05$），且与 24 小时尿蛋白、尿红细胞计数、凝血功能呈正相关（$P<0.05$）。中医证型分布多为虚实兼夹，vWF、sVCAM-1、HB-EGF 在脾肾阳虚证组升高最明显，血瘀证组高于非血瘀证组（$P<0.01$）；对血瘀证具有良好的敏感性和特异性。结论：IgA 肾病脾肾阳虚证、血瘀证患者血管内皮损害更严重；对临床判断病情及指导治疗具有积极意义。

（3）基于黏膜免疫探讨玄府—络脉与 IgA 肾病的发生发展关系

玄府—络脉体系纵横交错、遍贯全身，为津血流通、气机升降的基本道路与门户，借以通行营卫等发挥护卫肌表之功。IgA 肾病的发生多与黏膜免疫密切相关，呼吸道、胃肠道、泌尿道等处的免疫复合物沉积为疾病发生的主要原因。孙超凡等[3]以营卫二气为基本桥梁，通过探讨玄府—络脉与黏膜免疫二者在构成基础、功能效应及病理表现上的相关性，认为黏膜免疫为玄府—络脉发挥卫外御邪之功的具体体现。IgA 肾病发生免疫紊乱的过程多与玄府闭塞、络脉失和有关。其具体机制为玄府郁闭，致气血津液流通受阻，痰瘀等病理产物化生，瘀阻于络脉，络虚不荣、络脉失养而发为本病。基于这一病机特点，在治疗方面当分期论治，早期开通玄府，着重运用风药使气机宣达、营卫流通；中期化瘀通络，应用藤类药、虫类药以增破血逐瘀、搜剔通络之力；晚期气阴两虚、肾络失养，应用益气养阴药以通补虚络、疏利气机。冀以此拓宽 IgA 肾病的中医临证思路，为本病的治疗提供指导和借鉴意义。

参考文献：

[1]杨珂，李靖，何俊伯，等.中西医结合治疗 IgA 肾病的随机对照试验结局指

标的选择[J].世界中医药， 2023，18 （14）：2045-2051.

[2]黄美春，郑淑敏，鲁盈.IgA 肾病血管内皮损伤与中医证型相关性的临床研究[J].浙江中医杂志，2023，58（6）:414-415.

[3]孙超凡，王暴魁.基于黏膜免疫探讨玄府—络脉与 IgA 肾病的发生发展关系[J].环球中医药，2023，16（6）:1152-1155.

第三节　急进性肾小球肾炎

急进性肾小球肾炎（rapidly progressive glomerulonephritis，RPGN）亦称“急性快速进展性肾小球肾炎”，简称“急进性肾炎”，是一组病情发展急骤，蛋白尿、血尿、浮肿、高血压等症状在数天、数周或数月内急剧恶化，出现少尿、无尿、肾衰竭，预后恶劣的肾小球肾炎的总称。1914 年 Volhard 和 Fahr 在一些发病后几周或几个月出现急性肾衰竭的患者尸检中，发现他们肾小球病理改变的共同特征为：毛细血管外增生（或新月体肾小球肾炎）；1942 年 Ellis 将具有这些临床、病理改变的疾病称为急进性肾小球肾炎。随后 Davson 等又发现系统性小血管炎患者、显微镜下多发小血管炎患者都有肾小球新月体形成。进一步人们发现，只要肾小球毛细血管破裂细胞和血浆蛋白进入鲍曼氏囊，就会发生新月体形成。中医可将其归属为“癃闭”“关格”“水肿”等范畴。

一、病因和发病机制

（一）现代医学对急进性肾小球肾炎病因和发病机制的认识

（1）发病原因

急进性肾炎可分两种类型，病因不明者称之为原发性急进性肾小球肾炎；一般将有肾外表现明确原发病者，称为继发性急进性肾小球肾炎。继发于系统疾病：如狼疮性肾炎，冷球蛋白血症，过敏性紫癜，弥散性血管炎，及其他原发性肾小球疾病。继发于感染性疾病：如败血症，细菌性心内膜炎，乙型肝炎等。药物如青霉胺、别嘌醇和利福平等。

（2）发病机制

急进性肾小球肾炎是一种免疫损伤性、弥漫增生性新月体性肾炎。新月体的形成对肾小球结构和功能都有重要的影响，是肾小球严重损伤的组织学标志。

新月体形成的触发机制是肾小球基底膜的断裂，或形成孔隙，补体系统成分的激活，活化的巨噬细胞蛋白水解酶活性以及系膜细胞增生挤压等，均可使基底膜薄弱断裂。这样的基底膜裂隙破坏了肾小球毛细血管的完整性。循环细胞、炎症介质及血浆蛋白通过毛细血管壁而进入肾小囊。此后在凝血因子，尤其是纤维蛋白原的参与下，在多种增生的细胞包括巨噬细胞、肾小球上皮细胞，即间质成纤维细胞的作用下，逐渐形成新月体。

（3）肾脏的病理改变

主要是肾小囊壁层上皮细胞增生，单核、巨噬细胞浸润形成新月体或环状体为RPGN的特征性病理改变，受累肾小球达50%以上，甚至可达100%。病变范围占肾小囊面积的50%以上，严重者可充填整个肾小囊。新月体和肾小球囊腔粘连，造成囊腔闭塞；压迫毛细血管丛，同时内皮、系膜及基质轻度增生，造成毛细血管袢萎缩、坏死、出血，结构严重破坏，整个肾小球纤维化，玻璃样变，功能丧失。肾小管及肾间质病变常与肾小球病变的严重程度相关。肾小管上皮细胞早期表现为变性、间质水肿、炎症细胞浸润，后期肾小管萎缩、间质纤维化。

本病属免疫性疾病，其免疫反应过程多样化，在发病机制中有多种不同形式，但可并存，其预后主要与病理变化相关。

（二）中医学对急进性肾小球肾炎病因病机的认识

急进性肾炎的形成原因虽多而复杂，但归纳起来不外乎感受外邪与正气内虚两大因素。外邪主要与感受风、湿、热、毒有关；正气内虚则多由饮食失节、七情内伤、妊娠、劳倦等引起的脾肾两虚、脏腑阴阳气血失调所致。在正虚的基础上，外邪乘虚而入，首先犯肺，继而直中脾肾，导致肺、脾、肾三脏气化失调，水液代谢障碍，湿浊潴留，壅塞三焦，升降失序等一系列病理变化。

（1）**感受外邪、热毒壅遏：**当感受外邪，首先犯肺，邪壅于肺，肺气失于正常宣肃：邪由表及里，伤于脾，脾失运化；伤于肾，肾气不得开阖，致水道不利，运化失常，膀胱气化失司，水液代谢障碍，发为水肿、尿少等。当外邪循经侵及下焦，血络被伤，则致血尿。若属疫毒犯肺，热毒壅遏，则毒邪壅盛，阻滞三焦，气化不行，则致水毒内闭，攻心、凌肺、犯脑之重证。

（2）**湿热蕴阻、耗气伤阴：**“客风易散、湿热难除”。本病早期，如病情较重，失治误治或复因饮食辛辣肥腻，湿热内生，可致湿热内蕴、浊毒内生，留恋不去，逗留三焦，损伤脾肾气阴。此时，一方面湿热蕴阻，困阻脾肾之阳气，影响肾阳蒸腾，使升降开合失序，清浊蒙混，当藏不藏，当升不升、当降不降、当泄不泄，出现水湿不去（水肿持续不消），气化障碍（尿少持续存在），精微不摄（蛋白尿、血尿持续不消或加重），水浊滞留（血中废物如尿素氮等增高）等症；另一方面，由于湿热积久，耗伤阴液，可出现一系列阴虚阳亢之症。

（3）脾肾亏损，邪毒内盛：如病久迁延不愈成失治误治，脾肾功能进一步严重损害、湿浊壅盛不得排泄，充斥三焦气化不行，开阖失序清浊相干，进一步气损及阳，阳损及阴，阴阳乖乱，正气大为耗伤，形成本虚标实、虚实错杂的病理状态，从而使病势沉危，险象环生，出现“关格”“溺毒”等证候。

此外，在本病的各个阶段，由于热毒炽盛，常致毒壅血凝，出现尿血、呕血、便血、皮肤瘀斑，腰背刺痛等各种出血症状。本病的出血症状为标，瘀血为本。形成瘀血的原因有二：① 前期多因毒热壅结，气机阻滞，气滞化瘀；② 后期则由于毒邪灼伤阴液，气血亏耗，正气衰败，致气虚血滞而成瘀。

二、诊断和鉴别诊断

（一）诊断

（1）起病急，病情重，进展迅速，多在发病数周或数月内出现较重的肾功能损害。

（2）一般有明显的水肿、蛋白尿、血尿、管型尿等，也常有高血压、低蛋白血症及迅速发展的贫血。

（3）肾功能损害呈进行性加重，可出现少尿或无尿。如病情未能得到及时、有效的控制，常需替代治疗以延长存活。

（4）肾脏病理诊断有相应改变。

（二）鉴别诊断

急性肾小管坏死：常有明确的病因，如中毒因素（药物、鱼胆中毒等）、休克、挤压伤、异型输血等，病变主要在肾小管，故见尿钠增加，尿少，低比重尿及低渗透压尿，尿中有特异性的大量肾小管上皮细胞，一般无急性肾炎综合征表现。

急性过敏性间质性肾炎：可以急性肾衰起病，但常伴发热、皮疹、嗜酸性粒细胞增高等过敏表现，常可查出药物过敏的原因。

双侧肾皮质坏死：高龄孕妇的妊娠后期，尤其合并胎盘早期剥离者或各种严重感染及脱水之后亦有发生。本病由于反射性小动脉（尤其肾皮质外层 2/3 小动脉）

收缩所致。病史及肾活检有助鉴别。常伴肉眼血尿，但尿中无变形红细胞，无肾性蛋白尿，血中无抗 GBM 抗体，ANCA 阴性。

急性坏死性肾乳头炎：可引起急性肾衰竭，但该疾病多并发于糖尿病患者，常有较明显的肾区疼痛及尿路刺激征，尿中白细胞数增多，尿培养有致病菌等可资鉴别。

原发性肾小球疾病：有的病理改变并无新月体形成，但病变重或持续，临床上可呈现急进性肾炎综合征，如重症毛细血管内增生性肾小球肾炎或重症系膜毛细血管性肾小球肾炎症。临床上鉴别常较为困难，常需做肾活检协助诊断。

继发性急进性肾炎：肺出血-肾炎综合征、系统性红斑狼疮肾炎、过敏性紫癜性肾炎等均可引起新月体性肾小球肾炎、依据系膜受累的临床表现和实验室特异检查，鉴别诊断一般不难。

三、治疗

（一）现代医学疗法

（1）一般治疗

卧床休息，低盐低蛋白饮食，维持和调整水电解质平衡，纠正代谢性酸中毒，严格控制高血压，少尿早期或水肿，可考虑使用利水消肿药物。

（2）基础治疗

① 甲泼尼龙冲击治疗：对无禁忌患者采用甲泼尼龙，按 10～30mg/kg 静脉滴注，最大剂量每日不超过 3.0g。国人成人量以每日 1.0g 为主，用后密切观察血压。每日或隔日疗法，3～5 天为 1 个疗程，可以重复 2～3 个疗程，冲击滴注时间绝对不应少于 15 分钟，应超过 30 分钟。在冲击间隔时和冲击治疗后，改为泼尼松龙口服 1～1.5mg/（kg•d），每日或隔日晨服，3 个月后逐渐减量，减量时以每周减量 2.5mg 为宜，维持时间长短根据原发病不同而宜，如抗 GBM 抗体型和多系统疾病，维持时间要长，维持用药以 10mg/d 作维持量，服半年至一年，或更久 1～3 年。冲击疗法对Ⅱ型和Ⅲ型疗效较Ⅰ型为好，患者肾功能好转，尿蛋白减少，细胞性新月体数量也减少。

② 细胞毒类药物：在甲泼尼龙冲击治疗的同时，可给予环磷酰胺（CTX）冲击治疗，与前者合用相对不良反应小，可增加疗效，减少复发。成人可用 CTX0.6～1.2g/次缓慢静点，每周或每 2 周 1 次，2～3 次后改为每月 1 次，总量勿超过 8～12g。对不适宜冲击治疗的患者，可改用内服 CTX2～3mg/（kg•d），或硫唑嘌呤 1～2mg/

（kg·d），分 3 次口服。由于突击使用超大剂量的肾上腺皮质激素，可使患者原有的水钠潴留加剧，血压升高，增加感染风险，促进溃疡活动，血糖升高，产生精神症状等。因此，对精神病、糖尿病、活动性溃疡、肺结核及其他活动性感染及 2 周内有手术史者禁用或慎用。对冲击前已有明显水钠潴留，甚至肺水肿等并发症，血钾明显升高者，不妨先行透析治疗。对轻度感染者也要给予积极的抗感染治疗。对于应用细胞毒类药物时，应严密监测血、尿常规和肝功能，注意药物的不良反应，必要时停用药物和对症治疗。

③ 其他免疫抑制药：吗替麦考酚酯抑制免疫治疗疗效肯定，而不良反应较细胞毒性药物轻，已被广泛应用于肾病的治疗，包括Ⅱ型及Ⅲ型 RPGN。在激素冲击治疗缓解后服用，成人起始量 1～2g/d（常为 1.5g/d），持续应用半年减至 0.75g/d 再服半年，最后以 0.5g/d 剂量维持 0.5～1 年。总疗程为 1.5～2 年。

④ 抗凝药：在 RPGN 发病过程中，由纤维蛋白原裂解产生的纤维蛋白多肽，是一种单个核细胞的化学趋化剂，在新月体形成中起一定的介导作用。因此，抗凝治疗可减少纤维蛋白多肽的产生，阻止或减少新月体的形成，常用抗凝剂有：

肝素：5000～20000U，加入 200～500ml5%葡萄糖注射液中滴入，每日 1 次，以凝血酶原时间延长 1 倍或尿 FDP 下降为调节药量指标，或用低分子量肝素 5000U 皮下注射，每日两次。

尿激酶：静脉滴注后能迅速降低循环中纤维蛋白原水平和血液黏度，常用剂量 5 万～10 万 U 加入 5%葡萄糖 300～500ml 液体中缓慢滴入，每日 1 次，可连用 2～3 周，用药过程中应严密观察血浆纤维蛋白原浓度。

⑤ 抗血小板聚集药：实验研究已证实血小板参与 RPGN 的发病过程，抗血小板聚集药可减轻部分肾损害。

双嘧达莫（潘生丁）：100～150mg，每日 4 次。有报道成人最大剂量可用至 225～300mg。阿司匹林：0.3～0.6g，每日 1 次。

华法林：2.5～5mg 每日 1 次，达到治疗目的应逐渐减量，以免停药后引起血栓。以上三种药应单独应用，使用时应严密观察凝血酶原时间。华法林应谨慎与肝素同时应用。

⑥ 四联疗法：四联疗法是指肾上腺皮质激素（通常选用泼尼松）、细胞毒类药物（如环磷酰胺或硫唑嘌呤）、抗凝（如肝素和华法林）及抗血小板凝集药（通常使用双嘧达莫）。其中免疫抑制药物同前述，抗凝药物的使用要根据凝血酶原活动

时间调整。应用肝素、尿激酶时，2～4 周后改为口服抗凝药。服用华法林 1.25～5mg/d，剂量因人而异，PT 时间延长维持在正常水平 1 倍左右，双嘧达莫每日剂量可用 200～400mg，如有剧烈头痛者适当减量。抗血小板黏附药可较长期使用。

（3）强化治疗

RPGN 患者病情危重时，必须采用强化治疗，包括如下措施：

强化血浆置换：该法是用血浆滤器或离心式血浆细胞分离器，分离患者的血浆和血细胞，然后用正常人的血浆成分（如白蛋白）对其进行置换，每日或隔日置换一次，每次置换 2～4L。此法清除致病抗体及循环免疫复合物疗效肯定，已被临床广泛应用。对疾病早期无尿或少尿，血肌酐介于 530～619μmol/L 疗效较好，必须用至血中循环抗 GBM 抗体水平转阴为止。血浆置换疗法同时合用激素和免疫抑制剂，如 CTX 维持治疗 8 周以抑制抗体合成，防止疾病反跳。

免疫吸附治疗：该法为不弃去用膜血浆滤器分离出的患者血浆，而让血浆通过免疫层析吸附柱（如能吸附抗 GBM 抗体的吸附柱，或能广泛吸附 IgG 及免疫复合物的蛋白 A 吸附柱），清除其中的致病成分，再自体回输。此法清除致病抗体和循环免疫复合物疗效肯定，但是价格较昂贵。

血液透析：若肾组织学检查新月体以纤维性为主，伴明显肾小球硬化和纤维化者而应尽早透析。对那些组织学检查虽为可逆性改变，但有严重肾衰竭的患者，也应进行透析治疗，以改善患者全身条件，并且有利于病变肾脏的休息和病情的改善，创造应用皮质激素和免疫抑制药的机会。

（二）中医疗法

（1）内治法

邪壅三焦：水肿，发热，咽痛，小便短赤，或呕恶胸闷，尿少，眩晕，头痛。舌红苔黄腻，脉滑或滑数。治法：疏风清热，利水解毒。方药：麻黄连翘赤小豆汤与黄连温胆汤加减：麻黄、陈皮、甘草、黄连各 6g，杏仁、连翘、半夏、茯苓、枳实、竹茹各 10g，赤小豆 30g。加减：若水肿明显者，加猪苓、泽泻各 10g，以利水消肿；若咽喉肿痛者，加金银花、桔梗各 10g，板蓝根 15g，以清咽散结解毒。另可用中成药清开灵口服液，每次 10～20ml，每天 3 次。

阴虚阳亢：眩晕头痛，尿少或无尿，恶心呕吐，疲乏无力，腰膝酸痛，甚则肝风内动出现抽搐神昏。舌红苔腻，脉弦细。治法：滋阴潜阳，补肾泄浊。方药：羚角钩藤汤加减：羚羊角 5g，桑叶、川贝、钩藤、菊花、白芍药、茯神各 10g，鲜生地黄 15g，生甘草 6g，鲜竹茹 10g。加减：血虚者加当归 10g；水肿明显者加泽泻 10g，车前子 30g；热重者加生石膏 15g；大便秘结者加厚朴 10g，大黄 6g 等。

脾虚水泛：形体虚肿，倦怠，神疲，纳呆，便溏，舌质淡体胖，苔白滑，脉弦按之濡软。治法：益气利水。方药：补中益气汤合五苓散加减：人参、白术、当归、茯苓、猪苓、泽泻各 10g，黄芪 15g，甘草、陈皮、升麻、桂枝各 6g。加减：若腹胀皮肤肿者，加大腹皮、玉米须各 10g，以行气利尿消肿；纳呆便溏明显者，加薏苡仁 30g，苍术 10g，以健脾燥湿。另可用人参健脾丸，每次 2 丸，每天 2 次。

血瘀水停：眩晕头昏胀痛，小便不利，肢体水肿，面色黧黑或晦暗，腰痛固定，舌紫暗或有瘀斑、瘀点，苔薄白，脉涩。治法：活血行水。方药：调营饮加减：莪术、大黄、陈皮、炙甘草各 6g，川芎、当归、延胡、赤芍药、瞿麦、槟榔、大腹皮、葶苈、赤茯苓、桑白皮、白芷各 10g，细辛、肉桂各 3g。加减：若见小便短赤，湿热内蕴者，加滑石、石韦各 10g，以清利湿热；若声低气怯乏力者，加生黄芪 15g，党参 10g，以益气利水。

水气凌心：尿少，肢体水肿，呛咳，气急，心悸，胸闷发绀，烦躁不能平卧，舌暗，苔腻，脉微结代。治法：泻肺逐水。方药：己椒苈黄丸：防己、椒目、葶苈子各 10g，大黄 6g。加减：若纳呆苔厚腻者，加苍术、藿香、佩兰各 10g，以芳香化浊；若下肢肿甚者，加车前子 30g，猪苓、玉米须各 10g，以利水消肿；若恶心呕吐者，加黄连、陈皮各 6g，半夏、竹茹各 10g，以和胃泄浊降逆；大便干结者加大生大黄剂量，或加枳实、带皮槟榔各 10g，以行气导滞通便。应重视通大便、利小便、分消水气。

浊毒内蕴：头痛眩晕，或头重如蒙，胸闷恶心，口苦纳呆，或口有尿臭味，大便秘结，脘腹胀满，面浮肢肿，小便不利，舌淡红、苔厚腻，脉沉缓。治法：化浊利湿。方药：温胆汤加减：枳实、竹茹、半夏、陈皮、茯苓各 10g，甘草 6g。加减：若脘闷不适，可加苏梗、佛手各 10g，以理气和胃；若耳鸣重听者，加郁金、石菖蒲各 10g，以通阳开窍；若呕吐频作者，加代赭石 15g，生姜 6g，以镇逆止呕；若腹胀泄泻者，加干姜 6g，煨肉豆蔻 10g，以温脾止泻；若毒入血分，或引动肝风内动者，加羚羊粉 3g，僵蚕、牡丹皮各 10g，以凉血熄风。

另可用中成药清开灵注射液 40ml 加入 10%葡萄糖注射液 250ml 中静脉滴注，每天 1 次。

（2）针灸疗法

少尿期治法：化气利水。体针取穴：中极、肾俞、膀胱俞、阴陵泉；耳针取穴：肾、交感、内分泌。方法：平补平泻。

休克期治法：益气固脱。体针取穴：涌泉、足三里、人中、合谷；耳针取穴：升压点、肾上腺、心、肾、皮质下、内分泌。方法：补法。

多尿期治法：补肾益气。体针取穴：气海透中极、肾俞、胃俞、脾俞、大椎、三阴交、关元、足三里；耳针取穴：肾、膀胱、三焦、内分泌。方法：补法。

四、预防与调护

（1）保持室内空气流通

预防上呼吸道感染，保持皮肤清洁卫生，一旦发现扁桃体炎、鼻窦炎、耳道感染、牙周炎、牙髓炎、皮肤感染等，要彻底治疗，避免反复发作。

（2）注意休息

发病初期要绝对卧床休息，病情好转稳定后，逐步增加活动，动时以不疲劳为度，休息时以不酸困为佳。

（3）饮食调和

给予优质低蛋白，高糖热量，富含维生素饮食为主，水肿少尿严重时，要控制食盐和水分的摄入。忌食辛辣温燥海鲜食物，少食油脂。停止接触汽油及化工用料和预防致敏药物，忌烟、酒。

（4）调情志

嘱患者心态平稳，防急躁、易怒及思虑过度。

（5）防治急性肾炎及其他免疫性疾病发展转变为急进性肾炎。

（6）预后与转归

本病较少见，但起病急骤，发展迅速，预后较差，多数患者在 6 个月内可发展为以肾脾为主的脏器衰败。其预后主要与病理类型变化关系密切，如果是链球菌感染后肾小球肾炎，或系统红斑狼疮和结节性多动脉炎，及时治疗后肾功能可望恢复。如果急进性肾小球肾炎是特发的或特殊的病理改变，则缓解恢复的可能性很小。如出现环形新月体的肾小球占 70%以上者，广泛的小球纤维或硬化新月体，免疫沉积物呈线形者较差。

第四节　微小病变型肾病

微小病变肾病（minimal change disease,MCD）是肾病综合征常见的病理类型之一。微小病变肾病又称激素敏感型原发性肾小球肾病。本病是一组以光镜下肾小球基本正常，近端肾小管上皮细胞脂肪变性，电镜下肾小球上皮足突细胞突起融合和消失，无系膜细胞增生、基底增宽和免疫沉积为特点的原发性肾小球疾病。根据类脂性肾病的临床表现，本病多见于祖国医学的水肿、尿浊等疾病中。如《素问·水热穴论》“肾者胃之关，关门不利，则聚水以从其类也，上下溢于皮肤，故为胕肿，胕肿者，聚水而生病也”《医碥·淋》：“膏淋，湿热伤气分，水液浑浊，如膏如涕如米泔。”。

一、病因和发病机制

（1）感受外邪

风邪外侵，肺气不宣，不能正常通调水道，下输膀胱，致水液内停，溢于肌肤，发为水肿；居住湿地或渗水冒雨，水湿内侵，湿留中焦，脾为湿困，运化不健，水湿不得下行，泛于肌肤，而成水肿。

风湿之邪，虽伤肺、脾，影响水气通调，但还与肾有关。正如《素问·水热穴论篇》：“帝曰：诸水生于肾乎？……勇而劳甚，则肾汗出，肾汗出，逢于风，内不得入于脏腑，外不得越于皮肤，客于玄府，行于肉里，传为胕肿，本之于肾”。

（2）禀赋薄弱

素体虚弱、肾脾两虚，卒因劳累、饮食不节等因素诱发，致肾不主水、肾失封藏、脾失健运，水液内停，湿浊内生而成本病。

（3）内伤饮食

饥饱不调，脾气受伤，健运失职，以致水湿内聚，不能蒸化，影响及肾之开阖、封藏之职，而成本病。

以上各种病因形成本病，均与肺、脾、肾三脏相关，尤以肾失主水、肾不封髓、肾精不足更为重要。正如《景岳全书》；“凡水肿等证，乃肺脾肾相干之病，盖水为至阴，救其本在肾；水化于气，故其标在肺；水唯畏土，故其制在脾。”本病的主要临床表现水肿的发生，是由于肺脾肾功能失调，水液代谢紊乱，水湿内停所致；尿蛋白的发生，是脾失吸收，肾失蛰藏所致；低蛋白血症的发生，是脾失吸收，精微漏，下所致；高脂血症的发生，多是机体气血不调，湿郁化热所致。

本病的一般演变规律预后比较良好，一部分患者的症状可自行缓解。但是，另一部也会出现正虚日久不复，邪实长期留滞不去，脏器功能活动长期处于失调状态，其者气血日渐亏虚，或阳损及阴、湿郁化热，终致肾的气化，必消别浊功能丧失、脾的运化功能衰败，出现正衰邪实的症候。

二、诊断和鉴别诊断

（一）诊断

本病确诊依赖于肾脏病理活检。

（1）临床诊断标准

① 符合发病年龄小，起病较急，有典型肾病综合征的临床表现，即大量蛋白尿（≥3.5g/d），高度水肿，高脂血症，低血浆白蛋白血症（≤30g/L）。一般无高血压、血尿及肾功能损害。

② 蛋白尿具有高度选择性，对糖皮质激素治疗敏感，但容易反复发作。根据以上特点结合实验室检查可做出诊断。

③ 个别病例诊断条件不充足，如有过度低蛋白血症，尿蛋白量可能达不到肾病综合征的诊断标准，应用肾活检病理检查可以确诊。

（2）病理特征

微小病变肾病光镜下肾小球基本正常，常见肾小管上皮细胞出现脂肪或空泡变性（近端小管多见），肾小管腔内可见大量蛋白管型。免疫荧光肾小球内特异性的IgG、IgA、IgM或C3、C4、C1q免疫荧光沉积通常呈阴性。电镜下微小病变肾病的特征性病理改变为脏层上皮细胞足突融合、消失。

（3）辅助检查和实验室检查

① 尿液检查。尿蛋白定性常大于3＋以上，24h尿蛋白定量大于3.5g，少数患者可有血尿，表现为镜下血尿和肉眼血尿，但后者少见。

② 血液检查。血常规多数正常，血浆白蛋白<30g/L，胆固醇、三酰甘油升高。血尿素氮、血肌酐可了解肾功能是否受损及其程度。可根据病情选择性检查血清补体、血清免疫球蛋白、尿纤维蛋白降解产物、尿酶、抗核抗体、抗体十五项、乙肝两对半、肿瘤标志物等。

③ 超声检查。双肾增大或正常。

（二）鉴别诊断

（1）系膜增生性肾小球肾炎（非 IgA 型）表现为肾病综合征与微小病变的临床表现非常相似，系膜增生性肾小球肾炎部分患者可有比较多的血尿，光镜下可见系膜增生及基质增生，免疫荧光常见 IgG、IgM、C3 等沉积，电镜下可见电子致密物在系膜区沉积。

（2）局灶节段性肾小球硬化。肾活检或肾病理切片未取到节段性硬化的肾小球而被误诊为微小病变肾病。

（3）IgA 肾病。不典型患者 IgA 肾病与微小病变肾病相似。IgA 肾病血尿较常见。

（4）膜性肾病。早期膜性肾病与微小病变肾病十分相似，但膜性肾病免疫荧光可见 IgG 在毛细血管呈颗粒样沉积及电镜下可见致密物在上皮下沉积。

三、治疗

（一）现代医学疗法

（1）一般治疗

① 发作期应卧床休息为主。卧床可增加肾血流量，有利于利尿，应避免劳累和感染。同时应保持适当活动，以防止血管血栓形成。病情缓解后，可逐步增加活动，有利于减少并发症。

② 低盐清淡饮食，每天摄取食盐 2～3g。伴有胃肠道水肿及腹水的患者，应进食易消化、半流质饮食。给予优质蛋白饮食 1～1.5g/（kg·d），热量要保证充分保证，热量供应不少于 30～35kcal/（kg·d）为宜，有助于缓解低蛋白血症及随之引起的一些并发症。

（2）药物治疗

① 利尿消肿。如有血容量不足应给予适当补充白蛋白、右旋糖酐 40 等胶体液后才能利尿，如血容量过多应加强利尿。利尿药可选以下药物。噻嗪类利尿药：主要作用于髓袢升支厚壁段（皮质部）及远曲小管前段，通过抑制钠和氯的重吸收，增加钾的排泄而达到利尿效果。氢氯噻嗪 25～50mg，口服，每日 3 次。

排钠潴钾利尿药：主要作用于远端小管和集合管，为醛固酮拮抗剂。单独使用此类药物效果较差，故常与排钾利尿药合用，多联合噻嗪类利尿药使用。氨苯蝶啶 25mg，口服，每日 3 次螺内酯 20～40mg，口服，每日 3 次袢利尿药：主要作用机制是抑制髓袢升支对氯和钠的重吸收，如呋塞米（呋塞米）和布美他尼（丁脲胺）为最强有力的利尿药。在渗透性利尿药物应用后随即给药效果更好。呋塞米 20～120mg/d 分次口服或静脉注射或托拉塞米 10～20mg/d 静脉注射。或布美他尼 1～5mg/d（同等剂量时作用较呋塞米强 40 倍）分次静脉注射。

渗透性利尿药：通过一过性提高血浆胶体渗透压，可使组织中水分回吸收入血。右旋糖酐 40 还具有改善微循环、抗血栓的作用。但对少尿（尿量<400ml/d）患者应慎用此类药物，其可导致急性肾衰竭。建议对严重水肿者选择不同作用部位的利尿药联合交替使用。右旋糖酐 40：250～500ml，静脉滴注。每日一次呋塞米 40～120mg 缓慢静滴 1h

人人血白蛋白：静脉输注可提高血浆胶体渗透压，促进组织中水分回吸收并利尿。有研究指出，白蛋白与呋塞米联用较单独使用呋塞米能更有效地减轻体质量，但须严格掌握静脉滴注白蛋白适应证：严重的低蛋白血症、全身高度水肿而又少尿（尿量<400ml/d）的患者，在必须利尿的情况下方可考虑使用，但也要避免过频过多。

② 高凝状态治疗患者由于凝血因子改变处于血液高凝状态，尤其当血浆白蛋白低于 20g/L 时，即有静脉血栓形成可能。目前临床常用的抗凝血药物如下。

肝素：主要作用是激活抗凝血酶Ⅲ（ATⅢ）活性。其他还有：补充肾小球 GBM 阴离子电荷；抑制系膜细胞凋亡；抑制系膜基质增生；抑制补体激活；抑制中性粒细胞的弹力蛋白酶，抑制活性氧的产生。肝素 1mg/（kg·d），静脉滴注。

低分子量肝素（LMWH）：抗凝辅助治疗，LMWH 在发挥抗凝、抗栓作用，改善血液流变学的同时，可阻止免疫复合物的沉积，并可通过抗炎及调节细胞增殖作用，抑制系膜细胞增生，防止基底膜增厚，恢复基底膜的阴离子电荷屏障。

低分子量肝素 2000～5000AXaIIU，皮下注射，每天 1～2 次。

③ 免疫抑制治疗

糖皮质激素：糖皮质激素（简称激素）是治疗 MCD 的首选药物。主要是通过抑制炎症反应、抑制免疫反应、抑制醛固酮和血管升压素分泌，影响肾小球基底膜通透性等综合作用而发挥其利尿、消除尿蛋白的疗效。可选择的激素制剂有泼尼松、泼尼松龙、甲泼尼龙，使用原则和方案一般如下。起始足量：首治剂量一般为泼尼松 1mg/（kg·d），儿童 1.5～2mg/（kg·d），最大剂量 80mg/d，口服 8 周，必要时可延长至 16 周。缓慢减药：足量治疗后每 1～2 周减原用量的 10%，剂量越少递减的量越少，速度越慢。当减至泼尼松 0.5mg/（kg・d）时，维持 1～3 个月不减量，当减至泼尼松 20mg/d 左右时症状易反复，应减量更慢。长期维持：最后以最小有效剂量（当减至泼尼松 10mg/d）再维持半年至一年左右或更长。对口服激素治疗反应不良，高度水肿影响胃肠道对激素的吸收，可改用甲泼尼龙静脉应用，长期应用激素可产生很多副作用，有时可相当严重。患者可出现感染、药物性糖尿病、骨质疏松等副作用，少数病例还可能发生股骨头无菌性缺血性坏死，需加强监测，及时处理。

细胞毒药：对于复发 MCD，建议口服 CTX 1.5～2.5mg/（kg・d），共 8 周，或静脉给药，隔日 CTX 0.2g 静注。环磷酰胺（CTX）：2～3mg/（kg・d），分 1～2 次口服，疗程 8 周；或注射用环磷酰胺 200mg，加入生理盐水 20ml 静脉滴注，隔日一次。或环磷酰胺 8～12mg/（kg・d）×2 天，静脉滴注，冲击治疗，2～4 周一次，连用 6～8 次，累积量达 6～8g 后停药。目前临床上常用的此类药物中，环磷酰胺（CTX）疗效可靠，且价格低廉。环磷酰胺副作用：诱发或加重感染，肝功能损害，骨髓抑制引起血白细胞减少，膀胱出血，性腺抑制，长期使用有可能发生肿瘤等。

环孢素（CsA）：CTX 治疗后仍复发或要求保留生育能力的复发和激素依赖的 MCD 患者，建议使用 CsA 或 FK506 治疗。CsA 建议使用 3～5mg/（kg・d）。

成人起始剂量 3～5mg/（kg・d），儿童起始剂量 150mg/（m^2・d），最大剂量不超过 200mg/（m^2・d），口服，每天 2 次（空腹效果好）。服药期间需监测并维持其血浓度谷值为 75～200ng/ml（全血，HPLC 法），一般在用药后 2～8 周起效，但个体差异很大，一般服药 2～3 个月后缓慢减量，疗程 3～6 个月。CsA 是一种有效的细胞免疫抑制剂，其作用机制分为免疫介导和非免疫介导两方面。但此药亦有多种副作用，最严重的副作用为肾、肝毒性。其肾毒性发生率在 20%～40%，长期应用可导致肾间质纤维化。

他克莫司（FK506）：0.05～0.1mg/（kg・d），2～3 个月，每日服药 2 次（早晨和晚上），用水送服。建议空腹，或者至少在餐前 1h 或餐后 2～3h 服用。后减为 0.06mg/（kg・d），维持 0.5～1 年。FK506 是一种 T 细胞特异性的钙调蛋白抑制剂，与 CsA 有相似的免疫抑制活性。成人起始剂量 0.05～0.1mg/（kg・d），分 1～2 次口服，空腹，疗程 2～3 个月，0.06mg/（kg・d），维持 0.5～1 年。霉酚酸酯（MMF）：对不能耐受激素、CTX 或 CsA 者，建议使用 MMF 每次 0.5～1.0g，每日 2 次，治疗 1～2 年。MMF0.5～1.0g，口服，每日 2 次

④ 其他治疗

A 血管紧张素转换酶抑制剂（ACEI）或血管紧张素Ⅱ受体拮抗剂（ARB）；可降低尿蛋白的排出，并且可抑制血管紧张素Ⅱ所介导的多种细胞因子的上调，从而减少细胞增生、肥大细胞以及细胞外基质的积累。

盐酸贝那普利片 10～40mg，口服，每日一次或福辛普利片 10～20mg，口服，每日一次或坎地沙坦片 4～8mg，口服，每日一次。

ACEI 和（或）ARB 治疗初期应注意监测血清肌酐和血钾，注意急性肾衰竭和高钾血症。

B 降脂治疗：血脂异常可加用降脂药物，常用他汀类药物。

阿托伐他汀钙片 10～20mg，口服，每日一次。

C 血液透析：反复使用白蛋白或右旋糖酐 40 进行利尿，或长期大剂量使用利尿药，会导致肾小管上皮细胞空泡变性、坏死，并且利尿效果不佳。此时应暂停利尿药，短时间歇予以单纯超滤脱水，既可为肾损害恢复创造条件，又达到消肿目的。经过一段时间单纯超滤，患者常能恢复对利尿药的敏感性。对于全身出现水肿严重，伴有重度胸腔、腹腔和心包腔积液以致影响呼吸、循环功能，或出现急性肺水肿、左心功能衰竭或脑水肿的患者，实施单纯超滤治疗能有效减少机体的水分和钠负荷，改善呼吸、循环功能，减少脑水肿。为利于水分从组织间隙回收到血管内以及减少超滤过程中低血容量的发生，可在血液超滤过程中输注入人人血白蛋白 10～20g。

（二）中医疗法

（1）内治法

风水泛滥：水肿起于眼睑，继则四肢及全身皆肿，甚者眼睑水肿，眼合不能开，来势迅速，多有恶寒发热，肢节酸痛，小便短少等症。偏于风热者，伴咽喉红肿疼痛，口渴，舌质红，脉浮滑数。偏于风寒者，兼恶寒无汗，头痛鼻塞，咳喘，舌苔薄白，脉浮滑或浮紧。如水肿较甚，此型亦可见沉脉。治法：疏风清热，宣肺行水。代表方剂：越婢加术汤。方药组成；麻黄 12g，石膏 25g，生姜 9g，白术 10g，甘草 6g，大枣 15g。水煎服，日一剂。

湿毒浸淫：身发疮痍，甚则溃烂，或咽喉红肿，或乳蛾肿大疼痛，继则眼睑水肿，延及全身，小便不利，恶风发热，舌质红，苔薄黄，脉浮数或滑数。治法：宣肺解毒，利尿消肿。代表方剂：麻黄连翘赤小豆汤合五味消毒饮。方药组成：麻黄

6g，连翘 6g，杏仁 6g，赤小豆 10g，桑白皮 15g，金银花 15g，野菊花 10g，蒲公英 10g，紫花地丁 10g，紫背天葵 10g。水煎服，日一剂。

水湿浸渍：全身水肿，按之没指，小便短少，身体困重，胸闷腹胀，纳呆，泛恶，苔白腻，脉沉缓，起病较缓，病程较长。治法：健脾化湿，通阳利水。代表方剂：胃苓汤合五皮饮。方药组成：白术 15g，茯苓皮 30g，苍术 15g，陈皮 15g，猪苓 15g，肉桂 6g（服）、桑白皮 10g，大腹皮 10g，生姜皮 6g。水煎服，日一剂。

脾阳虚衰：身肿，腰以下为甚，按之凹陷不易恢复，脘腹胀闷，纳减便溏，食少，面色不华，神倦肢冷，小便短少，舌质淡，苔白腻或白滑，脉沉缓或沉弱。治法：温阳健脾，化气利水。代表方剂。方药组成：实晚饮干姜 6g，炮附片 6g（先下），白术 15g，茯苓 15g，木瓜 6g，木香 3g（后下），大腹皮 6g，草果仁 6g，炙甘草 5g，生姜 5g，大枣 10g。水煎服，日一剂。

肾阳衰微：面浮身肿，腰以下为甚，按之凹陷不起，心悸，气促，腰部冷痛酸重，尿量减少，四肢厥冷，怯寒神疲，面色皖白或灰滞，舌质淡胖，苔白，脉沉细或沉迟无力。治法：温肾助阳，化气行水。代表方剂：济生肾气丸合真武汤。方药组成：炮附片 10g（先下），肉桂 6g，白术 15g，茯苓 15g，生姜 5g，熟地黄 20g，山萸肉 10g，淮山药 15g，牡丹皮 10g，车前子 15g，白芍 15g，牛膝 10g。水煎服，日一剂。

（2）中成药治疗

① 百令胶囊 5 粒/次，每日 3 次，口服。

② 金水宝胶囊 3 粒/次，每日 3 次，口服。

③ 复方丹参注射液 16ml 或灯盏花素注射液 20～30ml 静脉滴注，每日 1 次，10～14 天为一疗程，能改善微循环，抑制红细胞及血小板聚集，抑制凝血，降低血液黏稠度等。

④ 黄芪注射液 10～30ml/次，静脉滴注，每日 1 次，10～14 天为一疗程。益气养元、扶正祛邪、健脾利湿，用于脾肾气虚、血脉瘀阻证。

（3）针灸疗法

灸法：取足三里、气海、脾俞、肾俞等穴。每天灸 1 次，每次 5～7 穴。

（4）外治疗法

① 贴敷法。取黄芪、白术、淫羊藿、炮附片、川芎、三棱加工后调为药膏，贴于肾俞、脾俞、三阴交等穴，纱布敷盖，胶布固定，隔天换贴 1 次，7～10 次为 1

疗程。

② 穴位注射。取足三里、内关等。每次 2 穴，交替使用，每穴注射维生素 Bs 注射液，每天 1 次，适用于呕吐者，可用至症状消失。

四、中西医结合最新研究进展

（1）微小病变肾病 PNS 激素敏感性与中医证型的关联性研究

李非[1]探讨 MCD 患者在激素治疗阶段的中医证候分布特点及其激素敏感性差异与中医证型的相关性。根据 MCD 患者对激素治疗疗效反应将其分为 RNS 组和 SSNS 组，并用统一的观察表准确、如实地记录患者的症候、体征、舌象和脉象，按 2006 年中华中医药学会肾病分会制定的《原发性肾病综合征的诊断、辨证分型及疗效评定（试行方案）》进行证候类型判定，并通过统计学处理，分析 MCD 激素治疗后中医证型的分布特点，探讨 MCD 中医证型演变的客观规律及激素敏感性差异与中医证型的相关性。结果：（1）MCD 中医证型的分布特点：SSNS 组：虚证的分布：气（阳）虚证（50.0%）>气阴虚证（7.0%）>阴虚证（5.0%），部分病例（38.0%）虚证表现不明显；实证的分布：湿热证（42.0%）>血瘀证（20.0%）>风湿证（18.0%）>兼夹证（16.0%），小部分（4.0%）病例实证表现不明显。RNS 组：虚证的分布：气（阳）虚证（58.0%）>阴虚证（9.0%）、气阴虚证（9.0%），部分病例（24.0%）虚证表现不明显；实证的分布：湿热证（37.0%）>兼夹证（24.0%）>风湿证（12.0%）、血瘀证（12.0%），部分病例（15.0%）实证表现不明显。（2）中医证型与 MCD 激素敏感性的相关性：在虚证方面，RNS 组与 SSNS 组相比较，虚证发病率无显著性差异，气（阳）虚证、阴虚证、气阴虚证的发病率均无显著性差异（$P>0.05$）。在实证方面，RNS 组与 SSNS 组相比较，实证发病率无显著性差异（$P>0.05$），SSNS 组中风湿证所占比例明显大于 RNS 组（$P<0.05$），湿热证、血瘀证的发病率均无显著性差异（$P>0.05$）。结论：MCD 患者的各中医证型分布存在一定的特点，其中虚证以气（阳）虚证多见，实证以湿热证多见。SSNS 的 MCD 患者更多地表现为风湿证，提示激素敏感性与中医证型有一定的相关性。

（2）益气养阴、清利活血法对微小病变肾病大鼠血清和肾组织 NO 表达的影响

石君杰等[2]探讨益气养阴、清利活血法对肾脏的保护作用和机制。方法用表柔比星尾静脉注射法（6mg/kg）复制微小病变肾病大鼠模型，分别给予不同剂量益气养阴清利活血中药液、强的松混悬液灌胃治疗，连续给药 4 周。测定大鼠 24h 尿蛋白定量、人血白蛋白、总胆固醇、三酰甘油、尿素氮、肌酐、血清及肾组织一氧化

氮（NO）的水平，并进行电镜下肾脏组织形态学观察。结果模型组大鼠血清、肾组织 NO 水平明显高于正常组（P<0.05～0.01）。益气养阴、清利活血法可减少微小病变肾病大鼠尿蛋白的排泄量，改善血清生化指标，降低血清及肾组织 NO 水平（P<0.05～0.01），修复肾小球上皮细胞足突的结构。结论：益气养阴、清利活血法对微小病变肾病大鼠有明显疗效，并能抑制其增高的 NO 表达，从而减轻肾脏病理损害，缓解肾病。

参考文献：

[1]李非.微小病变肾病 PNS 激素敏感性与中医证型的关联性研究[D].广州：广州中医药大学,2011.

[2]石君杰,王海云.益气养阴、清利活血法对微小病变肾病大鼠血清和肾组织 NO 表达的影响[J].中国中西医结合儿科学,2009,1（4）:310-312.

第五节　局灶性节段性肾小球硬化症

局灶节段性肾小球硬化（focal segmental glomerulosclerosis，FSGS）是病理形态学诊断名词，其病理学特征是肾小球节段性瘢痕伴或不伴肾小球毛细血管内泡沫细胞形成和粘连。局灶性是指只有部分肾小球被累及（受累肾小球<50%）；节段性是指肾小球的部分小叶被累及；球性硬化是指整个肾小球阶段性的玻璃样变化或瘢痕形成 FSGS 病变局灶化的特征，使其诊断受组织取材的影响较大。本病归属于中医学“肾风”“水肿”“血尿”等范畴。

一、病因和发病机制

肾病综合征临床表现特点为重度水肿，尿浑浊，时有尿呈红色。中医学认为本病是多种病因综合作用的结果。本病主要在肾，通常也可见由其他脏腑组织患病转至于肾体，即原发性和继发性两类。

其病理机制为：病发初中期，肾肺“气亢”，内生痰湿毒邪，浸及肾脾而致损伤，阴阳失调，气血不和，并有水湿泛滥，溢于肌肤或胸、腹腔内，夹杂瘀血等。此病发生过程中还因劳伤过度，房室不节，外感淫邪，七情失调等因素诱发和（或）反复发作，或使病情加重，多呈正虚邪实证候。

（一）病因

（1）先天禀赋失调，肾元亢盛而致内生邪毒。

（2）外感六淫邪气，水湿内浸，或疮毒内侵。

（3）七情失常，劳倦过度，过度思虑和暴怒。

（4）饮食失节，暴饮暴食，饮酒过度，过食辛辣甘温。

（5）应用对脏腑可致毒性药物或过敏药物。

（二）病机

（1）病位。原发病位主在肾脾二脏，继发性病位主在其他脏腑组织，继而转归为肾脾。

（2）病性。起病缓急不一，有些病例发病凶险，发病初中期多为肾气过亢，内生湿痰毒邪为主的正邪双实证表现；病久或继发性多为正虚邪实为主；部分患者常因外感、过劳、情志失调等因素使其反复发作。

（3）病机转化。本病临床证候以水肿为主，为此中医将此病诊断为“水肿”病。其发病原因是多方面的，其病因病机较为复杂，多数患者病势并不凶险。临床证候表现及病机也是多样的，基本病机有三类：

一是在原发性肾病综合征的初中期，多为肺肾之气亢盛，肝脾之气虚弱，水湿浊毒内蕴的血瘀阻络，肺肾之气亢盛，肝脾之气虚损，浊毒内停的既正亢又正虚，而邪实的复杂综合表现。

二是继发性肾病综合征，如狼疮性、过敏性紫癜等引发的肾病综合征在发病初中期，也呈现为正亢、正虚、邪毒盛的表现。

三是如糖尿病、肾淀粉样变、药物等引发的肾病综合征，发病初期即正虚邪实病机表现。在各种肾病综合征经过治疗或未经治疗，病情迁延不愈，或反复发作，直至后期均表现为正虚邪实。正虚为阴阳或气血虚损，重点表现在肾、脾脏腑；邪实表现为浊毒内停，血瘀阻络等错杂证候。

所谓正亢病因病机是因患者先天禀赋失调、七情失常而致肾肺的精气过亢，内生湿浊之邪毒；或由外感六淫，饮食不洁，正邪相搏而结聚下注肾体，蕴结于肾络而伤络败血；肾气开阖失职，精微下泄甚多，或气滞血瘀，脉道不畅而血行脉外而尿血。开阖不利致水湿内停，溢于肌肤而水肿。

正虚是指肝脾虚损，由于肾肺气亢，内生水湿浊邪而上犯肝脾而致水不涵木，子承母体，水浸脾土而致肝脾双虚。浮阳上升而头晕目眩。脾虚而不能输运水湿而致全身臃肿或腹胸腔积液饮。上犯心肺而致肺气宣肃失常，肺脾气虚失常而少尿，尿浊。溢于肌肤则水肿，溢于腹则为水臌，溢于胸则为饮。加之三焦决渎失职而呈邪实证候。如经调治缓解或失治、误治病发后期，多表现为以正虚为主，邪实次之的虚实夹杂证。其因多由误治、失治或药物所致伤气耗阴的阴阳失调，气血耗损，脏腑衰败，水浊蕴滞，血脉瘀阻等证候表现。

二、诊断和鉴别诊断

（一）诊断

（1）临床诊断标准

① 早期存在高血压和肾功能损害，起病就存在高血压和肾功能损害，尤其成年患者更突出。

② 镜下血尿发生率高。约 2/3 的 FSGS 患者见镜下血尿。

③ 多数 FSGS 患者为非选择性蛋白尿。

④ 肾小管功能受损，FSGS 患者尿中 NAG、视黄醇结合蛋白、尿溶菌酶水平升高，尿渗透压降低。

⑤ 血清 IgG 水平明显降低，其下降幅度超过尿中 IgG 的丢失量。

⑥ 对激素治疗的反应差。一些 FSGS 患者早期激素治疗敏感，晚期激素治疗抵抗。

（2）病理特征

① 光镜。肾小球病变呈局灶性（仅累及部分肾小球）、节段性（受累肾小球的节段小叶硬化）分布是本病特征性的病变。各个肾小球的病变程度轻重不一，节段性硬化的范围亦不相同，一般肾皮质深层髓旁肾单位的肾小球节段硬化出现最早，也最明显。

② 免疫病理。IgM、C3、Clq 呈不规则颗粒状、团块状或结节状在节段硬化的肾小球毛细血管袢沉积，少见 IgG 沉积。未硬化的肾小球通常阴性，或在系膜区见 IgM、C3 沉积，偶尔在节段血管袢沉积。

③ 电镜。肾小球上皮细胞呈广泛的足突融合，这种融合病变不仅见于光镜下有节段硬化的肾小球，也出现于基本正常的肾小球。此外可见系膜基质（基膜样物质）增多，系膜区、系膜旁区偶尔内皮下可见细颗粒状电子致密物沉积。肾小球节段硬化处 GBM 扭曲、增厚，毛细血管袢闭锁、塌陷，有时节段袢分层，病变后期，硬化处无细胞结构，进展为非特异性瘢痕并与囊壁粘连。

病理确诊为 FSGS 后，必须排除各种继发性 FSGS 的可能性。

（3）辅助检查和实验室检查

① **尿液检查。**尿蛋白定性常阳性；24h 尿蛋白定量 1～30g/d，多数 FSGS 患者为非选择性蛋白尿，镜下血尿发生率高。约 2/3 的 FSGS 患者见镜下血尿。

② **血液检查。**FSGS 患者尿中 NAG、视黄醇结合蛋白、尿溶菌酶水平升高，尿渗透压降低；可有血脂异常，血浆白蛋白下降，部分患者有肾功能损害。可根据病情选择性检查血清补体、血清免疫球蛋白、抗核抗体、抗体十五项、乙肝两对半、肿瘤标志物等。

③ **超声检查。**双肾增大或正常。

（二）鉴别诊断

需与以下疾病进行鉴别诊断。

（1）微小病变。可因组织取材欠佳或未取到髓旁肾单位而被误诊。但微小病变很少表现为高血压和血尿，绝大多数对激素治疗敏感。此外可以通过病理表现前者表现为肾小球体积增大，后者表现为肾小球体积大小不一，前者表现为弥漫足突融合后者表现为节段，后者可见脏层上皮细胞空泡变性。

（2）继发性 FSGS。寻找原发病的特征，组织学可表现为肾小球硬化程度轻重不一，肾小囊壁增厚，球周纤维化，小管间质病变呈斑片状分布，间质可见大量炎性细胞浸润。

三、治疗

（一）现代医学疗法

（1）免疫抑制剂治疗。糖皮质激素对特发性 FSGS 治疗有效率在 15%～55%，其中包括完全缓解和部分缓解。近年来糖皮质激素在治疗 FSGS 中的作用重新受到重视，并提示采用较大剂量和较长疗程的糖皮质激素来治疗 FSGS 引起的肾病综合征。有学者提出必须给予大剂量糖皮质激素[1.0mg/（kg·d）]，治疗四个月后无效，才能认为激素无效。成人 FSGS 肾病综合征可先试用泼尼松 1.0mg/（kg·d）治疗，诱导缓解治疗时间以 8～12 周或 16 周，然后每周减少泼尼松 5mg。如果有效，总疗程维持在 1 年至 1 年半以上。治疗时起始量要足，不少于 60mg/d，疗程要够长，不宜过早撤减以便提高疗效。儿童 FSGS 肾病综合征可按微小病变激素的治疗进行治疗。如果复发时离第 1 次治疗缓解时间较长，超过 6 个月，可按第 1 次治疗方案重新治疗一个疗程，但如果间隔时间短，可反复发作的 FSGS 肾病综合征，重新应用大量皮质激素治疗可能带来极大的副作用，这时可采取细胞毒类药物治疗或联合应用。

细胞毒类药物应用：细胞毒类药物目前对 FSGS 的治疗作用尚无确定的疗效，不过对激素抵抗、激素依赖或不能使用激素治疗的患者，可作为二线药物治疗。对部分患者能减少复发率。在病情适应情况下，一般采用激素和细胞毒类药物的联合应用。目前，采用的细胞毒类药物以环磷酰胺及苯丁酸氮芥为主，应用方法同其他特发性肾病综合征类型相同。同时注意观察对肝脏、骨髓抑制、性腺抑制等副作用，发现后及时的停用观察或对症治疗。

硫唑嘌呤和霉酚酸酯应用：此二药同为嘌呤合成抑制剂，前者为非选择抑制剂，既抑制淋巴细胞的嘌呤合成，也抑制其他细胞的嘌呤合成；后者为选择性抑制剂，仅抑制淋巴细胞的嘌呤合成，而不影响其他细胞，因而副作用小，但价格昂贵，对于激素依赖、抵抗或不能应用的 FSGS 的患者可使用治疗。

（2）高血压治疗。此型患者高血压发生率较高，为此应重视高血压的治疗。ACEI 和 ARB 已被证实能有效地控制糖尿病肾病的蛋白尿和延缓肾功能恶化，为此首选 ACEI 和 ARB 治疗高血压。有许多 FSGS 患者由于低蛋白血症严重，容易发生血容量不足，此时使用 ACEI 和 ARB 易导致肾小球滤过率下降，血肌酐升高和高钾血症。在使用 ACEI 和 ARB 时应注意血容量状态。在用上药控制高血压时，一般要求血压控制在 130～135/80～85mmHg 为佳。对蛋白尿显著者，如果患者能耐受，血压最好控制在 125/75mmHg。

（3）高血脂的治疗。常用他汀类药物和抗凝药物。

（4）其他。预防感染，生活工作调整，水肿等的对症治疗，进展为肾衰竭时，可按慢性肾衰竭治疗。

FSGS 型肾病多数呈慢性进行性进展，约占 40%～60%，最终导致肾衰竭。约 10%～15%的患者进展较快，较早出现肾衰竭、本病很少有自动缓解。蛋白尿排泄多少是否缓解。对本病的进展有重要影响。长期 24 小时蛋白尿在 10g 以上者，大部分患者在 3 年后进入终末期肾衰竭。如果经积极的综合整体调治后，尿蛋白排泄量减少，患者预后将明显改善。

（二）中医疗法

（1）内治法

① 肺肾气虚证

主症：面浮肢肿，面色少华，少气乏力，易感冒，腰膝酸软，自汗，手足不温，尿频数、清长或夜尿多。舌淡红，苔白润，脉细弱。

治法：补益肺肾。

处方：玉屏风散合六味地黄汤加减。

黄芪 20g，白术 10g，防风 10g，熟地黄 20g，山药 15g，山萸肉 10g，茯苓 15g，炙甘草 5g，牡丹皮 12g。每日一剂，水煎服。

② 脾肾气虚证

主症：面色淡白，纳少腹胀，气短乏力，腰膝酸痛，尿频或夜尿多，面浮肢肿，口黏口淡，不渴，或渴不欲饮，或饮亦不多，大便溏稀。舌质淡红、有齿痕，苔薄白，脉沉细。

治法：健脾固肾。

处方：四君子汤合六味地黄丸加减。

党参 20g，白术 10g，茯苓 15g，熟地黄 20g，山萸肉 10g，山药 20g，牡丹皮 15g，甘草 5g。每日一剂，水煎服。

③ 脾肾阳虚证

主症：水肿明显，面色苍白或㿠白；腹胀纳差，形寒肢冷，腰膝酸软，神疲乏力，夜尿频多、清长，大便稀溏，性能力下降或月经失调。舌淡胖、有齿印，苔白滑，脉沉细或沉迟无力。

治法：温补脾肾。

处方：附子理中汤合金匮肾气丸加减。

炮附片 10g（先煎），干姜 10g，桂枝 6g，白术 10g，熟地黄 15g，山萸肉 10g，山药 15g，茯苓 15g，杜仲 15g，牛膝 15g，甘草 5g。每日一剂，水煎服。

④ 瘀血内阻

主症：水肿、尿浊、赤尿难消，日久不愈，面色黧黑或晦暗，腰痛固定或呈刺痛，肌肤甲错或肢体麻木，或尿中夹有血块。舌紫暗或有瘀斑，脉细涩。

处方：桃红四物汤加减。

桃仁 15g，红花 5g，当归 15g，白芍 10g，熟地黄 15g，川芎 15g，益母草 10g，牛膝 15g，丹参 15g，甘草 5g。每日一剂，水煎服。

（2）中成药

① 百令胶囊 5 粒/次，每日 3 次，口服。补肺肾，益精气。用于肺肾两虚证。

② 金水宝胶囊 3 粒/次，每日 3 次，口服。补益肺肾、秘精益气。用于肺肾两

虚、精气不足证。

③ 雷公藤总甙片 1～1.5mg/（kg·d），或每次 10～20mg，每日 3 次。有抗炎及抑制细胞和体液免疫等作用。其副作用为肝功能损害、性腺抑制、白细胞减少。

④ 复方丹参注射液 16ml 或灯盏花素注射液 20～30ml 静脉滴注，每日 1 次，10～14 天为一疗程。能改善微循环，抑制红细胞及血小板聚集，抑制凝血，降低血液黏稠度等。

⑤ 黄芪注射液每次 10～30ml，静脉滴注，每日 1 次，10～14 天为一疗程。益气养元、扶正祛邪、健脾利湿，用于脾肾气虚、血脉瘀阻证。

（3）针灸疗法

灸法：取足三里、气海、脾俞、肾俞等穴。每天灸 1 次，每次 5～7 穴。

（4）外治疗法

① 贴敷法。取黄芪、白术、淫羊藿、炮附片、川芎、三棱加工后调为药膏，贴于肾俞、脾俞、三阴交等穴，纱布覆盖，胶布固定，隔天换贴 1 次。

② 穴位注射。取足三里、内关等。每次 2 穴，交替使用，每穴注射维生素 Bs 注射液，每天 1 次，适用于呕吐者，可用至症状消失。

四、预防与调护

（1）饮食调护

清淡饮食，忌辛辣、烟酒，水肿严重时，每日摄入钠 3～5g，减少油脂摄入，适量补充蛋白，控制水的入量，尿多肿消可增加入水量。

（2）动静结合

以静为主，在室内适量活动，如病情逐步缓解，可逐渐增加活动，避免下肢血栓形成。

（3）保持室内空气新鲜；湿度、温度恒定根据气候变化，增减衣被，避免感冒等。

（4）调情志既病则安，防急躁、恼怒及过度思忧，保持心情舒畅。

（5）禁用对肾有毒性的药物。

五、中西医结合最新研究进展

（1）益气活血法治疗局灶节段性肾小球硬化症的 Meta 分析

张笑笑等[1]系统评价益气活血法治疗局灶节段性肾小球硬化症（FSGS）的有效性和安全性。方法：计算机检索了 PubMed，EMbase，BMJ，中国期刊全文数据库（CNKI），万方全文数据库（Wanfang），维普中文科技期刊数据库（VIP）。2 名研究者单独筛选文献、提取资料，并用软件 Rev Man5.3 作 Meta 分析。结果：最终纳入 10 个研究，688 名 FSGS 患者。Meta 分析结果显示：和单纯西药组相比，以益气活血法配合西药治疗 FSGS 能显著降低 24hUTP,Scr 和 BUN。在安全性方面，治疗组的不良反应明显低于对照组。结论：当前证据显示，中药益气活血法为主配合西药治疗降低 FSGS 患者的 24h UTP、Scr、BUN 的疗效较对照组显著且安全性更高。临床治疗 FSGS 时，当重视中医益气活血法的应用。受纳入研究数量和质量限制，该结论尚需更多高质量、大样本、多中心的随机对照试验进一步验证。

（2）辛通畅络疏利祛浊法治疗大鼠局灶性节段性肾小球硬化的研究

赵晰等[2]观察以辛通畅络、疏利祛浊法中药对大鼠局灶性节段性肾小球硬化的治疗作用及作用机制。方法采用 2 次阿奇霉素尾静脉注射方法复制局灶性节段性肾小球硬化模型，按体质量均衡后随机分为正常组、模型组、治疗组（西药组、中药组），每组 15 只。各组动物于造模第 9 周末开始给药，西药组予贝那普利，中药组予辛通畅络疏利祛浊方药，连续 8 周。于实验的第 1、4、8 周末测大鼠 24h 尿蛋白，人人血白蛋白、肌酐、尿素氮含量，并进行光镜、电镜等观察。结果治疗组各项指标较模型组均有显著性差异，病理学观察也显示治疗组肾小球损伤均轻于模型组。结论中药组能够明显保护大鼠的肾功能，明显减轻模型组大鼠细胞外基质沉积，减轻肾小球硬化，延缓慢性肾脏病的进展。

参考文献：

[1]张笑笑,郑启艳,孙鲁英，等.益气活血法治疗局灶节段性肾小球硬化症的 meta 分析[J].中国中西医结合肾病杂志,2019,20（5）:387-391.

[2]赵晰,杨洪涛,李蔓，等.辛通畅络疏利祛浊法治疗大鼠局灶性节段性肾小球硬化的研究[J].北京中医药大学学报,2016,39（9）:750-754.

第六节　膜性肾病

膜性肾病（MIN）又称膜性肾小球病或膜性肾小球肾炎，是以肾小球脏层上皮细胞下免疫复合物弥漫性沉积，肾小球基底膜增厚伴“钉突”形成病理特征的肾小球疾病。膜性肾病，临床上多表现肾病综合征或蛋白尿，是引起成年人原发性肾病综合征最常见的组织病理学类型之一，也是导致成人终末期肾衰竭的主要肾小球疾病。膜性肾病根据其高度水肿、大量蛋白尿等临床特征而言，可属中医“水肿”“尿浊”“虚劳”等范畴。

一、病因和发病机制

（一）现代医学对膜性肾病病因和发病机制的认识

病理改变是以肾小球毛细血管袢上皮下免疫复合物沉积为特点，继之以基底膜弥散性增厚，是一种针对正常肾小球上皮细胞膜上的抗原成分而产生的自身抗体介导的肾小球损害，并与遗传因素有一定关系。根据其病变发展的程度分为四期，其分期与临床过程相符合。Ⅰ期：光镜无明显病变，仅有肾小球基底膜空泡变性和上皮下的少量嗜复红蛋白沉积，电镜上皮下少量电子致密物沉积。Ⅱ期：光镜下基底膜增厚，钉突形成；电镜上皮下多数电子致密物沉积，基底膜钉突状增生。Ⅲ期：基底膜高度增厚，假双轨或链环状结构形成；电镜多数电子致密物在基底膜内沉积，基底膜呈链环状增厚。Ⅳ期：光镜下基底膜极度增厚，管腔狭窄，系膜增生，肾小球硬化；电镜下基底膜高度增厚，其中可见溶解和吸收后的电子致密物遗留的虫噬状空白区，或内含一些电子致密物，毛细血管腔狭窄或闭塞。免疫荧光检查可见 IgG、C3 呈颗粒状沿毛细血管袢分布。部分患者还可见 IgM、IgA、C4、C1q 沉积。

（二）中医学对膜性肾病病因病机的认识

膜性肾病的发生是由于正气亏虚，外邪侵袭，或体内脏腑功能失调，水液运化失常所导致。其病机表现为本虚标实，本虚以脾肾两虚为主，脾虚则水湿不能运化，肾虚不能蒸化津液，水湿内停，泛溢肌肤四肢而为水肿；脾虚失于升清，肾虚失于封藏，可致精微下泄而发为蛋白尿。脾虚日久则后天之本不充，肾虚日久则温煦滋养失职，两者常相互影响，致使本病更加缠绵，故脾肾两虚既是其发病的直接机理，又贯穿本病始终。标实则多表现为水湿、湿热、瘀血等病理性实邪。水湿内停，郁久必化热，而致湿热内蕴；湿热既成，上可困遏中焦，阻碍脾之运化升清，下可蕴结下焦，影响肾之气化闭藏，终致水湿泛溢及精微下注之势更盛；另外，湿热不仅能阻遏气机，使气滞不行，又能伤津耗气，使津亏气虚；气滞血行不畅，气虚运血无力，津亏生血无源，均可致脉络瘀阻，瘀血乃成。血瘀水停，湿热互结，致使本病更加缠绵难愈。可见，本病虽以脾肾虚损为主，但水湿、湿热、瘀血等既是病变过程中的病理产物，又是促使病变加重、病程迁延及合并其他病症的重要因素。

二、诊断和鉴别诊断

（一）诊断

（1）临床症状、体征：膜性肾病多隐袭起病，少数在前驱感染后短期内发病。最早症状通常是逐渐加重的下肢浮肿。大部分患者有大量蛋白尿，呈肾病综合征表现。1/4～1/5 患者呈无症状性蛋白尿，多为无选择性蛋白尿。可有间断或持续性镜下血尿（发生于 20%～50%的患者），一般无肉眼血尿。血浆白蛋白下降，高胆固醇血症不常见。

少数患者开始时即有高血压，随疾病进展约半数患者发生高血压，但严重高血压少见。早期肾功能多正常，约 1/4 患者于发病数年后可逐渐出现肾功能不全、尿毒症。从临床观察和连续肾活检资料证明，本病是一种慢性进展性疾病。如在病程中尿蛋白突然增加，或肾功能突然恶化，提示可能合并有肾静脉血栓形成，并发率可达 50%左右。或存在急性间质性肾炎、肾小管坏死或新月体性肾炎等并发症。晚期肾功能恶化时，尿蛋白通常减少。病程中常合并感染，可能系免疫球蛋白从尿中丢失，机体抵抗力下降所致。

（2）实验室检查：MN 患者起病隐匿，常表现为典型的肾病综合征，可伴有高血压或镜下血尿，肉眼血尿少见；蛋白尿选择性低，尿 C3、C5b-9 增高，血 C3 一般正常；病情常维持多年不变，部分可自然缓解。根据上述的临床特点，可对 MN 进行诊断，但最后的确诊尚需肾活检。

原发性膜性肾病的实验室检查异常主要有蛋白尿、低白蛋白血症、高脂血症和脂尿。几乎所有病例均有蛋白尿，超过 80%的病例尿蛋白≥3.5g/24h，严重者可≥20g/24h。通常为非选择性蛋白尿，但 20%的病例可呈选择性蛋白尿。通常血清 C3、C4 和其他补体成分水平正常且无循环免疫复合物。在 MN 活动期，尿中 C5b-9 明显升高。通常可有镜下血尿，但肉眼血尿罕见。严重肾脏病变的患者，可见明显低蛋白血症，其他如 IgG 也可降低；血脂升高，表现为低密度和极低密度脂蛋白均升高，但随着尿蛋白的减少，高脂血症可恢复正常。为排除继发病因，需要进行乙肝病毒、丙肝病毒、梅毒、狼疮性肾炎及其他结缔组织病和肿瘤指标等免疫学的检测。

（3）病理诊断：膜性肾病病理特点是肾小球基底膜上皮细胞下弥漫的免疫复合物沉积伴基底膜弥漫增厚。临床以肾病综合征（NS）或无症状性蛋白尿为主要表现。对于判断膜性肾病的分期的标准最重要的就是肾小球的基膜超微结构有所改变，质量可靠的光镜切片和免疫荧光的改变在其分期当中也有非常重要的价值。

病理解剖：从大体解剖来看，肾脏呈黄色，体积增大。因MN所有的肾小球损害几乎是均匀一致的，所以，其他慢性肾脏病肾脏肥大的特征在MN中见不到，这似乎能解释其肾脏皮质表面相对平滑的原因，甚至在病情进展的病例中也是这样。肾衰者，包膜下可有瘢痕形成。

① 光镜检查：光镜显示由免疫沉积引起的弥散性肾小球毛细血管壁增厚，由于基底膜突出物围绕着呈刺突状银染色的免疫沉积物。早期肾小球病变弥漫均匀可见，肾小球毛细血管袢僵硬，毛细血管壁增厚，无明显细胞增生。做PASM及Masson染色，典型病例可见毛细血管袢上的钉突及上皮下沉积的免疫复合物。晚期病变加重，毛细血管壁明显增厚，管腔变窄、闭塞，系膜基质增宽。进一步发展可出现肾小球硬化及玻璃样变，近曲小管上皮细胞出现泡沫样变（肾病综合征的特征性改变）；合并高血压者动脉及小动脉硬化明显；另外，间质中可见炎症细胞浸润。单核巨噬细胞及淋巴细胞是间质中的主要细胞类型。

Ⅰ期：HE、PAS染色时肾小球毛细血管壁基本正常，PASM染色时可见节段分布的细小的上皮下嗜复红物，未见“钉突”，内皮细胞、系膜细胞及袢腔多不受累。

Ⅱ期：肾小球毛细血管袢基膜弥漫均匀一致增厚，上皮侧梳齿状“钉突”形成，弥漫分布。

Ⅲ期：肾小球毛细血管袢基膜明显增厚，“钉突”较大，多数区域融合，连接成片，好像一层新形成的基膜将沉积物包绕。

Ⅳ期：HE、PAS染色的时候肾小球的毛细血管壁基本上是正常的，PASM染色时可见节段分布的细小的上皮下的嗜复红物。

② 电镜检查：整个肾小球毛细血管袢显示特征性的上皮下电子致密物沉积，这可能是早期病变的唯一改变。也可以发现粗大的免疫复合物沉积于上皮细胞下，有电子致密物的沉积，且被钉突所分隔，足突细胞足突融合。GBM初期正常，而后由于致密物的沉积出现凹陷，最后，GBM将致密物完全包裹。另一特征为电子致密物消失，而在相应区域出现透亮区。根据电镜所见，部分残余基底膜区域在其外侧出现修复现象。原发性MN常有间质纤维化和小管萎缩。

Ⅰ期：上皮侧电子致密物较少，呈散在分布，肾小球基底膜致密层结构保持完整。病变处于这一期，在光镜下易漏诊。需要借助免疫病理和（或）电镜帮助诊断。免疫荧光显微镜有时可见不连续的颗粒状沉积。

Ⅱ期：疾病持续进展，上皮侧电子致密物更加明显，基底膜成分插入其中，形成光镜下可见的钉突样结构。免疫荧光显微镜见沿 GBM 广泛的颗粒状沉积。

Ⅲ期：除上皮侧电子致密物沉积外，基底膜内亦可见被基底膜样物质包绕的电子致密物，基底膜明显增厚，出现不规则分层。

Ⅳ期：基底膜内电子致密物开始被逐渐吸收，出现电子透亮区。基底膜显著增厚，钉突反而不明显。光镜下可见基底膜呈“链条状”或“串珠状”。部分患者免疫荧光显微镜示 GBM 上皮侧免疫沉积物呈不规则分布，其荧光强度减弱。

上述电镜分期，反映了疾病发展演变的过程，但不同阶段病变可同时存在。

③ 免疫荧光检查：膜性肾病特征性的免疫病理表现是 IgG 沿 GBM 呈细颗粒状、弥漫性沉积。即可见上皮下免疫球蛋白及补体成分呈特征性均匀的细颗粒状沉积于毛细血管壁，而显现出毛细血管袢的轮廓，其中 IgG 最常见。95%以上的病例有 C3 沉积，另外，还可以有 IgA、IgM 甚或 IgE 的沉积。沉积的量随病程而异，起初少，然后逐渐增多，最后又减少，在部分病例中可发现有 HBsAg 及 CEA。MN 肾病根据病理可分 4 期。

Ⅰ期：又称早期上皮细胞下沉积期。光镜下无明显病理学改变，部分病例基底膜可稍增厚。电镜下观察可见上皮下有少量免疫复合物沉积，在沉积区域，可见足突融合。值得提出的是，在Ⅰ期的早期，电镜检查多正常，而免疫荧光则呈阳性反应，提示对于早期诊断免疫荧光检查更为敏感。

Ⅱ期：又称钉突形成期。光镜下可见毛细血管袢增厚，GBM 反应性增生，呈梳齿状改变，钉突形成。免疫荧光检查上皮下可见大量免疫复合物沉积。

Ⅲ期：又称基底膜内沉积期。光镜下肾小球开始出现硬化，毛细血管腔阻塞，钉突逐渐连成一片，包裹沉积物，形成双轨。电镜下沉积物界限不清。

Ⅳ期：又称硬化期。GBM 严重不规则增厚，毛细血管袢扭曲，肾小球萎陷并出现纤维化，钉突消失；肾间质可见细胞浸润及纤维化并伴肾小管萎缩。电镜下沉积物包含在基膜中难以识别。此时，免疫荧光检查常为阴性。

特发性膜性肾病一般无肾小球外的免疫复合物沉积。若观察到肾小管基底膜上 IgG 沉积，要排除自身免疫性疾病，如系统性红斑狼疮等。

（二）鉴别诊断

（1）膜型狼疮性肾炎：其病理改变形态特征和特发性膜性肾病十分相似；组织学改变对狼疮性肾炎有提示价值的方面包括：小管基膜上的电子致密物沉积（100%），内皮下电子致密物的沉积（77%），系膜区电子致密物的沉积（63%）及小管网状包涵体（61%）。Ⅳ型狼疮肾炎即弥漫增生性肾炎，加强治疗后转变为以膜损害为主，但此型抗 DNA、抗核抗体滴度均较膜型狼疮肾炎高。除非发病时已有血肌酐升高、病理组织有炎症细胞浸润，否则膜型狼疮肾炎和特发性膜型肾病一样预后均较好，10 年生存率在 85%以上。两者肾静脉血栓形成发生率也高。它与特发性膜性肾病的不同处，除常规血清学检查结果外，病理检查可见系膜细胞及内皮细胞增生，系膜区肾内皮下亦有免疫复合物沉积，IgG、IgM、IgA、C3 全阳性，有助于鉴别。

（2）肿瘤所致的膜性肾病：多种肿瘤尤其肺癌、胃肠道及乳腺恶性病变可引起膜性肾病。肿瘤引起肾脏免疫学损伤的证据：① 肾小球免疫复合物中存在肿瘤特异抗原；② 肿瘤伴发膜性肾病患者的血清中检测到可溶性免疫复合物，内含肿瘤特异性抗体。

其免疫发病机制可能是：肿瘤相关抗原刺激宿主产生抗肿瘤抗体，抗原与抗体形成可溶性免疫复合物沉积于肾小球；肿瘤患者免疫监视功能缺陷，当接触某种抗原时刺激机体产生免疫复合物从而导致肾脏损害。

有报道称肾病综合征常在肿瘤确诊前 12～18 个月出现，对老年人发生肾病综合征者尤需警惕肿瘤的可能。

（3）肝炎病毒感染与肾小球肾炎：乙型肝炎病毒相关肾炎中最常见的病理类型是膜性肾病，多见于男性儿童。在乙肝病毒携带率为 0.1%～1.0%的欧美国家膜性肾病患儿血清中 HBsAg 的检出率为 20%～64%，而在乙肝病毒携带率为 2%～20%的亚洲可高达 80%～100%。

丙肝病毒感染多并发系膜毛细血管性肾小球肾炎（MCGN），但近年并发膜性肾病亦有报道。丙肝病毒并发膜性肾病者多无冷球蛋白血症，补体成分水平正常，类风湿因子阴性。这些指标均与丙肝合并系膜毛细血管性肾炎不同。

（4）肾移植术后移植肾复发：肾移植后本病的复发率约为 10%，通常术后 1 周到 25 个月出现蛋白尿，受者往往出现严重的肾病综合征，并在 6 个月至 10 年间丧失移植肾，增加类固醇剂量多无效。

（5）药物所致膜性肾病：有汞、D-青霉胺、卡托普利（卡托普利）、非固醇类消炎药物引起膜性肾病的报道。应注意用药史，及时停药可能使病情缓解。

三、治疗

（一）现代医学疗法

（1）一般治疗

针对尿蛋白定量<3.5g/d，血浆白蛋白正常或轻度降低、肾功能正常的年轻患者。

控制血压：血压控制在125/70mmHg以下，药物首选血管紧张素转换酶抑制剂（ACEI）或血管紧张素Ⅱ受体拮抗剂（ARB）。

抗凝治疗：针对膜性肾病患者静脉血栓的高发生率，可预防性地给予抗凝治疗。存在高危因素（尿蛋白持续>8g/d，血浆白蛋白<20g/L，应用利尿药或长期卧床等）的患者应积极抗凝治疗。药物首选低分子量肝素注射剂，如患者长期低蛋白血症，可考虑改换口服华法林抗凝治疗，但需密切监测凝血功能。

低蛋白饮食：大量蛋白尿患者饮食中蛋白质摄入宜限制在0.8g/（kg·d），同时给予充分的热量，总热量一般应保证在35kcal/（kg·d）。

降脂治疗：给予他汀类药物治疗，阿托伐他汀钙片10～20mg口服，每天一次。

（2）免疫治疗

成人MN免疫抑制治疗指征：推荐表现NS并至少具备以下条件之一的患者，才考虑糖皮质激素和免疫抑制剂治疗。

① 经过至少6个月的降压和降蛋白尿观察下降趋势，尿蛋白持续超过4g/d，并且维持在基线水平50%以上，且无下降趋势。

② 存在与NS相关的严重、致残或威胁生命的临床症状。

③ 在确诊后6～12个月内血清肌酐（Scr升高大于或等于30%，GFR不低于25～30ml/（min·1.73m^2）且上述改变为非NS并发症所致。

④ 对Scr持续>309.4μmol/L【GFR<30ml/（min·1.73m^2）】及肾脏体积明显缩小（长径<8cm）者，或同时存在严重或潜在的威胁生命的感染患者，建议避免使用免疫抑制治疗。

开始建议使用皮质激素及口服烷化剂，坚持治疗6个月再评价病情。

① 糖皮质激素：泼尼松1～2mg/（kg·d），最大量80mg/d，持续2～4个月，治疗有效者（完全缓解或部分缓解）逐渐减量至0.5mg/（kg·d）或60mg/d隔日1次，持续6～8周后逐步减量。大部分患者在5～9个月达到完全缓解（平均3～4个月），疗程不到2个月完全缓解率小于30%。完全缓解者应逐渐撤减糖皮质激素。判定糖皮质激素无效的标准是：泼尼松1mg/（kg·d）4个月后仍持续存在肾病综合

征，初治无效的患者应予迅速减量，在4～6周内停药。

泼尼松片40～80mg，口服，每日一次。

或泼尼松龙或甲泼尼龙片40～60mg，口服，每日一次。

② 环磷酰胺（CTX）。建议首选环磷酰胺。推荐初始治疗采用隔月交替的口服或静脉注射。

副作用有白细胞减少、脱发、肠胃道反应、出血性膀胱炎、性腺损害等。故在疗程及剂量上要慎重掌握。环磷酰胺2mg/（kg·d），总量用至150mg/kg。

注意事项：① 监测血常规，如有明显的白细胞减少（特别是粒细胞减少）或血小板减少，应停用环磷酰胺，直至白细胞及血小板恢复正常；② 监测肝肾功能，如出现明显的转氨酶升高、高尿酸血症时，应减量并进行相应的治疗；③ 用足量后，1年内不要用第二个疗程；④ 口服环磷酰胺一般空腹给予，如发生胃部不适，可分次或与食物一起给予；⑤ 用药当天多喝水，尽量在上午用药可减少出血性膀胱炎的发生。

注射用环磷酰胺200mg加入生理盐水20ml静脉滴注，隔日一次或环磷酰胺片100mg，口服，每日2次

③ 环孢素（CsA）。对符合初始治疗标准但不愿意接受激素和烷化剂周期性治疗方案或存在禁忌证的患者，推荐CsA或他克莫司（FK506）治疗至少6个月。CsA主要副作用为胃肠道反应、血糖升高、高血压、肝肾损害等。小剂量CsA可以有效地治疗膜性肾病。CsA剂量为3～4mg/（kg·d），联合小剂量泼尼松（每天0.15mg/kg）治疗，蛋白尿缓解率明显增加，无严重不良反应。CsA造成肾毒性常见于剂量>5mg/（kg·d）和（或）存在广泛肾间质纤维化的患者。血药谷浓度监测有利于避免CsA的毒副作用。一般起始治疗的谷浓度希望维持在100～200ng/ml。CsA停药后，部分患者会复发。若CsA治疗6个月未达到完全或部分缓解，则建议停用。

CsA3～5mg/（kg·d）分2次口服。

④ 他克莫司。他克莫司（FK506）和环孢素同属神经钙蛋白抑制剂，其较后者免疫抑制作用更强，肾毒性明显降低，能有效治疗膜性肾病。FK506治疗膜性肾病的血药浓度受肝脏代谢酶CYP3A5基因型影响较大，如果患者因血药浓度过低，一般不宜使用FK506治疗。FK506治疗膜性肾病一般要求血药浓度在3～8ng/ml，加用小剂量泼尼松治疗有助于加快蛋白尿缓解。治疗至少6～12个月。与CsA相同，FK506停药后，部分患者会复发FK506 0.05～0.1mg/（kg·d）分2次口服。

⑤ 雷公藤总甙片。雷公藤总甙片 20mg，每日 3 次口服。副作用主要为胃肠道反应，一般可耐受。偶可见血小板减少，停药后可恢复。可致月经紊乱及精子活力降低。注意事项：A 年老有严重心血管病者慎用。B 偶有胃肠道反应，可耐受。C 罕见：血小板减少，且程度较轻，一般无需停药。D 可致月经紊乱及精子活力降低、数量减少。上述不良反应停药可恢复正常。

雷公藤总甙片 20mg，口服，每日 3 次

（二）中医疗法

（1）内治法

① 脾虚湿困

主症：面浮足肿，反复消长，劳后或午后加重，脘胀纳少，面色皖白，神倦乏力。尿少色清，大便或溏，舌苔白滑，脉细弱。

治法：温运脾阳，以利水湿。

处方：五苓散合五皮饮加减。

猪苓 15g，茯苓皮 30g，白术 10g，桂枝 10g，木瓜 15g，陈皮 6g，大腹皮 6g，桑白皮 15g，甘草 5g。每日一剂，水煎服。

② 脾阳虚衰

主症：面浮足肿，反复消长，劳后或午后加重，脘胀纳少，面色皖白，神倦乏力。尿少色清，大便或溏，舌苔白滑，脉细弱。

治法：温运脾阳，以利水湿。

处方：实脾饮。

干姜 6g，炮附片 6g（先下），白术 15g，茯苓 15g，木瓜 6g，木香 3g（后下），大腹皮 6g，草果仁 6g，炙甘草 5g，生姜 5g，大枣 10g。水煎服，日一剂。

③ 肾阳虚

主症：全身皆肿，腰背以下尤甚，按之凹陷不易恢复，腰膝酸软，肢冷便溏，畏寒神倦，面色萎黄或苍白，纳少尿短少，或伴腹大胸满，卧则喘促，舌淡胖，边有齿印，苔白，脉沉细或结代。

治法：温肾助阳，化气行水。

处方：真武汤合济生肾气丸。

炮附片 10g（先下），肉桂 6g（服），白术 15g，茯苓 15g，生姜 5g，熟地黄 20g，山萸肉 10g，淮山药 15g，牡丹皮 10g，车前子 15g，白芍 15g，牛膝 10g。水

煎服，日一剂。

（2）中成药治疗

① 百令胶囊 5 粒/次，每日 3 次，口服。补肺肾，益精气。用于肺肾两虚证。

② 金水宝胶囊 3 粒/次，每日 3 次，口服。补益肺肾、秘精益气。用于肺肾两虚，精气不足证。

③ 雷公藤总甙片 1～1.5mg/（kg·d），或每次 10～20mg，每日 3 次。有抗炎及抑制细胞和体液免疫等作用。其副作用为肝功能损害、性腺抑制、白细胞减少。

④ 复方丹参注射液 16ml 或灯盏花素注射液 20～30ml 静脉滴注，每日 1 次，10～14 天为一疗程。能改善微循环，抑制红细胞及血小板聚集，抑制凝血，降低血液黏稠度等。

⑤ 黄芪注射液每次 10～30ml，静脉滴注，每日 1 次，10～14 天为一疗程，益气养元，扶正祛邪，健脾利湿，用于脾肾气虚、血脉瘀阻证。

（3）针灸治疗

灸法：取气海、天枢、脾俞、肾俞等穴。胃脘痞胀加足三里，呕吐加内关。每天灸 1 次，每次 5～7 壮。适用于脾肾气（阳）虚者。

（4）中药肾区离子导入

选用具有调节免疫功能的中药，如黄芪、川芎等，经过微化处理，制成中药系列制剂，采用高科技成果——离子仪器进行肾区离子导入。配合用药，激活人体免疫系统，重新调节人体免疫功能，改变内环境，使机体本身产生修复能力，加速其新陈代谢与修复，祛瘀生新，改变肾脏结构，清除肾脏内破坏性物质（免疫复合物和代谢产物），消除尿蛋白、红细胞（潜血）尿、管型。

四、预防与调护

（1）注意休息，避免劳累，预防感染，饮食以低蛋白为主，注意补充维生素。避免应用损害肾脏的药物。

（2）在药物治疗期间，每 1～2 周门诊复诊，观察尿常规，肝、肾功能，儿童患者应注意生长发育情况，以指导疗程的完成。

（3）活动性病变控制后及疗程完成后，应重复肾活检，观察肾组织病理改变情况，判断是否存在慢性化倾向，以便及时采取措施。

（4）注意保护残存肾功能，纠正使肾血流量减少的各种因素（如低蛋白血症、脱水、低血压等）以及预防感染，都是预防中不可忽视的重要环节。对于影响患者疗效和长期预后的并发症，应积极给予治疗。

（5）预防感染。激素治疗易发生感染，一旦发现应及时选用对致病菌敏感、强效且无肾毒性的抗生素积极治疗，有明确感染灶者应尽快去除。

（6）一般认为，当血浆白蛋白浓度低于 20g/L 时，提示存在高凝状态，即应开始预防性抗凝治疗。抗凝药一般应持续应用半年以上。抗凝及溶栓治疗时均应避免药物过量导致出血。

（7）肾病综合征并发急性肾衰竭如处理不当可危及生命，若及时给予正确处理，大多数患者可望恢复。

（8）忌食螃蟹、甲鱼、黄鳝、鳗鱼等。水肿明显者做好相应记录如尿量、体质量等。

五、中西医结合最新研究进展

（1）气虚证与膜性肾病环磷酰胺治疗后感染的相关性研究

杜怡然等[1]研究膜性肾病患者环磷酰胺治疗后感染的发生率、类型、危险因素及与气虚证的相关性。方法：对 2013—2022 年接受环磷酰胺治疗的膜性肾病患者进行回顾性队列研究，搜集病历资料并进行电话随访，收集基线数据、药物使用情况及感染信息，根据辨证将患者分为气虚证组和非气虚证组，主要终点事件是应用环磷酰胺后 6 个月内感染的发生率。结果：共纳入患者 107 例，其中气虚证组 36 例、非气虚证组 71 例。共 34 例患者（31.8%）在使用环磷酰胺后 6 个月内出现感染，其中气虚证组 22 例(64.7%)，非气虚证组 12 例(35.3%)，差异有统计学意义($P<0.001$)。泌尿系统感染是主要感染事件，其次是呼吸系统感染和胃肠道系统感染。多因素 Logistic 回归分析显示，气虚证为感染的独立危险因素($P<0.001$)。单因素 Logistic 回归分析显示，年龄[$P=0.030$，OR=1.035，95%CI（1.003，1.067）]、男性（$P=0.049$，OR=0.431，95%CI（0.187，0.997）]、白蛋白[$P=0.007$，OR=0.904，95%CI（0.840，0.973）]也与感染的发生显著相关。患者出现感染时有 30 例（88.2%）接受口服糖皮质激素治疗。结论：膜性肾病患者使用环磷腺苷治疗后，多因素 Logistic 回归分析显示气虚证为感染发生的独立风险因素，基线白蛋白水平较低对感染发生的预测价值较低。

（2）基于多中心疾病登记系统的膜性肾病中医主要证型分布特征分析

张铭睿等[2]分析特发性膜性肾病（IMN）患者临床诊疗数据，探讨 IMN 患者中医证型分布特征及影响因素，以期丰富对 IMN 中医证型的认识，为研究 IMN 的主要病机和中医临床诊治提供一定依据。基于IMN临床研究电子数据采集系统，采用横断面调查方法，分析多中心来源的187例IMN患者的临床诊疗数据，归纳其中医证型分布规律；根据IMN的危险分层将患者分为低风险组、中风险组、高风险组3组，并根据地域将患者分为广东组和黑龙江组2组，分析不同IMN的危险分层及地域对中医证型分布特征的影响。结果：（1）中医证候分布情况：187例患者中，分布频率居前3位的分别为：小便混浊或有明显泡沫尿167例（89.30%），舌苔腻、舌胖大或齿痕158例（84.49%），水肿134例（71.65%）；中医证型分布情况：湿阻证频次最高，共169例（90.37%），其次为气虚证165例（88.24%）、血瘀证89例（47.59%）。（2）分组情况：187例患者中，低风险组102例（54.54%）、中风险组54例（28.88%）、高风险组31例（16.58%）；广东组147例（78.61%），黑龙江组40例（21.39%）。（3）IMN证型分布的影响因素中，在IMN的危险分层方面，低风险组患者中湿阻证的占比为83.33%（85/102），中风险组为98.15%（53/54），高风险组为100.00%（31/31），3组患者的湿阻证比例比较，差异有统计学意义（$P=0.002$）；在地域方面，广东组和黑龙江组的瘀血证比例分别为55.10%（81/147）和20.00%（8/40），不同地域的血瘀证比例比较，差异有统计学意义（$P<0.001$）；在兼夹证型方面，高风险组的气虚血瘀湿阻证比例[64.52%（20/31）]明显高于低风险组和中风险组的34.31%（35/102）、38.89%（21/54）；广东组的气虚血瘀湿阻证比例[46.94%（69/147）]明显高于黑龙江组的17.50%（7/40），而气虚湿阻证比例[31.97%（47/147）]明显低于黑龙江组的60.00%（24/40），差异均有统计学意义（$P<0.05$）。结论：本研究归纳和分析了IMN患者的中医证候、中医证型分布规律及其影响因素，探讨了湿证在IMN疾病发展中的关键作用，这对于进一步揭示湿证内涵、促进IMN中医证候研究具有重要意义。

参考文献：

[1]杜怡然，李侠，刘玉宁，等.气虚证与膜性肾病环磷酰胺治疗后感染的相关性研究[J].中国中医药信息杂志，2023，30（8）:155-160.

[2]张铭睿，洪晓帆，包崑，等.基于多中心疾病登记系统的膜性肾病中医主要证型分布特征分析[J].广州中医药大学学报，2023，40（7）:1581-1589.

第七节　膜增生性肾炎

膜增生性肾小球肾炎（Mesangioproliferative Glomerulonephritis，MPGN），又称“系膜毛细血管性肾小球肾炎”或“分叶性肾炎”，占肾活检总数的4%～7%左右。病变特点为肾小球毛细血管壁增厚和系膜增生，肾小球系膜细胞明显增生并产生大量基质。增生的系膜组织不断向毛细血管基底膜内侧伸延，致使血管壁明显增厚，管腔变窄，也使血管丛呈分叶状。用银染色见基底膜呈双层或车轨状，晚期因毛细血管壁高度增厚，管腔阻塞，以致肾小球纤维化、硬化，所属肾小管也萎缩。依据电子致密物的沉积部位及基底膜病变特点的不同，又可将MPGN分为3型。中医可将其归属为“肾风”“水肿”“血尿”“腰痛”等范畴。

一、病因和发病机制

（一）现代医学对膜增生性肾炎病因和发病机制的认识

MPGN的基本病变是肾小球基底膜增厚伴免疫沉积物，系膜增生伴插入。根据电子致密物的沉着部位及基底膜病变特点进一步分为三型。

（1）I型

光镜下最常见的组织学表现为广泛的肾小球毛细血管壁增厚及内皮细胞增生，系膜细胞及基质可插入基底膜及内皮细胞间而形成“双轨征”。当系膜增生明显时可将肾小球分隔为分叶状结构。少部分患者会出现新月体，但受累程度很少超过整个肾小球的50%；较多的新月体形成往往与疾病的快速进展相关。小管间质病变可见于疾病的早期，严重程度往往与肾小球的病变相吻合。免疫荧光下可见颗粒状及条带状C3及免疫球蛋白沿基底膜呈周边性的沉积，也可见于系膜区。免疫球蛋白通常为IgG及IgM，很少出现IgA。电镜下的突出表现为系膜区及内皮下有电子致密物沉积及系膜插入现象。

（2）Ⅱ型

大量免疫复合物沉积于肾小球基膜内，典型改变为肾小球基底膜弥漫性增厚，系膜细胞增生及插入不明显，光镜下肾小球的改变与I型相似，但系膜细胞和内皮细胞的增生不如工型明显，中性粒细胞浸润和新月体形成比工型突出。免疫荧光下可见到较强的C3呈线样或条带状沉积在毛细血管壁，而免疫球蛋白的沉积较少见。电镜下大量缎带状电子致密物沉积于毛细血管基膜致密层内，因而称为致密物沉积病（dense deposit disease，DDD），但这些致密物的具体组成成分及性质目前尚不清楚。近年来，绝大多数学者认为Ⅱ型在形态学特点、电镜下超微结构改变和发病机制等方面与Ⅰ型、Ⅲ型不同，认为Ⅱ型MPGN为补体活化调节异常，补体旁路途径异常活化导致的一类特殊肾小球疾病，即DDD。

（3）Ⅲ型

免疫复合物广泛沉积于肾小球毛细血管内皮下、上皮下和肾小球系膜区，光镜下病理改变与工型表现相似。又可分为两个亚型：Burkholder亚型和Strife-Ander亚型。电镜下Burkholder亚型同时有电子致密物沉积于上皮下和内皮下；Strife-Anders亚型则有大小不等的电子致密物穿透肾小球基膜全层。

（二）中医学对膜增生性肾炎病因病机的认识

膜增生性肾炎根据其高度水肿、大量蛋白尿等临床特征而言，可属中医“水肿”“尿浊”“虚劳”等范畴，其发生是由于正气亏虚，外邪侵袭，或体内脏腑功能失调，水液运化失常所导致。其病机表现为本虚标实，本虚以脾肾两虚为主，脾虚则水湿不能运化，肾虚不能蒸化津液，水湿内停，泛溢肌肤四肢而为水肿；脾虚失于升清，肾虚失于封藏，可致精微下泄而发为蛋白尿。脾虚日久则后天之本不充，肾虚日久则温煦滋养失职，两者常相互影响，致使本病更加缠绵，故脾肾两虚既是其发病的直接机理，又贯穿本病始终。标实则多表现为水湿、湿热、瘀血等病理性实邪。水湿内停，郁久必化热，而致湿热内蕴；湿热既成，上可困遏中焦，阻碍脾之运化升清，下可蕴结下焦，影响肾之气化闭藏，终致水湿泛溢及精微下注之势更盛；另外，湿热不仅能阻遏气机，使气滞不行，又能伤津耗气，使津亏气虚；气滞血行不畅，气虚运血无力，津亏生血无源，均可致脉络瘀阻，瘀血乃成。血瘀水停，湿热互结，致使本病更加缠绵难愈。可见，本病虽以脾肾虚损为主，但水湿、湿热、瘀血等既是病变过程中的病理产物，又是促使病变加重、病程迁延及合并其他病症的重要因素。

二、诊断和鉴别诊断

（一）诊断

所有原发性MPGN在诊断之前，均应彻底排查如慢性感染、自身免疫性疾病、单克隆免疫球蛋白病、补体调节异常等相关疾病。如临床上出现以下线索时应怀疑

MPGN：① 持续性非选择性蛋白尿（或肾病综合征）伴肾小球源性血尿；② 血清补体持续降低：血清补体水平降低的常见如急性链球菌感染后肾炎、MPGN、狼疮性肾炎、乙肝病毒相关性肾炎、丙肝病毒相关性肾炎；③ 伴有眼部病变和部分脂肪萎缩者：尤其多见于Ⅱ型 MPGN。本病的最终确诊主要依据肾脏病理检测。

（二）鉴别诊断

诊断 MPGN 需要排除所有继发性因素，如乙型肝炎或丙型肝炎、艾滋病、其他感染或结缔组织病，常见需要鉴别的疾病如下。

（1）糖尿病肾病：主要发生在 6 年以上糖尿病患者，早期可见微量白蛋白尿，中后期以大量蛋白尿和肾功能不全为主要表现。MPGN 患者发病较为隐匿，无糖尿病史，主要以血尿、蛋白尿、低补体血症为体征。从肾脏病理上，MPGN 的结节状损害出现在大多数肾小球中，而糖尿病肾病发生结节状损害的小球相对较少，另外从免疫病理学上可以进行鉴别。

（2）淀粉样变肾病：主要发生在中老年，组织病理学表现为肾小球系膜区、毛细血管基底膜淀粉样物质沉积，刚果红染色阳性，电镜下可见细纤维丝状淀粉样蛋白在肾小球系膜、基底膜及小血管壁无规则排列。

（3）轻链沉积病：多发于 45 岁以后成年人，许多患者合并多发性骨髓瘤、淋巴瘤和巨球蛋白血症。肾脏病理光镜下与糖尿病肾病类似，呈结节样损害，但在免疫荧光可以发现轻链弥漫分布于肾小球基底膜、系膜区和肾小管基底膜、结节内，具有诊断意义。

（4）系统性红斑狼疮性肾炎：MPGN 与狼疮性肾炎均可以表现为慢性低补体血症，但 MPGN 并无狼疮性肾炎特异抗体（如抗 ds-DNA、抗 SM 抗体等）阳性表现。此外，在肾脏病理方面，狼疮性肾炎可以出现如系膜增生、膜性、膜增生性等多种病理类型改变；在免疫荧光，狼疮性肾炎在肾小球内可有 IgG、IgM、IgA、C3、C4、C1q 等多种免疫复合物沉积，即“满堂亮”现象，而 MPGN 同时出现多种免疫球蛋白及补体沉积的情形十分罕见。

（5）过敏性紫癜肾炎：可出现类似于 MPGN 样的病理变化，鉴别的要点为紫癜性肾炎肾小球系膜区及毛细血管袢上有大量的 IgA 沉积，还可表现出皮肤紫癜、关节痛和腹痛等。

（6）急性感染后肾小球肾炎：部分 MPGN 患者有上呼吸道链球菌感染史，临床表现类似链球菌感染后急性肾炎综合征，可出现低补体血症、少尿、血尿、水肿、高血压及肾功能不全等症状。但急性感染后肾小球肾炎一般病程比较短（3 个月以内），多数在数月内自趋痊愈，偶尔也可发展为 MPGN。如临床诊断为急性肾小球肾炎患者经 6～8 周治疗后，血尿、蛋白尿无明显改善，低补体血症未能自行恢复，应进一步做肾脏病理检查，以资鉴别。

三、治疗

（一）现代医学疗法

（1）一般治疗

避免劳累，合理饮食，科学锻炼，增强体质，改善机体免疫力。针对原发病及并发症进行积极有效的预防和治疗。一旦发生感染，应及时选用对致病菌敏感、强效且无肾毒性的抗生素治疗，有明确感染灶者应尽快去除，以防肾功能不全进行性发展。

（2）营养支持治疗

低蛋白饮食可以有效减少蛋白尿、延缓肾功能不全进展。在此基础上，给予充足的热量，并补充酮酸/氨基酸，对预防和（或）纠正营养不良、改善预后具有积极的意义。

① 低蛋白饮食（LPD）。肾小球滤率正常的患者每日蛋白摄入量为 0.8～1.2g/（kg•d）；肾功能不全患者应根据肾小球滤过率降低的程度，限制蛋白摄入在 0.6g/（kg•d）以下。宜选择高生物效价的动物蛋白，如牛奶、鸡蛋、瘦肉和鱼肉等。

② 低蛋白饮食加 a-酮酸疗法。MPGN 患者在 LPD 基础上，可以加用复方 a-酮酸片（开同）补充必需氨基酸，使用剂量为 0.12g/（kg·d）。为防止因热量不足导致自身蛋白分解，还应保证足够的能量摄入，每日热量摄入为 25.60～209.34kJ[30～50kcal/（kg•d）]。

（3）药物治疗

① 糖皮质激素。对于肾功能正常和非肾病性蛋白尿的成年患者，无需特殊治疗，建议每 3～4 个月随访 1 次。如患者表现为肾病综合征和（或）急性肾功能减退，可以应用中等剂量泼尼松 0.6～0.8mg/（kg•d），症状明显缓解者可给予最小维持剂量；同时需联合免疫抑制剂如霉酚酸酯（mycophenolate mofetil，MMF）或环磷酰胺(CTX)等药物治疗，持续 3～6 个月，视病情减量。成人蛋白尿>3g/24h 且<3.5g/24h：醋酸泼尼松 40mg～60mg/m^2，口服，隔日一次，持续 3 个月。成人蛋白尿>3.5g/24h 和（或）急性肾功能减退者：醋酸泼尼松 0.6～0.8mg/（kg·d），持续 3～6 个月，

症状明显缓解者可给予最小维持剂量；同时联合免疫抑制剂（MMF 或 CTX）治疗。

② 细胞毒性药物及其他免疫抑制剂。至今为止，有关 MPGN 细胞毒性药物及免疫抑制剂的应用证据很少。国外仅纳入极少数患者的临床试验提示：使用霉酚酸酯（起始最大剂量为 2g/d，维持剂量平均为 1.1g/d，共应用 18 个月）联合激素治疗后，尿蛋白有明显下降。

霉酚酸酯 0.75～1.0g，口服，每日 2 次，持续 6 个月，缓慢减量至最低维持剂量（平均为 1.0g/d），共应用 18 个月。或环磷酰胺 0.75g/m² 静脉滴注，每 4 周 1 次，连续使用 6 个月，累积剂量不超过 9.0g；或环磷酰胺片 2～3mg/（kg·d），口服，每日一次，持续 2～3 个月。

③ 抗血小板药和抗凝血药。常用抗血小板药物有双嘧达莫、阿司匹林、氯吡格雷等；常用抗凝血药物有华法林、肝素（普通肝素和低分子量肝素）。如合并有肾静脉血栓形成者，可用尿激酶等溶栓治疗。阿司匹林肠溶片 100mg，口服，每日 2 次；双嘧达莫 100mg，口服，每日 3 次或华法林第 1～3 天口服 3～4mg（年老体弱及糖尿病患者半量即可），3 天后可给维持量一日 2.5～5mg（可参考凝血时间调整剂量使 INR 值达 2～3）或低分子量肝素 4000U，每天 1 次，皮下注射

④ 血管紧张素转换酶抑制剂（ACEI）。血管紧张素Ⅱ受体拮抗剂（ARB）ACEI 和 ARB 具有非血压依赖性的肾脏保护效应，可以更有效地减少终末期肾功能衰竭的发生，并显著减少尿蛋白排泄量。ACEI 通过降低肾小球内高压力、高灌注及高滤过，改善肾小球滤过膜选择通透性和减少细胞外基质聚集等机制发挥药理效应。ARB 降低血压和减少蛋白尿的作用与 ACEI 相似，两者联合应用可以从不同环节阻断肾素-血管紧张素系统对肾脏的损害，联合应用后对降血压、减少蛋白尿、保护肾功能的作用更强。

除 ACEI 和 ARB 外，系膜增生性肾小球肾炎高血压患者还可联合应用钙通道阻滞剂、β 受体阻滞剂或利尿药等，同时限制钠盐摄入，力争将血压控制在理想水平；蛋白尿≥1g/24h，血压应控制在 125/75mmHg 或以下；尿蛋白<1g/24h，血压至少应控制在 130/80mmHg 以下。

对于非肾病综合征的 MPGN 患者，由于这类患者长期预后较好，因此对症治疗如使用血管紧张素转换酶抑制剂（ACEI）等即可。盐酸贝那普利 10mg，口服，每日一次或福辛普利 10mg，口服，每日一次；氯沙坦 50～100mg，口服，每日一次或替米沙坦 40～80mg，口服，每日一次

⑤ **血浆置换。**当药物治疗无效或者效果不理想时，可以考虑使用血浆置换（plasma exchange，PE）以去除抗体、免疫复合物、炎性介质（如纤维蛋白原、补体）和血清内各种肾炎因子。血浆置换安全有效，但需严密监测，以便及时发现不良反应。

（二）中医疗法

（1）内治法

脾肾气虚：身倦乏力，腰膝酸软，少气懒言，口淡纳呆，小便清，面色少华，手足不温。舌淡有齿痕，苔白，脉沉缓。治法：健脾补肾。代表方剂：四君子汤合六味地黄汤加减。方药组成：党参 15g，山药 12g，山萸肉 15g，茯苓 15g，白术 10g，黄芪 15g，砂仁 6g，薏苡仁 10g，炙甘草 6g。水煎服，日一剂。

脾肾阳虚：头晕耳鸣，畏寒肢冷，腰酸腿软，大便溏，周身水肿，纳呆腹胀，舌质淡胖或有齿痕，舌苔白，脉细微。治法：温补脾肾，利水消肿。代表方剂：真武汤合五苓散加减。方药组成：炮附片 9g，白术 10g，茯苓 15g，白芍 10g，生姜 9g，猪苓 12g，泽兰 10g，桂枝 9g。水煎服，日一剂。

肝肾阴虚：腰酸腿软，头晕，耳鸣，五心烦热，口干咽燥，小便短赤，大便干结，舌质红，少苔，脉弦细数。治法：滋补肝肾，养阴清热。代表方剂：六味地黄汤合一贯煎加减。方药组成：熟地黄 15g，山萸肉 15g，山药 15g，茯苓 15g，生地黄 15g，北沙参 20g，麦冬 15g，当归 9g，枸杞子 15g。水煎服，日一剂。

气阴两虚：口干咽痛，腰酸乏力，神疲纳差，大便干，头晕、耳鸣、耳聋，舌红，少苔，脉细数。治法：益气养阴，补肾健脾。代表方剂：参芪地黄汤合二至丸加减。方药组成：党参 15g，生黄芪 15g，生地黄 15g，山萸肉 9g，山药 9g，牡丹皮 9g，茯苓 15g，泽兰 15g，墨旱莲 10g，女贞子 10g。水煎服，日一剂。

湿热内阻：头身困重，脘闷不舒，便溏不爽，小腹胀痛，伴心烦口渴，渴不欲饮，尿色暗红，苔黄腻，脉沉细滑或细涩。治法：清热化湿。代表方剂：程氏萆薢分清饮加减。萆薢 15g，石菖蒲 15g，白术 15g，茯苓 15g，黄柏 10g，车前子 15g，丹参 15g，莲子心 6g。水煎服，日一剂。

浊毒内蕴：精神萎靡，甚则神志昏迷，恶心呕吐，口气秽浊，纳差，恶心欲吐，少尿或无尿，疲乏无力，面色晦暗，水肿，舌苔白腻或黄腻，脉沉滑数或脉濡数。治法：解毒泄浊。代表方剂：黄连温胆汤加减。方药组成：黄连 9g，姜半夏 10g，制大黄 10g，枳实 10g，竹茹 10g，陈皮 10g，黄芪 15g，茯苓 15g，白术 15g，党参

10g，淫羊藿 15g，丹参 15g。水煎服，日一剂。

（2）中成药

① 百令胶囊 5 粒/次，每日 3 次，口服。

② 金水宝胶囊 3 粒/次，每日 3 次，口服。

③ 黄葵胶囊 5 粒/次，每日 3 次，口服，8 周为一疗程。

④ 黄芪注射液每次 10～30ml，静脉滴注，每日 1 次，10～14 天为一疗程。益气养元、扶正祛邪，用于脾肾气虚、气阴两虚证。

⑤ 生脉注射液每次 20～60ml，静脉滴注，每日 1 次，10～14 天为一疗程。益气养阴、养心通脉，用于脾肾气虚、气阴两虚、肝肾阴虚证。

四、预防与调护

注意休息，避免劳累，适当锻炼身体，增强体质，预防感冒。教育患者正规服药，做好病情记录，如血压、尿量、实验室检查及用药情况。

五、中西医结合最新研究进展

（1）火绒草黄芪混煎液对系膜增生性肾小球肾炎模型大鼠的改善作用及机制

侯侠等[1]研究火绒草黄芪混煎液（HRCHQ）对系膜增生性肾小球肾炎（MsPGN）模型大鼠的改善作用及机制。将 70 只大鼠按体质量分为假手术组（n=10）和造模组（n=60）。假手术组大鼠行假手术，造模组大鼠采用免疫学方法（弗氏佐剂+牛血清蛋白+脂多糖）复制 MsPGN 模型。将造模成功的 50 只大鼠按体质量随机分为模型组和 HRCHQ 高、中、低剂量组（4.05、2.03、1.02g/kg）以及盐酸贝那普利片组（20mg/kg），每组各 10 只。假手术组、模型组大鼠灌胃蒸馏水，其余各组大鼠灌胃相应药液 15mL/kg，每天 1 次，连续 5 周。末次给药后，测定大鼠血清中总蛋白、白蛋白、尿素氮含量，采用免疫组织化学染色法检测大鼠肾脏组织中转移生长因子的 $β_1$（TGF-$β_1$）、肿瘤坏死因子 α（TNF-α）表达，采用免疫荧光法检测大鼠肾脏组织中补体 C3 的表达，采用 Western blot 法检测大鼠肾脏组织中磷脂酰肌醇 3 激酶/蛋白激酶 B/糖原合酶激酶 3β（PI3K/Akt/GSK3β）信号通路相关蛋白的磷酸化水平及纤连蛋白（FN）的表达水平。结果：与模型组比较，HRCHQ 高剂量组大鼠血清中总蛋白、白蛋白含量均显著升高（$P<0.05$ 或 $P<0.01$）；血清中尿素氮含量，肾脏组织中 TGF-$β_1$、TNF-α、FN、补体 C3 表达水平和 PI3K、Akt、GSK3β 蛋白的磷酸化水平均显著降低（$P<0.05$ 或 $P<0.01$）。结论：HRCHQ 可通过减少系膜细胞增殖以及抑制 PI3K/Akt/GSK3β 信号通路活性来改善 MsPGN。

(2)雷公藤多甙片对系膜增生性肾小球肾炎患者尿 Podocalyxin 水平的影响研究

肖爱国等[2]探讨观察雷公藤多甙片联合血管紧张素转换酶抑制剂（ACEI）/血管紧张素受体阻断剂（ARB）+黄葵、双嘧达莫治疗系膜增生性肾小球肾炎（mesangial proliferative glomerulonephritis，MsPGN）的临床疗效。选择 2014—2018 年徐州医学院一附院肾病内科及新疆伊犁哈萨克自治州奎屯医院肾病内科收治的 109 例 MsPGN 患者作为研究对象，采用分层随机法分组分为两组。常规治疗组进行联合 ACEI/ARB+黄葵、双嘧达莫西医治疗，雷公藤多甙治疗组在常规治疗组的基础上使用雷公藤多甙片治疗，并就两组患者肾功能指标[podocalyxin （PCX）、24h 尿蛋白定量、血肌酐及尿素氮]改善情况进行比较观察治疗效果。结果：雷公藤多甙治疗组肾功能指标改善情况均显著优于对照组，差异有统计学意义（$P<0.05$）。结论：MsPGN 患者在低盐、低蛋白饮食及常规治疗的基础上联合应用雷公藤多甙片治疗，能快速改善患者肾功能，有助于患者预后，且安全有效。

参考文献：

[1]侯侠，赵玥，张颖，等.火绒草黄芪混煎液对系膜增生性肾小球肾炎模型大鼠的改善作用及机制[J].中国药房，2022，33（19）:2359-2363.

[2]肖爱国，吕新玲，于荣，等.雷公藤多甙片对系膜增生性肾小球肾炎患者尿 Podocalyxin 水平的影响研究[J].黑龙江医学，2022，46（19）:2316-2318，2322.

第十一章　继发性肾小球疾病

第一节　糖尿病肾病

糖尿病肾病（diabetic nephropathy，DN）是糖尿病（diabetes mellitus，DM）主要的微血管并发症之一，临床上以微量白蛋白尿到大量蛋白尿为主要表现，病理改变主要为肾小球硬化，是导致慢性肾衰竭的主要原因之一。2007 年美国肾脏病基金会建议将由糖尿病导致的慢性肾脏疾病命名为糖尿病肾脏疾病（diabetes kidney disease，DKD），以取代目前使用的“糖尿病肾病”。DKD 是指临床考虑为糖尿病引起的肾脏病变，经肾穿刺病理检查证实后，则称为 DKD。中医可将其归属为“肾消”“下消”“水肿”“尿浊”“肾劳”等范畴。

一、病因和发病机制

（一）现代医学对糖尿病肾病病因和发病机制的认识

糖尿病肾病（DN）的病因和发病机制尚不清楚。它的发生与其他慢性并发症一样，呈多种因素综合作用所致。其中包括：遗传易感因素、生长激素和胰高糖素分泌过多，氰化应激脂肪代谢异常，糖控制不佳，肾血流动力学改变，肾小球外细胞基质堆积，多种细胞因素表达过多，糖基化末端产物产生过多，血小板功能亢进，凝血机制异常，吸烟等诸多因素有关。

（1）发病因素

男性发生糖尿病肾病的比例较女性为高，有些糖尿病患者一年不会发生肾脏病变，有些长期血糖控制良好的患者反而可出现糖尿病肾病。1 型糖尿病中约 40%～50%发生微量的蛋白尿；2 型糖尿病患者中在观察期间也仅有 20%～30%发生糖尿病肾病。均提示遗传因素可能起重要作用。

在一些有高血压家族史的糖尿病患者中，糖尿病肾病的发生率也明显高于无高血压家族史的患者。此外，在不同种族间糖尿病肾病的发生率也存在差异。这些均表明糖尿病肾病的发生与遗传易感因素有关。

（2）病理机制高血糖造成的代谢异常

血糖过高主要通过肾脏血流动力学改变以及代谢异常引起肾脏损害，其中代谢异常导致肾脏损害的机制主要包括以下几方面：

① 糖基化终末产物（AGE）的产生。高血糖可引起蛋白的非酶性糖基化反应，产生糖基化血红蛋白，并通过一系列反应生成AGE。AGE可与肾组织蛋白中的氨基酸以共价形式结合，形成广泛的交联而长期沉积于肾组织中。肾小球内皮细胞、系膜细胞及单核/巨噬细胞均有特异性的受体。AGE与系膜细胞上特异性受体结合后，能促进系膜细胞对细胞因子的释放和细胞外基质的产生。AGE与一些胶原蛋白发生交联，使蛋白质在组织中沉积增加。AGE与血管内皮细胞上AGE受体结合后使血管壁通透性增加，减少内皮细胞表面抗原酶的表达，增加前凝血因子的活性，加速糖尿病血管病变的形成。AGE还可灭活一氧化氮影响肾脏血流动力学，从而影响糖尿病肾病的发生。

② 多元酶代谢通路的激活。多元酶代谢通路的激活是糖尿病慢性并发症的重要发病机制之一。醛糖还原酶（AR）和山梨醇脱氢酶（SDH）共同组成多元醇代谢通路。在此通路中，AR将在辅酶作用下将葡萄糖还原为山梨醇，再经SDH作用将其氧化为果糖。AR是主要的限速酶，广泛存在于视网膜、晶体、肝脏、肾脏等组织中。在血糖正常情况下，AR与己糖激酶竞争葡萄糖代谢，AR活性抑制，山梨醇生成很少；但高血糖致AR活性增高，多元醇代谢通路被激活，AR活性增加可使葡萄糖大量转化为山梨醇。而山梨醇是一种极限性很强的化合物，不能自由通过细胞膜，于是大量的山梨醇在细胞内堆积，造成细胞内水肿，从而破坏细胞的结构和功能。另一方面，山梨醇蓄积形成渗透梯度及D-葡萄糖竞争性与肌醇载体结合，消耗细胞内肌醇，从而使细胞膜上钠-钾-ATP活性降低，可影响肾小球和肾小管的功能。

③ 二酰基甘油-蛋白激酶C（PKC）途径的激活。在高血糖状态葡萄糖可引起二酰甘油合成增加，导致细胞内二酰甘油含量升高，从而激活PKC、PKC的活化继而激活细胞内一些转录因子，启动和增强细胞外基质mRNA的转录水平，使肾小球细胞外基质的合成增加。PKC的活化还能抑制一氧化氮合酶的生成，从而降低肾组织一氧化氮含量。上述因素是促进糖尿病肾病的重要因素。

上述代谢异常除参与早期高滤过，更为重要的是促进肾小球基底膜（GBM）增厚和细胞外基质增多，系膜细胞增生，系膜扩张等。

④ 血管活性物质代谢异常。糖尿病肾病的发生发展过程中有多种血管活性物质的代谢异常，其中包括RAS、内皮素、前列素族和生长因子等代谢异常。这些因素或活性物质均可促使肾小球内血流动力学的改变和基底膜增厚，最后导致肾小球硬

化。

⑤ **高血压。**高血压与糖尿病肾病的发生无直接的关系，但原有高血压或病程中至微量白蛋白尿期时，血压升高后可加速糖尿病肾病的进展和肾功能的恶化，加重尿蛋白的排泄。

（二）中医学对糖尿病肾病病因病机的认识

饮食不节，情志失调，房劳伤肾，先天禀赋不足或失治、误治等是本病发生的重要因素；阴津亏损，进而阴损及阳，是其基本病理。

（1）**饮食不节，积热伤津：**长期过食肥甘，醇酒厚味、辛辣刺激食物，损伤脾胃；脾胃运化失司，积于胃中酿成内热，消谷耗液，津液不足，脏腑经络皆失濡养发为消渴。

（2）**情志失调，郁火伤阴：**长期过度的精神刺激，如郁怒伤肝，肝气郁结，郁久化火，火热炽盛，不仅上灼胃津，下耗胃液；而且肝之疏泄太过，肾之闭藏失司，津液泄于下则虚火上炎，发为消渴、眩晕。

（3）**先天禀赋不足，五脏虚弱：**先天禀赋不足，五脏虚弱，尤其是肾脏素虚，与本病的发生有很重要的关系因五脏主藏精，精为人生之本，肾又受五脏六腑之精而藏之，若五脏虚羸，则精气不足，气血虚弱，肾亦无精可藏，复因调摄不适，终致精亏液竭，脏腑更损而发为虚劳、消渴、水肿、故《灵枢・五变篇》云：“五脏皆柔弱者，善病消瘅”。

（4）**房劳过度，肾精亏损：**房室不节，劳伤过度，肾精亏损，虚火内生，则“火因水竭而益烈，水因火烈而益干”。说明恣情纵欲，耗损真阴，积微成损，积损成衰，与本病的发生有一定关系。

（5）**失治说治，脏腑更损：**由于失治说治，疾病缠绵不愈，使津液亏耗；或久病误治服用温燥之品，致使燥热内生，阴津亏耗，脏腑经络皆失濡养，脏腑机能日渐虚羸，日久“五脏之伤，穷必及肾”，肾脏虚衰，无力蒸化水液，水湿潴留而为水肿。如《圣济总录》云：“消渴病多转变……此病久不愈，能为水肿”。

病变的部位虽与五脏均有关，但主要在肝、脾（胃）、肾三脏，尤以肾为重。

二、诊断和鉴别诊断

（一）诊断

（1）有糖尿病病史，多发生于病程长（15 年以上），且未能得到有效控制的糖尿病患者。

（2）眼底可发现糖尿病视网膜病变。

（3）临床出现微量蛋白尿或肾病综合征的临床特点，常伴有高血压，晚期出现肾衰竭。

（4）肾活检病理检查有助确诊。

（二）鉴别诊断

（1）原发性肾小球和肾小管间质性病变。当糖尿病患者出现非糖尿病肾脏损害时有以下特点：糖尿病病程短（尤其不足5年者），出现尿检异常；单纯肾小球性血尿或蛋白尿加血尿，而肾功能正常者；肾功能在短时间内迅速恶化；忽然出现水肿，大量蛋白尿，肾功能正常；出现明显肾小管功能减退的临床症状和体征；肾功能恶化以及尿液中发现大量的畸形红细胞和红细胞管型；伴有多系统损害，均不支持糖尿病肾病的诊断，提示存在非糖尿病性肾损害。肾活检是鉴别诊断的主要手段。通过光镜、免疫荧光及电镜检查多数可以鉴别。对于免疫阴性的系膜病变，单凭病理难以鉴别是糖尿病肾病还是合并系膜增生性肾小球肾炎；光镜正常、免疫阴性并伴有不同程度蛋白尿的糖尿病患者也难以鉴别是微小病变合并糖尿病还是糖尿病肾病的早期，因此需要结合临床资料进行判定。

（2）原发性高血压的肾损害。常有多年高血压病史，首发的临床症状多有夜尿增多，继之出现蛋白尿，24h尿蛋白定量一般不超过1.5～2g。尿沉渣镜检有形成分很少见。一般出现蛋白尿前已有5年以上持续高血压，同时具有心脑血管高血压的并发症，血尿酸增高，具有肾小管损害先于肾小球的临床证据。肾病理主要表现为肾小动脉有普遍的玻璃样变，小叶间动脉出现中层肥厚和纤维化，肾小球和肾小管出现缺血性变化，肾小管病变早于肾小球。

（3）淀粉样肾损害。一般较常见于中年男性患者，出现大分子量、低选择性蛋白尿，临床表现为无症状性蛋白尿持续数年之久，血尿少见，或有镜下血尿，偶见红细胞管型，多表现为低血压，但也可出现高血压。随着病程进一步的发展，出现大量蛋白尿及低蛋白血症，伴有心脏肥大、心衰、肝脾大。病理学检查是确诊的可靠方法。肾小球系膜区及肾间质小动脉壁有淀粉样物质沉积，晚期进而沉积于肾小球毛细血管基膜，导致毛细血管闭塞，肾小球荒废，形成无功能结构的淀粉样团块，刚果红染色呈砖红色。

（4）多发性骨髓瘤肾损害。多见于中老年患者，临床上常见到尿糖阳性、蛋白尿，可多可少，但蛋白尿一般以小分子蛋白为主（且尿蛋白定量多而定性少，二者不平行），并且常伴有骨痛、贫血（与肾功能不平行）、血沉增快和高球蛋白血症的症状和体征，易形成肾小管的毒性损害。除尿糖外，形成高尿酸血症、高钙血症、氨基酸尿、磷酸盐尿，同时伴有肾小管酸中毒症状。X 线示溶骨性改变或骨质疏松。骨髓活检浆细胞至少超过 15%。肾损害病理改变主要在肾小管远曲段和集合管，其中含有很多嗜酸性物质，均匀蛋白质管型。可以有骨髓瘤细胞浸润，肾小球病变轻微。

三、治疗

（一）现代医学疗法

（1）一般治疗

包括：① 糖尿病饮食；② 限制蛋白质摄入，2002 年美国糖尿病协会（ADA）对 DN 患者低蛋白饮食治疗提出如下建议：从临床 DN 期开始低蛋白饮食治疗，肾功能正常 DN 患者，饮食蛋白入量为 0.8g/（kg·d）；肾小球滤过率下降后，饮食蛋白入量为 0.6g/（kg·d），同时应补充足够的热量；③ 高度水肿者，严格限制钠的摄入。

（2）严格控制血糖

口服降血糖药：目前国内常用的口服降血糖药物以非胰岛素类药物为主，分为促胰岛素分泌剂类、双胍类、α-葡萄糖糖苷酶抑制剂类、噻唑烷二酮类。其中促胰岛素分泌剂类又分为磺胺类和非磺胺类（格列奈类）。

① 磺胺类：第一代如甲苯磺丁脲现已不常使用；第二代有格列本脲（优降糖）、格列吡嗪、格列齐特（达美康）、格列喹酮（格列喹酮）、格列美脲（亚莫利）。

二甲双胍 2.5mg，口服，每日 2 次（早、晚餐前 30min 服）或格列齐特缓释片 30mg，口服，每日一次（早餐时服）或格列喹酮片 30mg，口服，每日 3 次（餐前 30min 服）或格列本脲片 1mg，口服，每日一次（早餐前服）糖尿病患者在选用药物时，应从自身病情出发，结合各种磺胺类药物的作用特点及价格，合理使用。例如：有轻度肾功能不全的糖尿病患者宜选用主要经胆道排泄的药物如格列喹酮；老年人宜选用作用温和的降血糖药如格列喹酮、达美康，而不宜服用降糖作用强大而且持久的优降糖，以免引起严重低血糖；对合并血管并发症的糖尿病患者，最好选用格列齐特，因为该药除降糖外，还具有减少血小板聚集、降低血脂及血黏度、改善血液循环的作用；对于年龄轻、血糖较高、经济不富裕的 2 型糖尿病患者，可以选用降糖效果好、价格便宜的优降糖。

对于病程较长、胰岛功能几乎完全丧失的 2 型糖尿病及青少年起病的 1 型糖尿病患者，使用磺胺类不但无效，而且可加重胰岛功能的耗竭。发生糖尿病急性并发症，出现感染、手术等应激情况时，严重肝肾功能不全者，妊娠及哺乳期间，服用磺胺类药物有严重不良反应，如黄疸、造血系统抑制、白细胞缺乏等情况均不宜使用磺胺类药物。

磺胺类药物常见副作用有：诱发低血糖的概率高于其他口服降血糖药：长期使用刺激胰岛素分泌可引起高胰岛素血症，并有使体质量增加的倾向；恶心，呕吐，消化不良，肝功能损害，粒细胞减少，皮疹等。一旦发生，必须停药。

② 双胍类

二甲双胍片 0.25g，口服，每日 3 次（进餐时服）

双胍类通过促进肌肉等外周组织摄取葡萄糖，抑制葡萄糖异生；抑制或延缓葡萄糖在胃肠道吸收，正常人并无降血糖作用。常见副作用有：乳酸性酸中毒；消化道反应，表现为食欲下降、恶心、呕吐、口干、口苦、腹胀、腹泻等；肝、肾损害，肝肾功能不全者慎用；加重酮症酸中毒。

③ α-葡萄糖糖苷酶抑制剂类

阿卡波糖（拜唐苹）50mg，口服，每日 3 次（进餐时服）

α-葡萄糖苷酶抑制剂是一类以延缓肠道碳水化合物吸收而达到治疗糖尿病的口服降血糖药物。常见不良反应为胃肠道反应，如腹胀、腹痛、腹泻、胃肠痉挛性疼痛、顽固性便秘等；其他尚有肠鸣、恶心、呕吐、食欲减退等。单用该类药物不引起低血糖，但与磺胺类或胰岛素合用，仍可能发生低血糖，且一旦发生，应直接给予葡萄糖口服或静脉注射，进食双糖或米粉类食物无效。该类药物肠道吸收甚微，通常无全身毒性反应，但对肝、肾功能不全者仍应慎用。不宜用于胃肠功能紊乱者、孕妇、哺乳期妇女和儿童。

④ 噻唑烷二酮类

罗格列酮片 4mg，口服，每日一次或吡格列酮片 15mg，口服，每日一次

噻唑烷二酮类药物为胰岛素增敏剂，通过增加外周组织对胰岛素的敏感性、改善胰岛素抵抗而降低血糖，并能改善与胰岛素抵抗有关的多种心血管危险因素。该类药物的副作用主要有：肝功能异常，水肿，体质量增加，轻中度贫血。有心脏病、心力衰竭或肝病者不用或慎用。不宜用于 1 型糖尿病、孕妇、哺乳期妇女和儿童。

胰岛素治疗：在出现临床糖尿病肾病之前，也就是在糖尿病早期，用胰岛素泵

或多次皮下注射胰岛素严格控制糖尿病，使血糖保持基本正常，可以延缓甚至防止糖尿病肾病的发生和发展，降低增高的肾小球滤过率和改善微量白蛋白尿，对其他并发症也有益处。已发展到临床糖尿病肾病，有明显的蛋白尿，控制血糖对其病情的发展心血管事件的发生仍有益处，但出现临床糖尿病肾病后降血糖药物一般应改用胰岛素。2010 年 ADA 对糖尿病诊治指南做了调整，确定糖化血红蛋白 HbA1c 为糖尿病诊断的一种方法，其监测有以下优点：无需禁食，检测方便，分析前稳定性好，在疾病和应激前受干扰较少，可以反映过去 2～3 个月的血糖水平；并对 HbA1c 控制目标作了个体化调整，不再强调所有患者均需要强化血糖控制，对于大部分糖尿病患者仍建议 HbA1c 目标值≤7.0%，没有严重的心血管疾病及其他并发症的患者 HbA1c 控制的目标值可以接近 6%左右。

精蛋白锌胰岛素注射液早 4U、晚 6U 餐前 30min 皮下注射，每天 2 次。

或诺和灵 30R 早 6U、晚 8U 餐前 30min 皮下注射，每天 2 次。

诺和灵 R 早 4U、中 4U、晚 6U 餐前 30min 皮下注射，每天 2 次。

控制高血压：高血压是 DM 的危险因素，高血压会促进肾功能衰竭的发展，有效的降压治疗可以减慢肾小球滤过率下降的速率，减少尿白蛋白排出量。ADA 指南建议对于糖尿病不伴有尿蛋白的患者，血压控制≤130/80mmHg；如 24h 尿蛋白量>1g 或 Scr 异常的 DM 患者，血压控制于 125/75mmHg 以下。血管紧张素转换酶抑制剂或血管紧张素Ⅱ受体拮抗剂可作为首选药物，常需要联合其他抗高血压药。

① ACEI 或 ARB 类

盐酸贝那普利片 10～20mg，口服，每日一次或福辛普利片 10～20mg，口服，每日一次或培哚普利片 4～8mg，口服，每日一次或氯沙坦片 50～100mg，口服，每日一次或厄贝沙坦片 150mg，口服，每日一次。

ACEI 或 ARB 作用的特点是，以扩张肾小球出球小动脉为主，降低肾小球内压力。糖尿病肾病Ⅰ期主要表现为肾小球高灌注压、高滤过，因此糖尿病患者早期开始应用血管紧张素系统阻断剂。此外，血管紧张素系统阻断剂还有抑制肾脏基质纤维化、增加机体对胰岛素的敏感性、减少蛋白尿以及降低心脑血管疾病死亡率的作用，应该作为糖尿病肾病的首选用药，但 ACEI 除了有引起咳嗽和高钾血症外，在肾功能不全患者使用血管紧张素系统阻断剂时，因为阻断血管紧张肽系统后，降低了肾小球的滤过，导致血肌酐和血钾升高，但目前认为在血肌酐值升高未超过 30%～35%时，可以继续用药，但需严密监测肾功能，如血肌酐值升高超过 30%～35%时，则应该停药，并寻找是否有引起肾脏灌注不足的因素如腹泻、严重低蛋白血症等，一般停药后肾功能即可好转，如能纠正引起肾脏灌注不足的因素，则可继续用药。但必须严密监测肾功能和血钾，避免严重致命的高钾血症发生。

② 钙通道阻滞剂

硝苯地平控释片 30mg，口服，每 12 小时一次。

硝苯地平缓释片 20mg，口服，每 12 小时一次。

或氨氯地平片 5mg，口服，每日一次。

或左旋氨氯地平片 2.5mg，口服，每日一次。

非洛地平缓释片 5mg，口服，每日一次。

拉西地平片 4mg，口服，每日一次。

钙通道阻滞剂可改善肾血流量，延缓糖尿病肾病与视网膜病变的进展，小剂量应用时即能起降压作用，而不影响胰岛素的分泌和碳水化合物代谢，与 ACEI 合用时，有更明显的降压效果和减少蛋白尿的作用。

③ β受体阻滞剂

酒石酸美托洛尔片 12.5mg，口服，每 12 小时一次。

比索洛尔片 2.5mg，口服，每日一次。

β受体阻滞剂可降低糖尿病患者的高血压，并降低心肌耗氧量，但可使胰岛素分泌受到抑制，使血糖升高；且对交感神经有阻断功能，可掩盖低血糖症状，延迟低血糖的恢复，以上特点限制了其在糖尿病患者中的使用。

④ α受体阻滞剂

哌唑嗪片 1mg，口服，每 6 小时一次（首剂 0.5mg，并平卧 2h，防止直立性低血压）。

a 受体阻滞剂有直立性低血压的副作用，特别是在以老年人发病居多的糖尿病患者群中易出现，应密切观察。

⑤ 利尿药

呋塞米片 20～40mg，口服，每日一次或托拉塞来胶囊 10～30mg，口服，每日一次或螺内酯片 25mg，口服，每日 1～2 次。利尿药通过减少血容量降压，和 ACEI、ARB 类药有协同作用缓解肾小球的高滤过，虽也有影响碳水化合物、血脂代谢及升高血尿酸的不良反应，但小剂量应用时副作用并不明显。因此可以作为联合用药的选择之一。

(3)调血脂药物和抗凝血药物的应用

阿托伐他汀钙片 20mg，口服，每晚一次或辛伐他汀钙片 20mg，口服，每晚一次

阿司匹林肠溶片 100mg，口服，每晚一次或氯吡格雷片 75mg，口服，每日一次

肝素注射液 1mg/（kg·d）静脉滴注或肝素注射液 5000～6250U 皮下注射 q12h 或低分子量肝素 2000～5000AXaIIU 皮下注射，每日 1～2 次。

DN 的血脂紊乱较常见，对于 CKD1～4 期的患者，低密度脂蛋白应低于 1000mg/L（2.6mmol/L），并尽可能降到 700mg/L（1.8mmol/L）以下，近来的一些研究表明他汀类降脂还具有降血脂以外的其他保护肾脏的作用，因此对高血脂患者应该给予他汀类降脂药。但无心血管疾病的糖尿病血液透析患者不推荐使用他汀类药物治疗。在糖尿病肾病的治疗中还需重视抗血小板聚集药和抗凝不仅可以防止心脑血管事件的发生，而且还可以延缓肾病的进展。但一般应该人血清白蛋白低于 20g/L 时才考虑使用肝素等抗凝血药，并密切监视凝血功能，观察牙龈、鼻腔、皮肤、消化道出血情况，如有异常应及时停药并对症处理。

(4)透析治疗和肾移植

DN 具有三个顽固：顽固的高血压、顽固的水肿和顽固的低蛋白血症。因此，DN 一旦出现肾功能衰竭，通常进展较快且治疗困难。值得注意的是，与非 DN 患者有所不同，DN 进入透析的时间相对要早，GFR10～15ml/min 或血肌酐 6mg/dl 时即可考虑替代治疗透析治疗，以减少心脑血管事件的发生，从而提高患者的生存质量，延长生存期限。目前透析方式上血液透析和腹膜透析各有优缺点。血液透析易于操作，治疗时间短而且疗效高，但需要多次血管穿刺，而糖尿病患者血管条件差，有时透析通路难以建立，而且血糖调节也比较复杂。腹膜透析不需要血管穿刺，血糖可以通过腹透液加胰岛素的方法调节，但有引起感染和蛋白丢失较多的缺点。选择透析方式必须根据就诊医疗单位的技术特点、并发症及个人喜好而定。肾移植是治疗糖尿病尿毒症办法之一，但往往比非 DN 复杂，既要进行免疫抑制，又要控制糖尿病；既要减少糖皮质激素剂量，又要防止器官排斥。积极开展胰腺-肾脏联合移植是提高成功率的重要手段，但尚需进一步研究。年龄>65 岁的患者移植效果差。

（二）中医疗法

（1）**气阴亏虚：**口干舌燥，烦渴多饮，消瘦乏力，尿频清长，尿浊且甜，腰酸腿软。舌瘦黯红，少苔，脉细数。治法：益气养阴。方药：生脉散合六味地方汤加减：太子参 30g，生地黄、山药、丹参、金樱子、玄参、覆盆子各 15g，山萸肉 12g，

葛根 24g，桃仁 10g。每天 1 剂，水煎服。另可用中成药贞芪扶正胶囊，每次 3 粒，每天 3 次。

（2）燥热阴虚：烦渴多饮，多食善饥，形体消瘦，舌尖边红，少苔，脉细数。治法：养阴清热润燥。方药：白虎人参汤加味；石膏、知母、沙参、玄参、天花粉、毛冬青、葛根各 15g，太子参 24g，麦冬、生地黄、玉竹各 12g，桃仁 10g，大黄 6g。每天 1 剂，水煎服。

（3）脾肾气（阳）虚：小便频数或清长，浑浊如脂膏，面色偏白，腰膝酸软，畏寒肢冷，肢体浮肿。舌淡胖，苔白，脉细滑。治法：健脾温肾渗湿。方药：金匮肾气丸加减：炮附片 6g，肉桂 3g，山萸肉 12g，山药、苍术、黄芪、白术、泽泻、茯苓、益母草各 15g，桃仁 10g。每天 1 剂，水煎服。另可用中成药金匮肾气丸，每次 6g，每天 3 次。

（4）湿浊瘀阻：神疲乏力，胸闷憋气，纳呆呕吐，头晕目眩，面色黧黑或觥白，小便少，浑浊如脂膏，甚至尿闭，腰酸膝软，浮肿，阳痿。舌质淡胖，苔黄腻，脉滑数。治法：滋肾助阳，降浊化瘀。方药：真武汤合二陈汤加减：炮附片 9g，白术、法半夏各 12g，茯苓 20g，淫羊藿、泽泻、何首乌、益母草、泽兰叶各 15g，陈皮、大黄各 6g，桃仁 10g，肉桂 3g。每天 1 剂，水煎服。另可用中成药活血通脉胶囊，每次 3 粒，每天 3 次。

四、预防与调护

（一）预防

对糖尿病患者的血糖，最好尽可能控制在正常范围，是预防 DN 的重要措施；避免应用经肾排泄的降糖药物，如氯磺丙脲，防止加重肾脏负担；避免应用双胍类降糖药，因易引起或加重代谢性酸中毒；避免使用β受体阻断剂，以免影响糖代谢及肾小球滤过率加重肾脏损害。

（二）调护

（1）生活调理。劳逸要适度，早期应鼓励轻微运动，如练健身气功、打太极拳、散步等，避免重体力和急剧运动；后期病情日趋严重时，应增加卧床休息的时间，卧床有利于改善肾血流量。

（2）饮食调理。DN 应和普通糖尿病一样控制饮食。除糖类物质外，蛋白质也应该给予控制，长期过多的蛋白质是产生糖尿病的一种危险因子，故主张在糖尿病早期即应限制蛋白质摄入量。

（3）精神调理。避免情绪的剧烈波动，患者要保持心胸宽广，遇事要乐观。本病患者基本有不同程度的抑郁与焦虑情绪，医生给予正确的开导、教育十分必要。

附：常用新药研究

（1）非奈利酮治疗糖尿病肾病研究进展

盐皮质激素受体（mineralocorticoid receptor，MR）的过度激活会导致慢性肾脏疾病（chronic kidney disease，CKD）进展。新型 MR 拮抗剂——非奈利酮（finerenone）具有非甾体结构，能够以独特的机制与 MR 结合，抑制参与基因表达的转录辅因子的募集，可有效延缓糖尿病肾病（diabetic nephropathy，DN）进展。现综述非奈利酮治疗 DN 的作用机制、循证证据、不良反应、与钠-葡萄糖偶联转运体-2 抑制剂的联合应用及未来前景等，旨在为 DN 临床治疗提供新的策略。

(2)达格列净治疗不同肾功能状态糖尿病肾脏疾病患者水肿的疗效与安全性分析

储帆等[2]对达格列净治疗不同肾功能状态糖尿病肾脏疾病患者水肿的疗效性和安全性进行了评价。回顾性分析 2020 年 1 月 1 日—2021 年 6 月 31 日武汉大学人民医院肾内科收治伴有水肿的糖尿病肾脏疾病患者相关资料，按照估算肾小球滤过率（estimated glomerular filtration rate，eGFR）水平分为三组：慢性肾脏病（chronic kidney disease，CKD）1～2 期组[eGFR≥60mL·min^{-1}·$(1.73m^2)^{-1}$，n=15]，CKD3 期组[60mL·min^{-1}·$(1.73m^2)^{-1}$>eGFR≥30mL·min^{-1}·$(1.73m^2)^{-1}$，n=18]，CKD4～5 期组[eGFR<30mL·min^{-1}·$(1.73m^2)^{-1}$，n=23]。所有患者均初次接受达格列净片口服治疗（10mg，每日一次），根据水肿情况酌情联用利尿剂，记录住院期间及随访时期的水肿评分、24h 尿量、体质量、尿糖、24h 尿钠、血肌酐、血尿素氮、eGFR、透析状态等指标。结果：入选患者年龄为(55.77±1.67)岁，体质量(70.45±2.17) kg，水肿评分 2.00(2.00，3.00)分，24h 尿量 0.98(0.88，1.37)L，24h 尿钠(147.24±7.48)mmol，尿糖阳性值 1.00(0，2.00)，eGFR(44.63±4.06)mL·min^{-1}·$(1.73m^2)^{-1}$。与治疗前相比，治疗 7d 后患者体质量[（70.45±2.17）kg 比（64.07±1.55）kg，$P<0.001$]、水肿评分[2.00（2.00，3.00）比 1.00（1.00，1.00），$P<0.001$]均显著下降，24h 尿量[0.98（0.88，1.37）L 比 2.50（2.28±2.50）L，$P<0.001$]、24h 尿钠[(147.24±7.48)mmol 比(271.79±8.81)mmol，$P<0.001$]、尿糖指数[1.00（0，2.00）比 3.00（1.00，3.00），$P<0.001$]显著增加。随访 3 个月、6 个月的水肿指数相较治疗 7d 后无明显变化但均低于治疗前水平（均 $P<0.001$），3 个月、6

个月的体质量相较治疗后 7d 无明显变化但均明显低于治疗前水平（均 $P<0.001$），3 个月、6 个月的 24h 尿量相较治疗后 7d 无明显变化但均明显低于治疗前水平（均 $P<0.05$）。3 个月、6 个月的 24h 尿量与治疗后 7d 的差异无统计学意义。治疗后 3 个月、6 个月的血肌酐相较治疗后 7d 血肌酐无明显变化，但明显高于治疗前水平（均 $P<0.01$）。治疗 6 个月后的 eGFR 与治疗前 eGFR 差异有统计学意义（$P<0.01$）。疗效分析显示不同肾功能状态组别治疗后 7d、3 个月的疗效差异无统计学意义，治疗 6 个月后 CKD4～5 期患者总体治疗有效率明显低于 CKD1～2 期患者及 CKD3 期患者（$x^2=12.766$，$P=0.002$）。研究期间 CKD3 期及 CKD4～5 期患者心功能衰竭事件发生率均明显高于 CKD1～2 期患者（均 $P<0.01$）。结论：对于伴有水肿的糖尿病肾脏疾病患者，达格列净联合利尿剂及白蛋白初始治疗 7 d、3 个月可显著改善水肿、降低体质量、增加尿量，不同肾功能状态分组之间的疗效差异无统计学意义，随访 6 个月后 CKD4～5 期患者的治疗有效率显著低于 CKD 1～2 期及 CKD3 期。

（3）卡格列净对 2 型糖尿病合并糖尿病肾病患者肾功能及不良事件的影响

李恩就等[3]对卡格列净应用于 2 型糖尿病（T2DM）合并糖尿病肾病（DN）的疗效及对肾功能及不良事件的影响进行了研究。方法：选取江门市中心医院 2020 年 11 月—2022 年 2 月收治的 T2DM 合并 DN 患者 100 例，按照电脑数字表随机抽取法，平均分成治疗组和对照组，各 50 例，两组接受常规胰岛素强化治疗后，对照组予以西格列汀治疗，治疗组予以卡格列净治疗，观察对比两组治疗前和治疗 3、6 个月后血糖、胰岛素功能、脂代谢、尿常规及肾功能指标的变化。结果：两组治疗 3、6 个月各项血糖监测指标组间比较差异均无统计学意义（$P>0.05$）；治疗组治疗 3、6 个月各项胰岛素功能、脂代谢指标均优于对照组（$P<0.05$），治疗组治疗 3、6 个月尿常规、肾功能检测指标均优于对照组（$P<0.05$）；治疗组治疗 3、6 个月不良事件发生率均显著低于对照组（$P<0.05$）。结论：卡格列净应用于 T2DM 合并 DN 治疗中，降糖效果与西格列汀相当，但在提高胰岛素敏感性、降低胰岛素抵抗、改善脂代谢、保护肾功能和减少不良事件等方面，更占据优势。

参考文献：

[1]张玮，范瑛，汪年松. 非奈利酮治疗糖尿病肾病研究进展[J]. 世界临床药物，2023，44（1）:15-18.

[2]储帆，梁伟，刘子康，等. 达格列净治疗不同肾功能状态糖尿病肾脏疾病患者水肿的疗效与安全性分析[J]. 临床肾脏病杂志，2023，23（7）:575-584.

[3]李恩就，胡药药，伍彬彬，等.卡格列净对2型糖尿病合并糖尿病肾病患者肾功能及不良事件的影响[J].中国医学创新，2023，20（14）:10-15.

第二节　尿酸性肾病

尿酸性肾病（urate nephropathy）是指血尿酸产生过多或排泄减少形成高尿酸血症，尿酸盐沉积于肾脏而引起的肾脏疾病。本病是西方国家的一种常见病，欧美国家发病率约为0.3%，欧洲透析移植协会报道由痛风所致终末期肾衰竭者占0.6%～1.0%。据Zollinger统计，尿酸性肾病在23300例尸解中占0.2%，而痛风患者尸解几乎都有肾脏损害。既往认为本病在我国罕见，近年来随着饮食结构变化，其发病率已逐年增加，以中老年男性发病率较高。

尿酸性肾病在中医学的“腰痛”“石淋”“水肿”“痹证”“历节”“痛风”和“肾劳”等病证中，都有相关的记述及论治。如宋代严用和《济生方》说：“腰者肾之府，转摇不能，肾将惫矣……因嗜欲过度，劳伤肾经，肾脏既虚，喜怒忧思，风寒湿毒，得以伤之，遂致腰痛。”认为腰痛与肾有关，肾气先虚，导致邪毒的侵袭，以致腰痛。严氏对腰痛的论述，与尿酸性肾病之腰痛相似。元代朱震亨《丹溪心法》说：“痛风者，四肢百节走痛，方书谓之白虎历节风证是也……遍身骨节疼痛，昼静夜剧，如虎啮之状，名曰白虎历节风。”这些记述颇与高尿酸肾病肾外症状痛风相似。

一、病因和发病机制

（一）现代医学对尿酸性肾病病因和发病机制的认识

尿酸是内源性和饮食中嘌呤核苷酸的最终代谢产物。机体内源性形成的尿酸占80%，其生成量增多是高尿酸血症的主要原因，其余20%来自食物。在生理情况下，每更新30%～60%，尿酸30%由肠黏膜细胞分泌进入肠腔，经细菌分解成氨排出体外，其余60%～70%经肾脏排出。肾脏排泄尿酸主要经肾小球的滤过，近曲小管的重吸收，远曲小管的分泌，肾小管重吸收？而影响肾脏排泄的主要因素：尿的pH值，肾小管的液体流速，肾的血流量等。

（1）病因

高尿酸血症可分为原发性和继发性：

原发性高尿酸血症，基本属于遗传性，但遗传方式尚不明确。越来越多的临床资料显示，原发性痛风与肥胖、原发性高血压、血脂异常、糖尿病、胰岛素抵抗密切相关。主要直接与嘌呤核苷酸代谢中特异性酶缺陷有关。

继发性高尿酸血症，主要因其他疾病使尿酸排泄障碍和生成过多有关。

尿酸生成过多的因素有不少疾病和治疗手段可使尿酸生成过多，如：

① 细胞增殖性疾病，如白血病、淋巴瘤、骨髓瘤、红细胞增多症。

② 细胞过量破坏，溶血，烧伤，外伤，化疗，放疗，过量运动。

③ 药物，毒物，如 CTX、氮芥、烟酸、果糖、乙醇等。

④ 饮食，过食海鲜，肉类，富含嘌呤类食物。

⑤ 各种白酒，啤酒，葡萄酒均含大量嘌呤。因为乙醇代谢所产生的乳酸暂时抑制了肾小管对尿酸的排泄。

尿酸排出减少如肾衰竭，酮症酸中毒，妊娠高血压综合征等因肾脏疾病，导致肾脏清除尿酸减少。

（2）病机

尿酸是嘌呤代谢最终产物，存在于血液的组织间液中，它在 pH 值 7.4 时主要以尿酸钠的形式存在。人体尿酸三分之二通过肾小球滤过，以尿酸盐形式从肾脏排出，其余三分之一由肠道细菌分解为尿素，或由尿酸氧化酶作用进一步氧化成较易溶解的尿素排出体外。

嘌呤代谢失常导致血尿酸产生过多而排泄减少，遂引起高尿酸血症。

尿酸性肾脏病理表现为肾间质和肾小管内出现尿酸盐沉积。可见双折光的针状尿酸盐结晶，这些结晶造成其周围单核细胞浸润，导致肾小管上皮细胞坏死，肾小管萎缩，管腔闭塞，间质纤维化，进而使肾单位毁损。在集合管形成的微小钙质，可使集合管扩张，并引起继发性细菌感染。由于管内沉积造成管内压力增高，导致肾内压力随之增加，压迫小口径静脉，使肾血管压力增加，从而降低肾血流灌注。

（二）中医学对尿酸性肾病病因病机的认识

本病的发生主要是由于素体虚弱，复感外邪所致。素体虚弱，卫阳不固，感受风、寒、湿邪，流注经络关节，气血运行不畅，而为痹证，以痛痹、湿痹为主。若痹证进一步发展，内邪蕴积发热，病邪由浅入深，由经络而至脏腑、则产生相应的脏腑病变，即《素问·痹论》所云“内舍于其合也”，如《诸病源候论》曰：“三焦有热，气博于肾，流入于胎而成淋也”。《丹溪心法》指出：“诸淋所发，皆肾虚而膀胱生热也”。湿热蕴积下焦、使尿受煎熬、尿中杂质渐结成石，小者成砂，为“砂淋”，大者成石，则为“石淋”，热移于小肠或肾阴亏虚，阴虚火旺，热伤血络，迫血妄行，则为“血淋”。

二、诊断和鉴别诊断

（一）诊断

尿酸肾病的诊断标准是在原发性高尿酸血症确定后，临床具备下列一项以上者：

（1）持续性尿异常（蛋白尿、白细胞>5/HP，红细胞>3/HP）。

（2）肾功能损害。

（3）尿排石史。

（二）鉴别诊断

（1）慢性肾盂肾炎多伴有尿频、尿急、尿痛等症状，而尿酸性肾病约60%合并有尿路感染，尤其是尿酸结石梗阻引起感染者更为常见，但慢性肾盂肾炎血尿酸正常。

（2）肾系结石。肾结石可由尿路感染、异物、水电解质紊乱等原因引起，尿酸结石是其中一种，但有高尿酸血症表现。与其他结石形成原因不同，且X线检查尿酸结石不显影。

（3）慢性肾衰竭引起的继发性尿酸性肾病。常先有肾炎病史，以肾小球功能损害为主，多有大量蛋白尿，血尿素氮升高明显。

（4）风湿、类风湿关节炎。本病易误诊为风湿性、类风湿关节炎，故有关节疼痛者应常规检查血尿酸。尿酸性关节疼痛，呈夜间发作，白天消失，昼夜分明“特性表现”。夜尿增多是肾脏受损的最早表现。

三、治疗

（一）现代医学疗法

（1）一般治疗

尿酸肾病患者的饮食主要是针对其高尿酸血症来决定其饮食治疗原则。

① 应多食用含水分量高的食物。如西瓜等各种含水量较高的瓜果类，以利于尿酸的排出。最好每天饮用大量水分，保持在2000～3000ml左右，以维持一定的尿量，这是整个饮食治疗中较为重要的一环。

② 多选用蔬菜、水果等碱性食物。特别是高钾低钠的碱性蔬菜，既有利尿作用，又能促进尿酸盐溶解和排泄。

③ 食物以蒸、煮、炖、氽、烩等用油量较少的烹调方法为宜

④ 低嘌呤饮食。应限制食用如，肉类，动物内脏，脑，虾，蟹，蚌，沙丁鱼，菇类等酸性食品。因限制了肉类、内脏及豆制品等，应适当补充铁剂，维生素 B 族，维生素 C，维生素 E 等。此类药物能促进组织内沉着的尿酸盐溶解。

⑤ 控制总热量。因患痛风者常肥胖，总热量宜较正常饮食略低 10%～15%，以免体质量增加。根据劳作情况，一般以每日 105～126kJ/kg 计算。

⑥ 限制蛋白质摄入。因蛋白质可增加体内尿酸的形成。为此，蛋白质摄入应以 0.8～1.0g/kg 计算较适宜。当肾功能受损伤时，则可根据病变情况适当调整。如出现蛋白尿时，以患者血浆白蛋白浓度和尿蛋白丢失量决定蛋白质的用量。一般尿蛋白量少者可不予调整。如出现氮质血症，则采用低蛋白、低嘌呤饮食。

⑦ 戒酒类饮品。忌服含有酒类饮品，尤其是啤酒更应忌饮。因酒精饮料可使肾脏排出尿酸减少，易使体内乳酸堆积，故必须严加控制。

（2）药物治疗

① 抑制尿酸形成的药物。别嘌呤（别嘌呤醇）：通过竞争抑制了黄嘌呤或次黄嘌呤转化为尿酸，使尿酸合成减少，血尿酸下降。但不增加尿酸排泄，更适应于尿尿酸较高的患者。对伴有肾损害者同样有效。所以是痛风患者的首选药物。

别嘌醇其不良反应为眩晕、恶心、发热、皮疹和血清转氨酶升高，很少发生表皮脱落性皮炎，如发生应立即停药，6～7d 后即可恢复。较严重者可用激素脱敏治疗。有肾功能损害的患者，应根据肌酐清除率的不同来决定用量。肾小球滤过率分别为 30ml/min、60ml/min，别嘌呤醇剂量分别为 100mg/d、200mg/d，肾功能正常者别嘌呤醇为 300mg/d。

② 促使排泄尿酸的药物

丙磺舒（丙磺舒）：能抑制肾小管对尿酸的重吸收，如肾功能不全者难以奏效，但尿酸排泄低下型高尿酸血症，肾功能有轻度损害也可应用。当尿酸排泄增多后，肾功能也可改善，常用剂量 0.5g，口服 2 次或 3 次。常见不良反应有发热、皮疹和白细胞减少等过敏或毒性作用。

磺吡酮：其药理作用与丙磺舒相似，但作用较强，常用量为每日 25～100mg，分 2～3 次口服。

苯溴马隆（苯溴马隆，痛风立仙）：通过抑制肾小管对尿酸重吸收，以增强尿酸排泄，其毒性低，是较强的降尿酸药物。肾功能不全者其疗效优于其他降尿酸药，其有效剂量为每日 25～100mg。

ACEI 制剂：近年来有资料报道应用血管紧张素酶抑制剂和受体阻断剂能抑制近曲小管对尿酸盐的吸收，使尿酸盐排泄增加，其相应制剂可作为降尿酸药物使用。

排尿酸药能使血尿酸降低，并可防止痛风结节形成。对已形成的结节可使其缩小。但在使用上述排尿酸药可使尿中尿酸升高，导致结石形成。特别是在起始治疗时更应注意。使用本类药物时必须从小剂量开始，然后逐渐增加剂量，以免血液尿酸数值急骤下降，使组织中沉积的尿酸结晶溶解而使痛风急性发作。

碱化尿液治疗：口服或静滴碳酸氢钠，避免使用抑制尿酸排泄药物，如呋塞米或噻嗪类药物利尿剂。

（3）肾脏病变的治疗

① **肾结石治疗。**嘱患者大量饮水，每日 2～3L，特别是尿酸排泄过高者，合用碱性药物，矫正尿 pH 在 6.0～6.5，可使尿酸转变成易溶解性的尿酸盐，降低血尿酸。枸橼酸钾可和钙结合，减少尿钙而降低结石的复发率。有痛风性关节炎发作病史者，不宜应用排尿酸的药物，以致加重病情。在上述处理 2～3 个月仍未见好转或结石较大，肾积水较重，可考虑超声碎石或手术取石。

② **痛风性肾病治疗。**凡肾功能正常，24 小时尿尿酸<700mg 者，可采用排尿酸药物。用药期间应保持足够的液体摄入。碱化尿液，乙酰唑胺 0.25g，睡前服用，可保持夜间有足够的尿量并能碱化尿液。当肾功能不全时，使用别嘌醇，需按肾小球滤过率加以调整用量。如内生肌酐清除率为 20ml/min，剂量应<0.1g/d。如发生急性肾衰竭及终末期肾衰的患者，按尿毒症处理，必要时行血液透析治疗。大多数急性肾衰经透析治疗后可以逆转。

③ **积极控制高血压。**痛风患者约有 1/3 有高血压，严重高血压的并发症，远较高尿酸血症严重，应及时加以控制，减少心脑血管损害，并能保持改善肾功能。

④ **控制高脂血症。**痛风患者中有 50%以上有高三酰甘油血症，如在饮食控制，体质量减轻后仍得不到改善，应服用降脂药物

⑤ **防治感染。**合并感染者积极应用抗生素治疗。

（4）痛风急性发作的治疗

关节炎症状一旦急性发作，有时会痛不堪言，宜尽快治疗和控制症状。可选用秋水仙碱和非甾体类抗炎及皮质激素类药物治疗：

① **秋水仙碱。**是治疗急性痛风性关节炎的首选药物，能迅速控制急性发作的疼

痛难忍的症状。其药理机制可抑制中性粒细胞对尿酸盐结晶的吞噬作用；并阻断趋化因子的释放，减少多形核蛋白细胞流动和粘连；抑制酪氨酸磷酸化及白三烯 B4 的产生从而减少尿酸结晶的沉积，减轻炎症反应，消肿和缓解疼痛；为治疗急性痛风发作的特效药。用药愈早，效果愈好。如急性发作最初几小时立即治疗，90%有效，如超过 12 小时，75%在 24 小时到 48 小时奏效。

虽然秋水碱控制急性痛风有显著疗效，但它不能干扰嘌呤代谢，无抑制尿酸生成或促进尿酸排泄的作用，故不能作为常规用药。

② 非甾体消炎药。能迅速有效地缓解疼痛，减轻炎症。药物种类多，不良反应较小，使用比较广泛，主要有双氯芬酸（扶他林）、布洛芬、萘普生、吡罗昔康（吡罗昔康）、保泰松吲哚美辛（吲哚美辛）、舒林酸等。双氯芬酸（扶他林）为消炎止痛和解热药，比吲哚美辛（吲哚美辛）强 2～2.5 倍，其特点为疗效强，不良反应小，个体差异小，口服剂量初始 50mg，以后 25mg，每日 3 次。

③ 糖皮质激素。对病情严重及对秋水碱或非甾体抗炎药禁忌，或无效者可口服皮质激素类药治疗，能迅速缓解急性发作。

泼尼松开始剂量每日 30～50mg，晨一次顿服或分 3 次服用，症状缓解后，逐渐撤减剂量，服用 7～14d 后停用。皮质激素虽然可迅速控制症状，但停药后易反弹，长期使用激素后，可大大减小秋水仙碱和非甾体抗炎药的疗效，所以尽量不用皮质激素。

对于痛风的治疗目标之一，是降低血尿酸，应使血尿酸降至 360μmol/L 以下，定期监测血尿酸及肝肾功能、血脂、血压、根据情况调整用药量。

应用调节血尿酸，别嘌呤和排尿酸药物的疗程无统一的标准，但在应用上述药物 2 周后尽量可使尿酸降至较低水平。不少患者在临床治愈后的 2～4 年内复发，或高尿酸血症呈波动状况。有些患者虽然高血尿酸症较低，但关节症状未消除，只要对别嘌醇的使用顺应性好，就应继续长期使用并合用排尿酸药物。并要改变不良嗜好，如饮酒和过食可增加血尿酸食品，并应尽量避免大剂量的应用利尿药。肥胖者尽量减轻体质量，克服不良诱因。对尿酸性结石，更需要长期治疗。根据血尿酸水平和临床症状来判断是否长期治疗或停药，是目前常用的用药方法。

（二）中医疗法

急性发作期：

（1）寒湿痹阻：急性发病，第一跖趾关节或踝关节肿胀疼痛，遇寒痛重，得热痛减，恶风或恶寒，喜暖，下肢轻度浮肿，舌质红，苔白微厚，脉多浮紧，也可有沉紧之象。治法：宜温阳散寒，除湿止痛，佐以疏风。方药：桂枝芍药附子汤加减：桂枝、防风、泽泻、苍术各 10g，芍药、忍冬藤、土茯苓各 15g，麻黄、炮附片、炙甘草各 6g，薏苡仁 30g。对关节疼痛肿大，扪之微热，苔薄黄，邪有化热之象者，可改投桂枝芍药知母汤以寒热并用，祛风清热，温经通络。

（2）**湿热痹阻：**关节局部红肿灼热，痛不可触，得冷稍舒，伴有发热、恶风、口渴、烦闷不安等全身症状，小便短少黄赤，下肢浮肿，腰酸，大便秘结，舌质红。苔黄燥或黄腻，脉滑数或弦数。治法：清热利湿，通络止痛。方药：三妙丸合白虎桂枝汤加减：苍术、石膏、粳米、蒲公英、土茯苓各 15g，黄柏、怀牛膝、知母、桂枝、金银花、连翘、虎杖各 10g，甘草 6g。加减：局部红肿外敷金黄膏；痛剧时可加服新癀片或肿节风片。

（3）**湿瘀阻络：**关节局部疼痛，反复发作，关节肿大僵硬变形，关节溃破可见白色结晶体，周围皮色紫暗，屈伸不利，皮下有结节，下肢浮肿时轻时重，腰酸乏力，舌质紫暗，脉细涩。治法：利湿化浊，活血通痹。方药：四妙丸合桃红四物汤加减：苍术、桃仁、川芎、萆薢、片姜黄、地龙各 10g，黄柏、赤芍各 12g，怀牛膝、当归、虎杖、土茯苓、蒲公英各 15g，薏苡仁、忍冬藤各 20g，红花 6g。加减：水肿明显可用五苓散合八正散加减。

稳定期：

（1）**脾肾气虚，水湿不化：**小便短少黄赤，面色晦滞，腰酸膝软，倦怠乏力，不思饮食，晨起恶心，偶有呕吐，头痛，夜寐不安，轻度浮肿，舌淡红苔薄，脉细弱。治法：健脾益肾，运化水湿。方药：无比山药丸加减：山药、熟地黄、茯神、乌药、牛膝、玉米须各 15g，肉苁蓉、山萸肉、菟丝子、泽泻、杜仲、土茯苓各 10g，五味子 6g。加减：伴结石者，加金钱草、海金沙、鸡内金；水肿甚，加车前子、葫芦瓢。

（2）**肝肾阴虚，瘀血内结：**小便短少，面部烘热，呕恶频作，头晕目眩，腰酸膝软，夜寐不安，胃纳日减，关节常有刺痛或隐痛，痛有定处，日渐加剧，舌质紫暗或有瘀斑，舌光无苔或少苔，脉弦细涩。治法：滋补肝肾，活血散结。方药：左归丸合桃红四物汤加减：熟地黄、枸杞子、川牛膝各 15g，山萸肉、山药、菟丝子、龟甲胶、鹿角胶、桃仁、当归、川芎各 10g，红花 3g，赤芍 12g。加减：伴高尿酸血症者，加土茯苓、草藤、虎杖，以泄浊分清；关节畸形者，加威灵仙、海桐皮、僵蚕，以通利筋脉。

（3）脾肾阳虚，湿浊内蕴：面色萎黄，胃纳差，恶心欲吐，口中有尿味，夜尿频多，腰酸膝软，全身乏力，畏寒肢冷，少气懒言，舌淡胖，苔白腻，脉沉迟弱。治法：温补脾肾，活血泄浊。方药：右归丸合桃红四物汤加减：炮附片、杜仲、熟地黄、山药、菟丝子、当归、鹿角胶、当归、川芎各 10g，肉桂、大黄、赤芍各 6g，山萸肉 9g，枸杞子 15g，桃仁 12g。加减：伴恶心甚加紫苏、黄连、姜半夏、干姜；皮肤瘙痒者加何首乌、地肤子；腰酸痛加川续断、狗脊。

四、预防与调护

（1）调整饮食：减少嘌呤含量高的饮食摄入（如动物的肝、肾、脑、鱼子、沙丁鱼），限制蛋白质摄入量，以减少尿酸来源，使尿酸合成减少。脂肪类食物会影响尿酸的排泄，也应少吃.

（2）碱化尿液：口服碳酸钠（3～6g/d）或枸橼酸碱性合剂（20～30ml/d）可使尿液碱化。

（3）大量饮水以稀释尿液酸度。

（4）促进尿酸排泄。

五、中西医结合最新研究进展

（1）降尿酸方对尿酸性肾病血管保护及氧化应激的影响

周海姗等[1]观察降尿酸方对尿酸性肾病患者血管保护及氧化应激反应的影响。随机选取 2021 年 1 月 1 日—2021 年 12 月 31 日期间收治的 80 例尿酸性肾病患者，采用随机数表法分为西医组（40 例，单纯西医治疗）与中西医结合组（40 例，西医治疗加降尿酸方），对比 2 组治疗总有效率、血管内皮功能、肾功能、氧化应激功能、不良反应。结果：中西医结合组整体治疗效果优于西医组，差异有统计学意义（Z=2.056,P=0.04）；治疗结束 1 周，与西医组相比，中西医结合组患者血清丙二醛（MDA）、晚期蛋白氧化产物（AOPP）、血清内皮素-1（ET-1）、血尿酸（SUA）、血肌酐（SCr）、血尿素氮（BUN）较低，血清超氧化物歧化酶（SOD）、总抗氧化能力（TAOC）、一氧化氮（NO）、内生肌酐清除率（CCr）水平较高（P均<0.001）；2 组患者不良反应总发生率对比，P>0.05。结论：降尿酸方治疗尿酸性肾病患者显著，利于改善血管内皮功能及肾功能，抑制氧化应激反应，且安全性理想。

（2）中西医结合治疗尿酸性肾病的随机对照试验中结局指标的选择

周妍等[2]对中西医结合治疗尿酸性肾病的随机对照试验的研究中结局指标的选

择进行分析，为今后临床选择正确的结局指标提供参考。方法：对 10 个数据库进行尿酸性肾病的随机对照试验检索，提取并分析结局指标。结果：共有 162 篇文献 79 个指标纳入研究，其中肌酐、尿素氮、24h 尿蛋白定量 3 个指标多用于评定肾功能，血尿酸多用于评价尿酸水平。有效率判定使用率>87%，不良事件的报告率为 41.3%，64 个指标使用率<5%。结论：目前无统一的结局指标，大多尿酸性肾病研究使用生化指标作为结局指标，但无选择硬终点或临床重要结局；纳入文献数量较少，需要进一步讨论如何选择结局指标。

参考文献：

[1]周海姗，杨宏杰，方舒，等.降尿酸方对尿酸性肾病血管保护及氧化应激的影响[J].吉林中医药，2023，43（7）:817-820.

[2]周妍，李靖，赵鑫宇，等.中西医结合治疗尿酸性肾病的随机对照试验中结局指标的选择[J].世界中医药，2023，18（9）:1260-1264.

第十二章　自身免疫性疾病相关肾损伤

第一节　系统性红斑狼疮性肾炎

系统性红斑狼疮（systemic lupus erythematosus，SLE）是一种累及多系统、多器官并有多种针对细胞核成分的自身抗体出现的自身免疫性疾病。SLE 的肾脏损害称为狼疮性肾炎（lupus nephritis，LN）。遗传、感染、环境、性激素、药物等综合因素所致的免疫紊乱可导致该病的发生。中医无相应名称的系统论述。在临床上以发热、关节炎、皮疹及肾脏损害为主要表现。根据其临床表现可归属于中医学“红蝴蝶疮”“阴阳毒”“水肿”“腰痛”“日晒疮”“阴阳毒”“温毒发斑”“虚劳”等范畴。如《诸病源候论》曰：“赤丹者，初发疹起，大者如连钱，小若如麻豆，肉上栗如鸡冠，肌理由风毒之生，故使赤也，亦名茶萸丹·.夫微辨明阳毒莉者，始得疯时，可看手足指冷者是阴，不冷者是阳。阳毒者，面目赤，阴毒者，面目青而体冷。若发赤班，十生一死，若发黑班，十死一生”已明确认识了红班狼掩的皮损表现。《证治准绳》与《临证指南医案》分别指出：“热痹者，藏府伤热，复遇外邪，客搏经络，留而不行，阳遭阴故痹翕然而闷，肌肉热极，体上如鼠走之状，唇口反裂，皮肤色变。”“风湿相搏，一身尽痛……以外寒里热，痛极发厥，此属周痹。”这些论述与系统性红斑狼疮的发热症状相符。清代孙德润对阴阳毒等预后作了说明，《医学汇海·伤寒变证·阴阳毒证》说：“阴毒阳毒者，感天地恶毒之异气，入于阳经为阳毒，入于阴经为阴毒。阳毒面赤如锦，咽喉疼痛，时吐脓血；阴毒则面目青黑，咽喉疼痛，遍身大痛。二症极其凶恶，俱过七日则必死，五六日内尚可治。”

一、病因和发病机制

（一）现代医学对系统性红斑狼疮性肾炎病因和发病机制的认识

SLE 病因尚未阐明，多数学者认为具有一定遗传因素的人群发生了异常的免疫应答，持续产生致病性自身抗体和免疫复合物。另外，还与性激素（雌激素）失调作用有关。在多种诱发因素如感染、理化、环境等因素作用下而发生免疫紊乱所致的自身免疫性疾病。

（1）发病因素

① 自身免疫功能紊乱（遗传因素）。遗传流行病学资料发现 SLE 具有家族聚集倾向，同卵双生子 SLE 发病一致率可达 25%～70%，明显高于异卵双生子（2%～9%）。本病患者近亲中其他自身免疫疾病如类风湿发病率也高于人群总发病率。提示遗传因素与本病有关。

② 环境因素。紫外线被认为是触发 SLE 的病因之一。紫外线还可以减弱巨噬细胞对抗原的清除以及抑制 T 细胞活化，约有 1/3 的 SLE 患者对光过敏或紫外线照射后发病。紫外线可使细胞内 DNA 转化为胸腺嘧啶二聚体，使其抗原性增强，诱发抗 DNA 抗体。另外，寒冷、强烈电光照射、创伤、精神紧张也可诱发加重本病。

③ 药物或化学物质。某些药物可促使 SLE 患者光过敏，如磺胺类药物、四环素。有些药物可产生自身抗体，如普鲁卡因、肼屈嗪等。有些香料、染料、染发水、烟火熏烤食品，菌类也可诱发 SLE。这些药物或化学物质与细胞核蛋白结合后，可发生抗原性变化，也是引起机体自身免疫损伤的重要因素。

④ 内分泌因素。SLE 患者多数为女性，且多在生育期发病，不论男女患者，体内雌激素水平均增高，而睾酮水平降低。而于无性腺活动期，即 15 岁以前和 50 岁以后发病明显减少。

⑤ 感染因素。资料研究发现人类免疫缺陷病毒（HIV）感染者可发生 SLE；感染单纯性疱疹病毒可引发血清 Sm 抗原浓度升高；SLE 患者血清中常见多种病毒抗体滴度增加，如风疹、EB 病毒、流感、麻疹等，尤其是 C 型 RNA 病毒。

（2）发病机制

虽然狼疮性肾炎的发病机制错综复杂，LN 是一种免疫复合物介导性肾炎。发病机制环节是多元性的，较为一致的结论是具有一定的遗传倾向个体。在某些触发因素作用下，发生以自身组织为靶目标的异常免疫反应。其最终免疫损伤的机制是 T 细胞功能紊乱。B 细胞多克隆活化，自身抗体与自身组织抗原结合后发生免疫复合物损伤机体器官组织而发病。LN 更具有免疫复合性炎症的明显特征。

总之，T 辅助淋巴细胞的功能亢进促使了 B 淋巴细胞的高度活化而产生了多种自身抗体，细胞因子网络失衡，细胞凋亡异常，免疫复合物清除能力下降等因素而致 SLE。

（二）中医学对系统性红斑狼疮性肾炎病因病机的认识

（1）病因

本病可有内因外因之分，但发病主要以内因为主，内因外因相合为病。

① 先天禀赋失调。精气过于亢盛，或肾气虚损，禀赋薄弱，内生风、湿、热、寒毒邪为发病之源。阴阳失调，气血逆乱。

② 外感淫邪。外感风、湿、热、寒邪入侵，直中脏腑、经络。

③ 饮食失常。过食辛、辣、膏粱厚味、醇酒、寒冷攻伐之品，伐肾伤脾。

④ 烈日暴晒。

⑤ 服食毒热药品。

⑥ 七情内伤。阴阳失调，气血逆乱。

（2）病机

病位：本病病位在肾，但系统性红斑狼疮可涉及三焦、皮肤、肌肉、骨节、心、肝、脾、肺、经络、血脉等多个脏腑组织。

病性：本病在初发进展期以肺肾之精气过亢，内生风、湿、热毒邪的正亢邪盛成双实证候表现为主。稳定缓解期或后期以肾、心、肝等脏腑、气血或阴阳虚损为本，以湿浊、寒邪、瘀血、邪盛为标。

病机转化：本病初发多因年轻、精气过亢，内生湿热之毒，气邪相搏，蕴滞于机体内，邪毒阻滞于肾，则气血逆乱，气机失常；阻滞于经络、肌肤、关节，灼伤营血、伤津劫液，重则迫血妄行，故见皮肤发斑，衄血，尿血等全身关节肌肉发痛；如再加外感淫邪，可使证候反复发作和持续加重。如误治、失治或用药不当，可迁延不愈、久之可致精血亏损，肾精不足，阴阳皆虚，发失所养，可见脱发。病久阳气不足，不能温运水湿，可见水肿。

本证多以邪毒之邪瘀滞气血循行，四肢脉络，由内及表，或由表及里，由上及下为特点。上焦阻塞为积饮之证，损及心肺可致心肺气阴不足；阻塞中焦损及脾胃，脾胃虚弱，后天失养，则脾胃纳运失常；凝阻下焦可损及肝肾、膀胱，气化不利，水湿蓄积为患，肾失封藏，精微流失，久之可致气血、阴阳皆虚。常有湿热邪盛，虚实夹杂，以正虚为主。本病临床表现多端，变化无常，当分标本，辨缓急，随证而治。

系统性狼疮肾损害，发病初期进展时，多以精气亢盛，热毒炽盛表现的双实证，继之则气阴不足，阴损及阳，阳气亦亏，脾肾气虚，气化失常，开阖不利，水液内停，久则肾病及肝，疏利气机之功能失常。肝肾同病而致病情渐进加重，终则伤及五脏、五脏俱损、正虚邪实，缠绵难愈，病势危重，预后不良。

二、诊断和鉴别诊断

（一）诊断

（1）SLE 的临床诊断：诊断标准仍参照美国风湿病学会于 1982 年修订的 SLE 分类标准，即下列 11 项中符合 4 项或以上者，排除药物诱导的“狼疮综合征”，可诊断为 SLE:① 蝶形皮疹；② 盘状红斑；③ 光敏感；④ 口腔溃疡；⑤ 多发性关节炎；⑥ 浆膜炎；⑦ 肾损害；⑧ 神经系统病变；⑨血液系统病变；⑩免疫学异常；抗核抗体阳性。

（2）SLEN 的病理诊断：凡 SLE 患者有上述肾脏疾病表现者，均需考虑 SLEN 的可能性，而病理诊断才是其诊断的金标准。

（3）病情活动的临床和实验室指标：① 关节炎；② 实验室检查发现白细胞降低、低补体血症及抗 ANA 抗体阳性，滴度增高；③ 皮肤黏膜损害；④ 胸膜炎；⑤ 心包炎；⑥ 血管炎；⑦ 血尿。以上 7 项中符合 2 项以上则可为狼疮活动。

（二）鉴别诊断

系统性红斑狼疮是一种能引起皮肤、关节、肾脏、心脏、神经及血液等多系统损害的自身免疫性疾病。临床上常容易与一些临床表现相似的疾病如溶血性贫血、血小板减少性紫癜、慢性肾炎、心肌炎等病混淆。因此注意掌握狼疮肾炎的鉴别诊断要点，防止误诊、误治非常重要。

（1）部分乙肝病毒相关性肾炎：在肝炎活动时，也可以出现多发性关节炎，浆膜炎、抗核抗体阳性及全血细胞的降低，此时在临床上容易与狼疮肾炎相混淆。但慢性活动性肝炎通常有肝炎病毒标志物，肝病面容、蜘蛛痣等改变，而缺少狼疮典型的皮肤损害，抗 dsDNA 抗体通常为阴性结果。

（2）药物性狼疮：多种药物如青霉胺、肼屈嗪等可导致患者出现狼疮样表现，称为药物性狼疮。其临床表现与 SLE 患者相似，常见症状有发热、肌痛、关节痛及浆膜炎等血清病样反应。部分患者可有面颊皮疹、口腔黏膜溃疡、雷诺现象、脱发、神经系统症状和肾损害等，但比 SLE 少见。血清学检查 ANA、抗组蛋白抗体阳性，与 SLE 患者相似，也可找到狼疮细胞，但是这些患者的抗 Sm 抗体、抗核糖核酸蛋白抗体及抗 daDNA 抗体阴性，血清补体水平正常。一般停药后病情可缓解，而且不会复发，如患者停用可疑药物后，病情持续不能缓解或复发或补体水平持续降低，则

SLE 的可能性较大。

（3）原发性肾小球肾炎：通常没有多器官受损的表现，没有关节疼痛和关节炎的表现，无皮肤损害，血清中自身抗体尤其是抗 dsDNA 抗体为阴性。

（4）伴有皮肤紫癜的肾炎：一般而言，过敏性紫癜所致的皮肤损害和分布形式具有较明确的特征样改变，紫癜通常累及四肢的伸侧面，呈对称性分布，血小板一般在正常范围或增多；血栓性血小板减少性紫癜常有精神症状、肾损害及血小板减少，容易与伴血小板减少的狼疮性肾炎相混淆，但血栓性血小板减少性紫癜通常没有皮肤损害，血清自身抗体为阴性，血中可见畸形或破碎的红细胞。

（5）感染性心内膜炎：通常也可表现为发热、贫血、关节痛、补体下降及肾炎等，需与狼疮性肾炎鉴别。感染性心内膜炎的患者通常有心功能的损害，出现心脏杂音，但较少累及全身其他脏器，自身抗体常为阴性，反复血培养可检测到有细菌生长。

（6）类风湿性关节炎：与 SLE 相似，也是一种弥漫性结缔组织病并可累及肾。SLE 以非侵蚀性关节炎、肾小球大量免疫复合物沉积，血清 ANA、抗 dsDNA 及抗 Sm 抗体阳性为特征可与类风湿性关节炎相鉴别。

（7）未分类结缔组织病：指患者明确有自身免疫性疾病，但不能归为某一特定的疾病类型也可以是某一种自身免疫性疾病病程不同阶段的不同表型。对这类患者应长期随访确定疾病的演变过程，如果患者同时具有几种自身免疫性疾病的临床征象即为重叠综合征，如 SLE 和干燥综合征重叠，混合性结缔组织病（同时有 SLE、硬皮病和肌炎的临床特点伴高滴度抗核糖蛋白）。

三、治疗

（一）现代医学疗法

（1）一般治疗

避免过多的紫外线暴露，使用防紫外线用品，避免过度劳累。对症治疗和去除各种影响疾病预后的因素：如注意控制高血压，防治各种感染。在免疫抑制治疗中常易发生感染，严重感染是 LN 主要死亡原因之一，一旦出现感染迹象，应及时选用强有力的抗生素加以控制。

（2）药物治疗

① **糖皮质激素。**具有较强的抗炎抗免疫作用，是目前治疗 LN 最主要的药物之一。泼尼松片 50mg，口服，每日一次（以体质量 50kg 为例）或 100ml0.9%氯化钠注

射液＋注射用甲泼尼龙琥珀酸钠 40mg 静脉滴注，每天 1 次。通常泼尼松的初始治疗剂量为 0.5～1mg/（kg·d），一般在 8 周后开始减量，每 1～2 周减原用量的 10%，减至 0.5mg/（kg·d）后根据病情适当调慢减药速度；如果病情允许，泼尼松维持治疗的剂量尽量<10mg/d。对于Ⅲ/Ⅳ型 LN 患者，可选择甲泼尼龙 500～1000mg/d 冲击 3 天，随后改为泼尼松 0.5～1mg/（kg·d），并逐渐减至最小维持量。

而对于Ⅳ或Ⅳ＋V 型有细胞新月体的 LN 患者需在甲泼尼龙 500～1000mg/d 冲击治疗 3 天后，予泼尼松 1mg/（kg·d）口服，并需联用环磷酰胺（CTX）或霉酚酸酯（MMF）。单纯的 V 型 LN 患者以及具有肾病性蛋白尿患者的起始治疗可用泼尼松 0.5mg/（kg·d）联合霉酚酸酯或环磷酰胺治疗。

对于长期服用糖皮质激素者需注意防治骨质疏松及类固醇性糖尿病等并发症。由于糖皮质激素治疗狼疮性肾炎的起始剂量通常大于 7.5mg/d，且疗程多大于 3 个月，因此对于在使用激素前无骨质疏松的患者，建议调整生活方式（戒烟、避免过量饮酒、适量运动、防止跌倒等），同时补充钙剂、维生素 D，并加用双膦酸盐治疗。若在使用激素前已经存在骨质疏松的患者，应在控制病情的前提下，尽量减少激素的用量和疗程。对于发生类固醇性糖尿病的患者，需注意饮食和运动的治疗，合理选择降血糖药物。

② 免疫抑制剂

环磷酰胺（CTX）：能有效地诱导疾病缓解，阻止和逆转病变的发展，改善预后。0.9%氯化钠注射液 250ml＋环磷酰胺 1000mg 静脉滴注（可先予环磷酰胺 400mg 静脉滴注，若无明显不良反应次日再予 600mg 静脉滴注），每月 1 次。或 0.9%氯化钠注射液 250ml＋环磷酰胺 400mg 静脉滴注，每 2 周 1 次。以 CTX 间歇冲击治疗能有效地控制病情，而毒性低于每天口服 CTX；因此目前 CTX 治疗 LN 通常每 4 周冲击 1 次。具体方案为 CTX500～1000mg/m² 静脉滴注，每月 1 次，共 6 次，此后改为每 3 个月 1 次，维持治疗 2 年。病情危重者可每 2 周冲击 1 次，但不良反应可能增加。有研究表明，每 2 周 1 次 CTX500mg 静脉滴注，共 6 次，或者 CTX500～1000mg/m² 每月 1 次，共 6 次，随后均以口服硫唑嘌呤或霉酚酸酯维持治疗也显示有较好的远期疗效。

CTX 的不良反应有胃肠道反应、肝损、感染、骨髓抑制、性腺抑制、出血性膀胱炎、脱发，少见远期致癌等。恶心呕吐、脱发常见，而肝功能损害及血白细胞减少亦时有发生，当出现明显的肝功能异常或血白细胞<3×10^9/L 时，需暂停使用。白细胞一般在 7～14d 降至低谷，随后缓慢上升，至 21d 左右恢复正常；对于使用间隔

期少于 3 周者，应更密切注意血象监测。使用 CTX 冲击时需注意水化，以减少出血性膀胱炎的发生。大剂量的 CTX 能引起男女永久不孕不育，因此想要生育的患者 MMF 比 CTX 更好。

霉酚酸酯（MMF）：治疗 LN 疗效与 CTX 相近，对 SLE 所致的皮肤损害、难治性血小板减少、肺出血等有效，也可作为 CTX 冲击后的维持治疗。霉酚酸酯 1.0g，口服，每日 2 次，病情缓解 6～12 个月，可考虑逐渐减量维持。大部分患者应该使用 MMF 或 CTX 作为初始诱导治疗，在用糖皮质激素加 MMF 或 CTX 治疗 6 个月无响应者，可由 MMF 换成 CTX，或由 CTX 换成 MMF。MMF 的毒性低于 CTX，不引起卵巢功能早衰，较适合于需要注重卵巢毒性的患者。但 MMF 有致畸作用，因此在使用 MMF 前应确认患者没有妊娠，并在妊娠前至少提前 6 周停止药物治疗。MMF 的主要副作用是消化道症状、白细胞减少、肝功能损害、感染和诱发某些恶性肿瘤等。

硫唑嘌呤（AZA）：常用于 LN 的维持治疗，一般不推荐作为诱导治疗的一线选择。

硫唑嘌呤片 50mg，口服，每日 2 次。常用剂量为 1～2mg/（kg·d）。AZA 作为 LN 的维持期治疗用药，在控制病情复发、防止终末期肾病等方面均弱于 MMF。有横断面研究显示 AZA 导致胎儿异常的风险低，因此对于妊娠妇女如果出现临床活动性肾炎，或者实质性的肾外疾病活动，在给予糖皮质激素治疗的同时，如有必要可加用 AZA，但剂量不宜超过 2mg/kg。硫唑嘌呤不良反应主要是骨髓抑制、肝损害、胃肠道反应等。

环孢素（CsA）：常用于治疗膜性狼疮性肾病；对于 LN 经 CTX 及 MMF 治疗无效的患者可选用；对骨髓影响较小，适用于 LN 伴有血液系统累及的治疗。环孢素软胶囊 75mg，口服，每日 2 次常用剂量为 3～5mg/（kg·d）。CsA 的不良反应有：肝、肾功能损害，高血压，多毛症，牙龈增生，高尿酸血症，高血钾等。有条件者应测血药浓度，根据血药浓度（100～200ng/ml）调整剂量。

他克莫司（FK506）；是一种 T 细胞特异性的钙调磷酸酶抑制剂，与 CsA 有相似的免疫抑制活性，可通过环孢素不敏感途径发挥作用。他克莫司胶囊 0.05～0.1mg/（kg·d），分 2 次口服（空腹或餐后 2h 服），如有效则维持 1 年后缓慢减量维持。服药第 1 周后需每个月检测血药浓度，一般要求血药谷浓度在 4～8ng/ml，如过低可提高药物剂量，最大≤0.15mg/（kg·d）。他克莫司的副作用主要为诱发或加重感染、白细胞减少、肝功能损害、血糖血压升高、呕吐和腹泻等。目前认为与环孢素相比较，他克莫司的优势在于可用于治疗肾功能不全患者。

③ **抗疟药。**可减少 SLE 的复发次数；并且可以降低 SLE 患者的进行性损害，包括肾损害；能减少 SLE 血栓事件的风险。

羟氯喹 100～200mg，口服，每日 2 次或氯喹 0.25g，口服，每日一次

用药超过 6 个月者，应每半年检查眼底；有心动过缓或有传导阻滞者禁用抗疟药。葡萄糖-6-磷酸脱氢酶（G-6-PD）缺乏症患者的红细胞糖代谢戊糖磷酸途径异常，血红蛋白和红细胞膜易发生氧化性损伤，服用抗疟药后可能发生溶血，因此 G-6-PD 缺乏或活性降低者应慎用抗疟药。

④ **ACEI/ARB。**适用于 24h 尿蛋白≥0.5g 的 LN 患者，或伴有血压升高者。

盐酸贝那普利片 10mg，口服，每日一次；福辛普利钠片 10mg，口服，每日一次；厄贝沙坦片 0.15g，口服，每日一次。

ACEI/ARB 可以阻断形成球内压的肾素-血管紧张素-醛固酮系统，从而降低肾小球内压，可以减少约 30%的尿蛋白，能延迟血肌酐加倍和进展到终末期肾病。但使用 ACEI/ARB 应注意引起高钾血症（特别是肾功能不全者），极少部分患者可引起急性药物性间质性肾炎。血肌酐≥350μmol/L 的患者不宜使用 ACEI/ARB，以免加重肾功能恶化；有肾动脉狭窄的患者应慎用。ACEI 常见的副作用有咳嗽、皮疹、发热、流感样症状、味觉减退、粒细胞减少等。

⑤ **生物制剂。**国内外的研究进展提示利妥昔单抗（抗 CD20 单克隆抗体）及贝利单抗对部分难治性 LN 有效，并可望成为新的 LN 诱导缓解药物。

（3）血浆置换与免疫吸附

血浆置换与免疫吸附适用于重症狼疮性肾炎和狼疮危象，经免疫抑制剂治疗效果不佳者，或因其他原因不适合使用免疫抑制剂者。

血浆置换目前使用最广泛的是膜式血浆分离法，该方法利用类似透析器的高通透中空纤维的膜式血浆滤过器分离血浆，通过清除血浆中循环免疫复合物、游离的抗体、免疫球蛋白等，使血浆中抗体滴度减低，并改善网状内皮系统的吞噬功能，对危重患者或经多种治疗无效的患者有时可迅速缓解病情。血栓性微血管病的治疗宜首先应用血浆置换法。

随着技术的进步，在传统的血浆置换法基础上发展出了双重滤过血浆分离法。该方法第一步与传统血浆置换相同，用血浆分离器将血浆与血细胞成分分离开；第二步是将分离出来的血浆再通过二级滤器（血浆成分分离器），将血浆中需要清除

的大分子致病物质如免疫球蛋白、免疫复合物、脂蛋白等与白蛋白分开并丢弃，白蛋白回输至体内。与普通血浆置换相比，双重滤过血浆分离法有节约置换液、减少血清性传染病的优点。

免疫吸附是近年来发展的血浆净化新技术。利用抗原和抗体等致病物质与吸附剂之间的理化和生物亲和性制成吸附柱。血浆经过吸附柱时，选择性地清除血液中的致病因子。优点是清除的选择性高，不影响白蛋白、凝血因子、药物浓度等，不损失血浆，因此也不需要补充置换液，清除效率高。免疫吸附对清除抗 DNA 抗体、抗磷脂抗体和循环免疫复合物有很好的效果，且特异性和效率较血浆置换更高。

（二）中医疗法

（1）热毒炽盛：高热不解或有低热，起病急骤，面颊部红斑，斑色紫红，肢体浮肿，关节酸痛，心悸，甚则神昏，或衄血、便血；皮肤瘀斑，口干便秘，尿短赤，舌红绛苔黄腻，脉洪数或细滑数。治法：清热解毒，凉血止血。方药：犀角地黄汤加减：水牛角、生地黄各 15g，赤芍 12g，牡丹皮、紫草、大黄各 9g，白花蛇舌草、青蒿各 30g。加减：高热加黄芩；神昏谵语等可加用安宫牛黄丸，紫血丹之类；抽搐可加羚角粉、钩藤、全蝎之类。

（2）阴虚内热：浮肿渐退，低热咽干，脱发，盗汗，五心烦热，腰膝酸软，关节肌肉隐痛，舌红少苔，脉细数。治法：养阴清热，凉血活血。方药：参麦地黄汤加减：生地黄、何首乌、茯苓各 15g，女贞子、沙参、金银花各 12g，旱莲草、山药、益母草各 20g，龟甲、鳖甲、麦冬各 9g，丹参、地骨皮各 30g。加减：口渴明显，加天花粉，石斛，以养阴生津；见血尿，加茜草根、仙鹤草、大蓟、小蓟等，以凉血止血；水肿加泽泻、猪苓，以利水消肿。

（3）气虚血瘀：面色苍白，神疲乏力，汗出，眩晕耳鸣，周身浮肿，纳呆，月经量少，或闭经，舌淡，质黯，苔薄，脉沉细无力。治法：益气养阴，活血化瘀。方药：生脉饮合四物汤加成：党参、黄芪、丹参各 30g，麦冬、五味子、女贞子、山萸肉、赤芍各 12g，何首乌、当归各 15g，益母草 20g。加减：兼湿热，加白花蛇舌草、半枝莲，以清热利湿；尿少水肿，加车前子、牛膝、防己、茯苓等，以利水消肿；有痰浊可加法半夏、橘红、贝母、胆南星、瓜蒌等。

（4）脾肾阳虚：面部四肢浮肿，畏寒肢冷，神疲乏力，腰膝酸软，面色无华，腹胀满，纳少便溏，尿少，舌淡胖、苔白、边有齿痕，脉沉细弱。治法：温补脾肾，调气活血。方药：济生肾气丸加减：淫羊藿、白术、防己各 12g，炮附片 9g，党参、炒槟榔、葫芦瓢、赤小豆、薏苡仁、益母草各30g，黄精、猪苓、泽泻各15g，丹参20g。加减：阳虚不明显者，去附子，气虚甚者，加生黄芪补气利水。

四、预防与调护

系统性红斑狼疮性肾炎适当休息非常重要，避免体力劳动，避免一切不利于肾脏的药物，如磺胺类、青霉素、保泰松、口服避孕药、肼屈嗪、异烟肼等，戒日光暴晒。限食盐，每天应给予必要的蛋白质，但不可过量。要防止外邪侵袭，避免受凉、受湿及过度精神刺激。对服用激素的患者不可骤减，以防病情反复或恶化，同时要注意预防感染。

五、中西医结合最新研究进展

(1)黄芪甲苷孵育的人脂肪干细胞联合激素对系统性红斑狼疮性肾炎模型小鼠的影响

朱赟洁[1]对黄芪甲苷孵育的人脂肪干细胞联合激素对系统性红斑狼疮性肾炎模型小鼠的影响进行了研究。方法：1、根据前期筛选的黄芪甲苷（Ast）孵育的人脂肪干细胞（h ADSCs）的最佳孵育条件，选取P3-P5代的干细胞进行实验。以PKH26荧光染色剂标记h ADSCs及Ast-h ADSCs，待细胞贴壁后于光镜下及荧光显微镜下观察干细胞形态；流式细胞仪检测经PKH26标记后的h ADSCs、Ast-h ADSCs的阳性标记率及细胞表面标志物的表达（CD分子）；光镜及荧光显微镜下观察经PKH26荧光染色剂标记后的脂肪干细胞成骨、成脂情况。2、根据预实验确定小鼠发病时间及干预时间，将25只MRL/lpr小鼠随机分为5组，于第11周龄时开始干预。其中模型组予以尾静脉注射生理盐水；激素组以8.75 mg/kg的醋酸泼尼松剂量予以每日灌胃治疗；h ADSCs组及Ast-h ADSCs组小鼠以每周一次1×10^6个/细胞的剂量进行尾静脉滴注治疗；激素+Ast-h ADSCs组在每周一次输注1×10^6个/细胞的同时每日予以同等剂量的醋酸泼尼松灌胃治疗，所有小鼠共干预1个月。将5只C57BL/6J鼠作为正常对照组。于第9周、第11周、第15周时留取小鼠尿液标本以检测尿蛋白/尿肌酐比值；于最后一次输注细胞悬液后第7天即第15周时称重、拍照、眼眶静脉采血并留取小鼠脾组织以及淋巴组织标本，评估淋巴结评分并计算小鼠脾指数和淋巴结指数；留取肾组织标本进行HE染色、PAS染色及MASSON染色观察肾组织病理学改变、免疫荧光法观察肾组织中的Ig G、C3、C1q的沉积情况；生化仪检测小鼠血肌酐、尿素氮水平；ELISA检测小鼠血清中的抗ds-DNA抗体、C3补体及细胞因子IFN-γ、IL-4的水平并计算IFN-γ/IL-4值；激光共聚焦观察h ADSCs及Ast-h ADSCs

在狼疮小鼠肾脏分布情况。结果：（1）PKH26 标记情况：PKH26 标记后 h ADSCs 及 Ast-h ADSCs 两组细胞形态上无明显差异，呈梭形、成纤维细胞样，漩涡状、放射性生长；荧光镜下可见细胞胞膜、胞浆发出红色荧光。流式细胞仪显示，经 PKH26 染色剂标记后的 h ADSCs 及 Ast-h ADSCs 两组细胞的 PKH26 阳性标记率分别为 99.6% 和 99.7%，表面分子的表达分别为 CD29（96.3%VS 95.5%）、CD44（99.9%VS 99.9%）、CD34（1.73%VS2.44%）、CD45（0.14%VS0.1%）；且经 PKH26 染色剂标记后的 h ADSCs 及 Ast-h ADSCs 两组干细胞仍然具有多向分化能力，其成骨、成脂能力未受明显影响。

（2）Ast-h ADSCs 联合激素治疗后对 MRL/lpr 小鼠的影响：① 尿 ACR 水平：留取实验小鼠 9 周、11 周、15 周的随机尿液，检测尿蛋白和尿肌酐含量，计算尿蛋白/尿肌酐比值。9 周、11 周的各组小鼠 ACR 差异无统计学意义（*P*>0.05）。第 15 周时，与模型组相比，各干预组均能明显改善小鼠的尿蛋白水平（*P*<0.01），且 Ast-h ADSCs+激素组治疗效果优于激素组、h ADSCs 组及 Ast-h ADSCs 组（*P*<0.01）。② 血 Scr、BUN 水平：15 周时，留取血清使用生化仪检测小鼠血 Scr、BUN 水平。Scr：模型组高于对照组和 Ast-h ADSCs+激素组（*P*<0.05）；BUN 各组间差异无统计学意义（*P*>0.05）。③ 抗 ds-DNA 抗体及 C3 补体水平：于 15 周时，ELISA 法检测各组小鼠血清中的抗 ds-DNA 抗体滴度及 C3 水平，结果显示模型组抗体滴度明显高于各组（*P*<0.01）；其中，Ast-h ADSCs+激素组能显著降低小鼠体内的抗体滴度，效果优于激素组（*P*<0.05），且明显优于 h ADSCs 组及 Ast-h ADSCs 组（*P*<0.01）；各组小鼠 C3 水平未见明显差异，但可见干预组小鼠 C3 水平呈上升趋势。④ IFN-γ、IL-4 及 IFN-γ/IL-4 水平：与模型组相比，Ast-h ADSCs+激素组能够明显的降低小鼠血清中的 IFN-γ、IL-4 水平（P<0.01），但激素组的 IL-4 水平无明显变化（*P*>0.05）；且与模型组相比，Ast-h ADSCs+激素组能够提高 IFN-γ/IL-4 比值，且其效果优于其他三个干预组（*P*<0.01）。⑤ 脾指数及淋巴指数变化：模型组小鼠出现明显脾肿大现象，与模型组相比，各干预组能降低小鼠脾指数（*P*<0.01），且 Ast-h ADSCs+激素组脾指数明显降低，效果优于激素组、h ADSCs 组及 Ast-h ADSCs 组（*P*<0.05）；在淋巴结肿大方面，与模型组相比，Ast-h ADSCs+激素组在改善小鼠淋巴结评分上的效果优于激素组、h ADSCs 组及 Ast-h ADSCs 组（*P*<0.05），能够显著降低小鼠淋巴结评分（*P*<0.01）；与模型组相比，各组均能显著降低小鼠的淋巴指数（*P*<0.01），且 Ast-h ADSCs+激素组效果优于激素组及 h ADSCs 组（*P*<0.01）。⑥ 肾脏组织学

改变：HE、PAS、MASSON 三种染色方法观察小鼠肾组织学改变。HE 染色可见正常组小鼠肾组织结构基本正常，模型组小鼠可见有新月体形成，刷状缘脱落明显，核碎裂，与同时间点模型组相比，激素组、h ADSCs 组与 Ast-h ADSCs 组小鼠肾小球未见明显新月体形成，但可见小球增大，肾小管损伤，肾间质及小球周围有炎性细胞浸润；Ast-h ADSCs+激素组则未见明显损伤；PAS 染色可见模型组小鼠系膜细胞、系膜基质增生明显，肾小球上皮及内皮下可见大量的嗜复红蛋白的沉积；激素组、h ADSCs 组与 Ast-h ADSCs 组仍有部分系膜细胞及系膜基质增生情况，可见少量的嗜复红蛋白的沉积；Ast-h ADSCs+激素组可见少量的系膜细胞及系膜基质增生，未见明显的嗜复红蛋白沉积；MASSON 染色可见模型组肾小球代偿性增大，较多的新月体（细胞性或细胞纤维混合性）形成，部分肾间质轻度纤维化；与模型组相比，激素组及 h ADSCs 组可见新月体数量减少，肾小球系膜细胞及系膜基质增生，Ast-h ADSCs 组和 Ast-h ADSCs+激素组可见轻度肾间质纤维化，未见明显的新月体形成。⑦ 肾组织免疫复合物沉积情况：Ig G、C3 以及 C1q 主要在小鼠肾脏的系膜区呈颗粒或团块样沉积。模型组可见大量免疫复合物沉积，荧光较强；相比于模型组，激素组、h ADSCs 组与 Ast-h ADSCs 组可见免疫复合物沉积较少，而 Ast-h ADSCs+激素组较其他干预组荧光强度弱。荧光半定量分析结果显示：h ADSCs 组、Ast-h ADSCs 组及 Ast-h ADSCs+激素组在减轻 Ig G、C3 沉积的效果上要优于激素组（$P<0.01$）；在减轻 C1q 沉积效果上，Ast-h ADSCs+激素组要优于 h ADSCs 组、Ast-h ADSCs 组（$P<0.01$），且均优于激素组（$P<0.01$）。⑧ h ADSCs 及 Ast-h ADSCs 在肾组织的分布：激光共聚焦结果显示，h ADSCs 组、Ast-h ADSCs 组及 Ast-h ADSCs+激素组在肾组织有少量红色荧光表达，其中少量红色荧光定植于肾小球内；对照组、模型组及激素组未见红色荧光表达。**结论：**（1）PKH26 荧光染色剂标记对人脂肪干细胞形态、干细胞表面分子表达及干细胞分化能力无明显影响，基本保持了 h ADSCs 及 Ast-h ADSCs 的生物学特性，这对后期追踪干细胞体内移植提供了强有力的保证。（2）MRL/lpr 小鼠作为 SLE 常用模型小鼠，可表现出与人类相似的症状。Ast-h ADSCs 移植联合激素治疗能够显著的降低 MRL/lpr 小鼠的抗 ds-DNA 滴度；下调细胞因子（IFN-γ、IL-4）水平，调节 Th1/Th2（IFN-γ/IL-4）的平衡；降低小鼠的脾指数和淋巴结指数，改善小鼠的脾肿大及淋巴结病变程度。（3）Ast-h ADSCs 移植联合激素可改善 LN 模型小鼠的肾脏损伤情况，其修复作用可能通过调节免疫失衡，从而改善肾功能、降低小鼠尿蛋白、减少免疫复合物在肾脏的沉积。

参考文献：

[1] 朱赟洁. 黄芪甲苷孵育的人脂肪干细胞联合激素对系统性红斑狼疮性肾炎模型小鼠的影响[D].上海：上海中医药大学,2020.

第二节　干燥综合征相关肾损伤

干燥综合征是一种侵犯外分泌腺体尤以侵犯唾液腺和泪腺为主的慢性炎症性、自身免疫性结缔组织疾病。干燥综合征可分为原发性和继发性，临床上主要表现为口、眼干燥，也可有多器官、多系统损害。干燥综合征是最常见的伴有肾脏损害的自身免疫性疾病之一，其肾脏损害发生率文献报道为30%～50%。该病临床表现轻重不一，轻者无症状或长期诊断为其他疾病，重者可因肾功能衰竭而死亡。中医可将其归属为“燥毒症”“燥痹”之范畴。

一、病因和发病机制

（一）现代医学对干燥综合征相关肾损伤病因和发病机制的认识

确切病因尚不明确，可能与遗传、病毒感染、免疫等因素有关。

（1）遗传因素。免疫遗传研究提示本病的免疫反应基因与主要组织相容复合体中某个特定基因如HLA-B8、DR3处于连锁不平衡。因此，HLAB8及DR3抗原携带者患本病率相对高。

（2）病毒感染。发病可能与病毒感染有关，如EB病毒、巨细胞病毒、HIV病毒等。病毒感染时，出现T细胞和B细胞的变化，继而产生大量抗体及细胞因子，造成病变区免疫炎症反应，持续的炎症反应导致病损发生。

（3）性激素。研究发现，SS患者5-雄烯二醇、脱氢表雄酮、二氢睾酮、葡糖苷酸雄甾酮、葡糖苷酸雄烷二醇水平均明显低于健康对照组，进一步证实SS的发病与女性患者体内雄激素水平减低有关。

（4）免疫因素。SS有明显复杂的体液免疫与细胞免疫异常，且二者相互关联并互为因果。体液免疫异常表现为高免疫球蛋白血症，自身抗体如抗SSA、抗SSB、抗核抗体阳性、循环免疫复合物增加。细胞免疫异常主要表现为淋巴细胞增殖，外分泌腺内大量淋巴细胞浸润，抑制性T细胞减少等。

（5）肾病变机制。SS 小管间质性肾炎也是由细胞免疫和体液免疫共同介导的，其中肾小管可以被认为是内脏器官中具有外分泌腺体结构的组织，其发病机制类同于其他外分泌腺。也有人认为循环免疫复合物水平升高与肾小管损伤平行，SS 肾小球肾炎为免疫复合物肾炎，沿肾小球基底膜、系膜及肾小管基底膜可见免疫球蛋白呈颗粒样沉积，主要是可冷沉淀的单克隆 IgM，以及多克隆的 lgG 和 lgA，与丙肝相关性肾炎中观察到冷球蛋白血症类似。此外，肾组织损伤的局部可见 CD_4^+/CD_8^+细胞比值增高，可伴有细胞毒性 T 细胞的浸润，说明细胞免疫也参与了 SS 肾小球肾炎的发生机制。

（二）中医学对干燥综合征相关肾损伤病因病机的认识

干燥综合征肾病的发生主要由于禀赋薄弱，体质亏虚，外感不正之气所致。邪入肌表，五脏素亏，“两虚相得，乃客其形”。致肺胃肝肾诸脏阴津亏乏，阴损及阳，病久则肾阳不足，终至阴阳两虚之证，现分述如下：

（1）体质因素：先天禀赋薄弱，后天失于调养，或七情所伤，体质虚弱，免疫失调，适逢外感不正之气，而致五脏亏损，阴津不足，而诱发本病。

（2）疾病因素：因失治误治，或大病、暴病之后，正气虚羸，失于调治而导致脏腑阴津亏耗而发病。

（3）生活因素：因饮食、起居、情志、劳倦、嗜欲不当，亦是致病的重要原因之一。劳倦过度，或饮食不节，起居失常，或情志内伤，七情过激，或房事不节，阴精暗耗，适遇外感，均可致五脏亏虚，内外合邪而发病。

因体质、疾病、生活、外感诸因素皆可致阴津不足面发本病、脾虚则中焦气血生化不足，精气不能上归于肺，濡养肺脏；中不能润养胃阴。肺阴亏损，则下克肝木，肝阴亦损，导致肺胃肝三脏阴津俱虚。阴津亏损，肾失所养，则肾气不固。著病久日深，五脏阴亏，阴损及阳，肾阳虚弱，则肾失固摄，阴阳两虚。

二、诊断和鉴别诊断

（一）诊断

如 SS 患者出现多饮、多尿、夜尿多、肾性糖尿、肾小管酸中毒等肾小管功能损害表现时，则应考虑 SS 肾损害。SS 患者表现以肾小球损害为主时，临床上要注意除外继发于其他免疫系统疾病所致肾损害，最好能及时行肾活检，明确肾小球损害的病理类型，对于临床指导治疗有一定意义。临床有 1/3 以上的患者口、眼干燥的表现不明显，但对成年人原因不明的肾小管酸中毒及肾性尿崩症及原因不明进行性肾功能损伤者均应注意检查有无本病。

（二）鉴别诊断

(1)继发性干燥综合征肾损害。常伴有一种或多种结缔组织病。类风湿关节炎：原发性干燥综合征肾损害的关节炎症和骨损害的进展远不如类风湿关节炎明显，极少引起关节畸形和功能低下。类风湿关节炎患者很少出现抗 SSA 和抗 SSB 抗体。系统性红斑狼疮：原发性干燥综合征肾损害多出现在中青年妇女，发热尤其是高热的不多见，无蝶形红斑；口眼干明显；肾小管酸中毒为其常见而主要的肾损害；高球蛋白血症明显；低补体血症少见；预后良好。

(2)淋巴瘤引起的肾损害。干燥综合征也可有淋巴结肿大，部分患者可发展成淋巴瘤，根据病史及肿大的淋巴结病理活检可以鉴别。淋巴瘤肾损害 B 超、静脉肾盂造影、CT 或磁共振表明双肾大或变形、尿检异常。肾穿刺标本光镜检查可见：肾间质内弥漫性或局灶性淋巴瘤细胞浸润。

三、治疗

（一）现代医学疗法

(1)局部治疗。对干燥症状明显的眼部和口腔干燥难受者，可用人工泪液滴眼，0.5%～1%甲基纤维素生理盐水点眼或 2%浓度该药漱口，也可试用药物刺激腺体的分泌，如毛果芸香碱、菌三硫对口干、眼干有效。如有口腔感染应及时到专科就诊。其他鼻干燥、皮肤干燥、阴道干燥皆应专科就诊。

(2)糖皮质激素及免疫抑制剂。若 SS 的患者临床表现为单纯的肾小管酸中毒或（和）肾性尿崩症时，同时肾病理显示肾间质淋巴细胞浸润及肾小管损害时，可早期给予小剂量的糖皮质激素治疗。当出现较严重的进展性肾功能损害或肾小球炎症改变时，肾上腺皮质激素剂量应视病情轻重而定。出现肾病综合征时泼尼松的剂量为 0.5～1.0mg/（kg•d），可单独用或与免疫抑制剂合用。

(3)对症治疗。RTA 者补充碱性药物及电解质，可纠正酸中毒和维持电解质平衡，并防止肾结石形成，此外，已有泌尿系结石形成的患者，应保持尿液通畅，防止尿路感染。

（二）中医疗法

(1)内治法

燥邪犯肺：口鼻干燥，眼干少泪，牙龈肿痛，干咳无痰或痰少黏稠，难以咳出。舌干红，苔薄黄，脉细数。治法：清燥润肺止咳。代表方剂：清燥救肺汤加减。方药组成：桑叶 9B，甘草 5g，太子参 15g，火麻仁 5g，阿胶 6g（洋化），麦冬 15g，杏仁 5g，枇杷叶 g。水煎服，日一剂。

心脾两虚：面黄少华，头昏目涩，口干鼻干，疲乏无力。焦虑烦躁，失眠多梦，肌肤毛发枯燥。舌嫩红少津，苔少，脉细。治法：滋阴润燥，养血安神。代表方剂：归脾汤加减。方药组成：白术 9g，茯神 10g，黄芪 12g，龙眼肉 10g，酸枣仁 10g，党参 12g，炙甘草 5g，当归 10g，远志 10g，木香 6g。水煎服，日一剂。

肝肾阴虚：口干目涩，视物模糊，腰膝酸软，形体瘦削，烦热盗汗，眩晕耳鸣，少寐多梦。舌红苔少或无苔，脉细数。治法：滋补肝肾，养阴生津。代表方剂：杞菊地黄丸加减。方药组成：枸杞子 15g，白菊花 12g，干地黄 15g，淮山药 15g，山萸肉 15g，茯苓 12g，牡丹皮 10g。水煎服，日一剂。

瘀血阻滞：口干咽燥，眼干目涩，皮肤粗糙，肌肤甲错，四肢关节疼痛或活动不利，夜间痛甚。舌质暗，少津或有瘀点，脉细涩。治法：益气活血，化痰祛瘀。代表方剂：桃花四物汤加减。方药组成：桃仁 8g，红花 6g，干地黄 15g，淮山药 15g，山萸肉 15g，茯苓 12g，牡丹皮 10g。水煎服，日一剂。

阴虚燥热：眼干目涩，口咽干燥，面部炙热，唇红口干，易于破溃，舌干无津、无苔，舌质殷红，脉细小而数。治法：清热凉血，养阴润燥。代表方剂：犀角地黄汤加减。方药组成：水牛角 30g，生地黄 30g，白芍 12g，牡丹皮 9g。水煎服，日一剂。

（2）中成药

金水宝胶囊，每日 3 次，每次 3 粒，口服。补益肺肾、秘精益气。用于肺肾两虚、精气不足所致久咳虚喘、神疲乏力、腰膝酸软、口舌干燥少津等症。

（3）针灸疗法

主穴：太溪、三阴交、关元。配穴：肾俞、命门。手法：主穴和配穴均用补法。每天 1 次，10 天为 1 个疗程。眼干目涩加睛明、攒竹、丝竹空、太冲；口干唇燥加血海、阴陵泉；阴道干燥加气海、曲骨。

四、预防与调护

干燥综合征肾病大多因外感不正之气，或七情所伤，或久病传变，或禀赋薄弱，免疫失调而致病，预防应针对病因进行，现叙述如下：

（1）增强体质：加强体育锻炼，增加机体营养，提高机体的抗病能力，预防本病的发生。

（2）饮食起居有节：少食辛辣炙煿之品，以免脾胃阴伤；起居有节，适冷着衣以免外邪伤肺而致肺阴不足：节制房事，调畅情志，以免房劳伤肾而致肾精亏虚，郁怒伤肝而致肝肾亏损。

第三节　过敏性紫癜性肾炎

过敏性紫癜肾炎（henoch-schonlein purpura nephritis，HSPN）是一种以损害皮肤、关节、胃肠道和肾脏为主的系统性血管炎。1837 年 Schonlein 首先报道了关节痛和紫癜的关系。1874 年，他的学生 henoch 又提出以紫癜、严重腹泻和黑便为表现的综合征。直到 1987 年 henoch 才提出肾炎也是并发症之一。HSPN 病因尚未明确，可能和感染及变态反应有关，约 30%～50%的患者起病前有上呼吸道感染史，但病因学证据较少。HSPN 在过敏性紫癜中的发生率为 20%～69%。关于 HSPN 的发病机理目前认为：① 免疫异常。多数学者认为 SHPN 以体液免疫异常为主，也涉及细胞免疫，有炎症细胞、细胞因子和炎症机制的参与。体液中含有 IgA 的免疫复合物沉积并通过旁路激活补体而造成肾损害。HSPN 急性期血中 IgA 增高，故 IgA 在本病的作用特别受到重视。本病中 IgA 为多聚体 IgA，主要沉积于肾小球系膜区，在毛细血管壁内也有沉积。北大医院研究证实多聚体 IgA 在肾脏、肠系膜及皮肤沉积多于其他脏器。② 凝血与纤溶机制紊乱。过敏性紫癜患者血中凝血因子-8 活性下降。③ 基因多态性改变。④ 微血管与间质改变。HSPN 可见于任何年龄组，常发生于 10 岁以下儿童，老年人、婴儿少见。其主要表现为特征性的出血性皮疹，同时可伴有关节痛、腹痛、黑便及肾脏损害等症状。其肾损害临床可以多种形式表现，如隐匿性肾炎、肾炎综合征、肾病综合征、急进性肾炎、肾功能损害等。据 HSPN 临床症状、体征、发病过程，可属中医学“葡萄疫”“肌衄”“尿血”“水肿”等范畴。《金匮要略·肺痿肺痈咳嗽上气病脉证并治》说：“风伤皮毛，热伤血脉……热之所过，血为之凝滞。”《血证论·瘀血》谓：“既然是离经之血虽是清血、鲜血，亦是瘀血。”均提示瘀血在本病中的存在。本病儿童多见，小儿禀赋不足，易感受四时不正之气，加之饮食不节，故极易发生本病。正如《小儿药证直诀》所说：“五脏六腑，成而未全……全而未壮。”《诸病源候论》中：“斑毒之病，是热气入胃。”

临证辨证治疗时，在重视病因病机同时，还要注重小儿病理生理特点，注意血瘀对疾病发生发展的影响，辨病辨证相结合。

一、病因和发病机制

（一）现代医学对过敏性紫癜性肾炎病因和发病机制的认识

HSPN 为变态反应性疾病，其致病原因综合情况可能与以下因素有关：

（1）病因

感染因素：半数以上患者发病前 1~3 周内有细菌、病毒、寄生虫、支原体等前驱感染疾病的发生，如病毒感染的流感、麻疹、水痘、风疹、腮腺炎等；细菌感染的有扁桃体炎、颌窦炎、支气管炎、肺炎、尿路感染、肠炎等；寄生虫感染者有蛔虫、钩虫、丝虫等。

药物过敏因素：约有 25%患者在发病前有过用药史，如抗生素、磺胺、异烟肼、水杨酸、奎宁、雌激素、睾酮、保泰松、安乃近等。

食物因素：食用鱼虾、蟹、牛奶、鸡蛋、生葱、生姜、生蒜等辛辣食物，有人认为是动物性异体蛋白质引起的敏感个体发生变态反应所致。

预防接种：接种牛痘疫苗，白喉、伤寒，麻疹、流感、狂犬等疫苗可导致本病发生。

其他：外伤、剧烈运动、精神紧张、更年期、寒冷刺激、昆虫叮咬、花粉皆可引发过敏性紫癜性肾炎。

（2）发病机制

紫癜性肾炎的发病机制是一种免疫复合物性疾病，在免疫机制中十分复杂。它是一个由于各种过敏原引起免疫复合物的形成、循环和沉积于血管壁的过程。它包括免疫细胞，如巨噬细胞、淋巴细胞、嗜酸性粒细胞和免疫分子，如免疫球蛋白，补体，细胞因子，黏附分子，趋化因子的异常反应，在 HSPN 的发病机制中起着重要的作用。

① **紫癜性肾炎与免疫复合物。**患者血清中可测的循环免疫复合物，主要是 IgA，而且在感染后 IgA 升高更为明显，病变血管和肾小球可测的 IgA、C 氨颗粒状沉积。IgA 在过敏性紫癜肾炎的发病机制中起着重要作用。肾脏、肠系膜及皮肤沉着率均高于其他器官组织，光学显微镜、电镜、免疫荧光观察均发现 IgA 颗粒沉积于皮肤及肠组织的小血管壁，以及肾小球基底膜。

② **紫癜性肾炎与细胞因子。**在本病的发生过程中，伴有多种细胞因子异常、细

胞因子在介导血管炎发生中起着重要作用。除了具有促进系膜细胞增殖，增加细胞因子和黏附分子的释放以及细胞外基质的产生外，还与肾小球新月体形成有关。

③ 紫癜性肾炎与免疫细胞作用。HSPN 常伴有细胞免疫功能紊乱，表现在抑制性 T 淋巴细胞活性降低，辅助性 T 细胞活性增强，而致 B 淋巴细胞数量增多及活性增强，而产生大量的以 IgA 为主的免疫球蛋白，形成免疫复合物而致病。

④ 凝血与纤溶作用。当免疫复合物沉积于肾小球基底膜上时，可激活补体，产生 C3、Cs，等能够对中性粒细胞和单核细胞产生化学趋化作用，并吞噬免疫复合物。并同时释放溶酶体酶类物质，如，组织蛋白酶、胶原酶、弹性蛋白酶等，损伤血管壁基底膜引起血管炎。这种抗炎抗体反应及血管内皮损伤，同时引起血小板聚集破坏，释放血小板活性物质，使血管壁通透性增加，并参与凝血机制，形成微血栓。

⑤ 遗传学基础因素。本病为非遗传性疾病，但存在遗传好发倾向，临床见双生子同期发生此病（前后 1～2d），而临床同样表现高热、紫癜红色成片，便血，呕吐，周身关节疼痛不可触摸，肾损害，可能是 HSPN 发病机制中非常重要的因素之一。

（二）中医学对过敏性紫癜性肾炎病因病机的认识

（1）病因

① 先天禀赋失调。阴阳失衡，精气亢盛，内生风湿热毒。

② 饮食不节、不洁。过食辛辣、温燥之品，或不洁之食物；有毒药品；接触，吸入有害气体。

③ 外感淫邪。外感、六淫或毒虫咬伤。

④ 劳逸失度。过度劳作，剧烈运动，情志不舒等因素。

（2）病机

① 病位：本病主在络脉、继而侵及肾、膀胱、脾胃、肌肤关节等脏腑组织。

② 病性：发病初期为气亢，风、热毒邪入络败血的正亢、邪实的双实证。在治疗过程中或稳定期常表现肝肾阴虚，虚火内扰的虚实夹杂证。少见脾气虚损而不摄血证患者，发病过程中常见血瘀阻络证。

③ 病机转化：发病初期正气亢盛，风热毒邪外侵，正邪相搏互结，瘀阻损伤脉络，迫血妄行，血不循经，外溢肌肤则见斑疹、瘀点，或吐血、便血；侵及肾脾、关节，则气血不能畅通，不通则痛；如久病不愈，病情迁延，瘀热伤阴，浊毒伤阳，正气耗伤，则可转为正虚邪恋之证。

二、诊断和鉴别诊断

（一）诊断

（1）临床有典型的皮肤紫癜，常呈对称性，并有关节、胃肠道、发热、疼痛表现。

（2）肾脏受累，血尿，蛋白尿，氮质血症，轻度水肿等不同程度的表现。

（3）病理以 IgA 沉积为主的系膜增殖性改变，并有单核细胞、淋巴细胞浸润。

（二）鉴别诊断

（1）IgA 肾病。IgA 肾病和紫癜性肾炎在肾脏组织学上十分相似，均可有皮肤小血管 IgA 沉积，因此很难从肾脏病理及免疫病理上加以鉴别，二者的鉴别取决于临床表现，如典型的皮疹等。

（2）狼疮性肾炎（LN）。由于系统性红斑狼疮可有紫癜样皮疹、关节痛和肾损害，故须与本病相鉴别。LN 典型的皮损是面部蝶形红斑，有多系统损害并伴多种自身抗体阳性，如 ANA、抗 ds-DNA 抗体、抗 Sm 抗体等呈阳性，补体下降。肾活检的免疫荧光检查，LN 虽然也有 IgA 沉积，但常有大量其他免疫球蛋白沉积，且有 C1q 沉积，从而表现为典型的“满堂亮”现象。

（3）原发性小血管炎。原发性小血管炎也有皮肤紫癜、腹痛和肾损害，但多见于中老年人，常有多系统受累的表现，如肺、眼、耳和鼻等，血清 ANCA 通常阳性，其肾脏病理多表现为寡免疫沉积、局灶纤维素样坏死或新月体性肾小球肾炎。而 HSP 则以皮肤小血管炎及肾小球 IgA 沉积为主。

（4）急性肾小球肾炎。当 HSPN 发生于皮疹已消退时需与急性肾炎鉴别。此时追询病史，包括回顾皮疹形态、分布以及关节和胃肠道症状有助于 HSPN 诊断。而急性肾炎在病前 1～3 周有上呼吸道感染或皮肤感染史，血链球菌培养及血清学检查阳性，早期血清补体减低，后逐渐恢复正常，病理为毛细血管内增生性肾炎，有助于急性肾炎的诊断。

三、治疗

（一）现代医学疗法

目前对于过敏性紫癜肾炎无特殊疗法，各家治疗方法不一，疗效难以评价，现多数学者主张以下疗法：

（1）一般治疗。过敏性紫癜肾炎有自限倾向，一般病情轻微者无需治疗。急性期应注意休息，尽可能寻找病因及致病因素，并祛除之，如清除感染、停用可疑食物或药物，可给予抗过敏药物及改善毛细血管通透性药物，有胃肠症状者可予解痉药等对症支持治疗。

（2）肾上腺皮质激素及免疫制剂。肾上腺皮质激素对缓解关节及胃肠症状有帮助。有学者认为，在肾脏受累之前给予激素可预防或减轻肾脏受累。肾炎综合征、肾病综合征等重症，尤其是呈急进性表现者应予激素口服及甲基强的松龙冲击治疗。强的松口服 1～2mg/（kg·d），环磷酰胺 2～3mg/（kg·d），服 6～8 周。肾功能恶化者加用血浆置换、透析治疗。另中药雷公藤总甙片及新型免疫制剂如来氟米特、环孢霉素、霉酚酸酯也相继应用于临床，有一定疗效，但仍需进一步研究证实。

（3）抗凝、抗血小板聚集药物。常用药有肝素、潘生丁等。

（二）中医疗法

（1）内治法

血热妄行：皮肤斑疹，色泽鲜红，发热，口干，大便出血，肉眼血尿，舌红或绛紫，苔黄或黄腻，脉数。治法：清热解毒，凉血消斑。代表方剂：犀角地黄汤加减。方药组成：水牛角 15g，生地黄 15g，玄参 10g，紫草 10g，牡丹皮 10g，金银花 15g，连翘 10g，丹参 10g，白茅根 15g。水煎服，日一剂。

虚火伤络：血尿，皮肤紫斑，口燥咽干，五心烦热，腰膝疼痛，头晕目眩，舌质红，脉细数。治法：滋阴泻火，凉血止血。代表方剂：知柏地黄丸合小蓟饮子加减。方药组成：熟地黄 24g，山萸肉 12g，山药 12g，泽泻 10g，茯苓 10g，牡丹皮 10g，黄柏 10g，知母 10g，小蓟 15g，炒蒲黄 10g，藕节 10g，竹叶 6g。水煎服，日一剂。

肝肾阴虚：头晕目眩，两目干涩，视物昏朦，咽干口燥，腰酸膝软，耳鸣健忘，舌红，少苔，脉细数。治法：滋养肝肾。代表方剂：杞菊地黄丸合二至丸加减。方药组成：熟地黄 24g，山萸肉 12g，山药 12g，牡丹皮 10g，泽泻 10g，茯苓 10g，枸杞子 15g，菊花 10g，女贞子 10g，墨旱莲 10g。水煎服，日一剂。

气阴两虚：气短神疲，少气懒言，易于感冒，腰酸乏力，眩晕耳鸣，手足心热，口干咽燥，大便燥结，舌质嫩，舌尖红，少苔，脉细数。治法：益气养阴。代表方剂：四君子汤合二至丸加减。方药组成：黄芪 20g，党参 15g，白术 10g，茯苓 15g，甘草 10g，女贞子 10g，墨旱莲 10g，山萸肉 10g，山药 15g，生地黄 15g。水煎服，日一剂。

脾肾气虚证：肉眼血尿，色淡红，尿蛋白多，或有水肿，神疲乏力，气短懒言，面色少华，食少便溏，腰酸，头晕耳鸣，舌质淡胖，苔白，脉沉细。治法：益气健脾补肾。代表方剂：大补元煎加减。方药组成：黄芪 30g，党参 15g，熟地黄 20g，山药 15g，山萸肉 10g，枸杞子 15g，杜仲 10g，当归 10g，金樱子 10g，甘草 5g。水煎服，日一剂。

（2）中成药

① 雷公藤总甙片 1～1.5mg/（kg·d），或每次 10～20mg，每日 3 次。有抗炎及抑制细胞免疫和体液免疫等作用。其副作用为肝功能损害、性腺抑制、白细胞减少。

② 百令胶囊 5 粒/次，每日 3 次，口服。补肺肾、益精气，用于脾肾气虚证。

③ 金水宝胶囊 3 粒/次，每日 3 次，口服。补益肺肾、秘精益气，用于脾肾气虚、精气不足证。

（3）针灸疗法

主穴：太溪、足三里、阴陵泉、三阴交、肾俞、三焦俞、关元。手法：随证补泻。

四、预防与调护

过敏性紫癜肾炎患者应注意休息，尤其表现肉眼血尿、大量蛋白尿、皮损严重者尽量卧床休息，避免劳累，保持室内空气新鲜，定时通风换气，注意保暖防寒，预防感冒，节制房事。积极治疗感染，饮食要营养均衡，多食新鲜蔬菜及水果，少食高蛋白食物，停用可疑过敏药物、食物，致敏物质如花粉等要避免再次接触。健康合理、规律节制的生活习惯，可使人正气存内，免疫力提高，增加机体抗病能力，从而减少发病，有利于身体康复。而定期检查、长期随访，可使一些病情由轻到重发生转变的患者及时得到积极有效的治疗，预后得到改善。

五、中西医结合最新研究进展

（1）参蛭活血汤联合氯沙坦钾片治疗过敏性紫癜性肾炎对患者炎症因子、肾功能的影响分析

刘冬梅等[1]对参蛭活血汤联合氯沙坦钾片治疗过敏性紫癜性肾炎对患者炎症因子、肾功能的影响进行了研究。方法：选取 2017 年 6 月—2019 年 4 月收治的过敏性紫癜性肾炎患者 108 例，根据治疗方法分为两组，每组 54 例。两组患者均给予调整生活方式、控制饮食、控制血压等常规治疗，单药组加用氯沙坦钾片治疗，联合组加用参蛭活血汤联合氯沙坦钾片治疗。记录两组治疗前后中医证候量化积分、炎症因子、肾功能指标水平变化，并统计两组临床治疗总有效率。结果：治疗后，两组皮肤有瘀点或瘀斑、五心烦热、神疲乏力及咽干口渴积分及单核细胞趋化蛋白-1（MCP-1）、高敏-C 反应蛋白（hs-CRP）、白细胞介素-17（IL-17）、肿瘤坏死因子-α（TNF-α）、24h 尿蛋白定量（24hpro）、尿红细胞计数、尿微量白蛋白（mAlb）水平较治疗前下降，联合组皮肤有瘀点或瘀斑、五心烦热、神疲乏力及咽干口渴积分及 MCP-1、hs-CRP、IL-17、TNF-α、24hpro、尿红细胞计数、mAlb 水平低于单药组（$P<0.05$）。治疗后，联合组总有效率（92.59%）高于单药组（77.78%），差异具有统计学意义（$P<0.05$）。结论：参蛭活血汤联合氯沙坦钾片治疗过敏性紫癜性肾炎可减轻炎症反应，减少蛋白尿，提高疗效。

（2）消风散合凉血五根汤联合西药治疗成人过敏性紫癜性肾炎临床疗效及对患者血表皮生长因子、血小板活化因子乙酰水解酶的影响

王月美等[2]对消风散合凉血五根汤联合西药治疗成人过敏性紫癜性肾炎（HSPN）的临床疗效及对患者血表皮生长因子（EGF）、血小板活化因子乙酰水解酶（PAF-AH）的影响进行了研究。将 90 例成人 HSPN 患者按照随机数字表法分为 2 组。对照组 45 例予常规西医治疗；治疗组 45 例在对照组基础上加服消风散合凉血五根汤治疗。2 组均治疗 8 周。比较 2 组治疗前后中医证候评分、血肌酐（Cr）、尿素氮（BUN）、24h 尿蛋白定量、尿红细胞计数（U-RBC）、尿微量白蛋白尿肌酐比值（UACR）、估算肾小球滤过率（e GFR）、血 EGF、PAF-AH 水平，并统计 2 组临床疗效及不良反应情况。结果治疗组总有效率 88.89%，对照组总有效率 68.89%，治疗组疗效优于对照组（$P<0.05$）。治疗后 2 组各项中医证候评分及总分均降低（$P<0.05$），治疗组治疗后各项中医证候评分及总分均低于对照组（$P<0.05$）。治疗后 2 组 Cr、BUN、24h 尿蛋白定量、U-RBC、UACR 均降低（$P<0.05$），eGFR 升高（$P<0.05$）；治疗组治疗后 Cr、BUN、24h 尿蛋白定量、U-RBC、UACR 均低于对照组（$P<0.05$），eGFR 高于对照组（$P<0.05$）。治疗后 2 组血 EGF、PAF-AH 水平均降低（$P<0.05$），治疗组治疗后血 EGF、PAF-AH 水平均低于对照组（$P<0.05$）。治疗组不良反应率（11.11%）低于对照组（26.67%，$P<0.05$）。**结论：**成人 HSPN 在西医治疗基础上，加用消风散合凉血五根汤可提高临床疗效，不仅可改善临床症状，还能改善肾功能，降低糖皮质激素不良反应，其机制之一可能与其下调血 EGF、PAF-AH 水平有关。

参考文献：

[1]刘冬梅，袁华. 参蛭活血汤联合氯沙坦钾片治疗过敏性紫癜性肾炎对患者炎症因子、肾功能的影响分析[J]. 四川中医，2021，39（4）：122-125.

[2]王月美，师小萌，边莉，等.消风散合凉血五根汤联合西药治疗成人过敏性紫癜性肾炎临床疗效及对患者血表皮生长因子、血小板活化因子乙酰水解酶的影响[J].河北中医,2020,42（1）:57-62.

第十三章　感染相关性肾损伤

第一节　尿路感染

尿路感染（urinary tract infection）是指尿路内有大量微生物繁殖而引起的尿路炎症。以细菌性感染为主，极少数是真菌、病毒、原虫等。根据感染发生部位可分为上尿路感染和下尿路感染，前者系指肾盂肾炎（pyelone-phritis），后者主要指膀胱炎。肾盂肾炎、膀胱炎又有急性和慢性之分。根据有无尿路功能或结构的异常，又可分为复杂性和非复杂性。复杂性尿路感染是指伴有尿路引流不畅、结石、畸形、膀胱输尿管反流等结构或功能的异常，或在慢性肾实质性疾病基础上发生的尿路感染。不伴有上述情况者称为非复杂性尿路感染。尿路感染属于祖国医学“淋证”的范畴。《幼科金鉴》说：“淋病有五，热淋、冷淋、血淋、气淋、食淋是也，名虽不同，小儿得之，不过肾热流于膀胱，故令水道不利，小便赤少而数，小腹急痛引脐。”说明本病是以小便不利、频数、尿道刺痛为主证。

一、病因和发病机制

（一）现代医学对尿路感染病因和发病机制的认识

（1）病原微生物

革兰阴性杆菌为尿路感染最常见致病菌，其中以大肠埃希菌最为常见，约占全部尿路感染的80%～90%，其次为变形杆菌、克雷白杆菌。约5%～10%的尿路感染由革兰阳性细菌引起，主要是粪链球菌和凝固酶阴性的葡萄球菌（柠檬色和白色葡萄球菌）。此外，结核分枝杆菌、衣原体、真菌等也可导致尿路感染。

（2）发病机制

① 感染途径

上行感染：病原菌经由尿道上行至膀胱，甚至输尿管、肾盂引起的感染称为上行感染，约占尿路感染的95%。某些因素如性生活、尿路梗阻、医源性操作、生殖器感染等可导致上行感染的发生。

血行感染：指病原菌通过血运到达肾和尿路其他部位引起的感染。此种感染途径少见，不足3%。多发生于患有慢性疾病或接受免疫抑制剂治疗的患者。常见的病原菌有金黄色葡萄球菌、沙门菌属、假单胞菌属和白念珠菌属等。

直接感染：泌尿系统周围器官、组织发生感染时，病原菌偶可直接侵入泌尿系统导致感染。

淋巴道感染：盆腔和下腹部的器官感染时，病原菌可从淋巴道感染泌尿系统，但罕见。

② 机体防御功能正常情况下，进入膀胱的细菌很快被清除，是否发生尿路感染除与细菌的数量、毒力有关外，还取决于机体的防御功能。

③ 易感因素

尿路梗阻：任何妨碍尿液自由流出的因素，如结石、前列腺增生、狭窄、肿瘤等均可导致尿液积聚，细菌不易被冲洗清除，而在局部大量繁殖引起感染，尿路梗阻合并感染可使肾组织结构快速破坏，因此及时解除梗阻非常重要。

膀胱输尿管反流：输尿管壁内段及膀胱开口处的瓣膜形成阻止尿液从膀胱输尿管口反流至输尿管的屏障，当其功能或结构异常时可使尿液从膀胱逆流到输尿管，甚至肾盂，导致细菌在局部定植，发生感染。

机体免疫力低下如长期使用免疫抑制剂、糖尿病、长期卧床、严重的慢性病和艾滋病等。

神经源性膀胱：支配膀胱的神经功能障碍，如脊髓损伤、糖尿病、多发性硬化等疾病，因长时间的尿潴留和（或）应用导尿管引流尿液导致感染。

妊娠：约 2%～8%妊娠妇女可发生尿路感染，与孕期输尿管蠕动功能减弱、暂时性膀胱输尿管活瓣关闭不全及妊娠后期子宫增大致尿液引流不畅有关。

性别和性活动：女性尿道较短（约 4cm）而宽，距离肛门较近，开口于阴唇下方是女性容易发生尿路感染的重要因素。性生活时可将尿道口周围的细菌挤压入膀胱引起尿路感染。前列腺增生导致的尿路梗阻是中老年男性尿路感染的一个重要原因。包茎、包皮过长是男性尿路感染的诱发因素。

医源性因素：导尿或留置导尿管、膀胱镜和输尿管镜检查、逆行性尿路造影等可致尿路黏膜损伤，将细菌带入尿路，易引发尿路感染。据文献报道，即使严格消毒，单次导尿后，尿感的发生率约为 1%～2%，留置导尿管 1d 感染率约 50%，超过 3 天者，感染发生率可达 90%以上。

泌尿系统结构异常：如肾发育不良、肾盂及输尿管膀形、移植肾、多囊肾等，也是尿路感染的易感因素。

遗传因素：越来越多的证据表明宿主的基因影响尿路感染的易感性。反复发作尿路感染的妇女，其尿感的家族史显著多于对照组。由于遗传而致尿路黏膜局部防御尿感的能力降低，例如尿路上皮细胞 P 菌毛受体的数目增多，可使尿路感染发生的危险性增加。

④ 细菌的致病力。细菌进入膀胱后，能否引起尿感，与其致病力有很大关系。以大肠埃希菌为例，并不是它的所有菌株均能引起症状性尿感，能引起者仅为其中的少数菌株，如 O、K 和 H 血清型菌株，它们具有特殊的致病力，大肠埃希菌通过菌毛将细菌菌体附着于特殊的上皮细胞受体，然后导致黏膜上皮细胞分泌 IL-6，Ⅱ-8，并诱导上皮脂胞凋亡和脱落。致病性大肠埃希菌还可产生溶血素、铁载体等对人体杀菌作用具有抵抗能力的物质。流行病学女性尿路感染发病率明显高于男性，比例约 8∶1。未婚女性发病约 1%～3%，已婚女性发病率增高，约 5%，与性生活、月经、妊娠、应用杀精子避孕药物等因素有关。60 岁以上女性尿感发生率高达 10%～12%，多为无症状性细菌尿。除非存在易感因素，成年男性极少发生尿路感染，50 岁以后男性因前列腺增生的发生率增高，尿感发生率也相应增高，约为 7%。

（二）中医学对尿路感染病因病机的认识

中医认为本病多因湿热之邪蕴结下焦，使膀胱气化功能失常所致。病位在肾与膀胱，病邪为湿热。或有因脾肾亏虚，气不化水，膀胱失约而致尿次增多，淋漓不畅者。

湿热下注：有因小儿不懂卫生，坐地嬉戏，外阴不洁，秽浊之邪上犯膀胱；或肝胆郁热不能疏泄，而移热于膀胱；或心经火热炽盛，传于膀胱；或因饮食不节，积滞内停，积湿生热，流于膀胱。膀胱为州都之官，津液贮藏之所，气化水始能出，湿热之邪蕴结膀胱，气化失司，水道不利，遂发为本病。

正气虚弱：久淋不愈，损伤正气，或因小儿先后天不足，脾肾素虚。肾虚则下元不固，气不化水，脾虚则中气不足，气虚下陷，均可导致小便频数，甚则淋漓不畅。如迁延日久，损及脾肾之阳，则可伴浮肿、神疲乏力，面黄肢冷。疾病日久，湿热留恋，伤及肝肾之阴，则可见头晕耳鸣、低热盗汗。亦有因体禀不足，易招致外邪，引起该病反复发作者。

二、诊断和鉴别诊断

（一）诊断

（1）正规清洁中段尿。保证尿液在膀胱存留 4～6 小时以上，细菌定量培养≥

10^5/ml。

（2）参考清洁离心中段尿沉渣镜检。白细胞数>10 个/HP，或有明显尿路刺激征状。具备以上 1、2 条可以确定，如只有 2，再做尿培养菌落计数，仍≥10^5/ml，且为同一种菌，可确诊。

（3）行膀胱穿刺尿培养。如为阳性不论细菌数多少，可确诊。

（4）如行尿培养有困难，可在治疗前留清晨清洁中断尿。尿停留于膀胱 4～6 小时以上，正规方法离心尿沉渣革兰染色找细菌，如细菌>1 个/油镜视野，结合临床尿感症状，亦可确诊。

（5）尿细菌定量培养在 10^4～10^5 个/ml 者应复查。如仍为 10^4～10^5 个/ml，需结合临床表现或作膀胱穿刺尿培养。

在临床上有典型临床表现及细菌学检查阳性，诊断不困难，但有些达不到以上的标准，需分别对待。如有些妇女有症状，尿中有较多的白细胞，而清洁中段尿定量培养菌落记数达不到以上标准，也可以诊断。老年男性，临床症状多不典型，容易漏诊，如有尿感症状，清洁中断尿培养计数≥10^3/ml 可以确诊。对于存在尿路复杂情况如尿路结石等，≥10^4/ml 可以确诊，老年女性假阳性率高，以≥10^5/ml 计有 17%的假阳性率，故诊断标准仍按统一标准。

（二）鉴别诊断

（1）慢性肾盂肾炎：反复发作的尿频、尿急、尿痛 1 年以上，多次尿细菌培养均阳性，多为慢性肾盂肾炎，X 线造影见肾盂肾盏变形，肾影不规则甚至缩小者为慢性肾盂肾炎。

（2）急腹症：当尿路症状不明显，主要表现为发热，血白细胞增高、腹部局限性疼痛易误诊为急性阑尾炎，女性附件炎，急性胃肠炎，通过详细询问病史及尿常规和沉渣细菌学检查可资鉴别。

（3）肾结核：以血尿、腰痛、低热为主要表现的尿路感染易误诊为肾结核，但肾结核时膀胱刺激征十分明显而持久，晨尿结核菌培养阳性，尿沉渣可找到抗酸杆菌，静脉肾盂造影可有肾结核的 X 征，部分患者可找到肾外结核。

（4）全身感染性疾病：以全身急性感染症状为突出，尿路刺激征不明显时，易误诊为流行性感冒、疟疾、败血症、伤寒等发热性疾病。通过详细询问病史，并注意尿感的局部症状，做尿细菌学检查和尿沉渣检查，以资鉴别。

（5）急性尿道综合征。患者表现尿频、尿急、尿痛，但多次尿培养为无真性细菌尿。诊断急性尿道综合征应排除真菌、厌氧菌、滴虫、病毒、支原体、衣原体等感染，以及尿道口肉阜、异物等。

三、治疗

（一）现代医学疗法

（1）一般治疗

急性期注意休息，多饮水，勤排尿。发热者给予易消化、高热量、富含维生素饮食。膀胱刺激征和血尿明显者，可口服碳酸氢钠片 lg，每日 3 次，以碱化尿液、缓解症状、抑制细菌生长、避免形成血凝块，对应用磺胺类抗生素者还可以增强药物的抗菌活性并避免尿路结晶形成。尿路感染反复发作者应积极寻找病因，及时去除诱发因素。

（2）抗感染治疗

用药原则：① 选用致病菌敏感的抗生素。无病原学结果前，一般首选对革兰阴性杆菌有效的抗生素，尤其是首发尿感。治疗 3 天症状无改善，应按药敏结果调整用药。② 抗生素在尿和肾内的浓度要高。③ 选用肾毒性小，副作用少的抗生素。④ 单一药物治疗失败、严重感染、混合感染、耐药菌株出现时应联合用药。⑤ 对不同类型的尿路感染给予不同疗程。

急性膀胱炎：① 单剂量疗法；常用磺胺甲基异恶唑 2.0g，甲氧苄啶 0.4g，碳酸氢钠 1.0g，1 次顿服（简称 STS 单剂）；氧氟沙星 0.4g，一次顿服；阿莫西林 3.0g，一次顿服。② 短疗程疗法：目前更推荐此法，与单剂量疗法相比，短疗程疗法更有效；耐药性并无增高；可减少复发，增加治愈率。可选用磺胺类、喹诺酮类、半合成青霉素或头孢类等抗生素，任选一种药物，连用 3d，约 90%的患者可治愈。

停服抗生素 7 天后，需进行尿细菌定量培养。如结果阴性表示急性细菌性膀胱炎已治愈；如仍有真性细菌尿，应继续给予 2 周抗生素治疗。

对于妊娠妇女、老年患者、糖尿病患者、机体免疫力低下及男性患者不宜使用单剂量及短程疗法，应采用较长疗程。

肾盂肾炎：首次发生的急性肾盂肾炎的致病菌 80%为大肠埃希菌，在留取尿细菌检查标本后应立即开始治疗，首选对革兰阴性杆菌有效的药物。72 小时显效者无需换药，否则应按药敏结果更改抗生素。

病情较轻者：可在门诊口服药物治疗，疗程 10～14 天。常用药物有喹诺酮类（如氧氟沙星 0.2g，每日 2 次；环丙沙星 0.25g，每日 2 次）、半合成青霉素类（如阿莫西林 0.5g，每日 3 次）、头孢菌素类（如头孢呋辛 0.25g，每日 2 次）等，治疗 14 天后，通常 90%可治愈。如尿菌仍阳性，应参考药敏试验选用有效抗生素继续治疗 4～6 周。（2）严重感染全身中毒症状明显者，需住院治疗，应静脉给药。常用药物，如氨苄西林 1.0～2.0g，每 4h 一次；头孢噻肟钠 2.0g，每 8 小时一次；头孢曲松钠 1.0～2.0g，每 12 小时一次；左氧氟沙星 0.2g，每 12 小时一次，必要时联合用药。氨基糖苷类抗生素肾毒性大，应慎用。经过上述治疗若好转，可于热退后继续用药 3 天再改为口服抗生素，完成 2 周疗程。治疗 72 小时无好转，应按药敏结果更换抗生素，疗程不少于 2 周。经此治疗，仍有持续发热者，应注意肾盂肾炎并发症，如肾盂积脓、肾周脓肿、感染中毒症等。

慢性肾盂肾炎治疗的关键是积极寻找并去除易感因素，急性发作时治疗同急性肾盂肾炎。

再发性尿路感染：

再发性尿路感染包括重新感染和复发：（1）重新感染：治疗后症状消失，尿菌阴性，但在停药 6 周后再次出现真性细菌尿，菌株与上次不同，称为重新感染，多数病例有尿路感染症状，治疗方法与首次发作相同。对半年内发生 2 次以上者，可用长程低剂量抑菌治疗，即每晚临睡前排尿后服用小剂量抗生素 1 次，如复方磺胺甲恶唑 1～2 片或呋喃妥因 50～100mg 或氧氟沙星 200mg，每 7～10 天更换药物一次，连用半年。（2）复发：治疗后症状消失，尿菌阴转后在 6 周内再出现菌尿，菌种与上次相同（菌种相同且为同一血清型），称为复发。复发且为肾盂肾炎者，特别是复杂性肾盂肾炎，在去除诱发因素（如结石、梗阻、尿路异常等）的基础上，应按药敏选择强有力的杀菌性抗生素，疗程不少于 6 周。反复发作者，给予长程低剂量抑菌疗法。

无症状性菌尿是否治疗目前有争议，一般认为有下述情况者应予治疗：① 妊娠期无症状性菌尿；② 学龄前儿童；③ 曾出现有症状感染者；④ 肾移植、尿路梗阻及其他尿路有复杂情况者。根据药敏结果选择有效抗生素，主张短疗程用药，如治疗后复发，可选长程低剂量抑菌疗法。

妊娠期尿路感染宜选用毒性小的抗菌药物，如阿莫西林、呋喃妥因或头孢菌素类等。孕妇的急性膀胱炎治疗时间一般为 3～7d。孕妇急性肾盂肾炎应静脉滴注抗生素治疗，可用半合成广谱青霉素或第三代头孢菌素，疗程为两周。反复发生尿感者，可用呋喃妥因行长程低剂量抑菌治疗。

（二）中医疗法

（1）内治法

膀胱湿热：小便频数短涩量少，尿色黄赤，灼热刺痛，小腹拘急胀痛；或见恶寒发热；或见口苦，恶心呕吐，或有腰痛拒按，或有大便秘结；舌质红，苔黄腻，脉滑数。治法：清热，利湿，通淋。代表方剂：八正散加减。方药组成：瞿麦10g，萹蓄10g，通草5g，滑石10g，车前子15g（包煎），大黄6g，栀子10g，蒲公英30g，白花蛇舌草20g，甘草6g。水煎服，日一剂。

肝胆郁热：小便不畅，少腹胀满疼痛，小便灼热赤痛，有时可见血尿，烦躁易怒，口苦口黏，或寒热往来，胸胁苦满，舌质红，苔薄黄，脉弦数。治法：清利肝胆湿热。代表方剂：龙胆泻肝丸加减。方药组成：龙胆10g，栀子10g，黄芩10g，柴胡10g，通草5g，生地黄15g，车前子15g（包煎），白茅根10g，甘草6g。水煎服，日一剂。

脾肾气虚，湿热留恋：小便淋漓不已，时作时止，每于劳累后发作或加重，尿热，或有尿痛，面色无华，神疲乏力，少气懒言，腰膝酸软，食欲缺乏，舌质淡，苔薄白，脉沉细。

治法：益气健脾补肾。代表方剂：缩泉丸合无比山药丸加减。方药组成：乌药10g，山药10g，益智仁10g，山萸肉10g，泽泻10g，茯苓10g，杜仲10g，菟丝子12g，肉苁蓉12g，车前子15g（包煎），萹蓄10g。水煎服，日一剂。

肾阴不足，湿热留恋：尿频而短，滞涩疼痛，尿黄赤，腰膝酸软，手足心热，头晕耳鸣，四肢乏力，口干口渴，舌质红少苔，脉细数。治法：滋阴益肾，清热通淋。代表方剂：知柏地黄丸加减。方药组成：知母10g，黄柏10g，熟地黄12g，山萸肉10g，山药15g，泽泻12g，茯苓12g，墨旱莲12g，牡丹皮10g，车前子15g（包煎）。水煎服，日一剂。

（2）中成药

三金片3片/次，每日3次，口服。清热解毒、利湿通淋，用于湿热下注证。

或分清五淋丸15g/次，每日3次，口服。清热解毒、利湿通淋，用于湿热下注证。

（3）针灸疗法

主穴：肾俞，膀胱俞，三阴交，中极。

手法：每日针刺1次，留针15min，中间行针2～3次。

四、预防与调护

尿路感染发热的患者应该卧床休息，症状轻的可适当活动，但要避免过劳。要多饮水，勤排尿（2～3 小时排尿 1 次）。食宜清淡，忌辛辣肥甘厚味食品，忌烟酒浓茶等。妊娠晚期合并急性肾盂肾炎，应侧卧为主，减少子宫输尿管的压迫，使尿液引流通畅。平素应注意劳逸结合，增强体质，提高抗病能力。注意会阴部卫生，经常清洗外阴及臀部，勤换内裤，婴儿尿布用开水烫洗，不用塑料尿布，尽早不穿开裆裤。积极防治蛲虫病及各种感染性疾病。

对难以治愈，复发和再感染的患儿应及早检查有无结石、梗阻、畸形和“返流”。并积极矫治。

五、中西医结合最新研究进展

（1）基于数据挖掘研究中成药治疗尿路感染的用药规律

陈梦璐等[1]通过对治疗尿路感染中成药用药规律进行统计分析，为临床使用中成药治疗尿路感染提供用药参考。方法：通过检索 CNKI、PubMed 等数据库筛选治疗尿路感染中成药，对其组成药物使用频率进行分析，并运用 SPSS modeler 18.0、Cytoscape 3.8 及 SPSS Statistics 26.0 软件对药物关联规则及聚类进行分析。结果：研究共纳入 137 种中成药，涵盖 231 味中药，使用频率较高的中药分别是黄柏、甘草、茯苓、车前子及金钱草，中药功用主要涉及清热药、利水渗湿药、补虚药、活血化瘀药和理气药，关联规则分析可获得支持度较高的药对 3 对，药组 3 组，主要包含八正散、滑石散、六一散的基本配伍结构，聚类分析可获得 4 组多味药聚合组。结论：研究结果显示，中成药治疗尿路感染用药规律以清热通淋、补虚益肾为主，兼以疏肝行气、活血化瘀。

（2）扶正清热利湿法治疗单纯性尿路感染临床疗效 Meta 分析

李昕潼等[2]系统评价扶正清热利湿法治疗单纯性尿路感染的临床疗效。方法：计算机检索中国知网、万方、维普、Pubmed、Cochrane Library、EMBASE 数据库，全面收集中药/中西医结合与西药治疗尿路感染的随机对照试验，严格按照纳排标准将不符合扶正清热利湿方法的文献予以剔除。采用 Revman 5.30 软件对结果进行 Meta 分析。结果：纳入文献 21 篇，其中治疗组 690 例，对照组 666 例。Meta 分析结果显示，扶正清热利湿法治疗单纯性尿路感染与对照组相比，临床总有效率方面有明显差异，在降低中医证候积分、尿白细胞计数、尿细菌计数、尿β2MG、6 个月复发率方面均优于对照组，在提高血清免疫球蛋白 IgA、IgG、IgM 水平方面优于对照组。**结论：**运用扶正清热利湿法治疗单纯性尿路感染具有良好的临床疗效，但仍需要更加高质量的临床试验进一步验证。

参考文献：

[1]陈梦璐,李来来,田丹，等.基于数据挖掘研究中成药治疗尿路感染的用药规律[J].贵州中医药大学学报,2022,44（6）:37-41.

[2]李昕潼,刘世巍,姜洪叶，等.扶正清热利湿法治疗单纯性尿路感染临床疗效Meta 分析[J].长春中医药大学学报,2021,37（6）:1317-1323.

第二节　慢性肾盂肾炎

一、病因和发病机制

（一）现代医学对慢性肾盂肾炎病因和发病机制的认识

尿路具有抵抗微生物感染的能力，其中最重要的作用是尿液冲刷的作用。如果这种作用受到影响而减弱，而容易引发细菌感染，难于控制而迁延不愈，反复发作。最终导致肾脏永久性损害。影响减弱尿路抵抗力的因素多为复杂因素。而在尿路无复杂情况下则极少发生慢性肾盂肾炎。

慢性肾盂肾炎多发生于尿路解剖结构异常，和异物长期阻塞。功能发生改变情况下，微生物尿路感染者，其细菌性尿感是在尿路解剖异常、异物长期阻塞、功能改变基础上发生的。引发慢性肾盂肾炎的因素有三种：一是伴有慢性反流性肾盂肾炎（即反流性肾病）；二是伴有尿路梗阻的慢性肾盂肾炎（慢性梗阻性肾盂肾炎，如结石、肿瘤、前列腺肥大、膀胱源性、输尿管狭窄、尿道狭窄等）；三是为数极少的特发性慢性肾盂肾炎（即发病原因不明确者）。

慢性肾盂肾炎的病理改变除慢性间质性肾炎改变外，同时还有肾盏肾盂的炎症纤维化及变形。主要有肾盏肾盂的炎症表现，肾盂扩大，畸形，肾皮质及乳头部有瘢痕形成，肾脏较正常缩小；双侧肾的病变常不对称，肾髓质变形，肾盂肾盏黏膜及输尿管增厚，严重者肾实质广泛萎缩；光镜下肾小管萎缩及瘢痕形成，间质可有淋巴、单核细胞浸润，急性发作时可有中性粒细胞浸润；肾小球可正常或轻度小球周围纤维化，如有长期高血压，则可见肾小球毛细血管硬化，肾小囊内胶原沉着；

其中肾盂、肾盏扩张或变形是慢性肾盂肾炎的特征性表现。

（二）中医学对慢性肾盂肾炎病因病机的认识

（1）病因

① 素体脾肾虚损或劳心思虑过度，伤及脾肾，或湿热之邪困脾，过用苦寒、辛燥之品，耗气伤脾，皆可导致脾肾两虚。脾虚正气下陷，小便淋沥不已发为本病。

② 急发淋证：失治误治湿热、邪毒蕴结下焦不去，肾系、膀胱、脉络组织。

③ 外阴不洁：秽淫、浊邪上犯膀胱及肾而酿生湿热。

④ 饮食不洁：过食肥甘、厚味，辛辣醇酒，消渴证等因，积湿发热，或心火下移小肠、膀胱。

⑤ 七情所致，肝失疏泄：因郁怒伤肝，肝失疏泄，酿生湿热，循经下注膀胱，气化失常。

⑥ 其他：禀赋不足，先天畸形，肾元虚损；房劳，多产；导尿，砂石积聚，损伤肾气；年迈久病；经期，妊娠而致肾气亏虚；外伤下身瘫痪，或放置尿管损伤膀胱、尿路、经络而膀胱气化不利癃闭；膀胱湿热邪气，向上侵及肾体、腑病及肾损伤肾气。二者互损致使肾与膀胱脏腑俱损，气化功能失常发为本病。

（2）病机

病位：本病主要在肾、膀胱，常及肝、心。

病性：本病发病常隐匿，反复发作，迁延不愈。据临床症候表现常以肾脾双虚证为主，湿热、血瘀的标实为次的虚实夹杂证。症见时有发热，腰困疼痛，小便淋漓不尽，尿赤浑浊，或并疲劳乏力，头晕，纳呆的特征。

病机转化：肾与膀胱相表里，其间有经脉相联而通，相互依存，病后又可相互损伤。若脏虚则制水失常，水道不利，易生湿热蕴结膀胱；若膀胱气化不利，湿热内蕴，也必然上犯熏蒸于肾；一旦外邪内侵，均可引起脏腑俱病，膀胱湿热蕴结肾脏失于正常气化，水道不通，故常见小便滴点不尽，灼热涩痛，及下肢隐痛等证候。如湿热久留，多表现为虚实错杂之征象。既有尿频、急、痛、小便淋沥不尽、赤红、浑浊等标实的证候，又有腰膝酸软、乏力、五心烦热等本虚征象。若为脾虚中气下陷，或淋证日久不愈，阴损及阳，可致脾肾阳虚而湿邪留恋，临床可见小便淋沥不已，遇劳即重，即为劳淋之特征。

二、诊断和鉴别诊断

（一）诊断

（1）反复发作型。为典型的慢性肾盂肾炎，患者经常反复发生尿路刺激征状，伴有菌尿、白细胞尿，常有间歇性低热和中等热，肾区钝痛，诊断多不困难。

（2）长期低热型。患者无尿路刺激征状，仅有较长时间低热，头晕，疲乏无力，体质量减轻，食欲减退等一般症状，易误诊为神经性低热，结核病或其他慢性感染性疾病。

（3）血尿型。少数患者以反复发作性血尿为特征，尿色略红而浑浊、多伴有腰脊酸痛，有轻度的尿路刺激征状，血尿可自行缓解。

（4）无症状性菌尿（也称隐匿型菌尿）。患者既无全身症状，又无尿路刺激征状，而尿中常有多量的细菌，少量白细胞，偶见白细胞管型，此型多见于妊娠妇女及女孩。

（5）高血压型。患者既往可有尿路刺激感染的病史。但临床表现是以头昏、头痛及疲乏为特征的高血压症状；或偶尔检查发现有高血压；而无尿路刺激征状，可间歇性菌尿。因此极易误诊为特发性高血压病。

本病是急进型高血压的基础病之一，当遇有青壮年妇女患高血压者，应考虑到慢性肾盂肾炎的可能，患者可伴有蛋白尿和贫血，肾小球滤过率降低。

（二）鉴别诊断

（1）肾、泌尿道结核：肾、泌尿道结核是结核分枝杆菌引起的肾脏和泌尿道感染。症状、体征、尿改变都可与 CPN 相似，其区别点是肾、泌尿道结核时尿路刺激征状明显，尿沉渣涂片可找到抗酸杆菌（要除外尿垢杆菌污染），尿普通细菌培养阴性而结核分枝杆菌培养阳性，尿亚硝酸还原试验阴性。X 线检查有时可见肾区有结核病灶钙化影或有虫蚀样组织缺损区（干酪坏死灶）。部分肾结核患者可找到肺、肠及腹腔、骨、前列腺、附睾或盆腔结核病灶。

（2）尿道综合征（urethral syndrome）：是女性常见的下尿路疾病，有明显的尿频、尿急、排尿困难等尿路刺激征状，但多无全身表现，无腰痛、无上输尿管点、肋腰点压痛，无肾区叩痛，中段尿检查白细胞数不增多或稍增多，尿培养多阴性或菌落计数<104/ml，称为症状性无菌尿。安定治疗效果甚佳，尿道并无炎症现象，此为鉴别要点。

（3）慢性肾小球肾炎：不典型肾盂肾炎患者常缺乏急性感染史，尿蛋白排出量较多，甚而出现水肿或肾病综合征表现，需与慢性肾小球肾炎相鉴别。慢性肾小球肾炎无明显尿路刺激征状，尿沉渣中白细胞数增多不明显，无白细胞管型，尿细菌检查阴性，而尿蛋白含量较多，易引起低蛋白血症，肾小球功能损害较明显。肾盂肾炎的尿蛋白量较小，一般在 1～2g/24h 以下，而肾小管功能损害较明显。根据这些特点，两者鉴别不难。但晚期病例两者皆可以尿毒症为主要表现，鉴别有时困难，特别当慢性肾小球肾炎合并尿路感染时，更是如此。这时需详询病史和过去表现。结合两病各自的临床特点，加以分析才能判定。若是慢性肾小球肾炎合并感染，经过治疗将感染控制后，肾小球肾炎的特点可明显地表现出来。

（4）其他：在急性肾盂肾炎或 CPN 急性发作而以血尿为突出表现者，当血块通过输尿管时，可引起肾绞痛，这时须与泌尿道结石鉴别，通过询问病史，尿细菌学检查，必要时作腹部 X 线照片或静脉肾盂造影，可鉴别。

三、治疗

（一）现代医学疗法

（1）一般治疗

注意个人卫生，保持会阴清洁；摄入充足的水分，避免便秘；定期排空膀胱尿液，睡前排空膀胱以减轻膀胱内压及减少残余尿。注意休息，防过度疲劳；适当参加劳作和运动。

（2）祛除诱因

因本病迁延不愈，是有复杂因素的；因此要注意复杂因素的存在，如结石、输尿管反流、输尿管狭窄，尿道狭窄，前列腺增大，和耐药细菌的存在等。此类因素应寻求外科治疗，只有祛除了复杂因素，尿路感染才易控制痊愈。

（3）抗生素治疗

选择抗生素时，最好清洁中段尿细菌培养后做药敏试验，选择对细菌敏感的抗生素。如果需在培养结果前应用抗生素，需选择广谱抗生素和耐敏的抗生素，如氨苄西林、氨基糖苷类、他唑巴坦、复方磺胺甲噁唑等，疗程 4~6 周，以免复发。

（4）控制高血压

应引起重视的是慢性肾盂肾炎患者常引起高血压。而高血压又可进一步加重肾损害，因此，应严密控制高血压，尽量把血压控制在 130/80mmHg，可有效保护靶器官。

（5）对症治疗

控制清除体内感染病灶，如前列腺炎、慢性妇科炎症，对肾功能不全者，按肾功能不全治疗。注意维持体内水、电解质和酸碱平衡。

（二）中医疗法

（1）内治法

肾阴亏损，湿热留恋：病程缠绵，反复发作；小便频数短涩，尿意不尽，或低热不解，口干咽燥；或头晕耳鸣，手足心热，腰膝酸痛；舌质偏红，苔少或苔黄薄腻，脉细数。治法：滋阴补肾，清热利湿。方药：知柏地黄汤加减：知母、黄柏、山药、当归各 10g，牡丹皮、泽泻、生地黄、连翘、石斛、女贞子、车前子各 15g，金银花、旱莲草、赤小豆、蒲公英各 30g，萆薢 15～30g。加减：尿频、尿急、尿痛重者，酌加瞿麦、萹蓄各 12g；阴虚内热加青蒿 15g，地骨皮 10g；镜检血尿加小蓟、白茅根各 30g，琥珀（研吞）5g；气虚乏力加党参 15g，黄芪 10g。

气阴两虚，湿热留恋：小便频急、淋涩不已，反复发作，遇劳尤甚；或神疲倦怠，少气懒言，面色皖白，头晕耳鸣；或腰膝酸软，小腹作胀；或手足心热，口唇干燥，舌质红，苔少，脉细数或沉弱。治法：益气养阴，清热利湿。方药：知柏地黄汤加减：黄芪、车前子各 30g，山药 12g，熟地黄、知母、黄柏、牡丹皮、地骨皮、泽泻各 10g，炙龟甲、茯苓、麦冬各 15g。加减：尿镜检查有红细胞加荠菜花 30g，蚕豆花 15g，贯众 10g。镜检白细胞多者加鹿衔草 20g，红藤 30g；尿培养已无细菌生长，而患者仍自觉少腹坠胀，排尿窘迫可加升麻 10g，党参 15g；小便涩痛明显的加萹蓄、瞿麦；头晕、耳鸣的加天麻、钩藤、菊花、石决明等。

脾肾两虚，湿热未清：病延日久，反复发作，腰痛绵绵，小便频数遇劳尤甚；食少纳差，便溏作呕，面色萎黄，颜面下肢肿胀或有浮肿，舌质淡胖，或舌边齿印，苔白，脉沉细无力。治法：健脾补肾，佐以渗湿。方药：参苓白术散加减：党参、茯苓、莲子、益智仁各 10g，黄芪、白术、车前子、杜仲各 15g，怀山药 20g，泽泻 12g，川续断 24g。加减：肾阳偏虚酌加肉桂 3g，巴戟天、仙茅、淫羊藿各 10g；夹有水湿加川桂枝 5g，生薏苡仁 15g；夹有湿热加黄柏 10g，车前草 15g；高血压去党参，加黄芩、牡丹皮各 10g，桑寄生 15g；腰酸痛加狗脊、川续断各 15g。

气滞血瘀，湿热留恋：尿急、尿频、尿痛，或小便淋漓不畅，腰胁刺痛酸胀，少腹胀痛不适，舌紫或舌边有瘀斑，脉细涩。治法：凉血祛瘀，清利湿热。方药：桃红四物汤加减：桃仁、红花、当归、乌药、川楝子、车前子、泽兰、香附各 10g，石韦、金钱草、白茅根各 30g，牛膝 15g。加减：瘀血明显的加水蛭，腰困者加杜仲、狗脊等。

（2）中成药疗法

① 三金片，每次 5 片，每天 3 次口服，6 周为 1 个疗程。本品具有清热解毒，利湿通淋，益肾的作用。适用于急慢性肾盂肾炎，膀胱炎，尿路感染属肾虚下焦湿热下注者。

② 大补阴丸（黄柏、知母、熟地黄、鳖甲、猪脊髓），每服 10g，每天 2 次。本品具有滋阴降火，滋补肝肾的功能，适用于 CPN 属肝肾阴虚，虚火上炎者。

③ 滋阴通关丸（知母、黄柏、肉桂），每服 6g，每天 3 次。本品具有清下焦蕴热，助膀胱气化之功效，适用于 CPN 属热蕴膀胱者。

④ 济生肾气丸（熟地黄、泽泻、茯苓、山萸肉、牡丹皮、山药、炮附片、桂枝、川牛膝、车前子），每服 6～10g，每天 3 次，本品具有温补肾阳，化气行水之功能，适用于慢性肾盂肾炎属肾阳不足者。

⑤ 陆二仙丹（芡实、金樱子），每服 10g，每天 3 次，本品具有补肾固涩之功能。适用于 CPN 属肾虚不固者。

（3）针灸

以疏利膀胱气机，利尿止痛为治疗原则。用泻法，或平补平泻。

方 1。主穴：肾俞、膀胱俞、中极、三阴交。配穴：关元、三焦俞。阳虚加灸；小便不利配阴陵泉；尿频配少海；血尿者配血海；腰痛甚者加曲泉；遇劳则发者加灸百会、照海。方法：每次选 3～5 穴，采用补法，留针 15～30 分钟，中间运针 2～3 次，间日 1 次，10 次为 1 个疗程，治疗 2～3 个疗程。

方 2。取肾俞、膀胱俞、脾俞、足三里，毫针刺，用补法，留针 20 分钟，可加灸，每天 1 次，10 次为 1 个疗程。治疗 2～3 个疗程。适用于脾肾两虚证。如偏脾虚者加灸中脘，刺公孙、隐白；偏肾虚者，加灸命门、关元，刺三阴交、章门。

（4）耳针

取膀胱、肾、交感、枕、肾上腺等区穴，每次取 2～3 穴，留针 30 分钟，中间运针 1～2 次。电针取肾俞、三阴交，通电 5～10 分钟，选用高频脉冲电，给予强刺激。

四、预防与调护

（1）预防

增强人体正气，提高人体免疫能力，及早发现，明确诊断，彻底治愈尿路感染是控制和降低 CPN 发病的关键。注意调节情志，防止情志内伤，消除各种外邪入侵和湿热内生的有关因素，如憋尿，过食肥甘、过劳纵欲、外阴不洁、湿热丹毒等。注意妊娠及产后卫生，积极治疗消渴、肾虚等疾患、尽量避免导尿和不必要的泌尿道器械操作，勿滥用止痛药物，减少肾盂肾炎的发病。根除 CPN 的根本诱因，如矫正尿道畸形及反流，积极治疗尿路结石等。

（2）调护

CPN 多因劳累，情志变化及遇寒加重，应注意休息，特别是 CPN 急性发作伴发热的患者，应适当休息，但不宜久卧，当全身症状好转后，可逐渐增加活动量，以增强机体抗病能力。保持心情舒畅，避免感冒，节制性生活。讲究卫生，保持下阴清洁，妇女应注意经期卫生及妊娠期、产后卫生，女婴应注意尿布卫生，勤洗勤换、消毒（如日晒），减少再次感染和复发的机会，有利于本病的进一步治疗。要以饮食清淡为主，适当低盐低脂饮食，避免过食辛辣肥甘之品，多食新鲜蔬菜、水果及各种维生素含量丰富的清淡食品，戒烟戒酒，多量饮水，以利多尿，冲洗尿道，促进细菌及炎症渗出物迅速排出，防止细菌在尿道中生长。

五、中西医结合最新研究进展

（1）基于数据挖掘分析慢性肾盂肾炎的中医用药规律

林云鑫等[1]基于数据挖掘方法分析文献中治疗慢性肾盂肾炎的中医用药规律，为临床遣方用药提供参考。方法：收集整理近 10 年文献中医药治疗慢性肾盂肾炎的处方，录入中医传承辅助系统软件（V3.0），采用互信息法和复杂系统熵聚类法等技术手段，对治疗慢性肾盂肾炎的方剂处方进行组方规律分析。结果：对筛选出的 96 首治疗慢性肾盂肾炎的处方进行分析，使用频次均在 20 次以上有 4 味，排在前 4 位为茯苓、山药、甘草、生地黄；中药四气中以寒性药最多，中药五味以甘味药为最多，中药归经以肺、肾经为最多，中药功效以补虚类为最多；其关联系数在支持度为 16.7%的常用药对 8 个，获得 4 个核心组合；舌象以舌红频次最多，脉象以脉细频次最多；证候统计以湿热证为最多。结论：高频药物的配伍体现了中医治疗慢性肾盂肾炎多以祛邪扶正为核心，用药以补肾健脾、清热利湿、益气养阴为主的治疗原则。

（2）补肾通淋汤联合左氧氟沙星治疗慢性肾盂肾炎的临床疗效及其对血尿 β_2-微球蛋白、肾功能和免疫球蛋白水平的影响

宋妮等[2]探讨补肾通淋汤配合左氧氟沙星治疗慢性肾盂肾炎的临床疗效及其对

血尿β$_2$-微球蛋白（β2-MG）、肾功能和免疫球蛋白水平的影响。选取2018年1月—2019年4月在河北省秦皇岛市中医医院治疗的80例慢性肾盂肾炎患者，随机分为对照组39例，治疗组41例。对照组采用左氧氟沙星治疗，治疗组在此基础上联合使用补肾通淋汤，比较两组患者的临床治疗效果、临床症状变化情况及肌酐清除率（CCr）、血、尿β2-MG、肾功能、免疫球蛋白水平，不良反应发生率。结果：治疗后治疗组总有效率87.80%（36/41）明显高于对照组总有效率74.36%（29/39），两组比较，差异有统计学意义（P<0.05）。治疗后治疗组排尿不适、腰酸腰痛、夜尿增多临床症状方面好转率均明显高于对照组，两组比较，差异有统计学意义（P<0.05）。治疗后两组患者CCr水平均较治疗前明显升高，差异有统计学意义（P<0.05），且治疗组治疗后CCr水平明显高于对照组，两组比较，差异有统计学意义（P<0.05）。治疗后两组患者血、尿β$_2$-MG水平均较治疗前明显降低，差异有统计学意义（P<0.05），且治疗组治疗后血、尿β$_2$-MG水平明显低于对照组，两组比较，差异有统计学意义（P<0.05）。治疗后两组患者Scr、BUN水平均较治疗前明显降低，差异有统计学意义（P<0.05）；且治疗组治疗后Scr、BUN水平均明显低于对照组，两组比较，差异有统计学意义（P<0.05）。治疗后两组患者IgG、IgA和IgM水平均较治疗前明显升高，差异有统计学意义（P<0.05）；且治疗组治疗后IgG、IgA和IgM水平均明显高于对照组，两组比较，差异有统计学意义（P<0.05）。治疗期间，治疗组呕吐4.88%（2/41）、腹痛2.44%（1/41）、头晕4.88%（2/41）、头痛2.44%（1/41）；对照组呕吐23.08%（9/39）、腹痛23.08%（9/39）、头晕20.51%（8/39）、头痛20.51%（8/39），两组比较，差异有统计学意义（P<0.05）。**结论：**慢性肾盂肾炎患者采用补肾通淋汤联合左氧氟沙星治疗，可明显提高临床疗效。

参考文献：

[1]林云鑫,黄慈辉,庄泽钦,等.基于数据挖掘分析慢性肾盂肾炎的中医用药规律[J].世界中医药,2022,17（15）:2212-2215.

[2]宋妮，游越.补肾通淋汤联合左氧氟沙星治疗慢性肾盂肾炎的临床疗效及其对血尿β_2-微球蛋白、肾功能和免疫球蛋白水平的影响[J].世界中西医结合杂志,2021,16（11）:2056-2060.

第十四章　药物及毒物相关性肾损伤

第一节　镇痛剂

镇痛剂肾病（analgesic nephropathy）是指因长期过量服用镇痛药物引起的以肾间质性病变和肾乳头坏死为主要特征的肾脏疾病。本病 1953 年由瑞士学者首先报道含非那西汀的镇痛药可引起肾间质损害，以后发现许多镇痛药同样也可以引起肾间质损害。本病在欧洲及北美、澳大利亚等英语国家最流行，如美国报道其慢性间质性肾炎中 20%因长期滥用镇痛药而引起，替代治疗的慢性肾衰竭患者中有 2%～10%是镇痛剂肾病。镇痛剂肾病在我国发病率较低，但并不罕见。镇痛剂肾病多见于中年以上的女性；女性发病率是男性的 3～6 倍。本病早期治疗，预后较好。晚期治疗的疗效差，预后不良。中医文献无镇痛剂肾病的记载。根据镇痛剂肾病的发病机理和临床表现，类属于中医学“消渴”“腰痛”“关格”“虚痨”等范畴。如《重订严氏济生方·五劳六极论治》说：“肾劳虚寒，面肿垢黑，腰背痛，不能久立，屈伸不利。”这些描述与镇痛剂肾病的症状和体征颇多相似。

一、病因和发病机制

（一）现代医学对镇痛剂病因和发病机制的认识

可引起肾损害的镇痛剂有阿司匹林、非那西汀、氨基比林、扑热息痛、保泰松、可待因、鸦片等；能引起肾损害的非类固醇抗炎药有吲哚美辛、甲氯芬那酸、布洛芬、双氯芬酸、萘普生、非诺洛芬、舒林酸等。

（二）中医学对镇痛剂病因病机的认识

（1）药毒伤肾：因它病而长期服用镇痛药物，蓄积成毒，耗灼气阴，致肾失开合。

（2）脏腑虚损：素体虚弱，长期服用镇痛药物，精血亏耗，损及脏腑，湿浊内生所致。

本病的病理性质总属正虚邪实。一般初期多属气阴两虚，肾气不固，口干，夜尿增多，以正虚为主，病至中、后期，脾肾两衰，虚火灼伤肾络，肾虚不固，致尿中夹血，精微外泄；精血亏耗，则肢体麻木，痿软无力；脾肾阳虚，湿浊蕴结，致面色无华，恶心呕吐，则转为正衰邪实为主。本病总属本虚标实，故其辨证首当辨其阴阳标本之主次。一般初期气阴两伤，当辨气虚阴虚之偏重；后期脾肾两虚，须辨阳虚阴虚之偏重。若病程久延，出现恶心呕吐，昏迷者，多属正气衰败，湿浊壅盛，预后险恶。

二、诊断和鉴别诊断

（一）诊断

镇痛剂肾病多属于慢性肾小管-间质性肾炎，镇痛剂肾病的诊断依据是：

（1）有长期滥用镇痛药的历史，是指服用镇痛药物每天 1g，历时 3 年以上，或服用镇痛药物累计剂量超过 1～2kg 者。

（2）有间质性肾炎的临床表现，如存在肾小管功能不全。

（3）有肾功能损害但无高血压（晚期可出现高血压）。

（4）尿 β_2-微球蛋白排泄增加，病情严重者也可出现大量蛋白尿等。

（5）肾活检有助于本病的诊断，如病理呈慢性小管-间质性炎症。

（6）尿检可呈无菌性白细胞尿。

（7）贫血症状远较同一程度的肾小球疾病氮质血症为甚。

（8）B 超检查可见双肾形态变化，而肾乳头坏死则是镇痛剂肾病的重要标志。

（二）鉴别诊断

镇痛剂肾病最主要的鉴别诊断是与慢性肾小球肾炎的鉴别。慢性肾小球肾炎早期多有水肿与高血压等表现，而镇痛剂肾病早期则无水肿与高血压病史。慢性肾小球肾炎以肾小球损害为主，临床检查常有较大量的中分子、大分子等肾小球性蛋白尿（>1.5g/d），往往至肾病后期才引起肾小管-间质功能损害；而镇痛剂肾病的肾小管-间质损害出现的早，而且较重，且以肾小管性小分子蛋白尿为主，至中、晚期镇痛剂肾病也可出现大量的蛋白尿，少数患者甚至可达肾病综合征水平。若二者鉴别有困难，可做肾组织活检。

三、治疗

（一）现代医学疗法

（1）停用相关药物，消除致病因子。

（2）应用抗氧化剂。如维生素 E 胶丸，每次 50mg，每天 1 次，口服。有保护肾小管，防止肾小管进一步损害作用。

（3）控制蛋白质食物的摄入。以降低肾小管的高代谢，减少耗氧及活性氧的生成，保护肾小管功能，延缓肾衰竭的发展。

（4）多饮开水。使每天尿量保持在2000ml以上，可减少肾髓质毒性物质的浓度。

（5）纠正肾小管-间质病变引起的酸碱失衡与电解质紊乱。镇痛剂肾病可因肾小管酸化功能障碍而引起肾小管酸中毒，因肾小管泌钾障碍而引起高钾或低钾血症，因肾小管浓缩功能障碍而引起水的代谢紊乱……应根据病情进行纠正，稳定内环境的平衡。并注意要尽可能避免使用利尿剂。

（6）纠正肾性贫血。镇痛剂肾病贫血症状出现的早，可根据病情给予重组人促红细胞生成素（EPO）针剂皮下注射，配合口服硫酸亚铁、速力菲、福乃得等铁剂纠正之。

（7）控制基质，抗纤维化治疗。镇痛剂肾病的肾小管-间质纤维化是其发展至终末期的重要病理改变，其损害多是不可逆的。若能在镇痛剂肾病的早期，肾小管-间质尚未发生纤维化之际，采用控制基质，抗纤维化疗法治疗，对预防和逆转肾小管-间质纤维化病变，可能起着有益的作用。如应用不饱和卵磷脂，以刺激胶原酶对胶源的分解，减少肾间质基质的沉积；应用细胞因子拮抗剂乙酮可可碱，以抑制纤维细胞的增生。

（8）其他。镇痛剂肾病发展至晚期，需采用替代透析疗法治疗。

（二）中医疗法

（1）气阴两虚：面色无华，腰酸乏力，口干多饮，夜间多尿，手足心热，舌质红，苔薄黄，脉沉细弱，或沉细数。治法：益气养阴，调补肾气。方药：参麦地黄丸加减。方药组成：沙参、生地黄、茯苓各15g，麦冬、山萸肉、泽泻各10g，山药30g。加减：脾胃虚弱者，加太子参、白术；气血亏虚者，加黄芪、当归；口干多饮者，加乌梅、五味子；腰酸，夜尿增多者，加桑寄生、益智仁、乌药。

（2）热毒内陷：发热、微恶寒，头痛，斑疹隐隐，心烦不寐，腰痛，尿少，恶心呕吐，或有腹泻，或有尿血，舌红苔薄白或薄黄，脉浮数或细数。治法：清热解毒，凉血化斑。方药：清瘟败毒饮加减。方药组成：金银花15～30g，连翘、生地黄、牛膝各15g，牡丹皮、玄参、桃仁、麦冬各9g，大黄3～6g，赤芍6～9g，通草6g。加减：头痛加薄荷；恶心呕吐加陈皮、半夏、竹茹；腹泻去大黄，加车前子；尿血加白茅根。

（3）湿热内蕴：尿黄尿热，或尿赤尿痛，小便淋漓不畅，或小便不通，甚或瘀血腐肉排出，腰或腹痛如绞。大便秘结，恶心呕吐。舌苔黄腻，舌质暗红，脉弦或涩。治法：清利湿热，泻火通淋。方药：八正散加减。方药组成：瞿麦、萹蓄、车前草、白茅根各30g，木通、甘草各6g，栀子9g，大黄3～9g，滑石粉15g。加减：尿血者加女贞子、旱莲草、小蓟；寒战发热者加柴胡、黄芩、金银花、连翘；小便不通，腰腹疼痛者加枳实、厚朴、海金沙；大便干结者加大黄或芒硝。

（4）脾肾两虚：面色青黄，精神疲倦，腰背酸痛，或伴尿频、夜间多尿，食欲减退，或恶心呕吐，大便不爽，四肢无力，骨节疼痛。舌淡苔腻，脉沉虚弱，或细弦。治法：健脾补肾，和胃降浊。方药：济生肾气丸加减。方药组成：熟地黄12～15g，山药30g，牡丹皮、泽泻各9g，茯苓、牛膝各15g，车前子15～30g，附子6～9g，肉桂3g。加减：恶心呕吐，加半夏、生姜、竹茹、砂仁；舌苔黄腻，大便干结，去附子、肉桂，加大黄、槐花、六月雪；腰膝酸痛，加炒杜仲、续断；气血亏虚者，加黄芪、当归；头痛头晕，去附子、肉桂，加川芎、夏枯草。

（5）肝肾阴虚：头晕耳鸣，咽干口燥，腰膝酸软，烦躁易怒，舌偏红少苔，脉细数。治法：滋补肝肾。方药：杞菊地黄丸加减。方药组成：枸杞子、生地黄、炒杜仲、川牛膝各15g，菊花、牡丹皮、当归各9g，山药、茯苓、桑寄生各30g，山萸肉、泽泻各10g，赤芍3～9g。加减：头晕加川芎；烦躁易怒加白芍、栀子。

（6）湿浊内蕴：神情疲惫，面色无华，少尿或尿多清淡，或见水肿，食欲不振，甚或恶心呕吐，舌淡胖苔白腻，或黄腻。脉细或兼数。治法：化湿和胃，通腑降浊。方药：黄连温胆汤加味。方药组成：陈皮、半夏、枳实、竹茹、白蔻仁各9g，茯苓30g，甘草3～6g，黄连6～9g，大黄3～9g，生姜2片。加减：腰痛加炒杜仲、川牛膝；抽搐加煅牡蛎；皮肤瘙痒，加防风、蝉蜕。

（7）血瘀阻滞：腰痛，痛有定处，痛处拒按，重则不能俯仰，或不能转侧，尿血，或尿中有血块；舌质紫暗或舌有瘀斑瘀点，脉细涩。治法：活血化瘀，理气止痛。方药：身痛逐瘀汤加减。方药组成：桃仁、红花、当归、五灵脂、制香附各9g，牛膝15g，地龙10g，茜草30g，三七粉6～9g。加减：大便干结、尿血加大黄，以通下大便，又能化瘀止血，还可逐瘀通经。

四、预防与调护

避免应用镇痛剂等有肾毒性的药物，防治脱水、休克、感染等其他影响肾功能的不利因素。镇痛剂肾病宜食清淡的食物和富含汁水的水果和蔬菜，忌饮酒及食辛辣刺激食物。应保证充分的水的摄入，以维持每天尿量2000ml以上。若已进入慢性肾功能不全阶段，应予优质低蛋白饮食，如富含必需氨基酸的牛奶、鸡蛋等，但每天优质蛋白摄入量不超过 0.8g/kg 体质量。若已进入慢性肾衰竭阶段，则每天优质蛋白摄入量不超过 0.6g/kg 体质量。

第二节　抗生素肾病

抗生素肾病是一组较常见的药源性疾病。在临床上许多抗菌药物及其代谢产物经由肾脏排出，其中有的抗生素具有肾毒性或易产生过敏反应。中医文献中无“抗菌药物性肾损害”的病名，但根据抗菌药物所致肾损害的病因病机和临床表现，本病类属中医学的“中毒”“血证”“癃闭”“关格”“水肿”等病证范畴。

一、病因和发病机制

（一）现代医学对抗生素肾病病因和发病机制的认识

抗生素对肾脏的损害主要表现为急性过敏性间质性肾炎、急性肾小管坏死、梗阻性肾病和缺血性肾损害等。能引起肾损害的抗生素有氨基糖苷类、青霉素族、头孢菌素类、磺胺类、两性霉素 B、较为少见的有利福平等。在我国，20 世纪 50—60 年代，青霉素、磺胺药是临床常用药物，亦是引起急性过敏性间质性肾炎的主要药物；60—70 年代报道的急性过敏性间质性肾炎多是由半合成青霉素等药物所引起；80—90 年代以来，引起本病的药物种类更是多种多样，且为混合用药的结果，尤其是头孢菌素类药物的广泛应用，致使急性间质性肾炎的发生率有不断上升的趋势。临床上某些病例有时是药物过敏和药物肾毒性共同起作用，引起急性过敏性间质性肾炎和急性肾小管坏死，从而导致急性肾衰竭。据国内相关报道：急性肾衰竭中因药物引起的约占 34.2%，在老年人或原有肾脏疾病者中发病率更高。另据欧洲透析协会报道，在 398 例急性肾衰竭中由各种药物引起的急性间质性肾炎为 176 例，占 44.2%。

（二）中医学对抗生素肾病病因病机的认识

抗菌药物性肾损害，在病前均有触犯某些有肾毒性抗生素药物史，感邪后部分患者病势按卫气营血的规律传变，发病急，传变快。一般发病初期多为热毒壅盛，脏腑气机被遏，以邪实为主；病至后期，肾病病及脾胃，气阴两伤，转为正虚为主。

其病因病机分述如下：

（1）毒物伤肾。触犯有肾毒性抗生素药物，正邪交争则见发热；卫营同病或气营同病，热毒内伤血络则尿血，外达肌肤则见斑疹瘙痒；甚者闭阻里窍，水湿不化，出现尿少水肿。若外热内陷，闭塞肾络，湿浊上泛，也可出现邪入心包证。

（2）用药不当。老耄婴稚，肾气不充，用药过量，药毒直中，伤及于肾，肾失开合，膀胱气化失司，则致少尿无尿。

（3）阴津枯涸。罹患他病，呕吐腹泻，耗伤阴津，或热毒耗液，肾不能化气行水，触冒药毒，充斥三焦，阻遏气机，下焦不得开阖，气化不行，湿浊内停，而呈关格之候。

（4）肾络痹阻。肾被毒物所伤，热毒壅滞，气机逆乱，元气大伤，闭阻里窍，肾失开合，膀胱不得气化，呈关格之候。

（5）肾气虚损。若他病久治不愈，肾气不充，肾精亏耗，复受药毒之邪，暗耗肾气，渐致肾元衰败而发病。

二、诊断和鉴别诊断

（一）诊断

（1）用药史。是最重要的诊断依据。根据用药种类、剂量和疗程，分析肾损害与药物毒性之间的可能因果关系。

（2）全身表现。不同类型的药物性肾损害临床表现各异，如急性过敏性间质性肾炎临床约有 1/3 患者有发热、皮疹、关节痛，检验则可见血尿嗜酸粒细胞增多等特征。而大部分药物性肾损害患者以慢性肾损害为主，因其临床表现隐匿，且不典型，易被忽视。

（3）泌尿系表现。凡用药后出现以下泌尿系表现者，应高度怀疑药物性肾损害的可能：突然少尿或无尿；蛋白尿和管型尿；血尿；结晶尿；不明原因水肿；不明原因高血压等。

（4）尿检。溶菌酶、N-乙酰-β氨基葡萄糖苷酶（NAG 酶）等尿酶增高，尿β_2-微球蛋白、尿α_1-微球蛋白等肾小管性蛋白尿增高，是诊断早期药物性肾损害的敏感指标。

（5）肾组织活检。急性间质性肾炎的重要手段。若临床症状不典型，无法确诊，则须做肾组织活检，明确诊断。

（二）鉴别诊断

（1）非药物性急性肾衰竭：急性肾小球肾炎、急进性肾小球肾炎、原发性肾病综合征、狼疮性肾炎及急性肾小管坏死所致的急性肾衰竭，均具有急性肾衰竭的共同表现和各自原发病的特殊表现，但没有全身过敏反应，血中 IgE 无异常增高，尿中嗜酸细胞占有核细胞的 1/3 以下，也无抗基底膜抗体发现，与抗生素所致的急性肾衰竭的表现不同，有助于鉴别。

（2）原发性慢性肾小球肾炎出现急性肾衰竭：慢性肾小球肾炎患者突然出现原因不明的急性肾衰竭，同时检查发现患者有全身过敏反应，血中 IgE 异常增高，尿中嗜酸细胞占有核细胞的 1/3 以上，应考虑急性间质性肾炎的可能性。可做肾组织活检以明确诊断。

（3）氨基糖苷类抗生素肾损害：此类抗生素主要经肾脏排泄，有明显的肾毒性，其肾毒性与药物剂量大小、用药持续时间有关。如氨基糖苷类抗生素的肾毒性是：新霉素＞庆大霉素＞卡那霉素或丁胺卡那＞妥布霉素＞链霉素。一般于用药 7 天起病，10 天肾毒性最强。临床最早表现为尿浓缩功能减退及轻度蛋白尿，可伴血尿、管型尿，肾小球滤过率降低较晚出现，一般停药后多数可逆，但恢复较慢。病理改变可见肾小管上皮细胞变性，重者可致急性肾小管坏死，出现急性肾衰竭。老年人和原有肾脏病者更为多见。所致肾衰竭常为非少尿性。

（4）青霉素族肾损害：由于其半衰期短，不易在体内蓄积，也不易引起中毒。但青霉素族易经过 IgE 介导或细胞免疫介导发生过敏反应而引起急性间质性肾炎。临床表现在用药后 7～14d 突然出现少尿或非少尿性急性肾衰竭，同时伴有发热、皮疹、关节痛及血、尿中嗜酸粒细胞增高等全身过敏症状。可有轻度蛋白尿、血尿、管型尿，病理改变主要为急性间质性肾炎，亦可发生急性过敏性血管炎及肾小球肾炎。临床症状严重程度与药物剂量无关，肾损害大多数可逆转，及时停药即可恢复，再用药仍可复发。偶尔有急性肾小管坏死发生，严重的少尿型急性肾衰竭患者则需血液透析治疗。

（5）头孢菌素类肾损害：该类药临床应用广泛，多数品种经肾小管分泌或通过肾小球滤过排泄。其中某些品种有肾毒性，如第一代头孢菌素都有不同程度的肾毒性，其中应用头孢菌素Ⅱ>6g 即可引起急性肾衰竭；第二、三代头孢菌素引起肾损害较少，但也有发生，急性肾衰竭的发生率为 0.5%～2.1%。头孢菌素类引起的肾损害表现为血尿、蛋白尿、管型尿和肾功能减退。其肾毒性与剂量有关。该类药的化学结构与青霉素近似，可产生交叉过敏反应。故对青霉素过敏者在应用头孢菌素类时应慎重。

（6）磺胺类药肾损害：该类药主要从肾脏排出，尿中含量高，但尿内溶解度低，大量使用可在肾小管内形成结晶，引起肾小管阻塞性急性肾衰竭，表现为出现尿路刺激征状、肾绞痛、血红蛋白尿、少尿或无尿，溶血性贫血。也可因磺胺过敏引起过敏性间质性肾炎，临床可表现溶血性贫血，血红蛋白尿等；也可引起肾病综合征。

（7）利福平肾损害：利福平是抗结核的主要化疗药物，可因免疫介导所致过敏反应引起急性肾衰竭伴血管内凝血，临床表现为：发热、黄疸、酱油色尿、血浆游离血红蛋白和总胆红素升高，血红蛋白尿，消耗性血小板减少，病理改变多为肾小管坏死，偶见急性间质性肾炎。

（8）二性霉素 B。肾损害该类药为抗真菌感染的重要药物，其肾毒性强，病情轻重与总剂量有关，当用药的总剂量达 5g 以上时，约有 90%的患者有肾功能受损。它可直接作用于肾髓袢升支和远端肾小管及集合管，偶可损害近端肾小管上皮细胞。其肾损害可表现为过敏性血管炎，出现蛋白尿、血尿、管型尿，尿量减少，肾小球滤过率下降，肾小管损害，出现Ⅰ型肾小管性酸中毒或肾性尿崩症。

三、治疗

（一）现代医学疗法

（1）一旦考虑到抗生素引起的肾损害，应立即停用可疑的相关药物有条件的医院可做体外药物淋巴细胞刺激试验来确定致病的药物。

（2）输液疗法。若没有少尿无尿等急性肾衰竭体征，可用输液疗法水化支持治疗，因血容量不足会加重药物的肾毒性，保持充分的尿量，可促进药物的排泄。药物引起的肾损害常会导致水和电解质紊乱，如低血钠、低血钾等都会延缓肾小管功能的恢复，加重病情，而血钠和血钾的平衡是肾小管功能恢复的重要条件，因此，在治疗时应重视纠正水和电解质的平衡。

（3）糖皮质激素。目前，对抗生素引起的肾损害使用糖皮质激素仍存在争议，有人认为多数抗生素引起的急性间质性肾炎不需用激素，停药后即能得到很快的恢复；也有人认为抗生素引起的肾损害，如青霉素族引起的急性间质性肾炎及急性肾衰竭，在早期应用糖皮质激素有助于肾功能的恢复。因此，对激素的应用要权衡利弊。

（4）钙通道阻滞剂和钙调素拮抗剂。抗生素引起肾损害的一个重要机制是肾小管上皮细胞、肾小球系膜细胞和肾血管平滑肌细胞内的游离钙增加。钙通道阻滞剂可阻断相应的钙通道，降低肾脏细胞内的钙含量，改善肾脏的血流量，对肾毒性药物所致的肾衰竭有保护作用。而钙调素拮抗剂，如盐酸氯丙嗪可减轻肾小管内的钙内流，对肾毒性药物所致的肾衰竭有保护作用。

（5）抗氧化剂。肾毒性药物能使肾皮质的脂质过氧化物含量增加，引起肾小管上皮细胞的损伤。维生素 E 和维生素 C 具有抗氧化作用，能清除自由基，用之有助于减轻药物对肾脏的损害。另外，应用天冬氨酸，有利于肾小管上皮细胞的修复。

（6）抗过敏药物。抗生素引起的肾损害与体内的免疫变态反应密切相关。采用非特异性的抗组胺药物如氯苯那敏、开瑞坦、苯海拉明、赛庚啶等治疗，有助于缓解药物的肾外损害。亦可用维生素 C 或葡萄糖酸钙加入静脉滴注治疗。

（7）抗凝药物。部分抗生素引起的肾损害可引起血小板等凝血机制异常，可根据病情选用潘生丁等抗血小板凝聚的药物治疗。

（8）对抗生素诱发的急、慢性肾衰竭患者，应及时采用血液透析疗法或腹膜透析疗法清除毒物，挽救生命。但首选应是血液灌流疗法。

（二）中医疗法

（1）内治法

毒邪伤肾，燔灼营血：腰部胀痛，或伴头晕、发热恶寒，斑疹隐隐，融合成片，奇痒难忍，关节疼痛，腹胀腹痛，尿赤灼热，或少尿无尿，心烦不寐，汗出口干，口中异臭，或恶心呕吐，大便干结，舌质红，苔薄白或薄黄，脉弦滑或兼数。治法：祛风解毒，凉血化斑。方药：清瘟败毒饮加减：生地黄 15g，牡丹皮、知母、连翘、生大黄（后下）、黄连、栀子、甘草各 10g，赤芍 12g，生石膏、车前子、金银花、蒲公英各 30g，黄柏、红花、威灵仙各 15g。加减：皮肤瘙痒者加防风、蝉蜕，以祛风止痒；心烦口干者，重用生石膏、知母，以清热泻火；肌肤斑疹隐隐者，加玄参、紫草，以凉血化斑；目黄、尿黄、皮肤黄染者，加茵陈，以清热利疸退黄。

肾气不化，肾络痹阻：肾区触痛或叩击痛，尿少尿闭，或尿中带血，或尿中浑浊，食欲不振，恶心呕吐，胸闷腹胀，或伴有水肿，或伴有头晕耳鸣，舌质黯红，或有瘀点，苔薄黄，脉细涩。治法：益肾行瘀，和胃降逆。方药：血府逐瘀汤合大黄附子汤加减：桃仁、红花、川芎、当归、赤芍、淫羊藿、炮附片、生大黄、姜半夏各 10g，丹参 12g，牛膝、生地黄各 15g，陈皮 6g，土茯苓 30g。加减：尿中带血，或尿中浑浊，或尿少尿闭者，去附子，加白茅根、石韦各 30g，以清热利尿，凉血止血。

气机壅滞，湿浊内闭：面色晦暗，头痛烦躁，甚至神昏，身体困重，心胸满闷，腰痛如刺，尿少尿闭，恶心呕吐，纳呆厌食，口中尿臭，少尿无尿。舌苔腻，脉实有力。治法：疏通气机，利湿化浊。方药：木香流气饮加减。方药组成：木香、藿香、草果、槟榔、苍术、厚朴、陈皮、半夏、党参、白术、青皮、紫苏叶、木瓜、石菖蒲各 10g，茯苓 30g，甘草 6g，大腹皮 15g，肉桂 2g。加减：腰痛如刺，面色晦暗，瘀血内阻者，加川芎，丹参，桃仁，川牛膝，以活血通络；尿少尿闭者，重用肉桂，以温补命门，化气行水；二便不通，浊毒内闭者，加大黄，枳实，厚朴，以通腑降浊。

胃气不和，湿浊上泛：头晕，纳呆，恶心呕吐等，舌淡红，边有齿痕，苔多薄腻、薄黄或黄腻，脉滑或弦滑带数。治法：和胃降逆，导湿浊下行。方药：温胆汤加减。方药组成：姜半夏 12g，陈皮 6g，茯苓 30g，竹茹、丹参、生大黄各 10g，炙甘草 3g，生姜 3 片。加减：恶心呕吐，舌苔厚腻，湿浊壅盛者，加藿香、佩兰、砂仁，以芳香化浊，和胃止呕。

肾阳衰微，湿浊内阻：面色苍白，神气怯弱，精神疲惫，形寒肢冷，腰膝酸软，全身乏力，小便短少，或点滴不爽，排出无力，纳差腹胀，或恶心呕吐，舌质淡，苔白，脉沉细而弱。治法：温肾助阳，化气行水。方药：济生肾气丸加减：桑寄生、茯苓、山药、车前子各 30g，川牛膝、熟地黄各 15g，肉桂 2g，炮附片、泽泻、山萸肉各 10g。加减：胸闷气喘，水凌心肺，加葶苈子、大枣；面色苍白，心悸汗出，心肾阳衰，加人参、麦冬、五味子；面色苍白，四肢不温者，加黄芪、鹿茸粉、淫羊藿，以温补心肾；舌质紫黯，气血瘀滞者，加牡丹皮、桃仁、红花，以化瘀利水。

药毒伤肾，气阴两伤：面色苍白无华，精神萎靡不振，头晕嗜睡，少气懒言，动则心悸心慌，易汗出，口唇干燥，烦渴多饮，小便短少，大便干结，口中有氨味，恶心欲吐，腰痛乏力。舌质黯红，苔薄白，脉沉细。治法：益气养阴，阴阳双补。方药：生脉散和八珍汤加减。方药组成：西洋参（或红参）、五味子、白术、当归、川芎各 10g，麦冬、党参、熟地黄、生地黄各 15g，茯苓、黄芪各 30g，白芍、枸杞子各 12g，炙甘草 6g。加减：心悸心慌，心气不足，加太子参、炙远志，以宁心安神；恶心纳差，加陈皮、半夏、竹茹，以和胃止呕；舌质红，少苔，阴血不足，加生地黄、熟地黄、白芍，以养血；舌质暗红有瘀，加当归、川芎，以活血化瘀；

大便干结，加玄参、大黄、枳实，以滋阴通便；面色萎黄，四肢不温，气血两亏，加鹿茸粉、肉桂，以温肾助阳，益气养血。

（2）中成药疗法

① **金水宝胶囊。**每次 5 粒，每天 3 次，口服。金水宝胶囊具有补肾保肺、固精益气的功效。人工虫草菌丝的主要药理作用与天然虫草相似，体外实验表明其能促进肾小管的再生与修复，促进肾功能的恢复。

② **百令胶囊。**每次 5 粒，每天 3 次，口服。百令胶囊具有保护肾脏，促进肾脏的修复，延缓肾小球硬化的功效。百令胶囊为 100%发酵冬虫夏草菌丝体。体外动物实验研究表明：百令胶囊能明显改善肾功能，抑制 PTH 和 MMS，降低慢性肾衰竭的毒素潴留。百令胶囊能促进肾小管功能的恢复，并能减少肾小管尿 NAG 酶的释放，促进肾小管修复；百令胶囊能提高肾小管上皮细胞 LLCKP 存活率，降低细胞凋亡数。百令胶囊可促进蛋白质合成代谢及氨基酸利用，促进正氮平衡，纠正血浆必需氨基酸缺乏现象，延缓肾衰竭进展。

第三节　重金属肾病

重金属中毒性肾病（heavy metal nephropathy）是指有肾毒性的重金属和类金属及其化合物的毒性直接损害肾组织，或金属元素直接作用引起肾小管上皮细胞功能障碍、急性缺血坏死，或通过免疫介导所致的肾损害，属职业中毒性疾病。临床上的肾损害以血尿、少尿无尿、夜尿多、腰痛、水肿等为主要表现。本类疾病分急性中毒和慢性中毒两类，急性中毒者病情进展迅速、危重；而慢性中毒者起病多隐匿，进展缓慢，肝肾损害多严重。重金属中毒可发生于任何年龄，以产业工人多见，男女性别无差异。重金属中毒性肾病类属于中医学“中毒”“金银铜铁石毒”“腹痛”“厥脱”“呕吐”“癃闭”等的范畴。如《诸病源候论·解诸毒候》说：“……诸毒重者，亦令人发病时咽喉强直，而两眼睛痛，鼻干手足沉重，常呕吐、腹里闷热，唇口习习，颜色乍青乍赤。”《石室秘录》说：“世人有服砒霜（二硫化砷）之毒，五脏欲裂者，腹必大痛，舌必伸出，眼必流血而死，最可怜也。”《备急千金要方》说：“凡石之发，必当恶寒头痛胸闷，发作有时，状如温疟。”《余冬录》说：“嵩阳产铅，居民多造胡粉……其铅气有毒，枵腹中毒，获辄病致死，长幼为毒熏蒸，多萎黄瘫挛而毙。”《积德堂方》说，轻粉（含汞）中毒“齿缝出血臭肿”。《医学入门》说：“阳水多兼食积，或饮毒水，或疮毒所致也。”《灵枢·本神》篇说，三焦“实则癃闭，虚则遗溺”。这些记载和描述同重金属中毒性肾病的症状与体征以及预后都颇为相似。

一、病因和发病机制

（一）现代医学对重金属肾病病因和发病机制的认识

重金属中毒性肾病的病因与接触重金属及其化合物有关，工业中毒主要经呼吸道吸入，或经皮肤吸收为主，非生产中毒则多因误服所致。其病理根据重金属的毒理不同而有肾小管变性、坏死，肾小球损害，肾皮质、髓质、间质水肿，肾间质纤维化、肾包膜下出血等改变。临床上则分为中毒性急性肾衰竭、肾小管功能障碍、慢性间质性肾炎、肾病综合征、慢性肾功能不全等

（二）中医学对重金属肾病病因病机的认识

中医学认为，重金属中毒性肾病的形成多由气道、皮肤感受“金银铜铁石毒”之邪，或经口误服金石类药物所致。急性中毒者，由毒邪上受，首先犯肺，逆传心包，或气热灼津，耗血动血，正不胜邪所致。慢性中毒者，由邪毒内侵，损及内脏，精气被夺，脏腑失调，气机逆乱所致。甚者阴阳之气不相顺接，阴阳离决而亡。故本病的病理性质是：急性中毒者多属标实证，急性中毒一般初期多为毒邪上受，肺卫、脾胃、心包、气血受病最多，正不胜邪，以邪实为主。后期及慢性中毒者，多因肝肾精气被夺，虚损较甚，转以正虚邪实为主。

二、诊断和鉴别诊断

（一）诊断

有大量或长期与铅、汞、铂、金、铋、银、铜、锑、铀等重金属或砷等类金属及其化合物有密切接触史者，尤其是采矿、冶炼、合金制造、电镀、畜电池、油漆、仪表、搪瓷、火柴、印染、化工、汽油、皮革、制药等产业工人。有该类重金属中毒的临床依据。有误服或过量服用上述金属、类金属及其化合物史者，有肾脏损害的临床表现，通过详细询问病史，体检，实验室检查及临床观察，能排除其他原因引起的肾脏病。实验室的检查发现，血、尿、唾液等分泌物若检查发现该种重金属的含量升高者，可以诊断。但此时需注意，也有在检查时重金属的含量不升高者，不能仅以此为据而排除重金属中毒的可能。

（二）鉴别诊断

（1）原发性肾小球疾病：表现为蛋白尿、血尿、血压升高及水肿，或高度水肿、低蛋白血症等，仅从临床表现很难与本病相鉴别，需详细询问患者是否有重金属接触史，如有不明原因的多系统损伤，难以明确诊断，应做血、尿及分泌物重金属测定，否则易误诊和漏诊。

（2）特发性范可尼综合征（Fanconi syndrome）：无重金属接触史，主要由于先天性肾近曲小管的多种重吸收功能缺陷所致，引起肾小球滤出液中葡萄糖、氨基酸、钙、磷以及碳酸氢钠等回吸收均发生障碍。

（3）特发性尿钙增高症：肾小管重吸收钙能力降低，以致尿钙排出增加，易引起尿路结石及骨质疏松，为原发性肾小管缺陷。由于肠道钙吸收亢进，肾小管重吸收负荷过重所致。

（4）药物性间质性肾炎：有滥用止痛药及肾毒性抗生素（庆大霉素、两性霉素B、环孢素等）史，表现为蛋白尿、血尿等，重者可出现急性肾衰竭。

三、治疗

（一）现代医学疗法

（1）一般治疗

治疗原则：① 脱离与重金属的接触；② 清除附着于身体各部及进入体内的毒物，如局部清洗、催吐、洗胃、导泻、灌肠等；③ 及时采用解毒药。

立即离开中毒现场：针对不同重金属给予一般处理，如紧急洗胃、换去污染衣物、全身淋浴、口服碱性药物（碳酸氢钠8～12g/d），应用泼尼松龙200～400mg静脉滴注等。

解毒药物应用：根据重金属的种类及时采用解毒药，有助于迅速排毒。

透析治疗：危急病例如急性肾衰竭、少尿或无尿、高钾血症等危及生命时，需立即进行血液净化（如血液灌流、血液滤过、血液透析等）治疗，可以迅速清除毒物。已进入终末期肾脏病患者，应行规则血液透析治疗。

对症处理：针对重金属中毒的临床表现，积极进行对症处理，如适当补液、碱化尿液、纠正贫血、保肝、防止消化道出血以及全身支持疗法等。

（2）常见重金属的肾毒性及处理

① 汞。汞中毒的防治关键在于预防，中毒一旦确诊，应立即脱离接触，用二巯丙磺钠（二巯基丙磺酸钠）、二巯丁二钠（二巯丁二钠）行驱汞治疗。急性汞中毒

出现急性肾衰竭时应给予透析治疗，或配合小剂量药物促排。

二巯丙磺钠：0.125～0.25g 肌注，每天 2 次或二巯丁二钠 1g＋5%葡萄糖注射液 50ml 静脉注射，每天 2 次。

该方案用于急性汞中毒，连续治疗 3～5 天，若末次用药后尿汞仍在正常值 3 倍以上，则可在 4 天后按慢性汞中毒方案开始下一疗程治疗。出现有肾功能损害和急性肾功能衰竭时应避免应用驱汞药物，并应及早进行血液透析或血液灌洗，此时可同时应用驱汞药物，以减少汞对人体的毒性。

二巯基丁二酸胶囊 0.25～0.5g，口服，每日 2～3 次。

用于慢性汞中毒的治疗，3d 为一疗程，两疗程间隔不应少于 1 周。如驱汞后尿汞最高值尚未超过正常值 3 倍，则可停止下一疗程治疗。

② **铅。**铅中毒的治疗，首先是脱离环境停止接触，一般应用 Naz-Ca-EDTA（依地酸二钠钙）静脉滴注，用二巯丁二钠（DMS）注射或口服治疗，对于慢性肾衰竭者治疗同一般保守疗法；临床上常用促进铅排泄的螯合剂，如依地酸（EDTA）、枸橼酸钠（柠檬酸钠）和二巯丙醇（BAL）。控制高血压。高尿酸血症和痛风可行对症处理。与单用依地酸治疗比较，依地酸滴注和血液透析联合治疗对急性铅中毒的铅清除效果非常迅速，但对迅速逆转慢性肾损害效果不肯定。

依地酸二钠钙 1g＋10%葡萄糖液 250ml 静脉滴注，每天 2 次；二巯丁二钠 1g，肌内注射，每天 2 次。

此为急性铅中毒治疗，3d 为一疗程，若末次用药后尿铅值仍在正常值 3 倍以上，可在 4d 后按上述方案开始下一疗程治疗，但每日仅注射一次。

依地酸二钠钙 lg 静脉滴注，每天 1 次。

二巯基丁二酸胶囊 0.5g，口服，每日 2 次。用于慢性铅中毒，3d 为一疗程，两疗程间隔不应少于 1 周。如驱铅后尿铅最高值尚未超过正常值 3 倍，则可停止下一疗程治疗。

③ **镉。**镉中毒的治疗较为棘手，镉致慢性肾损伤多不可逆，即使停止接触，病变仍可进展。巯基络合剂对镉虽有很强的亲和力，但形成的复合物不稳定，被肾小管重吸收后在肾聚集反起到强化其毒性作用，故被列为镉中毒禁用药。氨羧络合剂的治疗作用不大。近年来，研究发现二巯代氨基酸盐类（dithiocarbamates）可有效去除肾镉，可能会成为治疗镉中毒的主要药物。

④ **砷。**砷中毒的治疗除应用二巯丁二钠（二巯丁二钠）或二巯丙磺钠（二巯基

丙磺酸钠）外，应早期进行透析及换血疗法，以有利于病情改善，并用碱性药物以减轻血红蛋白堵塞肾小管。

⑤ **铬。**急性中毒主要是对症治疗和保护肝肾功能，早期透析治疗有助于减轻铬中毒。硫代硫酸钠、二巯丙磺钠（DMPS）有一定排铬作用。

（二）中医疗法

毒邪袭肺：发热恶寒，头痛目眩，咳嗽气喘，胸闷胁痛，烦渴多汗，恶心呕吐，舌苔薄白或微黄，脉浮数。治法：清热解毒，辛凉透邪。方药：银翘散加减。方药组成：金银花 30g，连翘、淡豆豉各 15g，桔梗 3g，牛蒡子、淡竹叶、荆芥、甘草、薄荷各 10g。加减：咳嗽较甚，加杏仁、贝母；咽喉肿痛，加马勃、射干、板蓝根；有皮疹，加蝉蜕、浮萍、紫草；目赤红肿，加野菊花；发热甚，加生石膏、知母、黄芩；恶心呕吐，加竹茹、半夏；便秘者，加大黄。

痰热阻肺，腑有热结：咳嗽口渴，咽喉灼痛，目黄胁痛，神昏烦躁，潮热便秘，肢痛腰酸，尿赤尿少，甚或无尿，恶心呕吐，腹痛如绞，舌绛苔黄，脉实大有力。治法：宣肺化痰，泄热攻下。方药：宣白承气汤加减：生石膏 30g，生大黄、杏仁、瓜蒌皮各 10g。加减：咳嗽痰多，加牛蒡子、贝母、葶苈子；目黄胁痛，加茵陈、郁金、栀子、黄柏；腹痛，加白芍、甘草、延胡索；神昏烦躁，重用大黄，加薄荷、羚羊角；尿赤、尿少者，加土茯苓、生地黄、车前草、小蓟、赤小豆、绿豆；腹部胀满者，加枳实、厚朴。

热陷心包：神昏谵语，或昏聩无语，身体灼热，或四肢厥冷，四肢抽搐，红斑隐隐，痰鸣流涎，舌绛苔焦，或厚腻而黄，脉实而数。治法：清心开窍。方药：清营汤加减：玄参 12g，竹叶卷心、连翘心、麦冬、黄连、炒栀子各 10g，犀角 6g（可用水牛角 30g 代替），莲子心 3g。加减：大便干结，加大黄、芒硝、枳实、厚朴；抽搐，加羚羊角、钩藤、薄荷、白芍；痰涎壅盛，加陈皮、半夏、贝母、茯苓；发热甚，加生石膏、黄芩；尿赤尿少，加大黄、土茯苓、绿豆、金钱草。

肝脾两虚：头痛眩晕，烦躁易怒，神昏厥逆，肢麻抽搐，筋惕肉瞤，肌肉消瘦，脘闷腹胀，纳呆便溏，恶心呕吐，舌苔白润，脉濡，或弦细。治法：凉肝熄风，益气安神。方药：天麻钩藤饮和人参养荣汤加减：天麻、栀子、黄芩、钩藤、当归、炙甘草各 10g，怀牛膝、熟地黄、白芍、白术、党参、茯苓各 15g，石决明 30g，黄芪 12g。加减：头晕，加菊花、白蒺藜；失眠，去黄芪，加生龙齿；手足发麻，加地龙；恶心呕吐，去熟地黄，加半夏、生姜。

肝肾阴虚：头晕眼花，耳鸣失聪，潮热盗汗，腰背酸痛，筋惕肉瞤，失眠遗精，小便短赤，舌红少苔，脉细数。治法：滋补肝肾。方药：杞菊地黄丸加减：熟地黄、泽泻各 15g，山药、茯苓各 30g，山萸肉、牡丹皮、枸杞子、菊花各 10g。加减：尿赤，加白茅根、蒲黄炭、土茯苓、连翘、车前草；失眠遗精，加龙骨、夜交藤、炒枣仁；耳鸣失聪，加石菖蒲；腰膝酸痛者，加炒杜仲、川牛膝；筋惕肉瞤，加白芍、羚羊角、钩藤、煅牡蛎；恶心呕吐，加竹茹、半夏；潮热盗汗，加黄芩、黄柏、青蒿、龙骨、牡蛎。

心肾不交：头昏头痛，失眠健忘，心悸怔忡，腰膝酸软，口齿肿烂，舌质红，苔微黄，脉沉细，或弦数。治法：滋补肾阴，交通心肾。方药：黄连阿胶汤加减：黄连、阿胶（烊化，冲服）、黄芩各 10g，白芍 12g，鸡子黄 2 枚。加减：尿赤，加女贞子、旱莲草；咽干口渴，加玄参、生地黄、麦冬、石斛；胸中烦热，加炒栀子、淡竹叶；失眠易惊，加龙齿、珍珠母；失眠心悸，加炒枣仁、夜交藤、炙远志。

肝郁气滞：头昏头痛，胸闷心烦，腹胀胁痛，胃纳少食，咽红不利，舌红苔黄，脉弦数。治法：疏肝理气。方药：柴胡疏肝散加减：柴胡 6g，枳实、川芎、制香附、炙甘草各 10g，白芍 15g。加减：尿少尿赤，加土茯苓、猪苓、白茅根；大便滞下，目黄尿黄，加大黄、茵陈、炒栀子；头痛头晕，加薄荷；恶心呕吐，加竹茹、半夏、生姜；寒热往来，加黄芩；胃纳减少，加砂仁、山楂。

肾阳亏虚：面色㿠白，腰酸寒楚，阳痿滑精，腰以下水肿，肢体酸软，四肢厥逆，咳逆上气，小便频数或短少，舌淡胖嫩，脉沉细无力。治法：温补肾阳。方药：金匮肾气丸加减：炮附片 8g，肉桂、山萸肉、牡丹皮各 10g，熟地黄、泽泻各 15g，茯苓、山药各 30g。加减：水肿，加土茯苓、冬瓜皮、猪苓、车前子；腰痛，加炒杜仲、桑寄生、狗脊、巴戟天、淫羊藿；舌质黯红有瘀，加丹参、益母草。

四、预防与调护

（1）脱离中毒环境。对重金属中毒者应立即脱离中毒环境，更换衣服，并用温水拭洗皮肤，保持室内空气的流通，尽快中断毒物对肌体的侵害。

（2）饮食调理。饮食宜清淡，可进食多汁水、富含维生素 C、B 的水果，辅助治疗，促使毒物的排泄。

（3）精神调理。心情保持平静。

（4）观察患者的尿量和尿液的变化，经常测定患者的肾功能指标和与肾相关的检查，若发现异常，要慎重考虑，权衡利弊得失后，及时调整治疗方案。

第四节 马兜铃酸肾病

马兜铃酸肾病（aristolochic acid nephropathy）是近年来发现并确立的一种新疾病.现代医学已经充分认识到此类疾病是由含马兜铃酸的药物对肾小管及肾间质的损伤所致，其病因病机有待建立新的认识。国内早在20世纪60年代就有文献报道因服用大量木通引起急性肾衰竭.以后陆续出现关木通及朱砂莲等引起的急、慢性肾衰竭甚至死亡的病案报道。国外1993年在比利时首先报道两位女性因服用了含木防己的减肥中草药而引起的肾间质纤维化，以后陆续有因服用含马兜铃酸类中草药后引起的慢性肾小管-间质损害甚至中毒死亡的报道，引起了国际上对这个问题的广泛的关注，一些国家的政府相关机构对含马兜铃酸这类中草药物采取了封杀措施，促使人们开展对含马兜铃酸类中草药肾毒性的研究。根据马兜铃酸肾病的发病机理和临床表现，类属于中医学“关格”“腰痛”“虚痨”“消渴”“五迟”“五软”等范畴。

一、病因和发病机制

（一）现代医学对马兜铃酸肾病病因和发病机制的认识

含马兜铃酸的中草药主要有马兜铃、青木香、天仙藤、关木通、木防己、寻骨风、朱砂等。并涉及临床常用的含马兜铃酸中草药的中成药如龙胆泻肝丸、冠心苏合胶囊、妇科分清丸、耳聋丸、分清止淋丸、排石颗粒冲剂、甘露消毒丸、复方珍珠暗疮片等几十个品种。马兜铃酸肾病可因其服用不同剂量的含马兜铃酸的中草药及服用的时间长短不同，肾病表现方面也可因起病缓急、轻重、有无症状，不同类型而有很大差别。目前国内认为马兜铃酸肾病临床主要有急性马兜铃酸肾病、慢性马兜铃酸肾病和肾小管功能障碍型马兜铃酸肾病三个病理类型，而以慢性马兜铃酸肾病发病为主。慢性马兜铃酸肾病多起病隐匿，极易误诊和漏诊，待发现慢性马兜铃酸肾病时，则往往肾功能已明显受到损害。与其他药物引起的间质性肾炎不同的是：在停服含马兜铃酸药物后，患者的肾功能仍呈慢性进行性恶化，临床呈慢性进行性肾衰竭，其病变进展较快，预后不良。一般于1～2年内进入终末期肾衰竭，目前治疗尚无成熟方案。其病理表现为局灶或广泛的肾小管变性、萎缩，寡细胞浸润的灶性纤维化为主，肾小管上皮再生修复能力差。

（二）中医学对马兜铃酸肾病病因病机的认识

（1）药毒伤肾。大剂量服用有毒药物，邪毒伤肾，戕伐肾气，导致肾失封藏，开合失司，则多尿、夜尿增多，或少尿无尿；苦寒伤胃，则恶心呕吐。

（2）脾肾两虚。若久用苦寒之品，损伤脾胃，蓄积成毒，脾气受伐，不能正常转化输布水液，则聚湿成痰，致清阳不升，浊阴不降，从而形成湿浊、湿热、尿毒、瘀血之邪。而湿浊、尿毒、瘀血之邪反过来又阻碍气血的生成，导致气血生化乏源而亏虚，渐成溺毒之症。湿浊中阻，脾胃升降失常，可致恶心呕吐；湿浊困脾，阻遏心阳，心气不足，运血无力，则见心悸气短等症。

（3）肾失开合。过用利水渗湿或辛温走窜之品，必耗气伤津；精血亏耗，损及元阴元阳，脏腑亏虚，致肾失开合，湿浊内蕴，水直下而为消。

本病的病理性质总属正虚邪实。一般急性马兜铃酸肾病多属药毒伤肾，寒邪直中，湿浊瘀阻，以邪实为主；病至慢性马兜铃酸肾病，气阴两虚，或脾肾两虚，则精血亏耗；病至晚期，脾肾两衰，湿浊蕴结，则转为正衰邪实为主。因此，本病的病机特点为本虚标实。故其辨证首当辨其阴阳标本之主次。一般初期药毒伤肾，当辨其正虚邪实之偏重；后期脾肾两虚，须辨阳虚阴虚之偏重。若病程久延，出现恶心呕吐，昏迷者，多属正气衰败，湿浊壅盛，预后险恶。

二、诊断和鉴别诊断

（一）诊断

（1）有确切长期服用或短期内大量服用含马兜铃酸的中草药或中成药史。

（2）尿放免法检测尿中有微量蛋白，小分子蛋白α-MG、β2-MG值显著增高，大分子蛋白IgG正常或偏高，尿蛋白定量<2g/24h尿量。

（3）出现糖尿（血糖正常）、氨基酸尿、低比重尿，肾小管酸中毒。

（4）病理证实为肾小管-间质性损害为主。

（5）近期内没有或长期应用抗生素类药、解热镇痛药、利尿剂等用药史，无全身皮肤过敏表现。

（6）临床须除外肾小球疾病及系统性疾病肾损害伴随的肾小管间质病变、感染相关性肾小管间质性肾炎以及肾小管-间质肾炎眼结膜炎综合征。

（二）鉴别诊断

（1）抗菌药物诱发的急性间质性肾炎患者多伴有发热、皮疹、关节痛等症状而急性马兜铃酸肾病患者无发热、皮疹、关节痛等症状，就诊时的主诉多为乏力，纳差，恶心呕吐等非特异性症状，及口渴，多尿，夜尿明显增多症状。

（2）急性肾小管坏死则多表现为少尿、无尿，尿检常有红细胞，白细胞或管型，或早期出现贫血而急性马兜铃酸肾病患者就诊时的主诉多为口渴，多尿，夜尿明显增多症状，或伴有少尿、无尿症状，尿检少有红细胞，白细胞或管型。

三、治疗

（一）现代医学疗法

马兜铃酸肾病目前治疗尚无成熟方案。主要为对症治疗。一经发现，应立即停服含马兜铃酸的药物，虽然有报道停药不能阻止肾间质纤维化的继续发展，但避免接触相关的毒物，是一个重要的治疗原则。

优质低蛋白饮食：肾功能不全失代偿期的优质蛋白按 0.8g/kg 体质量给予；肾功能全尿毒症期的优质蛋白按 0.6g/kg 体质量给予。忌酒类，肾功能不全者忌食豆制品及羊肉。根据国内外对各型马兜铃酸肾病患者应用泼尼松或泼尼松龙试验性治疗，有一定疗效的报告，推荐以下治疗方案：用强的松 1mg/B（kg·d），口服，共 1 个月，然后每 2 周减量 0.1mg/kg，观察 12 个月。慢性马兜铃酸肾病的对症治疗，如降血压，纠正电解质紊乱及酸中毒；促红细胞生成素及铁剂治疗肾性贫血；预防并治疗肾性骨病等方法，请参考急性间质性肾炎的有关章节。如马兜铃酸肾病致急性肾衰竭者，或慢性马兜铃酸肾病终末期尿毒症患者，应及时透析治疗。

（二）中医疗法

（1）内治法

药毒伤肾，真阳衰微：神衰欲卧，纳差腹痛、恶心呕吐，或口吐涎沫，多尿，夜尿增多，或少尿、无尿，或身寒战栗，四肢厥冷，或口唇指甲青紫，口不渴，无水肿症状，舌淡苔白，脉沉细微。治法：回阳救急，益气生脉。方药：回阳救急汤加减。方药组成：炮附片、砂仁（后下）、制大黄各 6g，干姜、生晒参（另煎）、陈皮、白术、甘草各 10g，肉桂 3g，半夏 12g，茯苓 15g。水煎，频服。加减：若四肢厥冷，口唇指甲青紫，真阳衰微者，可加麝香 0.1g 调服，能通十二经血脉；若腹痛，口吐涎沫者，加吴茱萸以温胃暖肝，下气止呕；若干呕心烦者，去茯苓，加麦冬、五味子，以回阳之品配伍，益气生脉。

气阴两虚，血瘀内阻：面色无华，短气乏力，自汗或盗汗，纳差食少，大便干结，或排泄不畅，腰膝酸软，夜尿增多，或尿量减少，口干口黏，饮水不多，或口有尿臭，手足心热，皮肤干燥，心烦不寐，大便干结。舌质黯红而少津，苔薄白，脉沉细。治法：益气养阴，化瘀通络。方药：生脉散合参芪地黄汤加减：西洋参（或太子参）、北沙参、麦冬、五味子各 9g，黄芪 30g，熟地黄、牡丹皮各 10g，茯苓、山药各 30g，泽泻、山萸肉、枸杞子、川芎、红花、赤芍各 10g，牛膝 15g。加减：腰膝酸软者，加炒杜仲、川牛膝，以壮腰补肾；尿灼热者，加黄柏、石韦、白头翁，以清热利尿；恶心呕吐者，加竹茹、半夏，以和胃止呕；心烦，躁动不安者，加栀子、煅龙骨、煅牡蛎，以清热平肝；夜尿增多者，加淫羊藿、桑寄生，以益肾固涩。

脾肾气虚：神疲乏力，面色萎黄，食欲不振，大便溏薄，或下肢轻度水肿，小便清长，或夜尿增多，或尿有余沥，饮水不多，或多饮，腰背酸痛，肢体疼痛，或筋惕肉瞤，或遗精滑泄，或耳鸣耳聋。舌体胖，脉沉细。治法：健脾补肾，活血化瘀。方药：补中益气汤加减：黄芪 30g，白术、陈皮、党参、炙甘草、柴胡、升麻、当归各 9g，丹参 30g，川芎、红花各 9g，黄精 15g，桑寄生 30g，枸杞子 15g，菟丝子 30g。加减：腹胀加白蔻仁，以化湿醒脾；恶心呕吐加藿香梗、苏梗，以和胃止呕；头晕、气短、自汗，加太子参、煅牡蛎，以益气敛汗；如尿量不多，水肿明显者，可酌加茯苓、泽泻、车前子，以渗湿利尿；舌质黯，有瘀象者，加泽兰、王不留行、牛膝等，以活血化瘀。

脾肾阳虚，浊毒弥漫：面色萎黄或黧黑，神疲乏力，倦怠嗜睡，表情淡漠，严重者甚至口有尿臭味，神志昏蒙等浊毒内蕴表现；腰膝酸软，口淡纳差，或恶心呕吐，腹胀便溏；头晕，畏寒肢冷，夜尿增多，下肢可有轻度的水肿。舌质淡嫩，胖大有齿痕，舌苔薄白，或白腻，湿浊甚者，苔腻如粉，脉沉细弱，或细滑。治法：健脾益肾，和胃降浊。方药：金匮肾气丸合六君子汤加减。方药组成：炮附片、肉桂各 6g，熟地黄 15g，茯苓 30g，泽泻、牡丹皮、山萸肉各 9g，山药 30g，人参、白术、陈皮、砂仁、半夏、淫羊藿各 9g，大黄 6g。加减：手足逆冷、腰酸腿软者加炮姜，以温中散寒；腹痛、脘腹胀满者加大腹皮，枳实，以理气止痛；双目干涩，头晕耳鸣者加枸杞子，以养肝明目。舌质暗红有瘀者，加川牛膝、红花、丹参、川芎等，以活血化瘀。

肝肾阴虚，兼有湿热：面色无华或焦黑，全身乏力，形体消瘦，腰膝酸软，关节屈伸不利，夜尿增多，口干口苦、头晕目眩，耳鸣耳聋，小便黄赤灼热，大便干结或黏滞不爽，肛门灼热。手足抽搐，四肢疼痛。舌质红，舌体瘦薄，少苔或薄白，湿热者见黄腻苔，脉细弦或细滑。治法：滋补肝肾，化湿清热。方药：杞菊地黄丸加减。方药组成：枸杞子、菊花各 9g，熟地黄 15g，牡丹皮 9g，茯苓 30g，泽泻、牡丹皮、山萸肉各 9g，山药 30g，白芍 15g，女贞子、旱莲草、猪苓、车前子各 30g。加减：肢体倦怠，乏力者，加黄芪、太子参以补益中气；低热、盗汗者加煅牡蛎，以滋阴敛汗；尿频数热痛者，加石韦、白茅根，以清热利尿；五心烦热者，加知母、黄柏，以滋阴清热；抽动不止者，加钩藤、白芍、煅牡蛎，以平肝熄风；关节痛者，加桑枝、木瓜，以柔筋止痛；眩晕者，加川芎、白芍、钩藤、制白附子，以化痰祛风；阴虚水停者，则用猪苓汤滋阴利水。

痰湿瘀阻：神疲乏力，面色晦暗，肌肤甲错或紫斑，身体困重，心胸满闷，少气懒言，纳呆腹胀，恶心呕吐，腰膝酸软，或腰痛如刺，骨节痛楚，莫可名状，或肢体麻木，肌肤瘙痒，大便黏滞不爽，夜尿清长，唇舌紫黯，舌体胖大，质黯或黯淡，苔厚腻，脉细弦，或涩脉。治法：益气调血，化痰降浊。方药：温胆汤合当归芍药散加减。方药组成：陈皮、半夏、枳实、竹茹各 9g，生姜 2 片，当归、川芎各 9g，白芍 15g，茯苓 30g，泽泻 9g，怀牛膝 15g，大黄 6g，车前草 30g。加减：尿中泡沫多，加穿山甲、白花蛇舌草；水湿犯肺凌心，喘息不得卧者（心衰），加葶苈子、大枣，或苓桂术甘汤，以温阳利水，泻肺平喘；湿浊中阻、胃失和降，恶心呕吐者，加藿香、佩兰、砂仁，以化湿降浊，和胃止呕；湿浊化热上逆者，加苏叶、黄连，以化湿清热降逆；肌肤瘙痒，加防风、地肤子、蝉蜕、鸡血藤，以祛风止痒；大便黏滞不爽者，加大黄，以通腑降浊。

（2）中药灌肠

适用于氮质血症期非透析患者，主要以大黄附子牡蛎汤加活血化瘀之丹参、牛膝等施治。大黄、附子的用药量根据辨证确定，有热者大黄用量 2 倍或 3 倍于附子，阳虚明显者大黄与附子等量。灌肠液的用量通常为每次 200～250ml。其用量因患者体质而损益，以大便保持每天 2～3 次为宜。2.针灸疗法灸气海、天枢、三阴交、涌泉等穴，各 3～7 壮，每天 1 次。

四、预防与调护

（1）一般护理。对马兜铃酸肾病急性肾衰竭者和慢性肾衰竭者，要让其卧床休息，禁烟酒，保持情绪稳定，适当控制水、钠摄入量，并定时测血压，保持血压稳定，避免血压忽高忽低，密切观察患者的尿量、尿质、尿色，尿检结果和肾功能变化情况。观察患者的水肿情况和体质量变化以及呕吐腹泻次数，以判断病情变化，观察患者有无贫血、电解质紊乱、酸碱失衡等。

（2）血液透析期间的护理。透析过程中的脱水如果控制在患者自身体质量的3%以下时，透析副反应发生较少，脱水如果超过4%，则副反应明显增多，因此必须督促患者控制进水量，使在两次透析之间的体质量增长不得超过体质量的4%。对经皮穿刺将双腔导管通过锁骨下静脉留置在中心静脉进行临时透析的患者，应注意护理管道，每次透析结束时妥善固定，避免管道打折、扭曲，插管处每天消毒，更换敷料，防止感染。为防止血栓形成，每次透析结束时给予肝素封管，动脉端和静脉端各注入50mg肝素。

（3）饮食指导。根据病情不同阶段调整饮食，对马兜铃酸肾病急性肾衰竭少尿期患者，应限制液体的入量，量出为入，并避免进食含钾高的食物，如香蕉、橘子、蘑菇、紫菜、榨菜等；多尿期应根据丢失多少适当补充营养和维生素。其总的原则为高营养、高维生素、高钙、低磷、低脂易消化的食物。蛋白、水、钠的摄入应根据患者的病情如有无高血压、水肿、尿量和肾功能情况而定。如患者肾功能正常，尿排出蛋白较多，则应给予适当的优质蛋白饮食，蛋白摄入量应为1.0～1.2g。

（4）心理护理。因患者对本病的认识不足，产生了焦虑和恐惧心理，针对患者的心理问题，对患者应进行心理疏导，理解和同情患者，并给予精神上的安慰。尊重患者的隐私，创造一个安静、舒适、安全的治疗空间，从家庭、社会多方面满足患者的心理需求。给患者讲清必要的治疗方法，取得患者的积极配合。

第十五章　肾脏肿瘤

第一节　肾癌

肾癌亦称肾细胞癌、肾腺癌、肾上腺样瘤（hypernephroma）、Grawitz 肿瘤等，是最常见的肾实质恶性肿瘤。近年来半数左右是体检 B 超偶然发现，有人称之为偶发癌。在成人恶性肿瘤中占 2%～3%，占肾脏恶性肿瘤的 90%左右，在我国泌尿外科肿瘤中占第 2 位，仅次于膀胱肿瘤。美国 2004 年约有 35710 新发病例，并有 12000 病例死亡。肾癌的年龄调整发病率以每年 3%的数值在增长，2000 年上海市肾癌发病率为 8.3/10 万男性，但总的死亡率呈下降趋势。肾癌在北欧和北美人群中比较常见，男性的发病率约为女性的两倍，40～60 岁是肾癌的高发年龄。根据肾癌的临床特征，本病属中医的"尿血""癥积""腰痛"等范畴。本病在其不同阶段，临床表现可见于中医不同病证之中。《素问·百病始生》关于积的论述与肾癌有相似之处，谓："其著于膂筋在肠后者，饥则积见，饱则积不见，按之不得。其著于输之脉者，闭塞不通，津液不下，孔窍干塞。"肾癌后期广泛转移，与"伏梁"相当。《素问·腹中论》云："病有少腹盛，上下皆有根……病名曰伏梁。""裹大脓血，居肠胃之外，不可治，治之每切按之致死。"《济生方》论肾积奔豚，谓："诊其脉沉而急，其色黑，其病饥则见，饱则减，小腹时急，腰痛口干，目昏骨冷，久不愈，令人骨痿少气。"上述所指证候均与本病有相似之处。由于临床表现特点不同，辨证过程还须以病因病机为依据，参照中医的"癌病""瘀证""虚劳""关格""积聚""水肿"等病证。

一、病因和发病机制

（一）现代医学对肾癌病因和发病机制的认识

肾癌的病因至今尚不清楚。有些肾盂肿瘤可能是由慢性炎症和结石病的继发刺激造成。有研究发现，重金属铅、镉与肾细胞癌的病因有关，铅可能是通过香烟烟雾污染而产生影响的。有学者在 1990 年提出吸烟与肾癌的关系，吸烟者比从不吸烟者患肾癌的危险高两倍，重度吸烟者较轻度吸烟者发病率更高，吸烟时间长短与患病率直接相关，并认为吸烟者尿内各种诱变活性物质含量增高。烟草中的二甲基亚硝基胺导致肾癌，虽尚未得到临床证实，但动物实验中已诱发家兔肾癌，因而他们认为吸烟习惯加上其他危险因素如酗酒、职业接触等，可进一步增加发生肾癌的危险性。有报道芳香族碳氢化合物、芳香胺、黄曲霉毒素、激素、放射线和病毒可引起肾癌。某些遗传性疾病如结节性硬化症，多发性神经纤维瘤等可合并肾细胞癌。肾癌的组织病理学分为透明细胞癌、颗粒细胞癌和未分化癌等，其中透明细胞癌最为常见。其恶性程度从高到低依次为未分化癌、颗粒细胞癌、透明细胞癌。

（二）中医学对肾癌病因病机的认识

（1）病因

① 先天禀赋不足。精气虚损，阴阳失调而致浊毒内生。

② 饮食不节。过食辛辣温燥之品，膏粱厚味，烟酒嗜好，浊痰浊邪内生。

③ 情志不舒。悲伤易怒，忧思悲恐，内脏气化不利，而气滞血瘀成积。

④ 劳倦过度。劳作过度，损伤正气，正气虚损，水湿运化不利，血行不畅，则成痰血瘀滞。

⑤ 寒湿邪气内侵。居住、劳作寒湿环境中，寒湿浊邪内侵聚而成积。

（2）病机

病位：病本在肾，常可传及其他脏腑及经络、骨等组织。

病性：本病可发生于任何年龄，成年男性较多见，发病初期，证候表现隐匿不易发现，多以邪实为主，中晚期患者邪气过盛，正气渐衰，常有尿血、腰痛、腹痛、乃本虚标实的虚实夹杂证候表现。正虚以阴阳、气血皆虚或单见以上某一证候；邪实以寒湿痰浊、血瘀毒邪壅盛，积聚贯穿本病的全过程。

病机转化：本病常因先天禀赋不足，精气虚损，或情志不舒、饮食不节、外感寒热淫邪等因素，而致浊毒窜至肾体，蕴结日久而致积聚成瘤。病发初期，可无临床表现，为实邪壅盛、正气未衰证候。当浊毒之邪进而发展，而正气渐致虚衰，而现正虚标实证候。

二、诊断和鉴别诊断

（一）诊断

血尿、疼痛及肿物对诊断本病意义很大，B 超、X 线、CT、磁共振扫描等可明确病变部位、肿瘤大小、浸润程度，转移情况、肿瘤分期。

（二）鉴别诊断

肾癌主要与肾囊肿、肾错构瘤、肾脏淋巴瘤鉴别。

肾囊肿：最常见需要鉴别的肾占位是肾囊肿，如果行B超检查已确立是肾囊肿且患者无症状，不需要进一步检查。如果发现囊壁增厚或钙化、囊内出血或多个分隔及诊断不明确，应该行CT检查，必要时行B超引导下穿刺活检。有时通过CT检查鉴别肾脏占位的良性和恶性是困难的，当发现肾集合系统充盈缺损、病灶有钙化、病灶和肾脏分界不清、肾周脂肪和邻近组织受侵犯、肾蒂周围淋巴结肿大和远处出现转移灶的都提示恶性肿瘤。

肾血管平滑肌脂肪瘤（AML）：典型AML因富含脂肪成分因此在声像图上呈强回声团块，CT值常介于-40～-120HU，增强后仍为负值。但含脂肪成分较少、瘤体较小或瘤内出血掩盖脂肪成分的肾血管平滑肌脂肪瘤易被误诊为肾癌，而含脂肪成分较多的肾癌易被误诊为血管平滑肌脂肪瘤，可行CT薄层扫描，必要时做针吸细胞学检查，MRI对AML的诊断敏感性优于CT。

肾淋巴瘤：原发性肾淋巴瘤较为罕见，多继发于全身性淋巴瘤，常为双侧病变。在影像学上缺乏特点，多呈多发结节状或弥漫性浸润肾脏，肾脏外型增大，腹膜后淋巴结多已受累。

肾脏黄色肉芽肿：肾脏黄色肉芽肿是一种少见的严重慢性肾实质感染的特殊类型，形态学上为局限性实质性结节状病变或弥漫性整个肾脏增大，内部结构紊乱，患者具有感染症状、肾区有痛性包块和尿中有白细胞可资鉴别。

肾盂癌、肾上腺占位、肾脏转移瘤等：应该结合病史、体征、实验室检查和CT等影像学检查综合鉴别诊断。

肾错构瘤：亦称“血管平滑肌脂肪瘤”，主要表现为80%患者面部有蝴蝶状皮脂腺瘤，其他器官脑、眼、胃、心、肺亦有病变，大脑发育迟缓、癫痫等，有时因肿瘤内出血可发

COMPAN生急性腹痛及腰或腹部肿物增大。泌尿系X线检查属多发、双侧病变，无动静脉瘘，由于瘤体内含脂肪，B超表现为强回声，CT值为负值。

三、治疗

（一）现代医学疗法

（1）手术治疗。手术是根治的主要手段。根治性肾切除是肾癌最基本的治疗方法。没有转移的患者，此法效果最好；已有孤立性转移的患者，可用手术切除肾脏肿瘤和转移灶；肿瘤已播散者，肾切除术可解除原发性肿瘤的症状。

（2）放射疗法。由于肾癌对放射线多不敏感，故放射疗法的疗效尚不满意，

目前主要用于手术前后的辅助治疗以及晚期肾癌的姑息疗法。

（3）化学疗法。肾癌化疗效果较差，联合化疗有利于提高疗效。化疗适应证：肾癌Ⅲ、Ⅳ期术后以化疗控制复发和转移；不能手术切除的肾癌，以化疗配合免疫和激素治疗。禁忌证：Ⅰ、Ⅱ期肾癌可做根治性肾切除者；心、肝功能严重损害者；骨髓造血功能低下及血液系统疾病患者。

（4）免疫治疗。应用免疫疗法可以提高宿主的监视肿瘤能力，减少复发，提高疗效。（1）干扰素：是目前治疗已发生转移的肾癌最有效的药物。使用方法。①干扰素：每天3×106u肌肉注射，每周连用5次，6周为1个疗程，间隔1～2个月，可反复使用，有效率26%；② 重组干扰素α-2b，每次（10～20）×10^6，肌肉注射，每周3～5次，有效率14%～29%，中位缓解率为8个月；③ 人白细胞干扰素，每次100万u，每天1次，肌肉注射，每周3～5次，连续5～10d为1个疗程。（2）卡介苗：方法：于大腿内侧做皮内注射，每次5mg，每周1次，共用6周。（3）白细胞介素-2：目前此药给药途径和剂量正在探索中。（4）免疫核糖核酸：每次1支，每周5次，连用2～3个月。

（5）激素治疗。与免疫制剂和化疗药物并用可增加疗效。用法：① 甲羟孕酮：为激素疗法的首选药物，每次100～200mg，口服，每天3次；② 羟基孕酮：每次800mg，肌肉注射，每周2次；③ 丙酸睾酮：每次100mg，肌肉注射，每周2次；④ 强地松龙：每次20mg，口服，每天1次（与甲羟孕酮并用）。

（二）中医疗法

湿热蕴毒：腰酸坠胀不适，尿血，发热，消瘦，纳差，舌红苔黄腻，脉濡数。治法：清热利湿，解毒通淋。方药：八正散或龙胆泻肝汤加减。方药组成：瞿麦、萹蓄、车前子、泽泻、芒硝、龙胆草、栀子、黄芩、当归、生地黄、柴胡、甘草各10g，连翘4g。加减：尿血加小蓟15g，白茅根30g，仙鹤草10g；腰痛甚加郁金10g，三七3g。

瘀血内阻：血色晦暗，腰腹疼痛，甚则腰腹部肿块，尿血，发热，舌质紫暗或有瘀血点，瘀斑，舌苔薄白，脉涩。治法：活血化瘀，理气散结。方药：桃红四物汤加减。方药组成：桃仁、红花、川芎、当归、白芍、熟地黄、香附、木香、枳壳各10g。加减：尿血较著酌减桃仁，红花加三七3g，花蕊石30g；发热加牡丹皮、丹参各10g。

脾肾两虚：腹胀，尿血，腰腹部肿块，纳差，恶心呕吐，消瘦，气短乏力，便溏，畏寒肢冷，舌质淡，舌苔薄白，脉沉细。治法：健脾益肾、软坚散结。方药：大补元煎加减：人参、山药、熟地黄、杜仲、山萸肉、海藻、昆布各 10g，黄芪 30g，枸杞子 15g。加减：尿血加仙鹤草、血余炭各 10g；畏寒肢冷、便溏合附子理中汤：炮附片 6g，党参、白术各 10g，炮姜、炙甘草各 6g。

阴虚内热：腰痛，腰腹部肿块，五心烦热，口干，小便短赤，大便秘结，消瘦乏力，舌质红，苔薄黄少津，脉细数。治法：滋阴清热、化瘀止痛。方药：知柏地黄丸加减：熟地黄、山萸肉、泽泻、牡丹皮、茯苓、知母、黄柏、延胡索、郁金各 10g，山药 15g。加减：尿血加三七 3g，茜草、仙鹤草各 10g；便秘加火麻仁、郁李仁各 10g；心悸失眠加酸枣仁 15g，柏子仁、五味子各 10g；遗精加芡实、金樱子各 10g；月经不调加香附、当归各 10g。

四、预防与调护

肾癌应早期诊断，早期治疗，早期预防。避免放射性侵害，加强对铅化合物接触的预防，慎用激素。加强适当的体育锻炼，养成良好的卫生习惯，不食霉变腐熏腌制食品，适当控制糖、盐的摄入，保持乐观的人生观，稳定情绪，提高生活质量。术后定期复查，每 1～3 个月复查一次，情况良好者每半年至 1 年复查一次，并坚持综合治疗。

五、中西医结合最新研究进展

（1）中药千金子二萜醇对肾癌 786-0 细胞移植瘤 S 期激酶相关蛋白 2 的影响

龚永明等[1]探讨中药千金子二萜醇对肾癌 786-0 细胞移植瘤 S 期激酶相关蛋白（Skp）2 表达的影响。方法：建立肾癌 786-0 细胞移植瘤裸鼠模型，分为对照组和实验组，每组 8 只。对照组移植瘤裸鼠灌胃等体积的生理盐水，实验组移植瘤裸鼠灌胃 20mg/kg 千金子二萜醇溶液，21d 后处死裸鼠，取出瘤体，然后采用免疫组化（SP）法检测 Skp2 的表达。结果：两组 Skp2 在裸鼠的瘤体中表达率差异显著（P=0.04）。结论：中药千金子二萜醇对肾癌 786-0 细胞移植瘤 S 期激酶相关蛋白 2 的表达有一定的抑制作用。

（2）参芪地黄汤调节晚期肾癌患者自身免疫应答促进舒尼替尼靶向治疗疗效的研究

陈杏林等[2]探讨参芪地黄汤联合舒尼替尼对晚期肾癌的治疗效果、不良反应及对患者自身免疫应答的调节。方法选取上海中医药大学附属曙光医院泌尿中心收治的 82 例晚期肾癌患者，通过简单随机分组的方法将患者随机分为对照组和试验组，每组 41 例。对照组给予舒尼替尼标准治疗，试验组在此基础上加用参芪地黄汤治疗，比较两组患者的客观缓解率、疾病控制率、不良反应以及外周血 NK 细胞及 T 淋巴细胞亚群（CD_3^+、CD_4^+、CD_8^+、CD_4^+/CD_8^+）水平的变化情况。结果两组患者均完成 3 个疗程的连续治疗。试验组和对照组的客观缓解率分别为 60.98%和 31.71%，疾病控制率分别为 87.80%和 53.66%，试验组客观缓解率和疾病控制率显著优于对照组，差异有统计学意义（$P<0.01$）。两组患者主要的不良反应为乏力、头痛、恶心呕吐、皮疹和手足综合征，试验组同时并发 3 种及以上不良反应的情况显著低于对照组，差异有统计学意义（$P<0.05$）。此外，试验组可显著提高 NK 细胞[试验组（36.78±12.89）%，对照组（28.87±13.02）%]和 CD4+T 细胞[试验组（56.82±14.48）%，对照组（45.05±13.74）%]水平，提高 CD4+/CD8+比值[试验组（1.81±0.56）%，对照组（1.43±0.69）%]。**结论：**晚期肾癌患者在给予舒尼替尼治疗基础上加用参芪地黄汤可以显著提高临床疗效，降低相关不良反应的发生风险并能调节肿瘤免疫应答，改善各项免疫指标。

参考文献：

[1]龚永明,周磊,宋圣佑，等.中药千金子二萜醇对肾癌 786-0 细胞移植瘤 S 期激酶相关蛋白 2 的影响[J].中国老年学杂志,2023,43（14）:3480-3482.

[2]陈杏林,夏烨,臧鑫玥等.参芪地黄汤调节晚期肾癌患者自身免疫应答促进舒尼替尼靶向治疗疗效的研究[J].现代泌尿生殖肿瘤杂志,2022,14（6）:328-332.

第二节　肾囊肿

肾囊肿是囊性疾病，亦可视为良性肿瘤。以单纯性囊肿最多见。常见于 30～60 岁，据报告 50 岁以上成年人半数有肾单纯性囊肿。男：女为 2：1，左右侧发病相似，单侧肾或双侧肾均可发生单个或多发囊肿。无明显遗传因素及其他先天性异常。一组收集 500 例中有 7%恶性变。1946 年 Helper 结扎兔肾小管和使肾乳头缺血可发生囊肿，因此认为囊肿形成与肾小管堵塞和缺血有关。该病可发生于肾脏任何部位，肾下极较多见。囊肿壁薄，为单层扁平上皮。囊液为清亮琥珀色液体，5%为血性液体。囊肿一般较表浅，但也可位于皮层深层或髓质。单纯性肾囊肿与肾盂、肾盏不相通。囊肿较大时使肾脏外形改变，可压迫邻近正常组织。下极囊肿可压迫输尿管引起梗阻、积液和感染。囊肿起源于肾小管，病变起始为肾上皮细胞增殖而形成的肾小管壁囊状扩大和微小突出，其内积聚了肾小球滤过液或上皮分泌液，与肾小管相通。最终囊壁内及其邻近的细胞外基质重组，形成有液体聚积的独立囊不再与肾小管相通。本病可归属于中医“积聚”“腰痛”“血尿”等范畴。如《灵枢·本脏》篇说：“肾大则善病腰痛，不可俯仰，易伤于邪。”《素问·四时刺逆从论》篇说：“少阴有余病皮痹隐疹，不足病肺痹，滑则病肺风疝，涩则病积溲血。”《灵枢·决气》篇说：“血脱者、色白，夭然不泽。”《施今墨临床经验集》指出：“腰酸肾虚，虚则不固，下渗而为血尿，治宜滋肾阴、清虚热，利尿活血法。”。

一、病因和发病机制

（一）现代医学对肾囊肿病因和发病机制的认识

（1）发病因素

① 毒素：可造成各种细胞组织器官损伤，导致基因突变的先天发育异常等；② 先天的发育不良：主要可造成髓质海绵肾、发育不良性多囊肾等；③ 饮食不当：是囊肿病产生、发展变化的重要因素，如过饥则营养不足、过饱则伤及脾胃消化吸收功能而发生气血流通障碍；④ 劳逸失宜：较长时间的过度用力或剧烈运动也是形成肾囊肿的病因。

（2）常见的诱发与加重因素

① 感染；② 基因突变（非遗传）；③ 毒素；④ 饮食不当；⑤ 劳逸失宜；⑥ 情绪因素。

（二）中医学对肾囊肿病因病机的认识

本病发病成因主要为素体禀赋不足，加之七情郁结，劳累过度而致肝脾受损，气机痞塞，则脾失健运，肝失疏泄，胃失和降，致湿浊内停，凝结为痰，痰瘀交阻，脉络不畅，瘀血及痰浊搏结于肾，凝聚不散，不通则痛。气滞不散，瘀血内结，而成积证。痰瘀日久，化热伤络，血溢脉外随尿而出，则为尿血。

痰热互结，气血壅滞：由于湿热内蕴，久郁化火，灼液成痰，痰热互结，流注下焦，气机失畅，血脉不行，久则痰瘀互结，凝于肾脉，发为囊肿。

脾虚湿停，痰水凝聚：由于患者平素脾肾阳虚，体内多痰多湿，阳虚则内寒，脾虚水湿之邪停留体内，无以温化，则寒痰水湿互结，凝聚不散，聚于肾络，成为囊肿。

总之，本病病位在肾，其病理性质与病期有关。疾病早期多见痰瘀内盛的实证；疾病中期郁而化热，伤阴动血而致虚中夹实；疾病后期，阴损及阳，气血俱虚而为虚劳。

二、诊断和鉴别诊断

（一）诊断

（1）B 超和 CT 检查。是目前主要的诊断手段。典型的 B 超表现为边缘清晰的无回声区，囊壁光滑呈强回声。如果囊壁显示不规则回声，应警惕恶变可能。如果囊壁继发感染，B 超下囊壁增厚，囊内可有细回声。如果囊内出血，回声增强。B 超鉴别囊性和实质性占位病变的正确率达 98%。CT 对 B 超不能确定者有价值。囊肿内出血或感染时呈现不均质增强，CT 值增加。静脉肾盂造影能显示囊肿压迫肾实质或输尿管的程度，并可了解囊肿和集合系统间的关系，为治疗提供依据。

（2）囊肿穿刺囊液检查。当 B 超或 CT 怀疑有恶变时可在 B 超或 CT 引导下穿刺，对囊液进行细胞学和生物化学等检查。囊壁继发肿瘤时，囊液为血性或暗褐色，脂肪及其他成分明显增高。细胞学检查常见癌细胞。CA-50 水平增高。炎性囊液呈浑浊暗色，脂肪及蛋白质含量中度增加，淀粉酶和 LDH 显著增高。可有炎性细胞，细菌培养可查见致病细菌。抽出囊液后可注入造影剂，进一步了解囊壁情况，判断是否有肿瘤存在。

（二）鉴别诊断

（1）常染色体显性遗传型（成人型）多囊肾（autosomal dominant polycystic kidney disease, ADPKD）其囊肿与囊肿之间肾实质较少；肾功能可出现异常；有肝囊肿、胰腺囊肿、颅内动脉瘤、二尖瓣脱垂、结肠憩室等系统性表现；有 ADPKD 家族史；ADPKD 的囊肿基因连锁分析阳性。

（2）肿瘤性肾囊肿。即实质性恶性肿瘤发生坏死液化后发生的囊肿，或在囊肿的背景或基础上伴发癌。超声检查示囊壁不规则，囊内瘤区有回声，后壁无回声增强；囊液化验示外观呈血性或黑色，胆固醇和乳酸脱氢酶含量升高，可发现恶性肿瘤细胞；肾动脉造影可见到肿瘤血管丰富，并有造影剂在静脉窦中浓聚形成斑状阴影。

三、治疗

（一）现代医学疗法

（1）保守治疗

对肾功能大多不造成损害。但患者大多数为老年患者，所以近来治疗趋于保守。

对囊肿体积小，患者无明显不适，囊肿未造成对肾盂、输尿管的压迫，无感染恶变等，一般不主张手术。可定期B超随诊如发现囊肿合并感染，可用抗生素治疗观察，如感染不能控制或怀疑有恶变时应首选手术治疗。

（2）常用治法

对于有临床症状的较大肾囊肿首选经皮囊肿穿刺引流并注入硬化剂。常用的硬化剂有：50%葡萄糖注射液、碘苯酯、酚、95%乙醇或四环素等。以95%的乙醇最为常用。为避免穿刺注射后因酒精吸收或外溢而造成损害，采用穿刺注射后留置导管20分钟左右，然后将注射的硬化剂抽出可大大降低并发症的出现。

（3）手术治疗

对反复感染怀疑恶变或因囊肿部位等原因而不宜行穿刺治疗的患者，应尽量切除囊壁，残留囊壁应用石炭酸等加以处理。对出现恶变者应根据具体情况行肾切除或部分肾切除术。

（二）中医疗法

（1）内治法

气滞血瘀证：肢体或有轻度浮肿，小便短少，腰膝酸软，耳鸣，口唇色暗，眼眶发黑，指甲紫暗，腰胀痛或刺痛，小腹或可触及包块有压痛，舌淡暗，脉细涩。基本治法：补肾利水，行气活血化瘀。方药运用：三棱汤合春泽汤加减。常用药：山萸肉10g，杜仲12g，白术12g，三棱12g，莪术12g，当归12g，木香9g，赤芍15g，丹参15g，桂枝10g，泽泻10g，党参15g等。方中山萸肉、杜仲、党参、白术益气养阴，补肾健脾；当归、赤芍、川芎养血活血，祛瘀而不伤阴；三棱、莪术活血化瘀，配合丹参养血和络；木香、桂枝、泽泻行气通阳利水。诸药配合，补肾利水，养血活血，祛瘀生新，活血而不耗血，使瘀血兼证可解。加减：若脾虚气滞，脘闷便溏者，加用砂仁8g，陈皮10g，山药15g，莲子15g；食滞不化或食后腹胀者，加山楂20g，鸡内金20g，谷芽30g，麦芽30g；腰酸明显者，加菟丝子15g，桑寄生10g，川续断10g，狗脊15g；血尿者，加侧柏叶15g，茜草炭15g，仙鹤草15g。

肝肾亏虚证：浮肿明显，面色苍白，畏寒肢冷，腰腿酸软，神疲乏力，纳呆或便溏，舌嫩淡胖，苔白滑，脉沉细，或沉迟无力。基本治法：补益肝肾，活血化瘀。方药运用：人参鳖甲丸加减。常用药：人参15g，鳖甲15g，熟地黄15g，牡丹皮10g，桃仁10g，地鳖虫15g，丹参30g，三棱12g，莪术12g，蜂房10g等。

方中人参健脾益气；川芎行气；丹参、赤芍、牡丹皮养血柔肝，化瘀生新，疏通脉络之品为其主药。辅以鳖甲、地鳖虫、蜂房、桃仁、三棱、莪术活血破瘀，软坚散结，去痞消积之品，助主药攻其癥结；以茯苓除湿利水。诸药配伍，癥积可消。加减：邪实甚而正虚明显者，应间断服用八珍汤；面色黧黑，小腹胀痛，小便不利，或尿血紫暗夹块者，可服用大黄䗪虫丸；小便红赤灼热者，加小蓟 15g，白茅根 15g，藕节 15g，牡丹皮 10g。

肾虚浊阻证：肢体浮肿，小便不利，灼热刺痛，色黄或红，腰背胀痛，口腻纳呆，渴不欲饮，身胀困重，舌红，苔黄腻，脉濡数。基本治法：扶正降浊，化积散结。方药运用：温脾汤加减。常用药：党参 30g，丹参 30g，制大黄 15g，淫羊藿 15g，六月雪 30g，桂枝 10g，当归 15g，黄芪 20g，杜仲 15g，积雪草 15g 等。方中用桂枝与淫羊藿温阳祛寒；党参合黄芪益气补脾；六月雪、积雪草清热泻浊；制大黄荡涤积滞。杜仲、丹参、当归以补肾活血养血。诸药协力，使寒邪去，积滞行，脾阳复，则诸症可愈。加减：纳差腹胀者，加香橼 10g，佛手 10g，砂仁 8g，谷芽 30g，麦芽 30g；恶心呕吐者，加陈皮 10g，竹茹 10g，半夏 8g，黄连 5g；面浮足肿，小便减少者，加大腹皮 15g，茯苓皮 15g，陈葫芦 15g。

（2）外治疗法

热敷方剂：主要成分：吴茱萸 50g，小茴香 100g，干姜 50g，丁香 50g，肉桂 50g，黄芪 50g，附子 50g，补骨脂 50g，樟脑 10g，茯苓 50g，甘草 50g，桂枝 50g。上药研末，每日取 100g，用酒浸泡后，装在药物短裤内，治疗时穿上，再把热疗短裤穿在外面，通电治疗 40～70 分钟，每日使用 1～3 次。

药茶方剂：主要成分：山萸肉 10g，枸杞子 10g，黄芪 20g，干姜 5g，大枣 5g，当归 10g，熟地黄 10g，陈皮 10g，甘草 5g。全天只饮此茶，不饮别的水。对肾虚气血不足者为宜。

（3）针刺疗法

取穴为肝俞、脾俞、肾俞、志室、飞扬、太溪、膻中、鸠尾、中脘、肩俞、气海、复溜、三阴交。每次 3～4 穴，依据证之虚实而采用补泻手法，留针 20～30 分钟，或用灸法，两组穴位交替进行。

四、预防与调护

肾囊肿不但要进行预防，而且在发现病情的时候还需进行合理的治疗和护理。只有这样，才能正确预防或使病情得到及时的好转、康复。肾囊肿患者要避免剧烈的体育运动和腹部创伤，肾脏肿大时还应避免腰带过紧，以防止囊肿破裂。饮食方面注意：还应避免过咸类（包括腌制食品）、辛辣刺激类（包括辣椒、酒类、虾、蟹等）、被污染类（包括腐烂变质的，剩饭剩菜等）、烧烤类等食物。此外，对于巧克力、咖啡、浓茶也不宜饮用，以防止囊肿增大。平时生活注意：忌憋尿；淋浴洗澡；注意外阴部卫生；尽量避免导尿及其他尿路器械检查；积极控制高血压、糖尿病等加重因素。总之，发生肾囊肿的人群都需要注意休息，并且定期监测尿常规、肾功能、血压等情况，避免一切具有肾脏毒性药物的服用。

五、中西医结合最新研究进展

单纯性肾囊肿中医证型与临床特征相关性研究

吴巧茹等[1]总结分析单纯性肾囊肿（SRCs）的中医证型与临床特征的相关性。方法：对 713 例 SRCs 患者进行回顾性研究，收集患者的年龄、血肌酐、肾小球滤过率（eGFR）、血尿酸以及是否合并肾结石等临床特征，分析中医证型与临床特征的相关性。结果：① 中医证型分布情况：本虚证以气阴两虚为主，其次为脾肾气虚、脾肾阳虚、肝肾阴虚；标实证以湿热证为主，其次为湿浊证、血瘀证。② 各中医证型年龄分布情况：本虚证中，脾肾阳虚型年龄最大，其次为肝肾阴虚、气阴两虚、脾肾气虚；其中脾肾气虚与气阴两虚、脾肾阳虚的证型间年龄比较，差异有统计学意义（$P<0.05$）。标实证中，湿浊证年龄最大，其次为血瘀证、湿热证；其中湿浊证与湿热证、血瘀证的证型间年龄比较，差异有统计学意义（$P<0.05$）。③ 本虚证中，血肌酐浓度由高至低、eGFR 由低至高依次为脾肾阳虚、肝肾阴虚、气阴两虚、脾肾气虚；其中脾肾气虚与气阴两虚、脾肾阳虚，气阴两虚与脾肾阳虚的证型间血肌酐、eGFR 比较，差异有统计学意义（$P<0.05$）。血尿酸浓度由高至低依次为脾肾阳虚、气阴两虚、肝肾阴虚、脾肾气虚；除脾肾气虚与肝肾阴虚外，其余各证型间的血尿酸浓度比较，差异均有统计学意义（$P<0.05$）。标实证中，血肌酐、血尿酸浓度由高至低、eGFR 由低至高依次为湿浊证、湿热证、血瘀证；各标实证的证型间血肌酐浓度、eGFR、血尿酸浓度比较，差异均有统计学意义（$P<0.05$）。④ 肾结石并发率情况：本虚证中，肾结石并发率由高至低依次为肝肾阴虚、气阴两虚、脾肾气虚、脾肾阳虚；其中气阴两虚与脾肾气虚、脾肾阳虚的证型间肾结石并发率比较，差异有统计学意义（$P<0.05$）。标实证中，肾结石并发率由高至低依次为湿热证、湿浊证、血瘀证；各标实证的证型间肾结石并发率比较，差异均有统计学意义（$P<0.05$）。结论：中医证型与年龄分布、肾功能损害、

高尿酸血症、合并肾结石等临床特征密切相关。

参考文献：

[1]吴巧茹,金钟大.713 例单纯性肾囊肿中医证型与临床特征相关性研究[J].广州中医药大学学报,2019,36（7）:935-938.

第十六章 肾血管疾病

第一节 肾动脉狭窄性高血压

肾动脉狭窄性高血压系指因单侧或双侧肾动脉的主干或其分支狭窄性病变，使受累的肾缺血引起的高血压。1934 年 Goldblatt 首先报告用特制的夹子钳夹动物的肾动脉致肾缺血引起血压升高。当去除夹子或切除受累肾脏后，血压即恢复正常。1938 年 Leadbetter 和 Burkland 首次临床病例报道了一名 5 岁半的儿童患肾动脉狭窄经肾切除后血压恢复正常。此后各国学者从各方面探讨这一问题。肾动脉狭窄是引起继发性高血压常见原因之一，约占所有高血压的 5%，也是继发性高血压引起心血管事件和缺血性肾病及慢性肾衰竭的常见原因。本病的临床重要性在于它是最常见的可能治愈的继发性高血压，早期确诊具有重要意义。本病常由动脉粥样硬化、纤维肌性发育不良及大动脉炎引起，我国引起本病的首要原因是大动脉炎（约占 64%），其次是肾动脉纤维肌性发育不良（占 15%），此两者均常见于年轻人；肾动脉粥样硬化最常发生于中年和老年人。肾动脉狭窄引起高血压的机理是由于肾脏缺血后肾素分泌增加，体内肾素-血管紧张素-醛固酮系统活化，致使外周血管收缩、阻力增加、水钠潴留、血容量扩张，形成高血压。缺血逐渐导致肾小球硬化、肾小管萎缩及肾间质纤维化，从而呈现缺血性肾脏病。由于该病进展快，血压经药物治疗难以控制。近年来，新型抗高血压药物的出现及血管外科手术的改进，使肾血管狭窄性高血压在诊断和治疗上均有了很大的进展。尽快改善肾脏血运为其治疗的根本方法，肾动脉介入治疗已经成为肾动脉血管重建术、恢复肾脏血流量最可行的方法及治疗 RASH 的主要手段。

一、病因和发病机制

（一）现代医学对肾动脉狭窄性高血压病因和发病机制的认识

各种原因引起的肾动脉口、主干或其主要分支狭窄，均会使肾实质缺血而产生高血压，通称肾血管性高血压病。引起肾动脉狭窄的病因有：

（1）大动脉炎： 多发性大动脉炎常会累及腹主动脉和肾动脉，引起本病。狭窄的好发部位，多在肾动脉开口或近腹主动脉的 1/3 段内。此种肾动脉狭窄在亚洲和我国远较西欧、北美多见。常发生于青壮年，女性多于男性（约 2:1），患者除肾动脉狭窄外，尚可有胸、腹主动脉及肢体动脉狭窄的表现，其中以无脉症为常见。

（2）动脉粥样硬化：动脉粥样硬化病变可波及肾动脉开口部和肾动脉本身，使肾动脉狭窄，导致肾缺血和肾血管性高血压病。狭窄部位亦多数发生在肾动脉口及近主动脉的 1/3 段内。据国外统计，动脉粥样硬化乃是造成肾动脉狭窄的主要原因，约占 32%～54%，多见于 50 岁以上者。

（3）肾动脉纤维肌增生：肾动脉管壁中层纤维增生、肌层变厚，弹力纤维断裂，内膜下和肌层内有黏液样物质积聚，使管壁变厚，管腔狭窄，狭窄的部位分布较分散，但以肾动脉远端 2/3 段内较为明显。此种病变多见于青壮年，女性多于男性。

（4）其他：① 肾动脉梗死，从左心或主动脉中脱落的血栓、组织块、粥样硬化斑块，流入肾动脉时，可造成肾动脉狭窄和肾血管性高血压病。② 肾动脉先天发育不全可导致肾动脉狭窄。若狭窄的程度较轻，该侧肾脏仍能发育，则随着肾脏的发育增大，肾血管狭窄的矛盾就会显露出来，并产生肾血管性高血压。③ 肾动脉瘤可因血管变形，管腔内血栓形成等原因，使肾动脉狭窄而产生高血压。④ 肾动、静脉瘘多发生于肾动、静脉主要分支之间，它可使受病变动脉供应的肾组织血流明显减少，而产生高血压。⑤ 肾动脉受压（如肿瘤、纤维索条压迫或瘢痕收缩等）或肿瘤细胞栓塞，均可引起高血压。

上述诸病因中，以（1），（2）为多见。

肾动脉狭窄产生高血压的机理，目前有以下几种学说：① 肾素-血管紧张素增加，在高血压产生机理中，占主要位置。但有一部分肾动脉狭窄性高血压患者（特别在后期）的血浆肾素活性并不增高，血管紧张素亦可不高，甚至可较正常低。因此不能单纯用肾素-血管紧张素学说来完满解释。② 继发性醛固酮增多，导致水、钠潴留和细胞外液和血容量的增加，乃是使血压持续升高的重要因素。③ 肾内降压系统（包括前列腺素、激肽等）的调节功能（包括对侧肾脏的调节功能）发生障碍。④ 外周血管在各种原因影响下，阻力增高。上述各种机理是相互联系的，在它们的共同作用下，使高血压得以持续存在。肾动脉狭窄因部位不同，其病理改变亦异。若狭窄发生在肾动脉口或动脉主干上，则整个肾脏受累，肾小管发生退变、萎缩，间质纤维化，最后肾小球透明样变性，肾体积缩小变硬。有些报告见肾小球旁器细胞增生，胞浆内颗粒增多，表明肾素分泌增加。如果狭窄只发生在肾动脉的一个分支，则仅由其供应的肾组织受累，其余部分正常，甚或代偿增大。肾动脉狭窄到后期由于长期高血压，致全身小动脉发生硬化，则对侧肾脏亦会因小动脉硬化乃出现肾功能不全。

（二）中医学对肾动脉狭窄性高血压病因病机的认识

肝阳上扰：“头为清阳之府”“诸阳之会”，又为髓海所在，凡五脏精华之血，六腑清阳之气皆上注于头。若先天不足或年老肾衰，肾不足，肝失所养，使肝阳上亢，或情志不畅，肝失调达，气郁化火，火热炎上，均可致气血逆乱，血运失常，致使气血纵横，脉络交错，结聚成瘀，壅滞经脉，阻遏清阳，髓海受损，发生头痛晕眩。

痰饮上壅：素体虚弱，先天禀赋不足，肾主蒸化水液的功能失司，水不得气化，停蓄而为痰饮，阳于脉道，影响气血运行；或劳倦过度，思虑脾伤，脾不健运，痰饮内生；或五志过极，肝阳暴涨，痰饮壅滞、清阳被阻，而发生本病。

二、诊断和鉴别诊断

（一）诊断

Krijnen 等认为通过临床指标预测高危人群的准确性与肾动态扫描相近，可直接行肾动脉造影。提示肾动脉狭窄的临床指标包括：① 30 岁以前或 55 岁以后发病的高血压；② 病史较短，突然发生明显的高血压，或原有高血压突然加重，恶性高血压；③ 无高血压家族史；④ 对三种以上联合用药降压药物疗效不佳；⑤ 上腹部或腰部脊肋区可闻及血管杂音；⑥ Ⅲ～Ⅳ级高血压眼底病变；⑦ 腹部或腰部血管杂音；⑧ 伴发其他血管疾病；⑨应用 ACEI 后肾功能恶化；⑩反复发作的肺水肿；⑪老年人不明原因的氮质血症。进一步检查可做静脉肾盂造影，放射性核素肾图，肾静脉肾素活性测定，肾动脉造影可作为确诊本病的金标准。

（二）鉴别诊断

（1）肾实质病变。肾小球肾炎、肾盂肾炎、多囊肾、肾结核、肾结石等造成肾损害，引起肾缺血，导致高血压。① 急性肾炎多见于青少年，起病前有链球菌感染史、有水肿、血尿、蛋白尿。眼底检查可见视网膜动脉痉挛。② 慢性肾炎与晚期高血压病合并肾功能损害者，有时不易鉴别，年龄较轻，有急性肾炎史或反复浮肿史，蛋白尿出现在高血压之前，明显贫血、血浆蛋白降低、氮质血症、血压增高相对较轻等，多系慢性肾炎。③ 慢性肾盂肾炎，女性多见，有尿路感染史。尿中有蛋白、红细胞、脓细胞、尿细菌培养阳性，支持慢性肾盂肾炎。④ 多囊肾常有家族史，肾区扪及肿大肾脏，超声检查可明确诊断。

（2）嗜铬细胞瘤。90%发生在肾上腺髓质，其余发生在交感神经节及体内其他部位的嗜铬组织。由于瘤细胞分泌儿茶酚胺，可引起血压高和代谢紊乱，表现为阵发性或持续性伴阵发加重的高血压。血压升高急剧、头痛剧烈、心悸、气促、多汗、面色苍白、心动过速、血糖升高、恶心、乏力，持续数分钟或数天，发作间歇，血压可正常。血压增高期测定尿中肾上腺素，去甲肾上腺素或其代谢产物3-甲基-4羟苦杏仁酸（VMA），如显著增高，提示嗜铬细胞瘤。血压增高期间可做酚妥拉明降压试验。用酚妥拉明5mg，5%葡萄糖注射液90ml稀释，收缩压下降超过4.66kPa（35mmHg），舒张压下降超过3.33kPa（25mmHg），且能维持3～5分钟者为阳性。正常人及高血压病患者，使用酚妥拉明后血压下降一般不超过4kPa（30mmHg）。发作间歇，血压正常者，可做组胺激发试验，用磷酸组胺0.01～0.02mg静脉注射，如无反应，可增加剂量。注射后，每分钟测血压一次，连续15分钟。本病患者于注射后2分钟内血压即可升高。如收缩压上升大于原来水平8kPa（60mmHg）以上，舒张压升高大于5.3kPa（40mmHg），并持续5分钟以上者为阳性，提示有本病可能，也可做胰高血糖素试验，早晨禁食，静脉注射胰高血糖素1mg，以后每分钟测血压一次，连续15分钟，判断标准与组织试验相同。本方法副作用少，假阳性少。静脉肾盂造影和腹膜后充气造影可显示肿瘤部位。B超检查或计算机断层扫描（CT）有确定诊断和肿瘤定位的价值。

（3）原发性醛固酮增多症。本病多见于成年女性，有长期血压升高伴以顽固性低血钾。由于肾上腺皮质增生或肿瘤分泌醛固酮增多，而引起高血压，肾脏大量排钾而发生低血钾。神经肌肉功能障碍，阵发性或持续性肌肉软弱无力或麻痹。长期大量失钾可导致肾小管空泡样变性，肾浓缩功能障碍，出现多尿、夜尿、烦渴、多饮。其中血钾<3.5mmol/L，尿钾>25mmol/d，17-羟类固醇正常，血浆肾素活性降低，螺内酯试验阳性，肾上腺扫描或CT检查，可发现肾上腺区占位性病变，给本病的诊断提供了客观证据。

（4）皮质醇增多症。由于肾上腺皮质增生或肿瘤，分泌糖皮质激素过多，水钠潴留而致血压升高，向心性肥胖、满月脸、多毛、皮肤细薄及紫纹、血糖升高。有以下特殊表现，一般诊断不难，要确诊本病，尚需进一步证明皮质醇分泌过多或失去其正常的昼夜节律，即晨间分泌高于正常，晚上及午夜的分泌不低于正常或高于午后的分泌水平。24小时尿中17-羟类固醇及17-酮类固醇增多，地塞米松抑制试验及促肾上腺皮质激素兴奋试验阳性，部分增生型病例的X线颅骨检查可见蝶鞍扩大。

也可用肾周围充气造影，以辅助诊断。

（5）妊娠毒血症。发生于妊娠后期3～4个月或分娩期及产后48小时内。以高血压，水肿和蛋白尿为特征。重者抽搐、昏迷。若妊娠早期就发现血压增高，则可能是高血压病或继发性高血压合并妊娠。多有高血压病史，尿蛋白较轻，可资鉴别。但高血压病患者，在妊娠过程中，常可有高血压和尿改变的恶化，也有统计表明高血压病患者合并妊娠时，大约30%，发生妊娠毒血症，诊断时可以考虑。

（6）血管病变。先天性主动脉缩窄，多见于青少年，男性多于女性。临床表现为上肢血压高，下肢血压降低，形成反常的上高下低现象。由于下肢血供不足，可有下肢乏力、肢冷。主动脉听诊区及肩胛间部可闻血管杂音，胸部X线片可显示肋骨因受肋间侧支循环动脉侵蚀而造成的切迹。主动脉造影可明确诊断。

多发性大动脉炎是主动脉及其分支的非特异性炎症，可致病变血管管腔狭窄。若病变波及主动脉，也可出现上肢血压高而下肢低。若病变波及肾动脉，则致肾血管性高血压，狭窄血管的相应部位，可闻血管杂音，血管造影可明确诊断。

（7）颅脑疾病。颅内肿瘤、脑炎、颅脑创伤等引起颅内压增高者，均可引起高血压，由于有神经系统的表现，一般不难诊断。

三、治疗

（一）现代医学疗法

（1）手术治疗

外科手术是治疗肾血管性高血压最早的方法，但自20世纪80年代以来，外科手术使用得越来越少，仅占37%左右。

手术方法有：旁路手术、动脉内膜切除术、部分或全肾切除、自体肾移植。

（2）肾动脉扩张术

自20世纪80年代以来，经皮肾动脉腔内扩张术已成为治疗肾动脉狭窄的最常用的方法。

（3）药物治疗

利尿剂：对双侧肾动脉狭窄引起的高血压，使用呋塞米20mg静脉注射和口服降低血压，保钾类利尿剂禁用。

β-受体阻滞剂：倍他乐克25～50mg，每天2次，口服降压，本类药物通过阻断β-肾上腺素能受体，能抑制肾素的释放，以降低血浆肾素水平，大部分肾动脉狭窄高血压患者血浆肾素水平增高，故此类药物适用于本病患者。

血管紧张素转换酶抑制剂（ACEI）：对于双侧肾动脉狭窄或孤立肾动脉狭窄的患者应禁忌。

钙通道阻滞剂：选用波依定 5～10mg 或氨氯地平 5～10mg，每天 1 次，口服降压，本类药物是治疗肾动脉狭窄的安全有效的药物。

（二）中医疗法

（1）内治法

阴虚阳亢：眩晕耳鸣，头痛且胀，急躁易怒，腰膝酸软，五心烦热，蛋白尿或血尿，舌质红苔薄黄或红少苔，脉弦细数。治法：滋补肝肾，潜阳熄风。方药：天麻钩藤饮加减。方药组成：天麻、钩藤各 10g，石决明、益母草、桑寄生、杜仲各 15g，栀子、牛膝各 12g，黄芩 10g，茯苓 20g。加减：病重者加羚羊角 10g；肝火过甚者加龙胆草、菊花各 10g，牡丹皮 15g，另可用中成药：阴虚明显者可以加服杞菊地黄丸。每次 5g，每天 2 次。

气血亏虚：眩晕，动则加剧，劳累即发，面色苍白，唇甲不华，心悸少寐，神疲懒言。甚或小便不利，泡沫尿或小便混浊，舌质淡苔薄白，脉沉细或结代。治法：补益气血，健脾运胃。方药：归脾汤加减。方药组成：远志、当归各 12g，白术、人参各 10g，茯神、酸枣仁各 20g，黄芪 25g，龙眼肉 15g，木香 9g，甘草 6g。加减：脾胃虚弱明显者当归宜炒，并加砂仁 10g，神曲 15g；脾胃虚寒，中阳不足者，可加桂枝、干姜各 10g，血虚重者可加熟地黄 15g，阿胶 10g，并重用黄芪。另可用中成药归脾丸，每次 5g，每天 2 次。

肾精不足：眩晕耳鸣，失眠多梦，心悸健忘，腰膝酸软，小便浑浊，四肢不温，形寒肢冷，舌质淡，脉细无力。治法：偏阴虚者补肾滋阴；偏阳虚者补肾助阳。方药：补肾滋阴用左归丸。方药组成：熟地黄 24g，山药、枸杞子、山萸肉、菟丝子、鹿角胶、龟甲胶各 12g，牛膝 9g；补肾助阳用右归丸：熟地黄、山药、菟丝子各 12g，山萸肉、枸杞子各 9g。加减：阴虚内热明显者可以加用醋鳖甲 10g，盐知母、盐黄柏各 12g、地骨皮 15g；如阴阳两虚均明显者，二方均可加龙骨、牡蛎各 30g，珍珠母 10g。另可用中成药左归丸，每次 5g，每天 2 次；右归丸，每次 5g，每天 2 次。

痰浊阻滞：眩晕，头重如蒙，胸闷呕恶。肢体浮肿，小便不利，浑浊不清，舌质淡苔白腻，脉弦滑或沉缓。治法：燥湿化痰，健脾和胃。方药：半夏白术天麻汤加减。方药组成：半夏、白术各 12g，天麻、橘红各 10g，茯苓 20g，甘草 6g。加减：呕恶甚者加代赭石 15g，生姜、竹茹各 10g；若耳鸣重听加郁金、菖蒲；若痰郁化火，可加黄连 10g，黄芩 12g，胆南星、姜竹茹各 10g。另可用中成药天麻丸，每次 5g，每天 2 次。

瘀血阻络：眩晕，头昏胀痛，在下午或夜间加重，小便浑浊或蛋白尿，下肢无力、疼痛或跛行，舌黯或有瘀斑，脉细弱或涩。治法：活血化瘀，行气利水。方药：血府逐瘀汤加减。方药组成：桃仁、当归、赤芍、牛膝各 12g，红花、川芎、桔梗、柴胡、枳壳各 10g，生地黄 15g，甘草 6g。加减：兼痰湿阻滞，可加半夏、白术各 12g，天麻 10g；若见兼热象者，可加牡丹皮 15g，重者加赤芍 12g，生地黄用至 30g；尿中泡沫多者可加黄芪 40g，蝉衣 10g，尿中有血者可加白茅根、小蓟各 15g。

另可用中成药健肾冲剂冲服，每次 1 袋，每天 3 次。

（2）外治法

叶景华选用吴茱萸研粉加醋及温开水调成丸状，外敷双涌泉穴及神阙穴，每晚更换 1 次，能起到降压作用。也可用王不留行籽耳穴粘贴降压沟、肝、肾、皮质下、内分泌、神门等穴，隔天 1 次，左右耳交替使用。

（3）针灸

冯桂梅等观察了针刺对肾动脉狭窄高血压大鼠的血压、SOD、LPO 及五种微量元素的影响。结果表明：针刺大鼠内关、足三里、三阴交、涌泉穴能降低两肾两夹型肾动脉狭窄性高血压大鼠血压。针刺高血压组比单纯高血压组的血清超氧化物歧化酶含量增加，比单纯高血压组血清过氧化脂质含量减少，微量元素 Cu、Zn、Fe 含量也出现明显变化。

四、预防与调护

（1）日常调理

① 超重与肥胖者，应减轻体质量；② 吸烟者应戒烟；③ 嗜酒者应限制酒量。

（2）适度运动

根据病情与身体情况量力而行，如散步、做操、练健身气功、打太极拳、跳舞等。

（3）合理饮食

因水钠潴留明显，低盐饮食（3g/d）比原发性高血压控制更严格，多吃富含钾的蔬菜与水果，对肾功能减退而无大量蛋白尿者应限制蛋白质的摄入（30～40g/d）若有大量蛋白尿或低蛋白血症时则应放宽蛋白质摄入量（g/kg），主要食用优质蛋白质如牛奶、鸡蛋、鱼等。

（4）减轻精神压力避免精神刺激与情绪过度紧张，注意劳逸结合睡眠充足，必要时酌情给予安定与镇静药。

（5）避免使用可能升高血压的药物

如避孕药、非甾体消炎药（吲哚美辛等）、肾上腺皮质激素（激素）、抗组胺药、甘草制剂、麦角碱等。

（6）一旦肾动脉狭窄引起高血压后应积极治疗，控制血压在正常范围内，并且定期检查小便、心电图、眼底、四肢血管B超，以防发生心、脑、肾等重要器官的损伤及血管栓塞。

（7）出现肾损害后，应注意保护肾功能，切忌使用对肾有损害作用的药物及时使用中西医治疗，防止肾损害的进一步加重或肾功能的恶化。

第二节　良性小动脉性肾硬化症

良性小动脉性肾硬化症（benign arteriolar nephroscle-rosis，BANS）是高血压病的常见并发症之一，是全身动脉粥样硬化的一部分，随着高血压病的进展，肾脏损害几乎不可避免，一般病程10～15年。文献报道28%的终末期肾病与高血压有关，约18%的原发性高血压患者出现肾功能不全。中医可将其归属为“眩晕”“虚劳”“水肿”等范畴。

一、病因和发病机制

（一）现代医学对良性小动脉性肾硬化症病因和发病机制的认识

本病多见于中老年人，特别是有高血压病史的患者，其病理改变是小动脉内膜下有类脂物质沉积，管壁增厚，弹力纤维减少，结缔组织增生。这些改变使血管腔变窄，肾小球毛细血管袢因血流量减少而萎陷、退变，所属肾小管亦逐渐下降，但因病变进展缓慢，故可维持多年而不出现肾功能不全症状，但若遇应激状态（如外伤、脱水、大手术、药物损害等），则肾脏因缺乏储备能力，功能会迅速恶化，甚至出现尿毒症症状，这是老年人常见的表现。另外，若患者血压高而未得到控制，则全身小动脉硬化会加快进行，经过1～2年，即可进入肾功能衰竭期。

（二）中医学对良性小动脉性肾硬化症病因病机的认识

本病据其临床表现，属中医“头痛”“眩晕”“中风”“关格”等范畴。其在不同的阶段，临床表现又可见于中医不同的病证之中。

（1）情志失调。因七情过度，情志不调，致肝气郁结，肝失疏泄，肝阳上亢，上扰清空。肝阳上亢，阴不制阳，肝阴不足，久之则肝肾阴亏而见眩晕之证。正如《中藏经》云：“肝气逆则头痛、耳聋，颊赤，其脉浮而急，胁支满，眼眩。”

（2）肾亏于内。由年迈体衰，精亏血少，肾气不足。如《类症治裁》云：“年高肾液已衰，水不涵木。”肝肾阴虚，水不涵木，肝阳上亢。

（3）饮食失节。患者由进食肥甘厚味，饮食不节或饮酒过度，生痰生湿，中焦气机受阻，脾胃运化失常，气血不能上荣于脑，髓海不足而致。

本病由上述情志失调、肾气亏虚、饮食不节等导致肝脾肾三脏功能失调而致。或由情志失调，肝郁化火，肝阴暗耗，肝阳上亢而见头晕、头痛；或由饮食不节损伤脾胃，脾运失司则痰浊中阻，使清阳不升，或气血生化不足髓海失养；后天不养先天，肾气不足，而致头晕、头痛；脾肾俱虚，固摄无权，开阖失司，则精微下泄而见蛋白尿；肾之气化失司，则见水湿内停，溢于肌肤而为水肿。肾阴肾气虚日久，可发展为肾阳虚损，阴阳两虚，诸项机能失调致湿浊内停，在上胃失和降，在下肾失开阖尿少，发为关格之证。久病入络，经络阻滞，常有血瘀之证。《临证指南医案·眩晕门》认为：“经云诸风掉眩，皆属于肝，头为六阳之首，耳目口鼻皆系清空之窍，所患眩晕者，非外来之邪，乃肝胆之风阳上冒耳，甚则有昏厥遗失仆之虞。其症有挟痰、挟火、中虚、下虚，治胆、治肾、治肝之分。”《血证论》云：“瘀血攻心，心痛头眩。”

二、诊断和鉴别诊断

（一）诊断

（1）良性小动脉性肾硬化的诊断标准：① 有高血压病史，年龄>50 岁，病程>5 年，程度>19.9/13.3kPa；② 有持续性蛋白尿；格力；③ 有视网膜动脉硬化或动脉硬化性视网膜病变；④ 肾活检符合良性小动脉肾硬化，其硬化程度与小球、小管、间质的缺血纤维化病变程度一致。

（2）恶性小动脉性肾硬化诊断标准：① 舒张压大于 17.3kPa；② 视盘水肿；③ 急剧的肾衰竭；④ 肾活检符合恶性小动脉肾硬化病理改变。

（二）鉴别诊断

（1）良性小动脉性肾硬化与慢性肾小球肾良性小动脉性肾硬化。应主要与慢性肾小球肾炎鉴别，鉴别要点有以下几个方面：① 良性小动脉性肾硬化常发生于50岁以后，慢性肾小球肾炎多于35岁以前发病；② 前者先有长期的高血压病史，而后才出现肾脏的损害，后者则在肾炎发生后才出现高血压；③ 前者蛋白尿较轻，较少有低蛋白血症，后者尿蛋白较重，常有低蛋白血症；④ 前者早期多以肾小管功能损害为主，肾小球功能正常或损害较轻微，后者早期便出现肾小球损害；⑤ 前者贫血较轻，后者贫血较重；⑥ 前者视网膜动脉硬化较明显，且多有其他器官如心脑动脉硬化表现，后者可呈肾炎性渗出性眼底改变为主。

（2）良性小动脉性肾硬化与慢性肾盂肾炎继发高血压。后者临床表现不典型时，在病程中可出现高血压，偶可发展为急进性高血压，常伴有贫血，但无明显蛋白尿和水肿，且女性多见，有多次尿路感染发作史，如有尿路刺激征和腰酸痛，尿异常在先而高血压在后，尿检以白细胞增多、脓尿、白细胞管型多见，多次尿培养可获得阳性结果，肾区叩痛，可伴有尿频、尿急、尿痛，输尿管点压痛。B超示两肾大小不等，肾盂、肾盏扩张和变形，抗感染治疗有效。但应注意40～50岁以后的妇女有可能同时患有慢性肾盂肾炎和高血压肾小动脉硬化，结合病史和多项检查一般可明确诊断。

（3）良性小动脉性肾硬化与尿酸肾病。原发性高尿酸血症引起的尿酸肾病，与良性小动脉性肾硬化二者发病年龄相近，临床上肾病表现也相似，如尿蛋白不多，均先有肾小管功能损害，后有肾小球功能损害，且在病程中均可出现高血压及高尿酸血症，二者常较难鉴别。可从以下几点鉴别：① 病史：高血压与高尿酸血症出现的先后关系是鉴别的关键。前者高血压出现在前，随病情发展出现血尿酸升高。② 伴随症状：原发性高尿酸血症常伴有痛风性关节炎及尿路尿酸结石，60%以上在发现尿酸肾病前先有痛风性关节炎，而继发性者少。③ 尿酸检查：原发性高尿酸血症早期血尿酸明显升高，尿尿酸也增多，而高血压所致继发性高尿酸血症血尿酸升高，无尿酸盐结晶。

（4）恶性小动脉性肾硬化与慢性肾小球肾炎。恶性小动脉性肾硬化与慢性肾炎的鉴别诊断要点为：① 恶性小动脉性肾硬化血压迅速进行性升高，舒张压常大于130mmHg；慢性肾炎的血压是逐渐升高的。② 前者起病急，病程短，过去无尿异常或仅有轻度蛋白尿，近期明显恶化；后者病程长，起病时即有尿改变。③ 前者有视盘水肿，眼底出血，广泛渗出性病变；后者呈肾炎性眼底变化。④ 前者充血性心力衰竭常见，后者少见。⑤ 前者肾衰竭较早出现，发展迅速，后者到晚期才出现。

（5）恶性小动脉性肾硬化与急进性肾炎。多见于青壮年，起病较恶性小动脉性肾硬化更急，迅速出现无尿、肾衰竭，但心脏及中枢神经系统症状不明显，多无视盘水肿，二者鉴别不难。

三、治疗

（一）现代医学疗法

（1）一般治疗

避免情绪紧张，限制钠盐（中重度高血压患者每天限制到2～3.5g），减轻体质量，适度锻炼。生活方式的调整是高血压治疗不可缺少的一部分。而且可以加强降压药物的作用。2003年JNC-7报告关于调整生活方式的建议中指出：减肥，保持正常的体质量，收缩压可能下降的范围5～20mmHg/10kg体质量；采用降压食谱，食用大量的水果、蔬菜、低脂肪的乳制品，收缩压可能下降8～14mmHg；低钠饮食，饮食中钠的摄入量每天不超过2.4g钠，收缩压可能下降2～8mmHg；体育锻炼，参加规律的有氧运动，如快步走（通常每天30分钟以上），收缩压可能下降4～9mmHg；适量饮酒，男性每天不超过30ml（2杯），女性不超过1杯，收缩压可能下降2～4mmHg。如果调整生活方式后血压未达标，就要使用药物治疗。

（2）药物治疗

通常从小剂量开始逐步增加剂量，如血压仍未达标，则要考虑联合应用另一种降压药。首选血管紧张素转换酶抑制剂（ACEI）或血管紧张素受体拮抗剂（ARB）。此两类药既可有效降压，又可降尿蛋白，并可阻止肾功能恶化。但慢性肾脏病患者服用ACEI和ARB时，可能出现血清肌酐升高。JNC-7报告认为服药后肌酐高于基线35%是允许的，除非出现高血钾，不应该因此停药。常用口服药有：① ACEI类：依那普利5～10mg，2次/d；贝那普利10～20mg，1次/d；雷米普利2.5～5mg，1次/d；福辛普利10～20mg，1次/d。② ARB类：氯沙坦50mg，1次/d；缬沙坦80mg，1次/d；伊贝沙坦150～300mg，1次/d。③ CCB类：硝苯地平片10mg，3次/d；尼莫地平片20～40mg，3次/d；尼群地平片20～40mg，3次/d；硝苯地平缓释片10～20mg，2次/d；硝苯地平控释片30mg，1次/d；苯磺酸氨氯地平片5～10mg，1次/d。③ β受体阻滞剂：倍他乐克片12.5～25mg。通常联合氢氯噻嗪12.5～25mg，1～2次/d。如血肌酐达221～265μmol/L，则要用呋塞米每天20～40mg，或布美他尼每天0.5～1mg代替氢氯噻嗪。JNC-7报告中列出了6种可提供临床的组合方案：① ACEI＋利尿剂，如依那普利＋氢氯噻嗪；② ACEI＋CCB，如贝那普利＋氨氯地平；

③ ARB＋利尿剂，如氯沙坦＋氢氯噻嗪；④ β受体阻滞剂＋利尿剂，如长效普萘洛尔＋氢氯噻嗪；⑤ 中枢作用药物加利尿剂，如甲基多巴＋氢氯噻嗪、利血平＋氢氯噻嗪；⑥ 利尿剂＋利尿剂，如螺内酯＋氢氯噻嗪。对于恶性高血压，需采取紧急降压治疗。可用硝普钠和酚妥拉明小剂量开始静脉注射，至血压降至预期水平后，换以口服药维持降压。

（3）积极降脂治疗

可根据情况选用降脂药物治疗。如氟伐他丁 40mg，每天 1～2 次。

（4）水肿的治疗

若患者出现水肿可适当应用利尿剂治疗，但应注意电解质紊乱及由血容量下降和继发肾素-血管紧张系统激活。

（5）慢性肾功能不全治疗。当本病患者出现慢性肾功能不全时，可给予α-酮酸及包醛氧淀粉口服等相应措施，其治疗与其他原因所致慢性肾衰竭相同，若到了尿毒症期可行透析或肾移植，详细可参见慢性肾衰竭章。

（二）中医疗法

（1）内治法

阴虚阳亢：头晕、头痛或胀，情绪波动较大，心烦易怒，失眠多梦，面色潮红，或兼面红耳赤，口干舌燥，五心烦热，低热盗汗，大便秘结，小便短赤，或腰膝酸软，健忘，乏力，头痛如掣，口苦，泛恶欲吐，肢麻震颤，舌红，苔薄黄，脉沉弦。治法：平肝潜阳，滋养肝肾。方药：天麻钩藤饮加减：天麻、栀子、黄芩、益母草、桑寄生、朱茯神各 9g，钩藤（后下）、川牛膝、醋香附各 12g，石决明（先煎）、熟地黄、枸杞子各 20g。加减：肝火过盛可加龙胆草、菊花、牡丹皮各 12g；大便秘结可加用当归龙荟丸加减；若腰膝酸软，神疲乏力，脉弦细数，舌红苔薄，可用大定风珠加减；若有血尿者，加小蓟、侧柏叶、地榆。另可用中成药：① 杞菊地黄丸（胶囊），每次 10g，每天 2 次；② 肾炎康复片，每次 5 片，每天 3 次；③ 松龄血脉康胶囊，每次 3 粒，每天 3 次。

痰浊内阻：头晕、头痛昏朦或头重如蒙，胸脘满闷，恶心呕吐痰涎，食欲不振，或食后腹胀，口渴而不欲饮，四肢困重，神疲多寐，大便不爽或溏稀，小便清利，舌淡体胖可伴齿痕，苔薄白或白腻，脉濡滑或濡缓。治法：燥湿化痰，健脾和胃。方药：半夏白术天麻汤加减：制半夏、茯苓、陈皮、白术、厚朴、龙胆草、蔓荆子各 12g，天麻、白蒺藜、生姜、白蔻仁各 9g。加减：若有蛋白尿者，加萆薢 12g，蝉蜕 6g；若眩晕较甚，呕吐频作者，加代赭石 15g，竹茹 12g；若脘闷不食加砂仁、草果各 9g；若耳鸣重听，加葱白 9g，郁金、石菖蒲各 12g；若痰阻气机，郁而化火，症见头痛目胀，心烦口苦，渴不欲饮，苔黄脉弦，则宜用温胆汤加黄芩 9g，黄连 12g 等；若大便不畅，或去白术，加黄芩 9g，竹茹、枳实各 12g；若痰浊阻络，症见舌强语謇，肢体麻木，脉弦滑者，方用解语丹加减。

湿瘀交阻（或瘀血阻络）：面色晦暗无华，腰酸痛，乏力或水肿，腹胀，纳呆，口干不欲饮，唇舌紫黯或有瘀斑，苔白腻，脉濡或涩。治法：活血化瘀，利水化湿。方药：桃红四物汤合防己黄芪汤加减或通窍活血汤加减。方药组成：桃仁、红花各 10g，生地黄、赤芍、黄芪、泽泻各 15g，川芎、当归、益母草、佩兰各 12g，汉防己 9g。加减：湿重欲吐者可加法半夏 10g，藿香 15g，以化湿止呕，腰痛可加三七 5g，以加强活血止痛之功，水肿明显者可加茯苓皮、猪苓各 15g，以健脾利水。

气血亏虚：头痛如空，头晕动则加剧，劳累即发，面色㿠白，唇甲不华，心悸少寐，神疲懒言，或视物昏花，肢体麻木，筋脉拘急，或筋惕肉瞤，舌质淡，体瘦苔少脉细弱。治法：益气补血，健脾养心。方药：归脾丸加减。方药组成：人参、白芍各 15g，黄芪、白术、茯神、炒枣仁、生地黄各 20g，当归、远志、木香各 12g，龙眼肉 30g，阿胶（烊化）6g。加减：若食少便溏，当归炒用，木香煨用，加茯苓 15g，薏苡仁 30g，砂仁、神曲、泽泻各 12g；若形寒肢冷，腹中寒痛，加桂枝、干姜各 10g；血虚甚者，去生地黄重用阿胶（烊化）12g，熟地黄、黄芪各 20g，加紫河车粉（冲服）6g；若中气不足者，应用补中益气汤加减；肝血不足，目失所养，加枳实子、枸杞子、决明子各 15g；血虚生风，筋脉失养，可用阿胶鸡子黄汤加减。

肾精不足：头部空痛，头晕不适，动则加甚，精神萎靡，少寐多梦，健忘，耳鸣，甚则耳聋，腰膝酸软，四肢乏力，甚则两足萎弱，或口干咽痛，颧红，五心烦热，舌红少津，脉沉细，或面色苍白，畏寒肢冷，多尿或失禁，下利清谷或五更泄泻；舌淡胖有齿痕，苔白，脉沉迟。治法：滋肾阴，补肾阳。方药：地黄饮子加减。方药组成：熟地黄、枸杞子各 30g，山萸肉、茯苓、五味子、麦冬、杜仲各 15g，肉桂 9g，炮附片、肉苁蓉各 12g，炙远志 10g。加减：若阴虚偏盛者，可用左归丸加减；阴虚火旺，去附子、肉桂、肉苁蓉，加知母、黄柏、牡丹皮各 10g，菊花、地骨皮各 15g；若阳虚偏盛，可用右归丸加减；眩晕甚，阴虚阳浮者，加龙骨、牡蛎、珍珠母各 30g；血尿者，加侧柏叶、小蓟各 12g、白茅根 15g；若有瘀血者，加丹参 15g，川芎 10g，红花 8g，益母草 12g。

四、预防与调护

（1）饮食调养。应忌食辛辣及肥甘厚味，进低盐饮食，戒烟酒，饮食有节，平素以清淡富含维生素饮食为主。

（2）生活起居。生活要有规律，经常参加适当的体育锻炼，注意劳逸结合。

（3）辨证施护。对患者进行心理疏导，使之对治疗树立信心。同时教给患者一些控制情绪、调整心态的方法。给患者安排舒适的环境，保持病室安静，避免噪音及摇动床架，光线不宜过强。阴虚为主者，少食生姜、羊肉等食物，多食养阴之品；阳虚者注意保暖，少食寒凉之品。

第三节　肾静脉血栓形成

肾静脉血栓（renal vein thrombosis，RVT）是指肾静脉主干和（或）分支内血栓形成，导致肾静脉部分或全部阻塞而引起一系列病理改变和临床表现。肾静脉血栓可为单侧或双侧，发生于主干，单个或多个分支。早在 1837 年由 Obsome 和 Rayer 首先报道了 RVT。肾静脉血栓的常见原因包括两类疾病：一是血液高凝状态：婴幼儿低血容量、严重脱水、肾病综合征、系统性红斑狼疮、妊娠或口服避孕药、先天性血栓症；先天性抗凝血酶Ⅲ缺乏、先天性蛋白 C 缺乏症等；医源性因素，长期应用大剂量肾上腺皮质激素，应用大剂量襻利尿剂。二是静脉壁受损的疾病：肾细胞癌侵犯肾静脉、肾脏外伤、邻近器官组织病变压迫肾静脉；肿大淋巴结、腹主动脉瘤、下腔静脉血栓延伸和恶性肿瘤浸润。Rayer 更注意到 RVT 与肾病综合征（NS）关系。RVT 临床表现取决于血栓形成快慢、被阻塞静脉大小、血流阻断程度及侧支循环建立。一般有两种表现：急性 RVT 和慢性 RVT。急性 RVT：突然发作，多数表现为侧腹痛（可为绞痛）、脊肋角触痛明显和肉眼血尿，检查尿蛋白骤增，肾功能下降。如双侧肾静脉主干血栓可出现少尿和急性肾衰竭，预后较差。慢性肾静脉血栓的临床表现多不明显，因有充分时间形成侧支循环以改善肾静脉回流，绝大多数肾功能不全是可逆性的。中医学中无肾静脉血栓形成之病名，根据其临床表现，属于“腰痛”“尿血”“瘀证”等范畴，本病在不同阶段，临床表现又可见于中医不同病证之中。由于临床表现特点不同，辨证过程还须以病因病机为依据，参照中医的“腰痛”“尿血”“癃闭”“瘀证”“水肿”等证。

一、病因和发病机制

（一）现代医学对肾静脉血栓形成病因和发病机制的认识

（1）病因

① 肾病综合征继发肾静脉血栓。肾静脉血栓多发生于肾病综合征患者。过去曾认为静脉血栓是肾病综合征的原发因素，经近年来的临床观察，肾静脉血栓为肾病综合征的后果。据有关资料报道：100 例肾病综合征患者中，原发性肾病综合征，除膜性肾病 RVT 发病率占 46%，微小病变、系膜增生性肾炎及 IgA 肾病发病率也高，分别占 50%、45%及 40%，因此，肾静脉血栓为肾病综合征的一个常见并发症，需引起重视。

原发性肾病综合征以膜性肾病及膜增生性肾炎肾静脉血栓发生率高，而局灶硬化及微小病变低。在继发性肾病综合征中，狼疮性肾炎及肾淀粉样变肾静脉血栓发病率高，而糖尿病肾硬化症发病率低。总体讲，原发性肾病综合征比继发性肾病综合征易发生静脉血栓。

② 脱水。婴幼儿可因呕吐、腹泻而致胃肠道失液，败血症及先天性心脏病等引发的血容量不足，肾血流减少，血流减慢，而致肾血栓形成。

③ 肾静脉血流受阻。肾静脉内外因素导致肾静脉血流受阻，如腹膜后淋巴瘤、急性肺腺炎、局部创伤等；肾细胞瘤后腹膜纤维化等；肾细胞瘤侵犯肾静脉系统而致肾静脉血栓。

（2）发病机制

肾静脉血栓形成的发病机制主要与凝血因素、高凝状态及肾小球疾病有关。

血小板的作用：正常血管内皮细胞有抗血栓形成作用。当免疫机制介导肾小球及其他部位毛细血管壁受损时，胶原纤维及血管壁基底膜暴露。血小板立即黏附于带有负电荷的胶原纤维上而被激活。激活血小板形成糖蛋白复合体，通过纤维蛋白原与另一血小板结合形成血小板聚合体而加速肾静脉血栓形成。

凝血因子的增加：在肾病综合征患者中，大量抗凝因子及蛋白从尿中排出产生高凝状态，低蛋白血症可诱导肝脏代偿性合成过多 V、Ⅶ、Ⅶ、X 等凝血因子。而这些凝血因子分子量比白蛋白分子量大得多，不易从肾小球滤过膜滤出，促进了高凝血症和血栓形成。

另外，肝脏合成脂蛋白增多，血黏度增强，也加重了上述过程。

抗凝血酶和纤溶酶原的丢失：肝脏代偿性合成蛋白质的同时，抗凝血酶（AT）、蛋白 C（PC）合成也增加。在抗凝血酶作用下蛋白 C 被激活，灭活 V 和Ⅷ因子，增加组织纤溶酶原激活物的活性，抑制 Xa 与 PF，的结合，并加强抗凝血酶-凝血酶复合物的形成发挥抗凝作用，但抗凝血酶和蛋白 C 均为中小分子，可大量从尿中丢失，使机体抗凝血酶系统的功能减弱，发生血栓和栓塞。同时与凝血相对抗的纤溶系统中纤溶酶原分子较小，也易从尿中丢失，超过肝脏代偿的能力。血中纤溶酶原水平下降，使纤溶酶生成减少而不能与增强了的凝血系统相抗衡。

纤溶酶原激活物抑制剂及纤溶酶抑制物的增加纤溶酶原激活物抑制剂（PAI）分两型，PAI-1、PAI-2，前者主要存在血管内皮细胞、血浆及血小板；后者存在于胎盘和单核细胞，二者作用相同，均可抑制纤溶酶原激活物（PA）的活性。肾病综合征时，上述纤溶抑制因子由于分子量较大，不能随尿蛋白排出，而且合成增加，进一步加重了高凝状态，促使血栓形成。

另外：低蛋白血症时，有效血容量降低，或连续应用利尿剂快速大量脱水，使血浆黏稠度增加；高脂和低蛋白血症使血小板黏附聚集和释放功能增强；长期应用肾上腺皮质激素治疗，可刺激血小板形成加重脂代谢紊乱。上述因素在肾静脉血栓形成均起一定作用。

（二）中医学对肾静脉血栓形成病因病机的认识

（1）病因

① 饮食不洁。过食肥甘、膏粱厚味，辛辣温燥之品，内生湿浊淫邪，气滞血瘀。

② 先天禀赋失调。阴阳亢盛，气化失常，而湿浊毒邪下注肾与膀胱，血流不畅。

③ 外感六淫。风、寒、热、湿邪内浸，浊邪蕴结下注，而致气滞血瘀

④ 年老体衰。肾气虚损，气化不利而致血瘀阻络。

⑤ 肾本久病。阴阳过盛或过弱而不能相互濡荣而致气滞血瘀。

⑥ 耗津伤阴。因呕吐、大汗、泄泻、产后、外伤等耗血、伤津、损气，阴津不足而致血瘀。

（2）病机

病位：病本在肾与膀胱，常及肝、肺等脏。

病性：本病以血瘀证贯穿肾病始终，病发初中期以标实为主，后晚期常是肾、脾虚损，血瘀阻滞肾络，本虚标实，夹杂并存。

病机转化：本病病因多复杂，临床变化多端。内因，常由先天禀赋失调，或年

老体衰，肾气虚损，气化不利，内生湿热浊毒或外感淫邪，循经下注肾与膀胱而肾的阳气亢盛，或阴精过亢，或久病虚损而致肾络瘀阻，血行不畅。因失治误治，后晚期可致肾脾衰败之“关格”虚实并存证。

二、诊断和鉴别诊断

（一）诊断

（1）有肾静脉血栓形成的原因，如肾病综合征等肾脏疾病，肾静脉血流受阻、脱水、局部创伤等。

（2）出现肺梗死或急性腰腹痛。

（3）难以解释的血尿和蛋白尿增加。

（4）急性肾功能损害伴肾脏体积增大。

（5）确诊有赖于各种影像学检查（尤其是选择性肾静脉造影）。

（二）鉴别诊断

本病须与肾结石伴感染鉴别，肾结石伴尿路感染可出现类似肾梗死的症状和体征，可出现剧烈的腰痛和一过性血尿，但肾功能受损轻微或正常，无高血压及血清酶学增高。

三、治疗

（一）现代医学疗法

（1）溶栓疗法。溶栓疗法即激活纤溶酶原，溶解纤维蛋白，使血栓溶解消散。

尿激酶负荷量：20 万～40 万 u 加入 5%葡萄糖注射液 100ml 中 30 分钟滴完，10 万 u/小时维持静脉滴注 24～72 小时，后改为肝素静脉滴注，每天 2 次，一般用量 100u/kg，共用 7～10 天。

链激酶：用法与尿激酶相似，但有过敏反应，既往未用过链激酶者应先做过敏试验。

（2）抗凝治疗

① 低分子量肝素，皮下注射，无需实验室检测，出血不良反应少。

② 华发林：用药剂量须个体化，从 2～15mg 不等，用药过程须监测凝血酶原时间，过量时可给予维生素 K 拮抗治疗。

③ 小剂量阿司匹林或噻氯匹定：为抗血小板聚集药物，对于不能去除病因的血栓病患者，长期抗凝治疗可以选用以上口服制剂。

（3）外科手术

手术摘除的效果尚不肯定，临床上并不作为常规治疗。肾内小静脉血栓形成的临床表现较不明显，对肾功能损害不严重，不是手术的适应证。急性肾静脉主干血栓致肾衰竭而内科治疗无效者，为了挽救生命可以试行手术治疗，但风险可能较大。

（二）中医疗法

气滞血瘀：腰部痛剧或胀痛，痛处定而不移，拒按，或发热，或尿血，或少尿，舌质紫暗，或有瘀斑，苔薄黄，脉弦或涩。病机分析：瘀血阻滞经脉，血行不畅，不通则痛，故见腰痛剧烈，痛处不移，拒按；瘀血内结，气血不通，营卫壅阻则发热；瘀血内停，血不循经，溢于脉外则尿血；瘀血阻塞肾经，开合失司则少尿：舌质紫暗或有瘀斑，脉涩或弦均为气滞血瘀之象。治法：行瘀散结。方药：抵当汤（《伤寒论》）加减。方药组成：当归 15g，水蛭 10g，虻虫 6g（去翅足），桃仁 10g ，大黄 10g（酒洗），乳香 10g，没药 10g，牛膝 15g，土鳖虫 15g，丹参 30g。方义及加减：方用当归、丹参养血通脉；桃仁，土鳖虫、水蛭、虻虫活血化瘀；乳香，没药行气止痛：大黄泻热逐瘀：牛膝引药下行.诸药共奏化瘀通脉，逐瘀散结之功，若兼气虚者可酌加人参、黄芪以补气：兼有肾虚者，可加川续断，杜仲，枸杞子以滋补肝肾，强腰壮骨：尿血者，可加白茅根、大蓟、小蓟以凉血止血：少尿者，可加木通、泽泻、泽兰以活血利尿。

阴津耗竭：腰痛肢软，面色苍白，口唇不华，四肢震颤，或自汗肤冷，呼吸微弱，神志昏迷，舌干红，脉芤或虚数无力。病机分析：由于阴津耗伤，元阴不足，血少行缓，故见腰痛肢软：阴液虚筋脉失养则四肢震颤；阴血不能上荣于面则见面色苍白，口唇不华；阴不敛阳，阳气浮越则自汗肤冷，呼吸微弱：阴液耗劫，阳失承制，神明逆乱，则神志昏迷：舌脉均为阴耗津亏之征。治法：益气养阴、敛汗固脱。方药：生脉散（《内外伤辨惑论》）加减。方药组成：人参 10g，麦冬 15g，五味子 10g，煅龙骨 20g，煅牡蛎 20g，黄芪 15g。方义及加减：方中人参益气生津：麦冬清热养阴：五味子，煅龙骨，煅牡蛎敛汗安神：黄芪益气实表，止汗固脱。共同起到益气养阴固脱的功效，使气复津回，汗止而阴存、若腰痛甚者，加熟地黄、山萸肉、当归、丹参以滋补肾阴，养血通脉；若真阴枯涸、虚阳浮越，证见虚烦不安、面赤足冷、脉极弱或大而无极者，应选用地黄饮子以滋养真阴，摄纳浮阳

四、预防与调护

肾静脉血栓的预后与血栓形成的时间，治疗开始的时间有密切关系，早期发现，早期积极及时治疗，合理的调养可减少并发症，减轻肾功能损害，降低死亡率。急性肾静脉主干血栓对肾功能影响大，近期预后较差，缓慢形成的血栓，可因良好的

侧支循环形成，预后良好。对于患有肾静脉血栓者应适当运动，加强营养，避免辛辣温热，肥甘厚味之品，忌烟酒，调情志，忌劳累。水肿，血尿，高血压明显者需卧床休息，劳逸结合，以防加重病情。预防和及时治疗继发感染，定期复查，避免使用损伤肾脏的药物，积极治疗原发病，接受正规医疗和护理指导。中医历来主张“三分医药，七分调护”，根据不同的情志和生活方式，参考季节，气候，寒暑变化，以调理阴阳，保养精气。

第十七章　肾衰竭

第一节　急性肾衰竭

急性肾衰竭（acute renal failure，ARF），是指肾小球滤过功能在数小时至数周内迅速降低而引起的以水、电解质和酸碱平衡失调及以含氮废物蓄积为主要特征的一组临床综合征，其主要表现为氮质废物血肌酐（Cr）和血尿素氮（BUN）升高，水、电解质和酸碱平衡紊乱，及全身各系统并发症，常伴有少尿（<1400ml/d），但也可以无少尿表现。临床指标为肌酐、尿素氮及其他代谢废物及体液的潴留，重要的临床表现一般与水钠潴留、容量超负荷、高血钾及酸中毒有关。中医可将其归属为“癃闭”“关格”“水肿”等范畴。

一、病因和发病机制

（一）现代医学对急性肾衰竭病因和发病机制的认识

（1）发病因素

① 肾前性急性肾衰：由于低血容量、心排出量减少、有效血浆容量减少、肾血管阻塞等肾前因素引起有效循环容量不足，肾脏血液灌注量减少，肾小球滤过率降低，肾小管内压低于正常，尿量减少，血尿素氮增高，从而出现急性肾衰。② 肾性急性肾衰：由于肾小球、肾小管-间质、肾血管肾实质疾患导致肾功能急剧下降所致的急性肾衰。③ 肾后性急性肾衰竭：由于结石、肿瘤、血块、坏死肾组织或前列腺肥大等多种原因导致肾以下尿路梗阻，并使梗阻上方压力增高，甚至发生肾盂积水，肾实质受压致使肾脏功能急剧下降。

（2）发病学说

急性肾衰竭由于多种病因及多种因素参与，常是多种因素综合作用的结果，目前尚无一种学说能完全解释各种急性肾衰竭。其机制研究大多着重于肾缺血和（或）肾中毒引起肾小管损伤学说。其主要发病机制：① 肾小管损伤：当肾小管急性严重损伤时，由于肾小管阻塞和肾小管基底膜断裂引起肾小管内液反漏入间质，从而引起急性肾小管上皮细胞变性、坏死，肾间质水肿，肾小管阻塞，肾小球有效滤过压降低；② 肾小管上皮细胞代谢障碍：肾小管上皮细胞的损伤及代谢障碍，导致肾小管上皮细胞坏死；③ 肾血流动力学变化：肾缺血和肾毒素的作用致使血管活性物质释放，引起肾血流动力学变化，导致肾血液灌注量减少，肾小球滤过率下降而导致急性肾衰竭，近年报道主要的血管活性物质有肾素-血管紧张素系统、前列腺素、儿茶酚胺、内皮素、心钠素、抗利尿激素、血管内皮舒张因子、肿瘤坏死因子等；④ 缺血再灌注损伤：主要为氧自由基及细胞内钙含量超负荷，使肾小管上皮细胞内膜脂质过氧化增强，导致细胞功能紊乱，以致细胞死亡；⑤ 表皮生长因子：急性肾衰竭时，由于肾脏受损，使表皮生长因子合成减少，而恢复期时的肾小管上皮细胞的表皮生长因子及其受体数目明显增多、血肌酐及钠过滤下降，提示表皮生长因子与肾损害修复有关。

急性肾衰竭的早期，若能及时发现和干预，可避免或减轻肾脏损伤，并有利于肾脏的恢复。治疗上除少尿期控制水钠摄入、防治电解质及酸碱平衡紊乱外，西医治疗主要在于去除原发病因、稳定血压、控制感染、纠正心力衰竭等对症处理，部分患者需进行透析治疗。中医治疗以分期辨证为主要方法，针对少尿期、多尿期、恢复期采用不同治法，促进毒素排泄，组织修复，改善症状，恢复肾功能。

（二）中医学对急性肾衰竭病因病机的认识

急性肾衰竭发病多为六淫疫毒、饮食不当、意外伤害所致，病机因少尿期及多尿期而有所不同。少尿期以邪实为主，常见邪热、湿毒、血瘀等病理因素，病机主要为邪热、湿毒内蕴，瘀热阻滞三焦；热邪日久，耗气伤津，则可见津亏气脱。多尿期则余邪渐清，津气亏耗；或肾气不足，固摄无权而致尿多不禁，多尿期以虚为主。

（1）病因

本病发生多与外感六淫疫毒、饮食不当、意外伤害、失血失液、中毒虫咬等因素有关。

六淫疫毒：外感六淫疫毒，邪热炽盛，肺热壅滞，膀胱湿热，入气入血，损伤肾络，气化失司，而见少尿、血尿或衄血。

饮食不当：误食鱼胆、毒蕈等，致使邪毒入内，湿毒中阻，气机升降失常，内犯于肾，经络气血瘀阻，气化不行，而见少尿或尿闭。

意外伤害：失血失液、外科手术等导致阴血亏耗，水无化源而致癃闭。药物、虫毒等意外伤肾，致使气血瘀滞，肾络损伤，气化失司，水液不行。

（2）病机

本病病位在肾，涉及肺、脾（胃）、三焦、膀胱。病机主要为肾失气化，水湿浊瘀不能排出体外。初期主要为火热、湿毒、瘀浊之邪壅滞三焦，水道不利，以实热居多；后期以脏腑虚损为主。

二、诊断和鉴别诊断

（一）诊断

（1）存在引起急性肾衰竭的病因。

（2）突发性少尿或无尿及水、电解质及酸碱平衡紊乱和不同程度的多脏器受累的临床表现。

（3）血清尿素氮、肌酐、钾、磷等进行性升高；血浆pH及重碳酸盐降低，血钠、血钙降低。多无明显贫血，血红蛋白常>80g/L。

（4）尿液常规及生化检查异常。

（5）影像学检查双侧肾体积增大或正常。

（6）指甲肌酐测定正常。

（二）鉴别诊断

（1）与肾前性少尿鉴别：肾前性氮质血症患者常有血容量不足或心血管衰竭病史，氮质血症程度一般不严重，扩容后尿量增多，BUN和Scr恢复正常，尿沉渣常无异常改变。对于难以鉴别的病例，可小心地试行补液试验，如果补足血容量后血压恢复正常，尿量增加，则支持肾前性少尿的诊断。低血压时间长，特别是老年人伴心功能欠佳时，补液后无尿量增多者应怀疑肾前性氮质血症已过渡为ATN。

（2）与肾后性尿路梗阻鉴别：有结石、肿瘤或前列腺增生症病史患者，突发完全无尿或间歇性无尿；肾绞痛，胁腹或下腹部疼痛；肾区叩击痛阳性；如膀胱出口处梗阻，则膀胱区因积尿而膨胀，叩诊呈浊音均提示存在尿路梗阻的可能。泌尿系统B型超声波和尿路X线检查等可帮助确诊。

（3）与其他肾性AKI鉴别：肾性AKI可见于急进性肾小球肾炎、急性间质性肾炎等以及全身性疾病的肾损害如狼疮性肾炎、过敏性紫癜性肾炎等。肾病综合征有时亦可引起AKI。此外，系统性血管炎、血栓性微血管病如溶血尿毒症综合征、恶性高血压及产后AKI等也会引起。AKI通常根据各种疾病所具有的特殊病史、临床表现、化验异常及对药物治疗的反应可做出鉴别诊断。肾活检常可帮助鉴别。

三、治疗

（一）现代医学疗法

（1）一般治疗

休息：在少尿或无尿期均应绝对卧床休息；注意保护性隔离，加强室内通风；多尿期和恢复期可适当运动。

营养治疗：营养供给原则是量出为入、按需供给。对于未接受透析治疗的患者，宜予低蛋白饮食，0.5～0.8g·kg^{-1}·d^{-1}；对已进入透析治疗的患者，蛋白质摄入（包括大豆蛋白）可适当增加，1.0～1.2g·kg^{-1}·d^{-1}。保证能量需求，一般为126～188kJ·kg^{-1}·d^{-1}（30～45kcal·kg^{-1}·d^{-1}）左右，但需注意控制入水量。高渗葡萄糖制剂一般每天摄入量应不小于100g。氨基酸每天可摄入3.0～4.0g·kg^{-1}·d^{-1}。

（2）病因治疗

① 立即停用影响肾灌注及直接肾毒性药物，并应根据肾功能（GRF）情况调整使用的治疗药物剂量；② 肾前性低容量、低血压患者应积极扩容，停用降压药物；③ 对于肾后性梗阻患者，应积极解除梗阻原因。

（3）少尿期的治疗

常因急性肺水肿、高钾血症、上消化道出血和并发感染等导致死亡，故治疗重点为调节水、电解质和酸碱平衡，控制氮质潴留，积极治疗原发病。

饮食与维持水平衡治疗：早期应严格限制蛋白质，并适量补充氨基酸液和保证热量，酌情限制水分、钠盐和钾盐。在维持水平衡上，应严格计算24小时出入液体量，大致的液体摄入量可按前一天24小时排尿量加500ml计算。标准的补液量应为显性失液量及不显性失液量（按每天12ml/kg计算）之和减去内生水量，并参考体温、气温和湿度等。一般体温每升高1℃，每小时失水量为0.1ml/kg；室温超过30℃，每升高1℃，不显性失液量增加13%；呼吸困难或气管切开都增加呼吸道水分丢失。内生水系24小时内体内组织代谢、食物氧化及补液中葡萄糖氧化所生成的水的总和。食物氧化生成水的计算为1g蛋白质产生0.13ml的水，1g脂肪产生1.07ml的水和1g葡萄糖产生0.55ml的水。但由于内生水的计算常被忽略，不显性失水量计算常属估计，常使少尿期补液量的准确度受到影响。观察补液量适中的指标可参考：① 皮下无脱水或水肿现象；② 每天体质量不增加，若>0.5kg，提示体液过多；③ 血清钠浓度正常，若偏低，且无失盐基础，提示体液潴留；④ 中心静脉压在0.59～0.98kPa之间。若>1.17kPa提示体液过多；⑤ 胸部X片血管影正常，若显示肺充血现象，提示体液潴留；⑥ 出现心率快、血压高、呼吸频速时，若无感染征象，则怀疑体液过多。

高钾血症的处理：① 早期预防：严格限制钾的摄入量（一般摄钾总量<2g/d），如橘子、花生、海带、紫菜等含钾量高的食物，限制含钾量高的药物使用，停止使用有损于钾离子分泌排泄或影响钾离子在细胞内外正常分布的药物，如 ACEI 类药物，避免输库血等。② 保守治疗：11.2%乳酸钠 40～200ml 静脉注射，伴代谢性酸中毒者可给予 5%碳酸氢钠 250ml 静脉滴注；10%葡萄糖酸钙 10～20ml 静脉注射，可拮抗钾离子对心肌的毒性作用，根据临床情况，可每隔 5 分钟重复给药一次，但总量一般不超过 100ml；10%葡萄糖注射液 250ml 加普通胰岛素 8～10 单位静脉滴注，可促进体内糖原合成使细胞外钾离子贮存到细胞内，从而使血钾浓度迅速降低，作用时间一般可持续 4～6h；对于少尿型 ARF 患者，给予依他尼酸、呋塞米及布美他尼等具有钾离子分泌刺激作用的利尿药，亦可降低血钾浓度；其他还有静脉注射β_2受体激动剂、钠型离子交换树脂 15～20g 加在 25%山梨醇溶液 100ml 口服，每天 3～4 次等方法。但由于离子交换树脂作用较慢，故不能作为急救措施。③ 当保守治疗不能将血钾浓度控制在 6.5～7.0mmol/L 时，必须使用透析替代治疗。

防止代谢性酸中毒：对非高分解代谢的少尿早期，补充足够热量，减少体内组织分解，一般代谢性酸中毒并不严重，可给予小剂量苏打片口服。但高分解代谢类型者代谢性酸中毒发生早，程度严重，有时不易纠正。当 HCO<15mmol/L 则需静脉补充碱剂，予 5%碳酸氢钠 100～250ml 静脉滴注，根据心功能情况控制滴速，并动态监测血气分析。对于顽固性酸中毒患者，宜立即进行透析治疗。酸中毒纠正后，常可能出现低钙性抽搐，应注意防止其发生并可适量静脉补充钙剂。

维持电解质平衡：① 低钠血症：一般多为稀释性，仅需控制水分摄入量即可，但若出现定向力障碍、抽搐、昏迷等神经系统症状，则可予高渗盐水滴注或透析治疗。② 低钙血症、高磷血症：无症状性低钙血症一般不需处理，若出现症状性低钙血症，可静脉补钙。对于中重度的高磷血症患者，除限制磷的摄入外，可给予碳酸钙 0.5～2g 或氢氧化铝 30～60ml，每天 3 次。

心力衰竭的处理：一般最主要的原因是水钠潴留，致使心脏前负荷增加，此时应慎用洋地黄类制剂。保守治疗以扩血管，减轻前负荷为主。对于透析患者，短时间内可超滤清除大量体液，宜尽早施行。

并发症的预防及治疗：预防性的给予抗酸治疗及黏膜保护剂有助于减少应激性

溃疡及胃肠道出血。感染是少尿期的主要死亡原因，常见为血液、呼吸道、尿路、胆道、皮肤等部位感染，应根据细菌培养和药物敏感试验合理选用对肾无毒性作用的抗菌药物治疗。

支持治疗：急性肾衰竭者特别是败血症、严重创伤、多脏器功能衰竭等伴有高分解代谢状态，每天分解自体蛋白质常在100g以上，故一旦少尿期延长，必须提供足够热量，以减少体内蛋白分解，从而减慢积压氮质升高速度，增加机体抵抗力，降低少尿期死亡率，并可能减少透析次数。但ARF患者能否负荷脂肪乳剂及其用量极限，需进一步研究。未施行透析者常难做到静脉营养支持，应特别注意容量过多性心力衰竭。对迫切需要全静脉营养支持者，必须施行连续性血液滤过（CRRT）治疗才能保证每天5L以上液体摄入。

透析治疗：包括血液透析、腹膜透析、血液滤过、血液透析滤过、CRRT等。少尿型及高分解代谢型ARF常需要采用透析治疗，而非少尿型和非高分解代谢型ARF患者可以不用透析或用较少次数的透析治疗。透析的绝对指征包括保守治疗无效的高钾血症、高血容量状态、较明显的尿毒症症状、顽固性酸中毒等。透析治疗的时机：目前趋向于在ARF透析的绝对指征出现之前即进行早期预防性透析治疗。

（4）多尿期的治疗

进入多尿期后，威胁生命的并发症依然存在，仍应严格计算24小时出入量，治疗重点仍为维持水、电解质和酸碱平衡，控制氮质血症，治疗原发病和防止各种并发症。多尿期1周左右，可见血尿素氮、肌酐水平逐渐下降至接近正常水平，此时，可适当加大蛋白质的摄入量，血透患者的透析次数可逐渐减少直至停透。

但部分ATN病例多尿期持续较长，开始即使尿量已超过2500ml/d，BUN、SCr仍可继续上升，此时仍应继续透析，使BUN<17.9mmol/L，SCr<354μmol/L，并逐渐停止透析。每天尿量在4L以上者，应逐渐减少补充液体量（比出量少500～1000ml），并尽可能经胃肠道补充，以缩短多尿期。对卧床的患者，尤其应防治肺部和尿路感染。

（5）恢复期的治疗

除继续病因治疗外，一般无需特殊治疗，注意营养，避免使用损害肾脏的药物。

（二）中医疗法

少尿期：

热毒炽盛：尿量急骤减少，尿少黄赤，甚至闭塞不通，壮热不已，口干欲饮，头痛身痛，烦躁不安，舌质绛红，苔黄干，脉数。治法：清热泻火解毒。方药：黄连解毒汤加减：黄连、黄柏各9g，黄芩、金银花各12g，栀子10g，蒲公英30g，车前草15～30g，泽泻15g，生甘草6g。加减：若大便秘结者加生大黄6～12g；若恶心呕吐者，加姜半夏、陈皮、姜竹茹各10g；若由蛇毒、蜂毒所致者，加白花蛇舌草30g，半边莲、夏枯草各15g，生甘草10g；尿少尿赤者加大小蓟各15g、白茅根30g；吐衄、发斑者加生地黄20g，牡丹皮、玄参各12g，紫草15g；口渴甚者加石斛10g，花粉30g；发热重者，加服紫雪丹。

火毒瘀滞：尿点滴难出，或尿血、尿闭，高热，谵语，狂躁，腰痛，吐血，衄血，斑疹紫黑或鲜红，舌深绛紫暗，苔黄焦或芒刺遍起，脉细数。治法：清热解毒，泻火凉血，活血化瘀。方药：清瘟败毒饮加减：生石膏（先煎）30g，栀子10g，生地黄、牡丹皮、赤芍各15g，知母、连翘、玄参各12g，甘草6g。加减：口渴多饮者加天花粉30g，石斛、淡竹叶各10g；大便秘结不通者加生大黄6～12g；发热重、小便闭者加白茅根30g，水牛角、紫珠草各15g，或加服紫雪丹；烦躁、神昏谵语者，加黄连6g，竹叶心、石菖蒲、郁金各10g，或另服安宫牛黄丸。

湿热蕴结：尿少尿闭，纳呆食少，恶心呕吐，胸闷腹胀，口中尿臭，发热口干而不欲饮，头痛烦躁，严重者可神昏谵语，抽搐，舌苔黄腻，脉滑数。治法：清热解毒，利湿泄浊。

方一：黄连温胆汤加减：黄连、陈皮、生大黄、生甘草各6g，姜半夏、枳实各12g，姜竹茹、茯苓各15g，车前子（包煎）15～30g。方二：甘露消毒丹加减：滑石15g，茵陈30g，黄芩、菖蒲、连翘各12g，通草6g，藿香、射干、蔻仁各10g。加减：热毒炽甚者加蒲公英、益母草、紫丹参各15g，白花蛇舌草30g；热势较重者，可加生石膏（先煎）30g，金银花12g；神昏谵语者加菖蒲、郁金各10g；湿重或水肿甚者加茯苓皮、泽泻各15g，猪苓10g；腹胀较甚者，可加大腹皮15g，厚朴、苏梗各10g。

气脱津伤：尿少或无尿，汗出粘冷，气微欲绝，或喘咳息促，唇黑甲青，脉沉伏或细数。多见于吐泻失水或失血之后。治法：益气养阴，回阳固脱。方药：生脉散合参附汤加减：人参、炮附片各10g，生黄芪30g，麦冬、玄参、五味子各15g。加减：大汗不止者，加山萸肉10g，龙骨、牡蛎各15g；脉微欲绝、心中动悸者可重用人参；热毒极盛、闭阻心窍者可加服安宫牛黄丸；咳喘明显者可予参蛤散；尿闭者可加茯苓皮、玉米须各15g，车前子（包煎）15～30g，牵牛子30g。

多尿期：

气阴两虚：全身疲乏，咽干思饮，尿多清长，舌红少津，脉细。治法：益气养阴，扶正固本。方药：参芪地黄汤加减：太子参、生大黄、麦冬、石斛、玄参、茯苓、白芍、牡丹皮各15g，生黄芪30g，山萸肉10g。加减：若气虚为主者，加人参10g，白术12g，山药15g，也可予十全大补汤或与生脉饮合用；若肾阴虚甚而余热未尽，小便频数且色黄赤者，加沙参、枸杞子各12g，知母15g；腰酸乏力较明显者，可酌加杜仲、桑寄生各12g；若纳呆，恶心呕吐，便溏，心烦尿黄者，加滑石15g，薏苡仁30g，白豆蔻、藿香各10g，或予温胆汤酌情加减。

肾阴亏损：腰酸疲乏，尿多不禁，口干欲饮，舌红，苔少，脉细。治法：滋阴补肾。方药：六味地黄丸加味：生地黄、牡丹皮各12g，白芍、枸杞子、山药、茯苓、泽泻各15g，山萸肉10g。加减：恶心呕吐较甚者，加竹茹、藿梗各10g；腰酸膝软较著者，加杜仲、菟丝子各12g；肾失固摄，尿多不禁，加桑螵蛸12g，金樱子、芡实各15g；阴虚内热者，加知母12g，鳖甲25g。

四、预防与调护

积极防治原发病，避免和祛除诱发因素是预防之根本。注意以下三点：① 调养五脏，起居、饮食有节，讲究卫生，避免外邪侵袭；不过食辛辣肥厚；调畅情志，加强锻炼。② 防止中毒：有资料表明，20%～50%的ARF是由药物引起，部分因接触有害物质所致。因此，尽量避免使用和接触对肾脏有毒害的药物或毒物。③ 防治及时：一旦有诱发ARF的原发病发生，应及早诊断治疗。

第二节　慢性肾衰竭

慢性肾衰竭（CRF）简称慢性肾衰，是由多种原发性或继发性慢性肾脏疾病共同的归宿。 是一组进行性肾单位毁损。从而使肾脏组织结构变化，排泄功能、内环境的稳定功能、内分泌功能及其他内脏组织功能损害，及由此产生的代谢紊乱和临床症状为特征的综合症候群。本病是严重危害人类健康和生命的常见病，近年来患病率明显上升。早期确诊，早期防治各种慢性肾脏疾病尤为重要。中医学原无慢性肾衰竭的病名，根据其临床表现可归属于中医学“癃闭”“关格”“溺毒”“肾劳”

等范畴。

一、病因和发病机制

（一）现代医学对慢性肾衰竭病因和发病机制的认识

（1）发病因素：① 原发性肾病：慢性肾小球肾炎在原发性肾病中最为常见，其次为肾小管间质性肾炎；② 继发性肾病：全身系统性疾病和中毒等因素导致的肾脏继发性损害，如糖尿病、系统性红斑狼疮、过敏性紫癜、痛风、长期高血压，以及多种药物性肾损害等。而糖尿病肾病在继发性肾病所致慢性肾衰竭中占首位。

（2）常见的诱发与加重因素：① 感染：泌尿系或其他部位的感染；② 高血压：严重的未经控制的高血压可使肾损害加重；③ 高血糖：是糖尿病易感人群慢性肾衰竭始动因素，而最大限度的控制血糖，可有效预防、延缓糖尿病肾病的发生及发展；④ 血容量改变：呕吐、腹泻、失血及手术和创伤等因素，导致血容量减少，可加重肾衰竭；⑤ 肾毒性药物：在原有慢性肾脏疾病的基础上，使用具有肾毒性的药物，可使肾损害加重；⑥ 尿路梗阻：如尿路结石、肿瘤、狭窄及前列腺肥大等，导致尿液排泄不畅，可加重肾损害。

（二）中医学对慢性肾衰竭病因病机的认识

慢性肾衰竭由于是多种肾脏疾患转化而来，故病因病机也有差异，但肾元虚衰、湿浊内蕴是其根本病机，感受外邪、饮食不当、劳倦过度、药毒伤肾等常常是其诱发及加重因素。

（1）久患肾病。患者久患肾脏疾患，肾元亏虚，脾运失健，气化功能不足，开阖升降失司，则当升不升，当降不降，当藏不藏，当泄不泄，形成本虚标实之证。水液内停，泛溢肌肤而为肿，行于胸腹之间而成胸腔积液、腹水。肾失固摄，精微下泄而成蛋白尿、血尿；湿蕴成浊，升降失司，浊阴不降则见少尿、恶心、呕吐。其病之本为脾肾虚衰，水湿、湿热、瘀血、湿浊是其主要病理因素。病久可致多脏器虚损，湿热瘀血浊毒内结而缠绵不已。

（2）感受外邪。感受外邪，特别是风寒、风热之邪是该病的主要诱发及加重因素。感受外邪，肺卫失和，肺失通调，水道不利，水湿、湿浊蕴结，更易伤败脾肾之气，使正愈虚，邪愈实。

（3）饮食不当。饮食不洁（或不节），损伤脾胃，运化失健，水湿壅盛，聚湿成浊，或可湿蕴化热而成湿热。

（4）劳倦过度。烦劳过度可损伤心脾，而生育不节，房劳过度，肾精亏虚，肾气内伐。脾肾虚衰，则不能化气行水，升清降浊，水液内停，湿浊中阻，而成肾劳、关格之证。而肾精亏虚，肝木失养，阳亢风动，遂致肝风内扰。

总之，本病病位主要在肾，涉及肺、脾（胃）、肝、心等脏腑，基本病机为肾元虚衰，浊毒内蕴。其病理性质乃本虚标实，本虚以肾元亏虚为主；标实以水汽、湿浊、湿热、血瘀、肝风之证为多。

二、诊断和鉴别诊断

（一）诊断

完整的慢性肾衰竭诊断应包括疾病诊断、原发或继发肾脏病的诊断、肾功能的评估、并发症及并发症。

（1）慢性肾衰竭诊断：① 血尿素氮、肌酐升高，内生肌酐清除率（Ccr）<80ml/min;② 有慢性原发或继发性肾脏疾病病史；③ 不同程度的贫血；④ 影像学检查示双肾缩小；⑤ 水、电解质失衡（高钾血症、高磷血症、低钙血症等）、代谢性酸中毒；⑥ 高血压；⑦ 蛋白尿、血尿；⑧ 累及全身多器官的临床表现，如肾性骨病、尿毒症性心肌炎、心肌病、上消化道出血等。前两项为必备项。

（2）慢性肾衰竭病情分级标准（中华内科杂志编委会肾脏病专业组 1993 年拟定标准）：① 第 1 期（肾功能不全代偿期）：肾小球滤过率（GFR）50～80ml/min（临床常用肌酐清除率来代表 GFR），Scr133～177μmol/L;② 第 2 期（肾功能不全失代偿期）：GFR50～20ml/min,Scr178～442μmol/L;③ 第 3 期（肾衰竭期）：GFR20～10ml/min,Scr443～707μmol/L;④ 第 4 期（尿毒症期或肾衰终末期）：GFR<10ml/min,Scr>707μmol/L。

（3）K/DOQI 慢性肾脏病分期：① 第 1 期：肾小球滤过率正常，GFR>90ml/（min·1.73m^2），但可出现肾脏损害的临床表现，如尿检异常或肾脏组织学改变；② 第 2 期：轻度慢性肾功能受损，GFR60～89ml/（min·1.73m^2）；③ 第 3 期：中度慢性肾功能受损，GFR30～59ml/（min·1.73m^2）；④ 第 4 期：严重慢性肾功能受损，GFR15～29ml/（min·1.73m^2）；⑤ 终末期肾衰，GFR<15ml/（min·1.73m^2），需考虑透析治疗。

在确定为慢性肾衰竭后应尽快查出引起慢性肾衰竭的基础疾病。在肾衰早期，由于影像学检查和肾活检的危险性较小，故其基础疾病诊断较易。晚期肾衰竭诊断则较难，但由于有些基础疾病仍有治疗价值，如狼疮性肾炎、肾结核、缺血性肾病等，所以基础病诊断仍很重要。此外，还应明确慢性肾衰竭的并发症、并发症和促使肾功能恶化的可逆因素等。如果及时去除或治疗这些因素，肾功能有可能不同程度恢复。在慢性肾衰竭基础上重叠急性肾损害的情况应与晚期肾衰竭相鉴别。

（二）鉴别诊断

常需与急性肾衰竭鉴别，其鉴别诊断见急性肾衰竭鉴别诊断中的有关内容。

三、治疗

（一）现代医学疗法

（1）控制磷酸盐代谢。控制高磷血症能够促进血钙升高，PTH 下降，降低钙磷乘积，从而减少转移性钙化。一般要求血磷控制在 1.4～2.4mmol/L，降低血磷的方法主要限制磷的摄入，使用磷结合剂和透析降低血磷。

常用的磷结合剂包括含铝磷结合剂，如氢氧化铝。此药由于在骨和中枢神经系统的毒性作用，近年已不作为降低血磷的首选药物。

含钙磷结合剂：如碳酸钙、醋酸钙等，钙剂能在肠道结合磷酸盐，在降低血磷的同时，可升高血钙，并可抑制 PTH 的分泌，是目前广泛应用的治疗慢性肾衰钙磷代谢异常的药物，但在严重高磷血症时不主张应用。

（2）调节钙代谢。补充钙剂可升高血钙浓度，抑制甲旁亢，改善骨软化，每天摄入的元素钙应达到 1～1.5g，血钙浓度应维持在 2.25mmol/L 以上。

（3）维生素 D 治疗。维生素 D 治疗的目的在于升高血钙浓度，预防、治疗继发性甲旁亢及肾性骨病。与过去相比，近年应用维生素 D 治疗的指标更为放宽，除骨病理 X 线确定甲旁亢骨病为明确适应证外，血 PTH 超过正常值 2~3 倍，以及儿童慢性肾衰、低钙血症、骨痛、肌肉疼痛及血 AKP 升高等情况也应考虑维生素 D 治疗。但血 PTH 值低于正常值 2~3 倍或高钙高磷血症时，不主张应用维生素 D，原因是慢性肾衰时血 PTH 含量保持 2~3 倍水平，才能维持机体钙磷平衡；而且相对较低水平 PTH 时，使用维生素 D 可能造成动力缺乏性骨病；而高钙高磷血症状态下使用维生素 D 容易导致转移骨化。对慢性肾衰患者治疗时，必须补充具有生物活性的维生素 D。目前，临床常用的活性维生素 D 制剂有：1，25-（OH）2D3 钙三醇）和 1a，25（OH）D3，（阿法骨化醇）通常采用口服给药。对于轻、中度继发性甲旁亢患者，首先给予 1，25-（OH）2D3 约 0.25~0.5μg/d、每 1～2 个月根据血钙、磷及 iPTH 水平进行调整，最好在夜间睡眠前肠道钙负荷最低时服药，这样高血钙的发生率低，而同样能达到抑制 PTH 的作用。对中、重度继发性甲旁亢时，为提高治疗有效性，减少不良反应，可以进行大剂量维生素 D 冲击治疗。多数采用口服给药，腹膜透析患者每次给予 1～3ug，每周 2 次，血液透析患者每周 2～3 次。根据血 iPTH 水平调整剂量，血 iPTH 水平为 600～1200pg/ml 时，每次 2～4μg；血 iPTH 水平超过 1200pg/ml 时，每次 4μg；血 iPTH 水平超过 1600pg/ml 时，每次 6μg。根据病情可选择静脉给药（冲击疗法），其优点是药物不经胃肠道代谢，直接分布到组织中，生物效应高，高钙血症的发生率低，其适应证和剂量与口服冲击疗法相同。静脉冲击疗法尤其是适用于血液透析患者，可在透析后用药。应用维生素 D 治疗继发性甲旁亢的目标应控制血 PTH 为正常水平的 2~3 倍，即维持于 150~200μg/ml，其原因是慢性肾衰时，需要比正常人高的 PTH 才能达到正常的骨转化。维持骨形成率及成骨细胞表面，而过度抑制 PTH 还可造成动力缺乏性骨病。应用维生素 D 的其他不良反应还有高钙血症和转移性骨化。为防止这些副作用，可采用低钙透析液。注意含钙磷结合剂的使用：严重高血钙时，减少维生素 D 的剂量。对于高血磷、高血钙者禁忌使用维生素 D。

（4）血液净化治疗。根据患者的血钙水平，采用处方透析，或增加透析频度以纠正钙磷代谢紊乱，或者进行血液灌流，有助于体内 PTH 的清除率，但易反跳，不能替代药物治疗。

（5）外科手术治疗。对甲旁腺亢进，甲状旁腺显著增大，X 线检查有纤维性骨炎，骨质疏松改变，血钙>2.87mmol/L，血 PTH 超过正常水平 5 倍者，持续高 AKP，严重骨痛、肌无力，皮肤瘙痒，转移性钙化，高磷血症等，经内科治疗抵抗无效者可行外科手术治疗。

（二）中医疗法

（1）内治法

脾肾气虚证：倦怠乏力，气短懒言，食少纳呆，腰酸膝软，脘腹胀满，大便不实，口淡不渴，舌淡有齿痕，脉沉细。基本治法：补气健脾益肾。方药运用：六君子汤加减。常用药：党参 15g，生黄芪 30g，生白术 10g，茯苓 15g，薏苡仁 15g，川续断 10g，菟丝子 10g，六月雪 30g。方中党参、生黄芪补气健脾，培补后天之本；生白术、茯苓、薏苡仁健脾助运，化湿渗利，加入川续断、菟丝子补益肾气；加六月雪祛湿泄浊。诸药合用，共奏健脾补肾、益气化湿之功。加减：若属脾虚湿困者，可加制苍术 9g，藿香 9g，佩兰 9g，厚朴 6g 化湿健脾；脾虚便溏者，加炒扁豆 15g，炒芡实 12g 健脾助运；便干者，加制大黄 9g 通腑泄浊；水肿明显者，加车前子（包煎）30g，泽泻 15g 利水消肿。

脾肾阳虚证：畏寒肢冷，倦怠乏力，气短懒言，食少纳呆，腰酸膝软，腰部冷痛，脘腹胀满，大便不实，夜尿清长，口淡不渴，舌淡有齿痕，脉沉弱。基本治法：温补脾肾。方药运用：济生肾气丸加减。常用药：炮附片 6g，肉桂 6g，干地黄 12g，山萸肉 12g，山药 15g，泽泻 15g，牡丹皮 15g，茯苓 15g，车前子（包煎）30g，怀牛膝 15g。本方为肾气丸加车前子、牛膝而成。肾气丸方中三补地黄、山萸肉、山药滋养肝脾肾之阴；三泻茯苓、牡丹皮、泽泻化湿和络，并防养阴药滋腻助湿；附子、肉桂取其阴中求阳，补阴助阳，使肾阳振奋，气化复常；车前子、怀牛膝淡渗化湿，和络消肿。诸药合用，共成滋肾温阳、化湿利水之功，适用于慢性肾衰脾肾阳虚证。加减：若中阳不振，脾胃虚寒，脘腹冷痛或便溏者，加干姜 6g，补骨脂 9g 温运中阳；若阳虚水泛，水肿较甚者，加猪苓 15g，牵牛子各 9g 利水消肿。

脾肾气阴两虚证：证候：倦怠乏力，腰酸膝软，口干咽燥，五心烦热，夜尿清长，舌淡有齿痕，脉沉细。基本治法：益气养阴，健脾补肾。方药运用：参芪地黄汤加减。常用药：太子参 15g，生黄芪 15g，生地黄 12g，山萸肉 9g，山药 15g，枸杞子 15g，制首乌 12g，茯苓 15g，泽泻 15g。本方即六味地黄汤加参、芪而成。太子参、生黄芪补气健脾，且太子参性润，无温燥之弊；生地黄、山萸肉、山药滋养肝脾肾之阴；茯苓、泽泻健脾化湿，利水消肿，并防养阴之品滋腻助湿。诸药合用，共达脾肾气阴双补之效。加减：若心气阴不足，心慌气短者，可加麦冬 12g，五味子 6g，丹参 15g，炙甘草 6g 以益气养心；大便干结者，可加麻仁 12g，或制大黄 9g 以通腑泄浊。

肝肾阴虚证：头晕，头痛，腰酸膝软，口干咽燥，五心烦热，大便干结，尿少色黄，舌淡红少苔，脉沉细或弦细。基本治法：滋肾平肝。方药运用：杞菊地黄汤加减。常用药：熟地黄 12g，山萸肉 9g，山药 15g，茯苓 15g，泽泻 15g，牡丹皮 15g，枸杞子 15g，菊花 6g，沙苑子 15g，怀牛膝 15g。此方乃六味地黄丸加枸杞子、菊花而成。方中熟地黄滋肾填精为主；辅以山萸肉养肝肾而涩精；山药补益脾阴而固精。三药合用，并补三阴。配茯苓淡渗健脾，补后天而助先天；泽泻清泄肾火，渗利化湿，并防熟地黄之滋腻；牡丹皮清泄肝火，活血和络。三药共达祛邪，为三泻。更入枸杞子、菊花滋补肝肾，平肝明目。加入沙苑子滋养肾阴；怀牛膝补肾和络，引药下行。诸药共达滋养肝肾，平肝化湿之功。加减：若头晕头痛明显，耳鸣眩晕，血压升高者，可加钩藤（后下）9g，夏枯草 9g，石决明 15g 以清泻肝火。

阴阳两虚证：畏寒肢冷，五心烦热，口干咽燥，腰酸膝软，夜尿清长，大便干结，舌淡有齿痕，脉沉细。基本治法：温扶元阳，补益真阴。方药运用：全鹿丸加减。常用药：鹿角片 12g，巴戟天 12g，菟丝子 12g，肉苁蓉 12g，人参 6g，白术 12g，茯苓 15g，黄芪 15g，炒熟地黄 12g，当归 9g，怀牛膝 15g 等。全鹿丸为《景岳全书》方，主要作用为补气养血，温扶元阳，补益真阴。用于慢性肾衰五脏俱损，气血阴阳俱衰的阴阳虚衰证。方中鹿角片、巴戟天、菟丝子、肉苁蓉温补元阳，兼以填精；人参、白术、茯苓、黄芪补气健脾，化湿助运，以固后天之本，促使其化生气血，补充肾精；熟地黄、当归补肾填精，养血滋阴；怀牛膝补肝肾，强筋骨，活血和络。诸药配合，达补益气血，温阳滋阴之效。加减：若虚不受补，恶心呕吐，纳少腹胀者，则先予调补脾胃，健脾助运，可选炒山药 15g，云茯苓 15g，生薏苡仁 15g，炒谷、麦芽各 15g，法半夏 9g，陈皮 6g，焦六曲 15g。

湿浊证：恶心呕吐，肢体困重，食少纳呆，脘腹胀满，口中黏腻，舌苔厚腻。基本治法：和中降逆，化湿泄浊。方药运用：小半夏加茯苓汤加味。常用药：姜半夏 9g，茯苓 15g，生姜 3g，陈皮 6g，苏叶 9g，姜竹茹 12g，制大黄 8g。方中姜半夏燥湿健脾，和中止呕，为主药；茯苓健脾化湿助运；生姜降逆止呕。加入陈皮、苏叶姜竹茹理气和中，降逆止吐；制大黄通腑泄浊，以助浊毒排泄。诸药合用，共达和中降逆，理气止呕，化湿泄浊功效。加减：湿浊较重，舌苔白腻者，加制苍术 9g，白术 12g，生薏苡仁 15g 以运脾燥湿，厚朴 6g 以行气化湿；小便量少者，加泽泻 15g，车前子（包煎）30g，玉米须 15g 以利水泄浊。

湿热证：恶心呕吐，身重困倦，食少纳呆，口干，口苦，脘腹胀满，口中黏腻，舌苔黄腻。基本治法：中焦湿热宜清化和中；下焦湿热宜清利湿热。方药运用：（1）中焦湿热者，以藿香左金汤或黄连温胆汤加减。常用药：藿香 9g，吴茱萸 2g，炒川连 3g，苏叶 9g，苍术 9g，半夏 9g。本方以左金丸清胃泻火，藿香化湿理气和中；或以黄连温胆汤清利中焦湿热，使中焦湿热渐清，脾胃升降功能复常。下焦湿热者，以知柏地黄丸或二妙丸加减。常用药：黄柏 9g，知母 9g，苍术 9g，生薏苡仁 15g，泽泻 15g，车前草 15g，鸭跖草 15g。本方以知柏地黄丸或二妙丸清利下焦湿热。知柏地黄丸乃六味地黄丸加知母、黄柏，取其滋补肾阴，清利湿热，清利兼补，祛邪扶正同用。二妙丸以苍术、黄柏清热燥湿，清利下焦，祛邪为主。加减：若大便秘结者，加制大黄 10g 或生大黄 5～10g 通腑泄浊，以保持每日大便 2～3 次为宜，不宜过度泻下。

水气证：面、肢浮肿，或有胸腔积液，腹水。基本治法：利水消肿。方药运用：

五皮饮或五苓散加减。常用药：连皮苓 50g，白术 9g，生薏苡仁 30g，猪苓 15g，泽泻 15g，陈皮 9g，车前子（包煎）30g。方中以茯苓利水渗湿，兼以健脾助运；生白术、生薏苡仁健脾益气，培补后天之本，助运化，利水湿；猪苓、泽泻、车前子淡渗利水，以消水肿；陈皮理气兼以除湿。诸药合用，达渗湿利水，健脾助运之效。加减：若气虚水湿内停者，用防己黄芪汤补气健脾利水；肾阳不足者，用济生肾气丸、真武汤加减；肝肾阴虚，气阴两虚者，加淡渗利水不伤阴液之品。若水气证日久或伴血瘀者，常在辨证基础上加用活血化瘀利水之品，如丹参、川芎、益母草各 15g，泽兰 15g 等。

血瘀证：面色晦暗，腰痛，肌肤甲错，肢体麻木，舌质紫暗或有瘀点瘀斑，脉涩或细涩。

基本治法：活血化瘀。方药运用：桃红四物汤加减。常用药：桃仁 9g，红花 6g，当归 12g，川芎 9g，赤芍 15g，丹参 15g，参三七粉（冲服）3g 等。通常在本虚证治疗基础上，选加活血化瘀之品。本方是四物汤加桃仁、红花加减而成。当归、川芎、赤芍养血活血，祛瘀而不伤阴；桃仁、红花破血化瘀。配合丹参养血和络；参三七活血止血。诸药配合，养血活血，祛瘀生新，活血而不耗血，使瘀血兼证可解。加减：若气虚血瘀者，加用生黄芪益气活血，久病瘀滞难以取效者，可加用祛风通络或虫类活血药，如全蝎、蜈蚣、䗪虫、水蛭等。药量可参考《中国药典》剂量。

风动症：手足搐搦，抽搐痉厥。基本治法：镇肝息风。方药运用：天麻钩藤饮加减。常用药：天麻 9g，钩藤（后下）9g，石决明 30g，牡蛎 30g，怀牛膝 15g，杜仲 15g，夏枯草 15g。方中天麻、钩藤、石决明平肝潜阳；牛膝、杜仲补肝肾。配合牡蛎重镇潜阳；夏枯草清肝泻火。诸药合用，达平肝熄风，重镇潜阳作用。加减：肝肾阴虚者，加枸杞子、山萸肉、制何首乌、白芍、鳖甲等滋补肝肾，养阴息风。肾衰患者常本虚证与标实证同时存在，有时一个本虚证可兼夹数个标实证。此外，无论何型均可服用冬虫夏草，每日 3～5g，研粉或另炖，可有效改善肾功能并提高生活质量。

（2）中成药

保肾片：主要成分：制何首乌、菟丝子、太子参、泽泻、牛膝等。具有维护肾元，培补肾气，调运脾胃，淡渗利水，和络泄浊，改善肾功能，推迟进入透析期作用。适用于各种原因引起的慢性肾衰竭，各期均适用，尤其对于早、中期及气阴两虚证疗效明显。常用剂量为每次 4～6 片，每日 3 次。

尿毒清颗粒：主要成分：黄芪、党参、制何首乌、生大黄、白术、茯苓、车前草、姜半夏、川芎、丹参等。具有健脾利湿、通腑降浊、活血化瘀等功能，适用于兼有湿浊者。常用剂量为每次 1 包，每日 3 次。

海昆肾喜胶囊：主要成分：褐藻藻酸双酯钠。具有化浊排毒功能。用于慢性肾衰竭（代偿期、失代偿期和尿毒症早期）。常用剂量为每次 2 粒，每日 3 次；2 个月为一疗程。餐后 1 小时服用。

冬虫夏草菌丝制剂：金水宝或百令胶囊均可补肺肾，慢性肾衰竭患者长期服用可调节免疫功能，适用于肺肾气虚者。常用剂量为每次 4～6 粒，每日 3 次。

（3）灌肠疗法

生大黄 15～30g，蒲公英 30g，生牡蛎 30g，六月雪 30g，生甘草 5g。上药浓煎成 300ml，温度调至 40℃较合适，保留灌肠时间以 0.5～1 小时为宜，每日 1 次，10～15 天为一疗程。每次疗程结束后休息 3～5 天，继续下一疗程，但不宜长久使用。注意方中大黄用量应保持大便每日 2～3 次为宜，不宜过度通下，以防伤正。若体质虚，有痔疮不能灌肠者，可用肾康栓每晚一粒塞肛用。

（4）外治法

肾衰药浴方：通常由麻黄、桂枝、细辛、附子、红花、地肤子、羌活、独活等组成。将其打成粗末，纱布包煎浓液，掺入温水中，患者浸泡其中，使之微微汗出，每次浸泡 40 分钟，每日 1 次，10～15 天为一疗程。

肾衰外敷方：由生附片、淫羊藿、桃仁、红花、川芎、沉香、冰片组成。将药物研成细末，用 95%酒精将桂氮酮稀释成 1.9%的溶液，然后用 1.9%的桂氮酮溶液调和肾衰外敷方药末，纱布包裹药末外敷于双侧肾俞及关元穴上，以后每日用 1.9%桂氮酮溶液湿润药末，隔 3 日换药 1 次，4 次为一疗程，一般使用 2～4 个疗程。药物可通过肾区皮肤透入，直接作用于肾。此外，通过刺激足太阳膀胱经肾俞和任脉的关元穴位，从经络间接作用于肾，经皮肤和穴位的双重作用，从而达到温肾和络，利尿泄浊的作用。亦可用肾衰外敷方外敷肾俞穴后，加用经皮离子导入仪导入。

四、预防与调护

（1）预防

一级预防：主要是及早发现肾脏病或可能累及肾脏的原发疾病，积极控制，以防发生慢性肾衰。

二级预防：对已出现慢性肾衰者，要积极控制诱发加重的可逆因素，治疗原发病，纠正高血压及水、电解质、酸碱平衡失调，以延缓肾衰进展。

三级预防：主要针对尿毒症晚期患者，需防治高钾血症、心衰等严重尿毒症并发症。

（2）护理

① 预防感冒及感染。家庭居室要清洁、卫生、通风。房间温、湿度适宜，光线充足、明亮。定期空气消毒，可用紫外线灯照射或食醋熏蒸法。一旦感冒，患者可先用板蓝根冲剂、桑菊感冒冲剂、小柴胡冲剂、午时茶等中成药制剂，反对一感冒就用抗生素，预防其肾毒性。

② 保持情绪稳定，限制剧烈运动，减少患者的焦虑烦躁与不安。保持睡眠充足，保证卧室清洁。

③ 仔细记录每日的出入量，每日定时测量血压，以了解有无水钠潴留、脱水等情况。

饮食起居有规律，养成每日定时排便的习惯，有利于排出代谢废物、毒素。

五、中西医结合最新研究进展

（1）通腑降浊法对慢性肾衰竭患者消化道症状及血清微炎症指标水平影响

苏浩[1]探讨通腑降浊法对慢性肾衰竭（CRF）患者消化道症状及血清微炎症指标水平的影响。随机将120例CRF伴有消化道症状（恶心欲呕、腹胀、便秘等）患者分为对照组和观察组，每组60例。对照组给予甲氧氯普胺片、双耳耳部刮痧及双耳耳穴压豆联合治疗，观察组在对照组基础上加予通腑降浊方中药直肠滴入治疗，比较两组治疗前及治疗2、3周后的消化道症状评分[胃肠道症状分级评分量表（GSRS）中恶心欲呕、腹胀、便秘3种消化道症状评分]及胃肠激素[胃动素（MOT）、生长抑素（SS）、血管活性肠肽（VIP）]、肾功能[尿素氮（BUN）、血清肌酐（Scr）、内生肌酐清除率（Ccr）]、血清微炎症指标[超敏C-反应蛋白（hs-CRP）、白细胞介素6（IL-6）]水平。结果：治疗2、3周后，两组GSRS量表中关于恶心呕吐、腹胀及便秘共3项消化道症状评分较治疗前均显著性下降（$P<0.05$），两组间效应、时间效应及组间与时间效应对比，差异均有统计学意义（$P<0.05$），其中组内两两时间点对比，差异均有统计学意义（$P<0.05$）。治疗2、3周后，两组血清MOT水平较治疗前有显著性下降，两组间效应、时间效应及组间与时间效应对比，差异均有统计学意义（$P<0.05$），其中组内两两时间点对比，差异均有统计学意义（$P<0.05$）；两组血清SS及VIP水平组间效应、时间效应及组间与时间效应对比，差异无统计学意

义（*P*>0.05）。治疗 2、3 周后，对照组血清 BUN、Scr、Ccr 水平与治疗前比较差异无统计学意义（*P*>0.05）；观察组血清 BUN、Scr 水平较治疗前有显著性降低（*P*<0.05），血清 Ccr 水平较治疗前有显著性提升（*P*<0.05），其中组内两两时间点对比，差异均有统计学意义（*P*<0.05）。治疗 2、3 周后，两组血清 hs-CRP、IL-6 水平较治疗前有显著性下降（*P*<0.05），两组间效应、时间效应及组间与时间效应对比，差异均有统计学意义（*P*<0.05），其中组内两两时间点对比，差异均有统计学意义（*P*<0.05）。结论：通腑降浊法能有效改善 CRF 患者的消化道症状，纠正胃肠激素水平紊乱，并有效改善肾功能，消除机体微炎症状态。

（2）中药结肠透析治疗对慢性肾衰竭患者微炎症及营养状态的影响

客占东等[2]对中药结肠透析治疗对慢性肾衰竭（CRF）患者肾功能、电解质、营养状态及微炎症的影响进行了研究。将 80 例 CRF 患者按照盲抽的原则分为对照组与干预组各 40 例。对照组予常规肾衰一体化治疗，干预组则在常规基础治疗上联合中药结肠透析治疗。治疗 12 周后比较两组临床疗效，观察两组治疗前后中医症状积分、肾功能、电解质、营养指标及感染指标的变化。结果：治疗后，干预组的总有效率高于对照组（*P*<0.05）；与对照组比较，干预组的中医症状积分、血肌酐（Scr）、血尿素氮（BUN）、膀胱素 C（CysC）、血尿酸（UA）、电解质磷（P^+）和钙（Ca^{2+}）水平、超敏 C 反应蛋白（hsCRP）降低更明显（*P*<0.05）；血红蛋白（HB）、血清前白蛋白（PAB）、白蛋白（ALB）水平升高更明显（*P*<0.05）。结论：中药结肠透析可以改善慢性肾衰竭患者肾功能、钙磷代谢、微炎症、营养状态，从而延缓肾功能恶化，减少并发症，进而提高生活质量。

参考文献：

[1]苏浩,李海艳,尚卓，等.通腑降浊法对慢性肾衰竭患者消化道症状及血清微炎症指标水平影响[J].辽宁中医药大学学报,2023,25（4）:153-157.

[2]客占东,闫雷雷,樊宝卿，等.中药结肠透析治疗对慢性肾衰竭患者微炎症及营养状态的影响[J].湖北中医杂志,2023,45（3）:3-5.

第十八章　泌尿系统结石

泌尿系统结石是指发生于泌尿系统的结石，又称尿石症，包括肾、输尿管、膀胱和尿道的结石。肾结石的病因很多，有遗传性因素、感染性因素、环境因素、饮食因素、解剖因素、药物因素等。代谢性疾病如甲状旁腺功能亢进、痛风、草酸以及胱氨酸等代谢异常也可以是尿石形成的原因。泌尿系统的梗阻、异物和感染可促进尿石形成，反之，尿石又可以是梗阻、感染的原因。从其主要临床表现看，应属于中医学“淋证”“石淋”“腰痛”等范畴。

一、病因和发病机制

（一）现代医学对泌尿系统结石病因和发病机制的认识

肾结石是由多种因素造成的，是因尿中的晶体物质浓度升高，或溶解度降低，呈过饱和状态，从而使结晶析出，并在局部聚集生长而成。其因大致可分为以下几类：

（1）病因

气候环境：夏季天气炎热高温，使体内水分消耗过多，尿液浓缩，可促使尿盐沉积。而大量出汗易致脱水和少尿，尿中钠盐减少，尿内结晶物质也易产生结晶核。冬季天气寒冷，尿量多，已形成的小结石容易排出，因此，冬季肾绞痛较夏季低。

地理环境：肾系结石多发地区，多数处于热带、亚热带地区；或高温作业，活动少，摄水不足；或人们长期暴露在阳光下，紫外线有助于体内维生素 D 和维生素 A 合成，可促进小肠吸收钙离子，使尿钙代谢排泄过多。

水质：过多饮用硬化（含钙多）和软水（含磷多）也为不利因素。

食物：动物蛋白摄入过多，可导致尿钙、尿酸含量增多。枸橼酸盐含量减少而减少了结晶形成的抑制物。主食为植物蛋白质者缺乏磷酸盐易发生膀胱结石。此外，食物中的糖分可促进肠道吸收钙和草酸，远端肾小管重吸收钙减少，尿钙排出增多，易发生肾结石。过多摄入钙可导致高尿钙。过多摄入钠也可导致高尿钙，限制钠盐的摄入可减少尿钠、尿钙和草酸盐的排出。

有关疾病形成的结石：有多种疾病可引起肾系结石，其一，痛风症：约有 10%

的痛风患者伴发尿酸性肾结石；其二，肾小管酸中毒，可发生肾钙质沉积和肾结石；其三，甲状腺功能亢进，因 PTH 分泌增多而致骨性和肠吸收性高血钙以及高尿钙；其四，制动综合征，由于截瘫外伤等原因，长期卧床可致骨骼失用性脱钙，因而发生高尿钙。

有关药物形成肾系结石：大量服用维生素 D，可使钙吸收增加。某些磺胺类药物，可在尿中形成结晶。大量服用维生素 C 可增加尿中草酸盐含量。如在治疗胃溃疡时大量饮用牛奶，并服用小苏打等碱性药物时尿钙增多，pH 升高易产生磷酸钙结石等。

（2）发病机制

肾结石的原发性病理改变包括 3 个方面：① 肾小管病变基质的产生和作用，肾钙斑与微结石的形成。② 肾小管腔内排出的脱落尿路细胞碎片，膜性小囊等均可为晶体异质成核的物质基础，或作为晶体聚积的固体桥。肾小管功能异常，可使进入细胞和间质的溶质增加，促进结晶沉积和微结石形成。基质中呈结石中非晶体的蛋白质物质，能增加晶体与晶体间、晶体与上皮间的黏附力，促进结石生长。结石合并尿路感染时，细菌会产生大量基质，加快结石的生长速度。所以控制尿路感染是预防结石形成的重要一环。③ 肾乳头部易形成钙化斑，当钙化斑脱落后，可为尿石核心。肾钙斑和微结石可能是肾系结石的基础。肾系结石分布以肾盂最常见，肾盏次之，肾实质也常见。肾盏结石多位于肾下盏。肾结石引起的继发性病理改变与结石的形态、大小、活动度和所在部位等关系密切。主要表现为结石对局部的损害、梗阻、感染。这些改变可导致上皮细胞脱落，溃疡形成，白细胞浸润，及间质纤维化，最终瘢痕形成。肾结石引起的梗阻多为不完全性，但可有肾盂扩大，肾盂壁肌厚和纤维化。若结石嵌顿于肾盂、输尿管交界处，或输尿管狭窄处，则产生绞痛、尿血、肾盂积水、肾盂扩大、肾皮质萎缩及破坏，导致肾功能受损。结石使尿凝滞，常易并发感染，引起肾盂肾炎、肾积液，或肾周围炎。感染又可加速结石的增长和肾实质的损害。此外，肾结石对局部黏膜的损害及慢性机械性刺激可使局部产生息肉，上皮的鳞状化生，最后形成鳞状上皮癌。

（二）中医学对泌尿系统结石病因病机的认识

（1）病因

饮食不洁：过食膏粱厚味，辛辣温燥之品，及不洁硬化之品。

劳居不宜：常年居住热湿带，或常年在高温下劳作。

外感淫邪：外感风寒湿邪，郁久化热，湿热蕴结于肾及膀胱。

情志不调：七情过激而化火，火热伤阴，阴虚火旺，气血失和。

先天禀赋失调：肾脾虚损或过亢，水液精微纳运失调，气化失常。

（2）病机

病位：本证主在肾，输尿管、膀胱，尿道，常及肝脾。

病性：本证多为肾气虚损不充，气机不畅致气化不利，水湿精微升降失常为主；湿热邪凝阻成石，正邪虚实交杂相互为因。结石内阻，久留不祛，必然导致孔窍阻塞，气血阻滞而致肾及膀胱气化不利，以湿、热、浊石凝滞的邪实证为主，肾脾虚损的夹杂证为次。

病机转化：本证因饮食不洁，劳居不宜，外感淫邪而致的石淋最为常见，而男多于女，成人多于少儿。脏腑不和，湿、热、浊内生，流注下焦；或肾虚致膀胱气化不利、水、湿、浊下泄失常，湿热蕴结下焦；或肝气郁结，疏泄不畅，郁而化热，尿液受其蒸熬，日积月累，尿中浊物聚而成石。大则为石，小则为砂，在肾系不能随尿排出，阻滞尿路而成本病。

二、诊断和鉴别诊断

（一）诊断

B 超检查：此项检查简便易行，无创伤而价廉，可显示结石的部位及大小。95%以上肾结石可显示，并可测试肾积水程度和肾的形态结构，间接了解肾脏潜在功能。少数患者当结石下降输尿管下段时不易显示，B 超并能诊断出 X 线阴性结石。

X 线腹部平片检查：平片必须包括双侧全泌尿系，诊断有重要意义。但诊断阳性率不如 B 超、其显影与结石成分、大小、厚度有关。草酸钙结石显影最好，磷酸钙和磷酸铵、镁次之，而纯属尿酸和胱氨酸石可不显影。结石显影常受到腹部胀气、肥胖和结石小等因素影响。

静脉尿路造影：腹部平片、B 超不能显影和确立部位者，通过静脉尿路造影可见肾结石区充盈缺损。同时也可了解肾脏的解剖形态和功能。

CT、核磁检查：诊断准确性高，对 X 线平片和 B 超不显影的结石，可明确诊断。

逆行膀胱镜检查造影：因膀胱镜检查有一定的创伤痛苦，并可引起感染，一般不做常规检查。

尿液检验：尿常规显微镜下或肉眼血尿。合并感染者以脓细胞为主，新鲜尿液有时可见结晶。尿培养及药物敏感试验，对合并感染的诊断，及抗感染治疗可提供有用资料。

血生化检验：测定尿中钙、磷、尿酸、钾、钠、氯化物和血浆蛋白等分析结石的病因有帮助。并发肾功能不全者，可出现肌酐、尿素氮升高。

（二）鉴别诊断

尿路结石肾绞痛须与急性阑尾炎、胆囊炎、胆石症、胆道蛔虫鉴别，在女性尚需与卵巢囊肿扭转、宫外孕鉴别。一般急腹症可在系统检查血、尿常规后得到确诊，其他结合X线平片亦可确诊。对不典型的病例，在急诊观察期间，腹腔内的急腹症病变常逐渐加重，很少缓解，而泌尿系结石呈间歇性发作，间歇时症状减轻，再结合血、尿常规化验，不难鉴别。

三、治疗

（一）现代医学疗法

（1）一般措施。大量饮水，每天饮水量3000ml以上，可稀释尿中成结石物质的浓度防止结石复发，延缓结石生长的速度。

（2）对症治疗。肾绞痛时，肌肉注射哌替啶50mg或与异丙嗪25mg并用，症状无好转时，每4小时可重复注射1次，吗啡10mg和阿托品0.5mg合用也可解痉止痛。

（3）溶石疗法。实验证明，尿酸结石、胱氨酸结石可在不同碱性溶液内溶解。其用药途径有二：一是间接法，就是通过口服或静脉输入的全身用药法；二是经输尿管插管或肾造瘘管直接冲洗的直接法。口服药物只能溶解尿酸结石，所用药物中枸橼酸钾片效果优于枸橼酸合剂，碳酸氢钠片剂最差。直接法的优点是：① 高浓度溶液可直接与结石接触；② 药液不被稀释；③ 更易于控制尿pH值；④ 对尿酸结石和胱氨酸结石的效果极佳。缺点是住院时间长。

（4）其他。手术取石和体外震波碎石。

（二）中医疗法

湿热蕴结：尿中有时夹有砂石，小便艰涩，或排尿时突然中断，尿道窘迫刺痛，尿频尿急，小腹拘急，尿液混浊或黄赤，舌质偏红，舌苔薄黄或黄腻，脉滑数或细数。治法：清热利湿，通淋排石。方药：石韦散合八正散加减：石韦、滑石、车前子、海金砂、金钱草、白芍各30g，冬葵子、牛膝各15g，瞿麦、鸡内金各10g，生大黄（后下）6g。加减：腰腹胀痛，少腹硬满者，加理气消胀之品，如大腹皮、青皮、延胡索、川楝子、台乌药等；腰痛如绞者，合芍药甘草汤，解痉缓急止痛；

尿出鲜红，茎中作痛者，合小蓟饮子凉血止血；兼有寒热，口苦，呕恶等症状者，用小柴胡汤或蒿芩清胆汤和解少阳，清化湿热。

气滞血瘀：腰部酸胀刺痛，甚则绞痛难忍，痛引胁腹，并向少腹或骶尾部放射；腰痛之后可见尿血，色淡红或暗红，偶有血丝或血块排出，舌淡红苔薄白或薄黄，脉沉弦或弦细略数。治法：行气活血，通淋排石。方药：沉香散合五淋散加减：冬葵子、牛膝、当归各15g，赤芍、王不留行各30g，栀子：青皮、枳壳、三棱、莪术、桃仁各10g，厚朴6g，沉香粉（冲服）3g。加减：肾绞痛加白芍、甘草；血尿加白茅根、琥珀粉；气虚加黄芪、党参；阴虚加生地黄、旱莲草；小便涩痛加金钱草、石韦。

肾阳亏虚：腰部沉重酸胀，冷痛，面色无华，四肢欠温，畏寒，口不渴，尿少色白，舌淡胖苔白润，脉沉缓。治法：温阳利水，通淋排石。方药：济生肾气汤加减：炮附片6g，肉桂3g，生地黄、茯苓、车前子、石韦、金钱草各30g，山药、鸡内金、山萸肉各10g，泽泻、牛膝、冬葵子各15g。

脾肾亏虚：腰酸痛，足膝无力，倦怠乏力，食少纳呆，脘腹胀满，小便不利，或手足心热，头晕耳鸣，视物不清，口干咽干，舌淡苔薄，脉沉细，或舌质偏红少苔，脉沉细略数。治法：健脾补肾，通淋排石。方药：偏气虚者用参芪地黄汤加减：党参、生黄芪、生地黄、茯苓、车前子各30g，山药、山萸肉、牡丹皮、牛膝、广木香、鸡内金、狗脊、胡桃各10g，泽泻15g，砂仁6g。加减：偏阴虚者以知柏地黄汤加减；尿血者，加女贞子、旱莲草、阿胶、白茅根、琥珀等，或合用导赤散；腰痛腹胀者，应用理气药应注意伤阴之弊；肝肾亏虚者，加枸杞子、桑寄生、杜仲、牛膝等养肝益肾之品。

四、预防与调护

尿路结石患者要树立战胜疾病的信心，坚持治疗，注意寒温变化，防治外感，避免劳累及房事过度，以免加重病情，忌食肥甘辛辣之品以免助长湿热。每天饮水2000～3000ml，一方面有助于小结石的排出，另一方面，尿液稀释可减少钙盐、尿酸等在尿中的饱和度，延缓尿石生长、再发以及控制感染。较小结石没有梗阻或严重感染，或双侧多发性小结石可配合适当的运动，如跑跳、体操，促使其自行排出。

五、中西医结合最新研究进展

（1）三金排石方治疗泌尿系统结石的临床效果分析

覃桂强等[1]对三金排石方治疗泌尿系统结石的临床效果进行了研究。自医院收治的泌尿系统结石患者中选取 77 例进行研究，按照随机数字原则分为两组，对照组 35 例仅做常规西医治疗，观察组 42 例在常规西医治疗基础上结合三金排石方治疗，比较两组治疗效果。结果：观察组结石总清除率高于对照组，结石排出时间、尿红细胞计数少于对照组，差异有统计学意义（$P<0.05$），但两组患者治疗后的肝肾功能、不良反应发生率对比无显著差异（$P>0.05$）。结论：三金排石方治疗泌尿系结石，可提高结石清除率，应用安全可靠，具有广泛应用价值。

（2）益气化石散治疗泌尿系统小体积结石疗效观察

何新洲等[2]对自拟益气化石散治疗泌尿系统小体积结石的疗效进行了研究。将 78 例泌尿系统小体积结石患者按随机法分为常规组与观察组，常规组采取常规西药治疗，观察组在常规组的基础上给予自拟益气化石散进行治疗，对比两组临床疗效，观察两组患者的尿常规红细胞（RBC）计数、血常规白细胞（WBC）计数、血清超敏 C-反应蛋白（hs-CRP）、结石排出率及排石时间各项临床观察指标并对比其差异化。结果：观察组临床治愈率为 76.92%，总有效率为 94.87%；常规组临床治愈率为 53.85%，总有效率为 74.36%；观察组临床疗效优于常规组（$P<0.05$）。观察组尿常规 RBC 计数低于常规组，血常规 WBC 计数低于常规组，血清 hs-CRP 水平低于常规组（$P<0.05$）。观察组排石率与排石时间均优于常规组（$P<0.05$）。结论：自拟益气化石散治疗泌尿系小体积结石效果理想，可缩短结石排出时间，提高结石排出率，明显改善血常规白细胞计数、尿常规红细胞计数及血清 hs-CRP 等临床观察指标。

参考文献：

[1]覃桂强,余学理,冯祥兴，等.三金排石方治疗泌尿系统结石的临床效果分析[J].中医临床研究,2020,12（1）:116-118.

[2]何新洲,李进,王琦.益气化石散治疗泌尿系统小体积结石疗效观察[J].陕西中医,2017,38（8）:1063-1064.

附：个人成果展示

通络方对慢性肾衰竭患者肾功能及 24h 尿蛋白定量的影响

李慧洁 黄杰 蒲瑾 邓跃毅 葛文姝

摘要：目的：观察中药复方通络方对于慢性肾衰竭肾虚血瘀证患者肾功能及 24h 尿蛋白的影响。方法：选取上海中医药大学附属龙华医院 2019 年 1 月—2021 年 4 月 CKD 非透析患者 92 例慢性肾衰竭肾虚血瘀证患者，随机分为中药组和西药组各 46 例，治疗组在对照组治疗方案基础上加用通络方颗粒口服，疗程 48 周。观察 2 组治疗前后血肌酐（Scr）、肾小球滤过率（eGFR）、血尿素氮（BUN）和 24h 尿蛋白定量（U-TP）水平变化。结果：通络方 CKD 1-5 期对降 24 小时尿蛋白定量几乎无明显作用。在 CKD 1-2 期时，对肾功能保护作用并不明显（$P>0.05$），但在 CKD 3-4 期，对比西药组，通络方在减缓血肌酐上升与 eGFR 下降有明显的优势（$P<0.05$），并随着用药用方时间的延长，优势愈发明显（$P<0.05$）。通络方在 CKD 1 期时，对血尿素氮下降有明显的作用（$P<0.05$），在 CKD 2-4 期，对血尿素氮上升的减缓作用并不明显。在 CKD 5 期，通络方在保护肾功能、延缓肾衰竭上作用并不明显（$P<0.05$）。结论：肾通方针对慢性肾衰竭多为肾虚血瘀之基本病机，具有活血化瘀、通络散结之功，适用于 CKD 早中期治疗，对于 CKD 5 期患者，通络方的延缓肾功能的作用较为一般。

关键词：慢性肾衰竭；通络方颗粒；肾功能；24h 尿蛋白定量

Abstract: Objective: To observe the effect of Tongluo prescription on renal function and 24h urinary protein in chronic renal failure patients with kidney deficiency and blood stasis syndrome.

METHODS: Ninety-two CKD non-dialysis patients with chronic renal failure syndrome of kidney deficiency and blood stasis were selected from Department of Nephrology of Longhua Hospital from January 2019 to April 2021. They were randomly divided into the Chinese traditional medicine group and the western medicine, 46 cases in each group. The treatment group was additionally given Tongluo Fang granule orally on the basis of the treatment plan of the control group, for a course of 48 weeks. The levels of serum creatinine （SCR）， glomerular filtration rate （EGFR）， blood urea nitrogen （BUN） and 24h urinary protein （U-TP） were observed before and after treatment in 2 groups.Results: Tongluo prescription in CKD stage 1-5 had almost no obvious effect on reducing the amount of 24 h urinary protein.In CKD stage 1-2, the protective effect on renal function was not significant （P>0.05）， but in CKD stage 3-4, compared with the western medicine group, Tongluo formula showed obvious advantages in slowing down the increase of serum creatinine and the decrease of EGFR （P<0.05）， and with the prolongation of time, the advantage was more and more obvious （P<0.05）.Tongluo prescription had a significant effect on the decrease of blood urea nitrogen in CKD stage 1 （P<0.05）， in CKD stage 2-4, the slowing effect on the rise of blood urea nitrogen was not obvious.In CKD stage 5, Tongluo formula did not significantly protect renal function and delay renal failure （P<0.05）.Conclusion: Shentong prescription is the basic mechanism of kidney deficiency and blood stasis for chronic renal failure. It has the function of promoting blood circulation and removing blood stasis, clearing collaterals and dispersing constipation, and is suitable for the early and middle treatment of CKD. For CKD stage 5 patients, Tongluo prescription has a relatively general effect on delaying renal function.

Key words: chronic renal failure ;Tongluo prescription granules;Renal function;24h urine protein quantification

慢性肾衰竭（ chronic renal failure，CRF） 是各种原因（慢性肾小球肾炎、肾病综合征、糖尿病肾病、高血压肾病等）导致的慢性肾脏疾病的基础上出现的肾小球滤过率（eGFR）下降直至衰竭以及与此相关的代谢紊乱和临床症状组成的综合征[1]。其主要病理改变为细胞外基质的大量沉积、基底膜增厚而致肾间质纤维化及肾小球硬化[2]。自 80 年代起至今，我国超重、肥胖、糖尿病、高血压患病率逐年递增[3]，导致慢性肾脏病（Chronic kidney disease，CKD）和终末期肾病（End stage renal disease，ESRD）的患病率持续增长，并增加了其总体发病率及死亡率[4]。一项 2009 至 2010 年间的全国性调查显示我国 CKD 患病率为 10.8%[5]，肾脏替代治疗费用昂贵，是公共卫生资源的巨大挑战之一[6]。近年来，中医药与针灸在 CKD 防治中受到国内外人士关注与认可[7][8]。研究报道，改善 CRF 患者病情[9]在于加强保护残留肾功能，减轻肾脏微炎症状态[10]，提高免疫功能等，而中医药在延缓病情发展，保护肾功能方面有综合调节的优势。本研究希望从现代医学角度出发，探讨通络方对 CRF 患者不同分期的影响，从而为中医药延缓肾功能恶化的作用机制研究提供一定的理论依据。研究报告如下：

1 资料与方法

1.1 临床资料

本研究属于随机、对照、前瞻性试验。选取上海中医药大学附属龙华医院 2019 年 1 月—2021 年 4 月 CKD 非透析患者 92 例，年龄为 18～75 岁，男性患者 61 例，女性患者 31 例，平均年龄（55.91±1.367）岁，BMI（23.034±0.227），病程（7.797±0.454）年。其中 CKD1 期患者 30 人，男性患者 21 例，女性患者 9 例，平均年龄（52.67±2.713）岁，BMI（23.016±0.410），病程（3.460±0.339）年；CKD2 期患者 16 人，男性患者 11 例，女性患者 5 例，平均年龄（58.75±2.109）岁，BMI（24.251±0.469），病程（6.294±0.626）年；CKD3 期患者 18 人，男性患者 13 例，女性患者 5 例，平均年龄（52.06±3.115）岁，BMI（22.655±0.531），病程（10.100±0.514）年；CKD4 期患者 16 人，男性患者 11 例，女性患者 5 例，平均年龄（58.56±3.145）岁，BMI（23.113±0.491），病程（11.031±0.929）；CKD5 期患者 12 人，男性患者 5 例，女性患者 7 例，平均年龄（62.50±3.363）岁，BMI（21.916±0.599），病程（12.875±0.734）年。采用随机数字表法，按照 1∶1 将患者分为 2 组，每组各 46 例患者，西药组患者控制血压、干预血脂，中药组在西药组的基础上使用上海中医药大学附属龙华医院邓跃毅教授经验用方——通络方临证加减干预，两组干预时间为 48 周。本项研究已获得上海中医药大学附属龙华医院医学伦理委员会的审查批准，符合《赫尔辛基宣言》，由患者签署知情同意书。2 组患者的年龄、性别、体质量指数（Body mass index，BMI）、病程、原发病等一般临床资料基本一致，无统计学差异（$P>0.05$），具有可比性。

表 1 患者的一般临床资料分析

组别	病例（例）	平均年龄（岁）	性别		BMI（kg/m²）	病程（年）	原发病		
			男	女			肾小球肾炎	肾病综合征	其他
西药组	46	55.22±1.936	32	14	23.230±0.325	8.072±0.710	35	8	3
中药组	46	56.61±1.947	29	17	22.838±0.318	7.522±0.571	27	13	6

1.2 诊断标准

1.2.1 西医诊断标准

CKD 的诊断[11]：肾损害≥3 个月，有或无 GFR 降低。肾损害系指肾脏的结构或功能异常，表现为下列之一：a 肾脏病理形态学异常；或 b 具备肾损害的指标，包括血、尿成分异常或肾脏影像学检查异常。GFR>30ml/min·1.73m² 大于 3 个月，有或无肾损害表现。

慢性肾脏病临床分期标准：

1 期：肾损伤指标（+）、GFR 正常或增加、GFR≥90ml/min

2 期：肾损伤指标（+）、GFR 轻度下降、GFR60～89.9ml/min

3 期：GFR 中度下降、GFR30～59.9ml/min

4 期：GFR 严重下降、GFR15～29.9ml/min

5 期：肾衰竭、GFR＜15ml/min（或透析）

1.2.2 中医诊断标准

参考中国医药科技出版社《中药新药临床研究指导原则》（2005 年）、《中医内科常见病诊疗指南》（2008 年）以及中华中医药学会肾病分会《慢性肾衰竭的诊断、辨证分型及疗效评定（试行方案）》[12]，关于肾虚血瘀证的诊断标准：主证：倦怠乏力，气短懒言，腰膝酸软，浮肿难消；面色晦暗，腰痛固定或刺痛。次证：肌肤甲错，肢体麻木；舌脉：舌质紫暗或有瘀斑瘀点，脉沉细或细涩。以上主症必备，兼见次症、舌脉 3 项或以上即可诊断。

1.3 纳入标准

符合西医诊断标准和中医诊断分型标准中 G1 期～5 期且符合肾虚血瘀证的患者；预计生存时间＞12 个月。

1.4 排除标准

透析患者；对受试药物过敏或有禁忌证者；合并急性肾功能不全、急性感染、创伤、恶性肿瘤、严重心肺疾病、肝硬化失代偿期或造血系统等严重原发性疾病患者；孕妇或哺乳期患者；精神病患者。

1.5 治疗方法

1.5.1 实验用药

两组患者都需给予常规西医基础和对症治疗，包括饮食上低盐、优质蛋白和低磷饮食，纠正代谢酸中毒、电解质紊乱、钙磷代谢异常和贫血，同时对血糖、血脂和感染等方面对症支持治疗，治疗时间 48 周。西药组：在常规治疗的基础上，给予硝苯地平（青岛黄海制药有限责任公司，国药准字 H10910052，规格：20mg）和美托洛尔（阿斯利康制药有限公司，国药准字 H32025390，规格：50mg）。中药组：在对照组治疗基础上，给予由上海中医药大学附属龙华医院中药房提供的中药制通络方颗粒（僵蚕 12g、王不留行 15g、藤梨根 30g、白蒺藜 12g、白芥子 15g、夏枯草 12g）。

1.5.2 给药方法

西药组：硝苯地平，20mg/次，每日 1 次；美托洛尔，50mg/次，每日 2 次。中药组：通络方颗粒，每日 1 剂，分早晚 2 次冲服。连续治疗 48 周。

1.5.3 合并用药

试验期间不得使用其他中药汤药；对试验开始前已有的合并疾病或症状（除本病以外的症状）应详细记录，需继续服用药物或其他治疗者，必须在病例报告表中记录药品通用名或其他疗法名、用量、使用原因、次数和时间等，以便总结时加以分析和报告；试验过程中因不良事件需使用的合并用药，应详细记录在临床试验观察表中。

1.6 观察指标

分别于治疗前、用药后 24w、48w 测量血清肌酐（ serum creatinine，SCr）、 尿素氮（blood urea nitrogen，BUN）、肾小球滤过率（estimate glomerular filtration rate， eGFR）以及 24 小时尿蛋白定量（24-hour urinary protein quantity，U-TP）等指标。

1.7 实验室检查

采用全自动生化分析仪检测 SCr、BUN、GFR 以及 U-TP。

1.8 安全性观察

观察治疗期间不良反应发生情况。

1.9 统计学处理

本资料采用 SPSS 25.0 统计学软件。基线定义为治疗第 0 周（入组时）。各主要疗效指标作为定量资料，采用重复测量的方法进行统计分析。其余各项数据，根据变量的数字特征，选择配对样本 t 检验或 Wilcoxon 秩和检验进行组内比较；选择方差分析、Wilcoxon 秩和检验或卡方检验进行组间比较。统计检验均采用双侧检验，以 P<0.05 为差异有统计学。

2 结果

2.1 CKD1-5 期两组患者血 Scr 比较

表 2　CKD 1-5 期两组患者的血肌酐（umol/L）比较

分期	组别	n	统计量	治疗时相			前后比较	
				0W	24W	48W	F	P
CKD1	西药组	15	X	64.027	65.267	65.100	0.250	0.781
			S	13.953	13.825	14.772		
	中药组	15	X	62.853	60.933	58.147	2.465	0.132
			S	13.335	18.246	15.056		
合计	-	30	X	63.440	63.100	61.623	0.913	0.407
			S	13.423	16.057	15.076		
组间比较	-		F	0.055	0.537	1.630	-	-
			P	0.816	0.470	0.212	-	-
CKD2	西药组	8	X	102.425	120.288	141.975	3.891	0.078
			S	11.019	34.005	49.303		
	中药组	8	X	88.163	92.038	92.800	0.360	0.704
			S	16.052	29.446	33.327		
合计	-	16	X	95.294	106.163	117.388	4.137	0.050

			S	15.204	34.016	47.933		
组间比较	-		F	4.293	3.155	5.462	-	-
			P	0.057	0.097	0.034	-	-
CKD3	西药组	9	X	150.844	156.222	257.411	5.267	0.047
			S	48.642	99.563	181.425		
	中药组	9	X	153.944	171.422	211.356	1.746	0.223
			S	26.742	47.267	137.194		
合计	-	18	X	152.394	163.822	234.383	6.684	0.018
			S	38.112	76.009	157.824		
组间比较	-		F	0.028	0.171	0.369	-	-
			P	0.869	0.685	0.552	-	-
CKD4	西药组	8	X	248.338	283.725	379.950	7.113	0.007
			S	48.085	94.185	141.870		
	中药组	8	X	248.338	292.125	371.188	7.439	0.006
			S	38.618	79.269	115.275		
合计	-	16	X	248.338	287.925	375.569	14.453	0.001
			S	42.131	84.207	124.957		
组间比较	-		F	0.000	0.037	0.018	-	-
			P	1.000	0.850	0.894	-	-
CKD5	西药组	6	X	395.467	423.483	441.233	1.382	0.295
			S	140.686	132.226	93.903		
	中药组	6	X	388.300	349.733	338.183	0.990	0.405
			S	88.412	83.438	73.082		
合计	-	12	X	391.883	386.608	389.708	0.026	0.924
			S	112.088	112.228	96.602		
组间比较	-		F	0.011	1.335	4.500	-	-
			P	0.918	0.275	0.060	-	-

表 3 CKD1-5 期两组患者血肌酐（umol/L）重复测量数据资料的方差分析结果

变异			SS	df	MS	F	P
CKD1	组内变异	时间	55.964	2.000	27.982	0.913	0.407
		组别*时间	125.646	2.000	62.823	2.049	0.138
		组内误差	1716.610	56	30.654	-	-
	组间变异	组间	388.129	1.000	388.129	0.637	0.432
		组间误差	17063.701	28	609.418	-	-
CKD2	组内变异	时间	3905.409	1.236	3160.632	4.137	0.050
		组别*时间	2469.851	1.236	1998.841	2.616	0.119
		组内误差	13216.173	17.299	763.986	-	-
	组间变异	组间	11208.797	1.000	11208.797	5.527	0.034
		组间误差	28391.583	14.000	2027.970	-	-
CKD3	组内变异	时间	70989.854	1.057	67189.191	6.684	0.018
		组别*时间	9472.383	1.057	8965.249	0.892	0.364
		组内误差	169942.983	16.905	10052.785	-	-
	组间变异	组间	1155.556	1.000	1155.556	0.051	0.825
		组间误差	365780.344	16	22861.271	-	-
CKD4	组内变异	时间	135660.736	1.355	100140.081	14.453	0.001
		组别*时间	589.190	1.355	434.920	0.063	0.874
		组内误差	131408.100	18.966	6928.638	-	-
	组间变异	组间	0.175	1.000	0.175	0.000	0.997
		组间误差	235205.616	14.000	16800.401	-	-
CKD5	组内变异	时间	168.665	1.305	129.277	0.026	0.924
		组别*时间	14485.444	1.305	11102.714	2.233	0.156
		组内误差	64855.584	13.047	4971.011	-	-
	组间变异	组间	33843.734	1.000	33843.734	1.271	0.286
		组间误差	266212.512	10.000	26621.251	-	-

表 4　CKD1-5 期两组患者血肌酐 2 个时点 24W、48W 与治疗前比较的配对 *t* 检验

	组别	n		(x±s	df	t	P
CKD1	西药组	15	24W-0W	1.24±6.537	14	0.735	0.475
			48W-0W	1.073±7.377	14	0.564	0.582
			48W-24W	-0.167±8.135	14	-0.079	0.938
	中药组	15	24W-0W	11.137±2.876	14	-0.668	0.515
			48W-0W	6.995±1.806	14	-2.606	0.021
			48W-24W	5.618±1.451	14	-1.921	0.075
CKD2	西药组	8	24W-0W	17.863±39.798	7	1.269	0.245
			48W-0W	39.55±52.551	7	2.129	0.071
			48W-24W	21.688±22.229	7	2.760	0.028
	中药组	8	24W-0W	3.875±17.092	7	0.641	0.542
			48W-0W	4.638±20.453	7	0.641	0.542
			48W-24W	0.763±10.675	7	0.202	0.846
CKD3	西药组	9	24W-0W	5.378±56.995	8	0.283	0.784
			48W-0W	106.567±151.372	8	2.112	0.068
			48W-24W	101.189±103.865	8	2.923	0.019
	中药组	9	24W-0W	17.478±32.764	8	1.600	0.148
			48W-0W	57.411±127.052	8	1.356	0.212
			48W-24W	39.933±97.791	8	1.225	0.255
CKD4	西药组	8	24W-0W	35.388±58.622	7	1.707	0.132
			48W-0W	131.613±132.956	7	2.800	0.027
			48W-24W	96.225±100.948	7	2.696	0.031
	中药组	8	24W-0W	43.788±83.964	7	1.475	0.184
			48W-0W	122.85±117.745	7	2.951	0.021
			48W-24W	79.063±64.025	7	3.493	0.010
CKD5	西药组	6	24W-0W	28.017±45.088	5	1.522	0.188
			48W-0W	45.767±84.881	5	1.321	0.244
			48W-24W	17.75±68.089	5	0.639	0.551

		24W-0W	-38.567±74.978	5	-1.260	0.263
中药组	6	48W-0W	-50.117±123.332	5	-0.995	0.365
		48W-24W	-11.55±64.861	5	-0.436	0.681

CKD1-5 期两组患者治疗前血肌酐水平基本一致（*P*>0.05），无统计学意义。CKD1 期患者，两组治疗后总体血肌酐无明显趋势，*P*>0.05，无统计学意义，即西药组和中药组患者治疗前后肌酐没有随着时间的变化而变化，患者治疗前后比较无差异（见表 2.3）。但从表 4 可见，中药组患者 48 周时点与治疗前的配对 *t* 检验可得，经过 48 周治疗后，中药组患者血肌酐明显下降，*P*<0.05，有统计学意义。

CKD2 期，两组治疗前后血肌酐无变化趋势（*P*>0.05），即西药组和中药组患者治疗前后肌酐没有随着时间的变化而变化。但血肌酐随着治疗时间的变化逐渐开始有趋势，即 *P*=0.05（见表 2.3），由表 4 可见，西药组 48 周与 24 周的配对 t 检验，*P*=0.028 可知，西药组在治疗后期血肌酐上升幅度较大，且有统计学意义。表 3 的组间比较 *P*=0.034，两组患者血肌酐指标比较有统计学意义，治疗 48 周后西药组血肌酐上升幅度大于中药组，即中药可减缓 CKD 2 期血肌酐上升速度，且有统计学意义（*P*<0.05）。

由表 2 可知，CKD3 期西药组治疗前后血肌酐上升有明显趋势，有统计学意义。中药组上升无明显趋势，无统计学意义。由表 3 可知，血肌酐随着治疗时间的有变化趋势，*P*=0.018。由表 4 可见，西药组 48 周与 24 周的配对 *t* 检验，*P*=0.028 可知，西药组在治疗后期血肌酐上升幅度较大，且有统计学意义。

CKD4 期两组治疗前后血肌酐上升有明显趋势，有统计学意义。血肌酐随着治疗时间的有变化趋势，*P*=0.001。两组患者 48 周与治疗前、48 周与 24 周的配对 *t* 检验，*P*<0.05 可知，两组在治疗后期血肌酐上升幅度较大，且有统计学意义。

CKD5 期，中药组治疗前后血肌酐有下降趋势，西药组治疗前后血肌酐有上升趋势，但 *P*>0.05，无统计学意义。

2.2 CKD1-5 期两组患者血 BUN 比较

表 5　CKD 1-5 期两组患者的血尿素氮（mmol/L）比较

分期	组别	n	统计量	时相			前后比较	
				0W	24W	48W	F	P

CKD1	西药组	15	X	5.528	5.477	6.082	0.803	0.414
			S	1.888	1.619	2.680		
	中药组	15	X	5.860	5.328	5.273	4.491	0.020
			S	1.667	1.411	1.411		
合计	-	30	X	5.694	5.402	5.677	0.657	0.481
			S	1.758	1.494	2.145		
组间比较	-		F	0.260	0.072	1.071	-	-
			P	0.614	0.791	0.310	-	-
CKD2	西药组	8	X	6.416	8.543	10.001	3.805	0.082
			S	2.672	5.953	7.365		
	中药组	8	X	7.783	7.758	8.384	0.212	0.812
			S	1.418	2.172	3.597		
合计	-	16	X	7.099	8.150	9.193	3.027	0.065
			S	2.184	4.348	5.661		
组间比较	-		F	1.632	0.123	0.312	-	-
			P	0.222	0.731	0.586	-	-
CKD3	西药组	9	X	12.171	12.527	16.312	4.513	0.028
			S	3.769	4.863	6.759		
	中药组	9	X	9.478	11.880	13.248	2.184	0.145
			S	2.565	5.287	8.545		
合计	-	18	X	10.824	12.203	14.780	5.688	0.008
			S	3.421	4.939	7.638		
组间比较	-		F	3.141	0.073	0.712	-	-
			P	0.095	0.791	0.411	-	-
CKD4	西药组	8	X	15.520	16.136	16.449	0.063	0.939
			S	5.401	7.646	5.935		
	中药组	8	X	15.343	16.708	19.651	4.012	0.042
			S	3.845	4.107	6.034		
合计	-	16	X	15.431	16.422	18.050	1.477	0.246

			S	4.530	5.936	6.014		
组间比较	-		F	0.006	0.035	1.145	-	-
			P	0.941	0.855	0.303	-	-
CKD5	西药组	6.000	X	19.877	18.307	18.415	2.039	0.181
			S	5.265	5.575	3.942		
	中药组	6.000	X	21.837	20.807	18.473	0.664	0.536
			S	8.460	4.983	6.159		
合计	-	12	X	20.857	19.557	18.444	1.203	0.321
			S	6.795	5.208	4.930		
组间比较	-		F	0.232	0.671	0.000	-	-
			P	0.640	0.432	0.985	-	-

表 6 CKD 1-5 期两组患者血尿素氮（mmol/L）重复测量数据资料的方差分析结果

	变异		SS	df	MS	F	P
CKD 1	组内变异	时间	1.612	1.493	1.080	0.657	0.481
		组别*时间	4.920	1.493	3.296	2.006	0.157
		组内误差	68.674	41.801	1.643	-	-
	组间变异	组间	0.982	1.000	0.982	0.129	0.722
		组间误差	213.179	28	7.614	-	-
CKD 2	组内变异	时间	35.050	2.000	17.525	3.027	0.065
		组别*时间	18.965	2.000	9.482	1.638	0.212
		组内误差	162.105	28	5.789	-	-
	组间变异	组间	1.432	1.000	1.432	0.031	0.863
		组间误差	653.327	14.000	46.666	-	-
CKD 3	组内变异	时间	145.122	2.000	72.561	5.688	0.008
		组别*时间	15.258	2.000	7.629	0.598	0.556
		组内误差	408.238	32.000	12.757	-	-
	组间变异	组间	61.525	1.000	61.525	0.879	0.363

		组间误差	1120.513	16	70.032	-	-
CKD 4	组内变异	时间	55.947	2.000	27.973	1.477	0.246
		组别*时间	25.211	2.000	12.606	0.666	0.522
		组内误差	530.280	28	18.939	-	-
	组间变异	组间	17.244	1.000	17.244	0.299	0.593
		组间误差	806.145	14.000	57.582	-	-
CKD 5	组内变异	时间	34.991	2.000	17.496	1.203	0.321
		组别*时间	9.870	2.000	4.935	0.339	0.716
		组内误差	290.775	20.000	14.539	-	-
	组间变异	组间	20.415	1.000	20.415	0.271	0.614
		组间误差	752.594	10.000	75.259	-	-

表 7 CKD 1-5 期两组患者血尿素氮（mmol/L）2 个时点 24W、48W 与治疗前比较的配对 t 检验

	组别	n		(x±s	df	t	P
CKD1	西药组	15	24W - 0W	-0.052±1.227	14	-0.164	0.872
			48W - 0W	0.553±2.601	14	0.824	0.424
			48W - 24W	0.605±2.083	14	1.125	0.279
	中药组	15	24W - 0W	-0.532±0.948	14	-2.175	0.047
			48W - 0W	-0.587±0.767	14	-2.965	0.010
			48W - 24W	-0.055±0.788	14	-0.272	0.790
CKD2	西药组	8	24W - 0W	2.126±3.6	7	1.670	0.139
			48W - 0W	3.585±4.896	7	2.071	0.077
			48W - 24W	1.459±2.015	7	2.047	0.080
	中药组	8	24W - 0W	-0.25±2.095	7	-0.034	0.974
			48W - 0W	0.601±3.212	7	0.529	0.613
			48W - 24W	0.626±3.71	7	0.477	0.648
CKD3	西药组	9	24W - 0W	0.356±3.884	8	0.275	0.791
			48W - 0W	4.141±5.442	8	2.283	0.052

			48W - 24W	3.786±4.282	8	2.652	0.029
	中药组	9	24W - 0W	2.402±3.786	8	1.903	0.093
			48W - 0W	3.77±6.987	8	1.619	0.144
			48W - 24W	1.368±5.187	8	0.791	0.452
CKD4	西药组	8	24W - 0W	0.616±9.321	7	0.187	0.857
			48W - 0W	0.929±8.329	7	0.315	0.762
			48W - 24W	0.313±3.604	7	0.245	0.813
	中药组	8	24W - 0W	1.365±3.666	7	1.053	0.327
			48W - 0W	4.309±4.894	7	2.490	0.042
			48W - 24W	2.944±4.541	7	1.833	0.109
CKD5	西药组	6.000	24W - 0W	-1.57±2.217	5	-1.734	0.143
			48W - 0W	-1.462±1.575	5	-2.273	0.072
			48W - 24W	0.108±2.485	5	0.107	0.919
	中药组	6.000	24W - 0W	-1.03±8.686	5	-0.290	0.783
			48W - 0W	-3.363±8.580	5	-0.960	0.381
			48W - 24W	-2.333±3.437	5	-1.663	0.157

CKD 1-5 期两组患者治疗前血尿素氮水平基本一致（$P>0.05$），无统计学意义。CKD 1 期患者，西药组治疗后尿素氮的无明显趋势，$P>0.05$，无统计学意义，中药组患者治疗前后血尿素氮明显降低，有统计学意义。从表 7 可见，中药组患者 24 周与 48 周时点与治疗前的配对 t 检验可得，中药组尿素氮从 24 周开始，至 48 周治疗明显下降，$P<0.05$，有统计学意义。

CKD 2 期，两组治疗前后血尿素氮无变化趋势（$P>0.05$），即西药组和中药组患者治疗前后尿素氮没有随着时间的变化而变化。

由表 5 可知，CKD 3 期西药组治疗前后血尿素氮上升有明显趋势，有统计学意义。中药组上升无明显趋势，无统计学意义。由表 6 可知，尿素氮随着治疗时间的有变化趋势，P=0.008。由表 7 可见，西药组 48 周与 24 周的配对 t 检验，P=0.029 可知，西药组在治疗后期尿素氮上升幅度较大，且有统计学意义。

CKD 4 期中药组治疗前后血尿素氮上升有明显趋势，有统计学意义。西药组治疗后尿素氮的有上升趋势，但 $P>0.05$，无统计学意义，血肌酐随着治疗时间的有变化趋势，*P*=0.001。由表 7 可见，中药组 48 周与治疗前的配对 *t* 检验，*P*=0.042 可知，中药组在治疗后期尿素氮上升幅度较大，且差异有统计学意义。

CKD 5 期，中两组治疗前后血尿素氮有下降趋势，但 *P*>0.05，无统计学意义。

2.3 CKD1-5 期两组患者血 eGFR 比较

表 8　CKD 1-5 期两组患者的 eGFR（ml/min per 1.73m*m）比较

分期	组别	n	统计量	时相 0W	时相 24W	时相 48W	前后比较 *F*	前后比较 *P*
CKD1	西药组	15	X	105.365	104.029	104.468	0.423	0.659
			S	13.791	12.548	13.877		
	中药组	15	X	104.200	104.829	107.525	1.591	0.229
			S	12.143	16.031	12.811		
合计	-	30	X	104.783	104.429	105.996	0.884	0.419
			S	12.781	14.151	3.214		
组间比较	-		F	0.060	0.023	0.393	-	-
			P	0.808	0.880	0.536	-	-
CKD2	西药组	8	X	67.454	66.571	51.679	2.554	0.113
			S	6.517	27.939	19.667		
	中药组	8	X	72.902	71.573	71.246	0.089	0.915
			S	9.472	18.004	19.009		
合计	-	16	X	70.178	69.072	61.463	2.284	0.121
			S	8.343	22.852	21.242		
组间比较	-		F	1.797	0.818	4.094	-	-
			P	0.201	0.677	0.063	-	-
CKD3	西药组	9	X	44.304	51.683	36.580	1.875	0.186
			S	11.024	28.239	31.563		
	中药组	9	X	42.594	39.050	36.941	1.185	0.317
			S	6.843	10.303	16.156		
合计	-	18	X	43.449	45.367	36.761	2.188	0.145

			S	8.944	21.621	24.324		
组间比较	-		F	0.156	1.590	0.001	-	-
			P	0.698	0.225	0.976	-	-
CKD4	西药组	8	X	22.226	20.788	16.019	5.915	0.014
			S	5.076	8.980	9.989		
	中药组	8	X	22.519	19.841	15.274	5.964	0.013
			S	4.116	7.798	6.111		
合计	-	16	X	22.373	20.314	15.646	11.775	0.000
			S	4.467	8.139	8.009		
组间比较	-		F	0.016	0.051	0.032	-	-
			P	0.901	0.825	0.860	-	-
CKD5	西药组	6.000	X	11.500	10.548	9.612	3.346	0.077
			S	3.033	3.267	1.829		
	中药组	6.000	X	12.333	14.133	15.190	1.156	0.354
			S	1.693	2.599	5.220		
合计	-	12	X	11.917	12.341	12.401	0.134	0.777
			S	2.382	3.380	4.732		
组间比较	-		F	0.345	4.425	6.102	-	-
			P	0.570	0.062	0.033	-	-

表 9 CKD 1-5 期两组患者 eGFR（ml/min per 1.73m*m）重复测量数据资料的方差分析结果

变异			SS	df	MS	F	P
CKD1	组内变异	时间	40.533	2.000	20.267	0.884	0.419
		组别*时间	66.951	2.000	33.475	1.460	0.241
		组内误差	1283.773	56.000	22.925	-	-
	组间变异	组间	18.108	1.000	18.108	0.036	0.852
		组间误差	14239.365	28	508.549	-	-
CKD2	组内变异	时间	720.472	2.000	360.236	2.284	0.121

		组别*时间	548.953	2.000	274.477	1.740	0.194
		组内误差	4416.360	28	157.727	-	-
	组间变异	组间	1201.400	1.000	1201.400	1.774	0.204
		组间误差	9479.285	14.000	677.092	-	-
CKD3	组内变异	时间	734.893	1.454	505.583	2.188	0.145
		组别*时间	438.696	1.454	301.809	1.306	0.281
		组内误差	5373.412	23.257	231.046	-	-
	组间变异	组间	293.254	1.000	293.254	0.354	0.560
		组间误差	13260.146	16	828.759	-	-
CKD4	组内变异	时间	380.105	2.000	190.053	11.775	0.000
		组别*时间	3.535	2.000	1.768	0.110	0.897
		组内误差	451.921	28	16.140	-	-
	组间变异	组间	2.609	1.000	2.609	0.020	0.889
		组间误差	1797.068	14.000	128.362	-	-
CKD5	组内变异	时间	1.672	1.263	1.324	0.134	0.777
		组别*时间	34.060	1.263	26.974	2.740	0.117
		组内误差	124.294	12.627	9.843	-	-
	组间变异	组间	99.933	1.000	99.933	5.672	0.039
		组间误差	176.185	10.000	17.619	-	-

表 10　CKD 1-5 期两组患者 eGFR（ml/min per 1.73m*m）2 个时点 24W、48W 与治疗前比较的配对 *t* 检验

	组别	n		(x±s	df	t	P
CKD1	西药组	15	24W - 0W	-1.336±4.749	14	-1.089	0.294
			48W - 0W	'-0.897±5.992	14	-0.580	0.571
			48W - 24W	'-0.439±6.342	14	0.268	0.793
	中药组	15	24W - 0W	0.629±10.438	14	0.234	0.819
			48W - 0W	3.325±5.864	14	2.196	0.045
			48W - 24W	2.695±5.75	14	1.815	0.091

CKD2	西药组	8	24W - 0W	'-0.883±28.704	7	-0.087	0.933
			48W - 0W	-15.775±19.1	7	-2.336	0.052
			48W - 24W	-14.893±16.974	7	-2.482	0.042
	中药组	8	24W - 0W	-1.33±11.988	7	-0.314	0.763
			48W - 0W	'-1.656±12.7	7	-0.369	0.723
			48W - 24W	-0.326±10.527	7	-0.088	0.933
CKD3	西药组	9	24W - 0W	7.379±22.147	8	1.000	0.347
			48W - 0W	-7.724±29.481	8	-0.786	0.454
			48W - 24W	'-15.103±16.836	8	-2.691	0.027
	中药组	9	24W - 0W	'-3.544±6.244	8	-1.703	0.127
			48W - 0W	'-5.653±14.436	8	-1.175	0.274
			48W - 24W	'-2.109±11.163	8	-0.567	0.586
CKD4	西药组	8	24W - 0W	-1.439±4.712	7	-0.864	0.416
			48W - 0W	'-6.208±6.962	7	-2.522	0.040
			48W - 24W	'-4.769±3.872	7	-3.484	0.010
	中药组	8	24W - 0W	-2.678±6.991	7	-1.083	0.315
			48W - 0W	-7.245±6.552	7	-3.128	0.017
			48W - 24W	'-4.568±4.027	7	-3.208	0.015
CKD5	西药组	6.000	24W - 0W	'-0.952±1.248	5	-1.868	0.121
			48W - 0W	'-1.888±2.033	5	-2.275	0.072
			48W - 24W	-0.937±1.975	5	-1.162	0.298
	中药组	6.000	24W - 0W	1.8±3.481	5	1.267	0.261
			48W - 0W	2.857±6.294	5	1.112	0.317
			48W - 24W	1.057±3.640	5	0.711	0.509

CKD 1-5 期两组患者治疗前 eGFR 水平基本一致（$P>0.05$），无统计学意义。CKD 1 期患者，两组治疗后总体 eGFR 无明显趋势，$P>0.05$，无统计学意义，即西药组和中药组患者治疗前后 eGFR 没有随着时间的变化而变化，患者治疗前后比较无差异。从表 10 可见，中药组 48 周与治疗前的配对 t 检验，$P=0.045$ 可知，中药组在治疗后期 eGFR 上升幅度较大，且有统计学意义。

CKD 2-3 期，两组治疗前后 eGFR 有下降趋势，但无统计学意义（P>0.05）。CKD 3 期，西药组 48 周与治疗前的配对 t 检验，P=0.027 可知，西药组在治疗后期 eGFR 下降幅度较大，且有统计学意义。

CKD 4 期两组治疗前后 eGFR 有下降趋势，有统计学意义。西药组患者 48 周与治疗前、48 周与 24 周的配对 t 检验，P<0.05 可知，两组在治疗后期 eGFR 下降幅度较大，且有统计学意义。两组患者治疗前后 eGFR 随着时间的变化而变化，P<0.001，有统计学意义。

CKD 5 期，西药组治疗前后 eGFR 有下降趋势，中药组治疗前后 eGFR 有上升趋势，但 P>0.05，无统计学意义。但在治疗 48 周之后，中药组与西药组的 eGFR 之间有差异（P=0.033），即中药缓解肾功能下降的优势明显。

2.4 CKD1-5 期两组患者 U-TP 比较

表 11　CKD 1-5 期两组患者的 24 小时尿蛋白定量（mg/24h）比较

分期	组别	n	统计量	时相			前后比较	
				0W	24W	48W	F	P
CKD1	西药组	15	X	2946.133	4026.867	3721.800	1.339	0.278
			S	2442.707	4172.116	3664.256		
	中药组	15	X	3567.000	2992.467	1869.800	2.460	0.104
			S	3508.392	2675.284	2050.214		
合计	-	30	X	3256.567	3509.667	2795.800	0.980	0.369
			S	2987.041	3483.541	3065.641		
组间比较	-		F	0.316	0.653	2.918	-	-
			P	0.578	0.426	0.099	-	-
CKD2	西药组	8	X	2998.375	3212.500	3727.650	0.469	0.635
			S	3159.257	4421.061	4528.472		
	中药组	8	X	5411.050	4955.200	4436.725	0.368	0.699
			S	5977.722	5509.785	4602.040		
合计	-	16	X	4204.713	4083.850	4082.188	0.021	0.979
			S	4783.879	4908.989	4425.772		
组间比较	-		F	1.019	0.487	0.096	-	-

			P	0.330	0.497	0.761	-	-
CKD3	西药组	9	X	3319.344	4459.911	3112.611	2.441	0.119
			S	3049.294	4499.361	3828.079		
	中药组	9	X	4795.444	6070.667	4023.978	1.075	0.365
			S	4177.363	5508.901	4063.613		
合计	-	18	X	4057.394	5265.289	3568.294	2.523	0.096
			S	3628.266	4949.232	3858.335		
组间比较	-		F	0.733	0.462	0.240	-	-
			P	0.405	0.507	0.631	-	-
CKD4	西药组	8	X	1725.650	2199.950	2222.700	0.235	0.794
			S	1676.531	1549.631	2431.024		
	中药组	8	X	3037.475	3072.900	2954.513	0.040	0.961
			S	2790.156	3399.059	2650.819		
合计	-	16	X	2381.563	2636.425	2588.606	0.172	0.843
			S	2324.559	2591.433	2485.951		
组间比较	-		F	1.299	0.437	0.331	-	-
			P	0.273	0.519	0.574	-	-
CKD5	西药组	6.000	X	2354.233	2733.983	2229.950	0.857	0.453
			S	1923.808	2386.714	1763.131		
	中药组	6.000	X	1809.767	1746.550	1680.983	0.033	0.867
			S	2848.010	2409.800	1298.859		
合计	-	12	X	2082.000	2240.267	1955.467	0.392	0.585
			S	2334.530	2344.099	1504.008		
组间比较	-		F	0.151	0.509	0.377	-	-
			P	0.706	0.492	0.553	-	-

表 12 CKD 1-5 期两组患者 24 小时尿蛋白定量（mg/24h）重复测量数据资料的方差分析结果

变异			SS	df	MS	F	P
CKD1	组内变异	时间	7859711.489	1.653	4753969.254	0.980	0.369

		组别*时间	23808617.622	1.653	14400711.313	2.968	0.071
		组内误差	224574352.222	46.292	4851230.259	-	-
	组间变异	组间	12831603.211	1.000	12831603.211	0.578	0.454
		组间误差	621998501.778	28	22214232.206	-	-
CKD2	组内变异	时间	157988.712	2.000	78994.356	0.021	0.979
		组别*时间	5892666.802	2.000	2946333.401	0.779	0.469
		组内误差	105957620.127	28	3784200.719	-	-
	组间变异	组间	31550498.403	1.000	31550498.403	0.517	0.484
		组间误差	855166192.523	14.000	61083299.466	-	-
CKD3	组内变异	时间	27468107.660	2.000	13734053.830	2.523	0.096
		组别*时间	1239301.011	2.000	619650.506	0.114	0.893
		组内误差	174177506.108	32.000	5443047.066	-	-
	组间变异	组间	23978671.407	1.000	23978671.407	0.553	0.468
		组间误差	693885999.870	16	43367874.992	-	-
CKD4	组内变异	时间	587246.086	2.000	293623.043	0.172	0.843
		组别*时间	731927.413	2.000	365963.706	0.214	0.808
		组内误差	47790595.888	28	1706806.996	-	-
	组间变异	组间	11341976.860	1.000	11341976.860	0.740	0.404
		组间误差	214621213.756	14.000	15330086.697	-	-
CKD5	组内变异	时间	488680.249	1.230	397192.321	0.392	0.585
		组别*时间	388492.736	1.230	315761.343	0.311	0.633
		组内误差	12474335.089	12.303	1013896.126	-	-
	组间变异	组间	4330006.084	1.000	4330006.084	0.338	0.574
		组间误差	128082697.804	10.000	12808269.780	-	-

表 13 CKD 1-5 期两组患者 24 小时尿蛋白定量（mg/24h）2 个时点 24W、48W 与治疗前比较的配对 t 检验

	组别	n		(x±s	df	t	P
CKD1	西药组	15	24W - 0W	1080.733±2841.731	14	1.473	0.163
			48W - 0W	775.667±2860.277	14	1.050	0.311

			48W - 24W	'-305.067±2145.895	14	-0.551	0.591
	中药组	15	24W - 0W	'-574.533±3376.043	14	-0.659	0.521
			48W - 0W	-1697.2±3430.507	14	-1.916	0.076
			48W - 24W	-1122.667±2023.745	14	-2.149	0.050
CKD2	西药组	8	24W - 0W	214.125±2490.533	7	0.243	0.815
			48W - 0W	729.275±1520.924	7	1.356	0.217
			48W - 24W	515.15±2421.094	7	0.602	0.566
	中药组	8	24W - 0W	-455.85±2058.571	7	-0.626	0.551
			48W - 0W	-974.325±3490.465	7	-0.790	0.456
			48W - 24W	-518.475±3822.524	7	-0.384	0.713
CKD3	西药组	9	24W - 0W	1140.567±1691.692	8	2.023	0.078
			48W - 0W	'-206.733±2191.049	8	-0.283	0.784
			48W - 24W	-1347.3±1996.179	8	-2.025	0.077
	中药组	9	24W - 0W	1275.222±3514.530	8	1.089	0.308
			48W - 0W	-771.467±4837.727	8	-0.478	0.645
			48W - 24W	-2046.68±4232.468	8	-1.451	0.185
CKD4	西药组	8	24W - 0W	474.3±1346.449	7	0.996	0.352
			48W - 0W	497.05±2681.197	7	0.524	0.616
			48W - 24W	22.75±2662.453	7	0.024	0.981
	中药组	8	24W - 0W	35.425±1491.323	7	0.067	0.948
			48W - 0W	-82.963±1136.814	7	-0.206	0.842
			48W - 24W	'-118.388±935.359	7	-0.358	0.731
CKD5	西药组	6.000	24W - 0W	379.75±703.277	5	1.323	0.243
			48W - 0W	-124.283±1137.689	5	-0.268	0.800
			48W - 24W	'-504.033±1052.153	5	-1.173	0.293
	中药组	6.000	24W - 0W	'-63.217±492.514	5	-0.314	0.766
			48W - 0W	-128.783±1689.984	5	-0.187	0.859
			48W - 24W	-65.567±1220.665	5	-0.132	0.900

CKD 1-5 期两组患者治疗前 24 小时尿蛋白定量水平基本一致（$P>0.05$），无统

计学意义。CKD 1-5 期患者，两组治疗后总体 24 小时尿蛋白定量无明显趋势，$P>0.05$，无统计学意义，即西药组和中药组患者治疗前后 eGFR 没有随着时间的变化而变化，患者治疗前后比较无差异。

3 讨论

慢性肾功能衰竭[13,14]属于“肾劳”“肾风”“溺毒”“癃闭”“关格”等范畴以及“瘀血”范畴。病机可归于虚、瘀、湿、毒四大类，其中“虚”是慢性肾功能衰竭的根本因素，湿、瘀、毒是加重慢性肾衰竭进展不可忽略的重要病理因素[15]。本病证[16]属本虚标实，脾肾两虚、肾气衰败为本，湿浊血瘀内阻、浊毒犯逆为标[14]，湿、瘀、逆互相影响[17]，互为因果，从而引发诸证，损耗肾络，导致肾之阴阳衰败，病情凶险。

研究表明[10]，慢性肾功能衰竭引起的升高的炎症因子可被认为中医“浊”“毒”“瘀血”等。本次研究采用上海中医药大学附属龙华医院邓跃毅教授经验用方——通络方（僵蚕 12g、王不留行 15g、藤梨根 30g、白蒺藜 12g、白芥子 15g、夏枯草 12g）治疗慢性肾衰竭肾虚血瘀证患者。肾为络脉聚集之所，“久病伤肾，久病多虚，久病入络”，肾元受损，湿、瘀、逆互结入络。《血证论》：“须知痰水之壅，由瘀血使然，但去瘀血，则痰水自消。”“络病以通为用”，“瘀不去则新不生”，即使早期无瘀血症状，也须给予活血化瘀治疗，未病用之，旨在未病先防；已病用之，重在防病之变，活血化瘀、通络散结之法贯穿 CKD 始终[18]，同时注重充养元气，加强自身的运化推动，以防病理产物互相胶固。

通络方中君药王不留行擅活血通经、利尿通淋之功，其[19]所含黄酮类成分、铜类、多糖、挥发油类成分等可降脂抗癌、抗炎抗菌[20]的作用，可降低慢性肾功能衰竭导致的炎症因子的升高。王不留行黄酮苷可激活 FGF2/FGFR-1 信号通路诱导新生血管的形成[21]，促进内皮细胞增殖、迁移[22]，还可通过调节 ROS 水平和 P38/MAPK 信号通路活化程度，明显改善 ox-LDL 诱导的胞内脂质沉积现象[23]，从病理层面佐证了其活血通络的功效。

僵蚕[24]味辛、咸，性平，归肺、肝经，具有祛风止痉、化痰散结之功。白僵蚕[25-27]具有抗凝、抗血栓、促纤溶活性、改善微循环、抗炎等作用，广泛适用于肾及血管病变等。白芥子[28]具有通阳化痰散结，祛皮里膜外之痰的功效。僵蚕、白芥子通络散结化痰共为臣药，加强君药王不留行的活血通络之功。

白蒺藜[29]善平肝解郁，活血祛风。白蒺藜皂苷[30,31]可抑制氧化应激，抑制细胞凋亡和衰老，改善微循环，促进组织修复再生，同时有调节血管血液微循环，驱散瘀血的作用。夏枯草[32]擅长清肝泻火，散结消肿。夏枯草总黄酮通过升高细胞内 ROS 水平[33]，以达到抗炎、抗氧化、调节免疫的作用[34]。藤梨根[35]具有健脾利湿、化痰散结、活血消肿、清热解毒之功效，同治慢肾衰之标的痰、瘀、毒[36,37]。白蒺藜、夏枯草平肝行气解郁，气行则血行，藤梨根清热解毒除湿，防止湿热蕴结成瘀，三者共为佐药。

通络方 CKD 1-5 期对降 24 小时尿蛋白定量几乎无明显作用。在 CKD1-2 期时，对肾功能保护作用并不明显，但在 CKD 3-4 期，对比西药组，通络方在减缓血肌酐上升与 eGFR 下降有明显的优势（$P<0.05$），并随着用药用方时间的延长，优势愈发明显（$P<0.05$）。通络方在 CKD 1 期时，对血尿素氮下降有明显的作用（$P<0.05$），在 CKD 2-4 期，对血尿素氮上升的减缓作用并不明显。在 CKD 5 期，通络方在保护肾功能、延缓肾衰竭上作用并不明显（$P<0.05$）。全方具有活血化瘀、通络散结之功，适用于 CKD 早中期治疗，对于 CKD 5 期患者，通络方的延缓肾功能的作用较为一般。

本次研究的局限性在于，血肌酐、血尿素、肾小球滤过率在 CKD 1-2 期并不敏感，无法确定通络方对早期治疗是否有作用，下一步研究可利用早期肾损害的敏感指标血清胱抑素 C（CysC）和 β_2 微型球蛋白（ β_2-MG） 作为判断 CKD1-2 期治疗发展的变化[38,39]，以探究通络方对早期慢性肾功能不全患者的治疗作用。此前研究[40,41]，邓跃毅教授的健脾补肾通络方对慢性肾脏疾病中晚期慢肾衰患者的肾功能有明显的作用。针对病机的肾虚血瘀，通络颗粒方中并无补益肾元之气的中药，无法通过对慢性肾衰竭之本虚做出有效的治疗，无法加强自身的运化推动，来防治病理产物的痰、瘀、浊互相胶固。CKD 中后期患者，仍需要在祛实邪的同时，加强对肾元的顾护，方可达到延缓肾功能衰竭的作用[42-44]，下一步研究可针灸结合补益肾精、肾元药物联合通络法对慢性肾功能衰竭的作用。

参考文献

[1] A-C Webster, Nagler E-V, Morton R-L, et al. Chronic Kidney Disease[J]. Lancet, 2017, 389（10075）: 1238-1252.

[2] M Ruiz-Ortega, Rayego-Mateos S, Lamas S, et al. Targeting the progression of chronic kidney disease[J]. Nat Rev Nephrol, 2020, 16（5）: 269-288.

[3] C Yang, Wang H, Zhao X, et al. CKD in China: Evolving Spectrum and Public Health Implications[J]. Am J Kidney Dis, 2020, 76（2）: 258-264.

[4] Panday-R Nannan, Haan Y, Diemer F, et al. Chronic kidney disease and kidney health care status: the healthy life in Suriname （HeliSur） study[J]. Intern Emerg Med, 2019, 14（2）: 249-258.

[5] L Zhang, Wang F, Wang L, et al. Prevalence of chronic kidney disease in China: a cross-sectional survey[J]. Lancet, 2012, 379（9818）: 815-822.

[6] P Romagnani, Remuzzi G, Glassock R, et al. Chronic kidney disease[J]. Nat Rev Dis Primers, 2017, 317088.

[7] Y Zhong, Menon M-C, Deng Y, et al. Recent Advances in Traditional Chinese Medicine for Kidney Disease[J]. Am J Kidney Dis, 2015, 66（3）: 513-522.

[8] K-H Kim, Lee M-S, Kim T-H, et al. Acupuncture and related interventions for symptoms of chronic kidney disease[J]. Cochrane Database Syst Rev, 2016, （6）: D9440.

[9] E Winnicki, McCulloch C-E, Mitsnefes M-M, et al. Use of the Kidney Failure Risk Equation to Determine the Risk of Progression to End-stage Renal Disease in Children With Chronic Kidney Disease[J]. JAMA Pediatr, 2018, 172（2）: 174-180.

[10] 张亮，马晓燕，王佳虹，等. 肾衰饮对 CRF 大鼠 TLR4/MyD88/NF-κB 信号通路及炎症状态的影响[J]. 中国老年学杂志, 2021, 41（2）: 345-350.

[11] T-K Chen, Knicely D-H, Grams M-E. Chronic Kidney Disease Diagnosis and Management: A Review[J]. JAMA, 2019, 322（13）: 1294-1304.

[12] 何立群. 慢性肾衰竭的诊断、辨证分型及疗效评定（试行方案）[J]. 上海中医药杂志, 2006, （8）: 8-9.

[13] 倪约翰，马伟明，谷红苹，等. 肾衰宁胶囊联合百令胶囊治疗慢性肾衰竭伴血液透析疗效及对肾功能指标的影响[J]. 中华中医药学刊, 2020, 38（1）: 236-239.

[14] 樊威伟，张大宁. 张大宁从虚、瘀、湿、逆论治慢性肾功能衰竭经验[J]. 中医杂志, 2019, 60（11）: 916-919.

[15] 沈金峰，胡芳，黄伟，等. 健脾益肾解毒法对慢性肾脏病患者瘦素、CRP 的影响[J]. 中药药理与临床, 2019, 35（03）: 165-168.

[16] 方敬，张学琴，郭帅，等. 陈志强基于主体病机、客体病机治疗慢性肾功能衰竭经验[J]. 中医杂志, 2020, 61（23）: 2060-2062.

[17] 张兴坤，张丽，张宗礼. 张宗礼醒脾通三焦法治疗慢性肾功能衰竭经验[J]. 中国中医基础医学杂志, 2017, 23（5）: 717-719.

[18] 魏佳，何立群. 何立群治疗尿酸性肾病的经验[J]. 山东中医杂志, 2019, 38（12）: 1141-1143.

[19] 高艳奎，张莉莉，柳荣，等. 王不留行的临床应用及其用量[J]. 长春中医药大学学报, 2020, 36（02）: 231-233.

[20] 毛鑫，姚荣妹，鲍岩岩，等. 王不留行多糖通过抑制 NLRP3 炎性小体通路改善尿路感染所致膀胱损伤[J]. 中国中药杂志, 2021, 1-9.

[21] H-J Sun, Cai W-W, Gong L-L, et al. FGF-2-mediated FGFR1 signaling in human microvascular endothelial cells is activated by vaccarin to promote angiogenesis[J]. Biomed Pharmacother, 2017, 95144-152.

[22] 曹斯琼，吴文平，罗宇琴，等. 王不留行炮制前后的 UPLC 指纹图谱比较及刺桐碱和王不留行黄酮苷的含量测定[J]. 中国药房, 2020, 31（19）: 2365-2370.

[23] 徐非，马欣雨，龚蕾蕾，等. 王不留行黄酮苷对 ox-LDL 诱导的巨噬细胞活性氧及泡沫化的影响[J]. 中国药理学通报, 2020, 36（9）: 1253-1259.

[24] 张丽娜，梁晓鑫，郭洪波. 于慎中临床应用僵蚕、蝉蜕经验荟萃[J]. 世界最新医学信息文摘, 2019, 19（52）: 223-245.

[25] 张静，胡浩，郑小. 白僵蚕药理作用及配伍在呼吸系统疾病的应用现状[J]. 山西中医, 2021, 37（3）: 53-54.

[26] 陈文文，胡美变，彭伟，等. 僵蚕中有效成分白僵菌素的研究进展[J]. 中国药房, 2019, 30（24）: 3452-3456.

[27] 马雨竹，曹雯，张金枝，等. 霍介格教授从肾虚络毒论治脑胶质瘤经验撷菁[J]. 时珍国医国药, 2020, 31（11）: 2758-2760.

[28] 刘涛乾，张志鹏，夏长青，等. 白芥子及炒白芥子饮片、水煎液、配方颗粒 UPLC 特征图谱研究[J]. 中医药导报, 2020, 26（13）: 59-63.

[29] 张婷婷，柯创，秦路平，等. 沙苑子本草考证[J]. 中草药, 2020, 51（16）: 4348-4354.

[30] 赵艳霞，王锋，王爽. 白蒺藜皂苷对 2 型糖尿病大鼠视网膜的保护作用及 TrkB 信号通路的影响[J]. 解放军医药杂志, 2020, 32（10）: 24-28.

[31] 陈杭萍，董文珠，曹晓倩，等. 合欢皮-白蒺藜药对对 Ang Ⅱ-ROS 诱导下 HSC-LX2 细胞增殖及 PKC/Nrf2/HO-1 通路的影响[J]. 浙江中医药大学学报, 2020, 44(3): 240-246.

[32] 赵嗣程，王平. 王平从培调元气论治郁证经验撷要[J]. 中华中医药杂志, 2021, 36（1）: 227-229.

[33] 宋亚刚，方晓艳，白明，等. 夏枯草总黄酮通过抑制氧化磷酸化和糖酵解诱导肝癌细胞 SMMC-7721 凋亡[J]. 中药药理与临床, 2020, 36（6）: 109-113.

[34] 田海霞，刘青青，康行，等. 夏枯草缓解小鼠自身免疫性肝炎的分子机制[J]. 细胞与分子免疫学杂志, 2020, 36（7）: 590-595.

[35] 杨子华，杨斐然，张薇. 中药藤梨根的有效成分及其抗肿瘤作用研究进展[J]. 中华中医药学刊, 2020, 1-12.

[36] 夏婷婷，王颖. 藤梨根从“痰”论治恶性肿瘤的研究进展[J]. 浙江中医药大学学报, 2020, 44（07）: 702-706.

[37] 张广顺，廖广辉，张光霁. 藤梨根从“痰毒”论治胃癌探析[J]. 辽宁中医药大学学报, 2019, 21（2）: 86-88.

[38] 吴丹. 血清胱抑素 C 联合尿中性粒细胞明胶酶相关脂质运载蛋白对脓毒症合并急性肾损伤的早期诊断价值[J]. 上海医学, 2020, 43（12）: 745-750.

[39] 黎媛媛，王玉珠，罗向霞，等. 2 型糖尿病视网膜病变中医证型及眼底分期与肾损害指标的关系[J]. 中国老年学杂志, 2021, 41（9）: 1811-1813.

[40] 张璐芸，邓跃毅，陈万佳. 健脾补肾通络方对慢性肾脏疾病患者血管钙化及微炎症状态的影响[J]. 中药药理与临床, 2020, 36（1）: 189-194.

[41] 陈万佳，邓跃毅，张先闻，等. 健脾补肾通络方治疗脾肾阳虚兼瘀型、进展性 IgA 肾病临床观察[J]. 中国中西医结合肾病杂志, 2012, 13（10）: 876-878.

[42] 杨晖，邹会，鲍燕芳，等. 清热养阴化湿浊健脾活血法治疗慢性肾衰 4～5 期的临床效果及部分机制探讨[J]. 中华中医药学刊, 2020, 1-11.

[43] 王立媛，王亿平，金华，等. 清肾颗粒对湿热型慢性肾衰竭患者血清前白蛋白、NO、ET 的干预研究[J]. 时珍国医国药, 2020, 31（10）: 2329-2331.

[44] 陈国飞，王韧舟，刘小玲，等. 固肾汤联合常规治疗对慢性肾功能不全患者的临床疗效[J]. 中成药, 2021, 43（3）: 830-832.

肾通方颗粒治疗高血压性肾功能衰竭临床观察

李慧洁 蒲 瑾 邓跃毅 葛文姝

（上海中医药大学附属龙华医院肾内科，上海 200032）

摘要：目的 探讨肾通方颗粒对高血压性肾功能衰竭患者的肾间质炎症影响及疗

效。方法 自 2015 年 8 月—2018 年 8 月，选取上海中医药大学附属龙华医院肾病科收治的高血压性肾功能衰竭患者 80 例，并随机分为观察组和对照组，每组 40 例。对照组患者行常规西医对症治疗和降压治疗；观察组则在对照组的基础上给予肾通方颗粒治疗。以 8 周为疗效评价时点，采用统一疾病及疗效评价标准，比较 2 组患者治疗前后临床疗效评定、肾功能（血清尿酸、尿素氮、血清肌酐和 eGFR）、炎症指标（CRP、白介素 -1β、白介素—6、肿瘤坏死因子 -α）。结果 经过治疗后 2 组患者的临床疗效、肾功能和炎症指标皆得到改善；观察组的总有效率 80.00%（32/40）显著优于对照组 57.50%（23/40）（$P<0.05$）；观察组的肾功能的改善显著优于对照组（$P<0.05$）；观察组患者的炎症指标的改善明显优于对照组（$P<0.05$）。结论 肾通方颗粒对高血压性肾功能衰竭患者的临床疗效、肾功能和炎症指标的疗效确切，可作为一种安全有效的临床治疗方法。

关键词：肾通方颗粒；高血压性肾功能衰竭；肾间质炎症；中成药疗法；虚劳；眩晕

Clinical Observation on Shentongfang Granule in the Treatment of Hypertensive Renal Failure

LI Huijie, PU Jin, DENG Yueyi, GE Wenshu

（Department of Nephrology, Longhua Hospital Affiliated to Shanghai University of Traditional Chinese Medicine, 200032, China）

Abstract： Objective To investigate the effect of Shentongfang granule on renal interstitial inflammation and curative effect in patients with hypertensive renal failure. Methods From August 2015 to August 2018, 80 patients with hypertensive renal failure admitted to Longhua Hospital Affiliated to Shanghai University of Traditional Chinese Medicine were enrolled in the observation group and the control group, with 40 patients in each group. The control group received conventional western medicine and antihypertensive treatment; the observation group was given Shentongfang granule on the basis of the control group. Before the treatment and after treatment for 8 weeks, the evaluation criteria of the unified disease and curative effect were used to objectively evaluate the curative effect of Shentongfang granule on clinical efficacy, to compare the clinical efficacy assessment, renal function （BUA, BUN, Scr and eGFR） and inflammatory indicators （CRP, IL-1β, IL-6, TNF-α） before and after treatment between the two groups. Results After treatment, the clinical efficacy, renal function and inflammation index of the two groups were improved. However, the clinical efficacy of the observation group 80.00%（32/40） was significantly better than that of the control group 57.50%（23/40）（P<0.05）. The improvement of renal function in the observation group was significantly better. The control group （P<0.05）. The improvement of the verification index of the observation group was significantly better than that of the control group （P<0.05）. Conclusion Shentongfang granule is effective in the clinical efficacy, renal function and inflammation of patients with hypertensive renal failure, and can be used as asafe and effective clinical treatment.

Keywords： Shentongfang granules; hypertensive renal failure; renal interstitial inflammation; Chinese patent medicine therapy; con —sumptive disease; vertigo

高血压病为临床上常见的慢性心血管系统疾病，也是心血管疾病和全因死亡的主要可预防独立危险因素[1]。近年来高血压发病率不断升高[2]，已成为我国慢性病防治的重点项目。长期高血压易导致高血压性肾小动脉硬化，一旦肾小球动脉发生硬化，则肾单位会逐渐丧失功能，从而诱导不可逆性肾功能衰竭，对患者的生活质量和生命安全造成严重的威胁[3-5]。肾小管间质纤维化为肾功能衰竭的最终结果，也是肾功能下降程度和预后的重要指标[6]。而肾间质的炎症为组织纤维化的启动者，且与纤维化的严重程度密切相关，如若肾间质炎症控制不佳，则加剧肾间质纤维化的程度[7-9]。因此可通过控制肾间质的炎症而减轻肾间质纤维化程度[8]。过往研究证明，中医学对高血压性肾功能衰竭患者在降低血压、改善临床症状以及减弱肾功能恶化等方面具有一定优势[10, 11]。因此，本研究利用肾通方颗粒治疗高血压性肾功能衰竭患者，观察其对肾间质炎症、肾功能和临床疗效的影响，并发现该治疗方法疗效确切，适合临床推广，对高血压性肾功能衰竭患者疾病的恢复有积极的意义。

1 资料与方法

1.1 一般资料 随机选取 2015 年 8 月—2018 年 8 月上海中医药大学附属龙华医院肾病科收治的高血压性肾功能衰竭患者 80 例。所有患者均经临床确诊为高血压肾病所致慢性肾功能衰竭者，且患者均由本次研究人员向其详细告知本次研究的目的、意义以及主要研究内容的基础上，签署知情确认书自愿加入本次研究。根据临床治疗方式不同随机分为观察组和对照组，2 组各 40 例。对照组：男 21 例，女 19 例；年龄 41～69 岁，平均年龄（64.28±2.94）岁；高血压病程 6～28 年，平均病程（15.31

±3.05）年，高血压性肾功能衰竭病程最短 11 个月，最长 8 年；收缩压 146～188mmHg（1mmHg≈0.133kPa），平均（165.31±8.35）mmHg；舒张压 91～132mmHg，平均（98.61±4.12）mmHg。观察组：男 22 例，女 18 例；年龄 40～73 岁，平均年龄（63.81±2.69）岁；高血压病程 6～29 年，平均病程（15.18±2.98）年；高血压性肾功能衰竭病程最短 10 个月，最长 9 年；收缩压 148～193mmHg，平均（165.23±7.91）mmHg；舒张压 92～134mmHg，平均（97.18±3.99）mmHg。2 组患者性别、平均年龄、高血压平均病史、平均血压和平均病程方面差异无统计学意义（P＞0.05），具有可比性。见表 1。

表 1　2 组高血压性肾功能衰竭患者一般资料比较

组别	例数	男/[例（%）]	女/[例（%）]	平均年龄 /（$\overline{x}$±s，岁）	高血压病史 /（（x±s 年）	血压/（$\overline{x}$±s，mmHg）收缩压	舒张压	病程 /（$\overline{x}$±s 年）
对照组	40	21（52.50）	19（47.50）	64.28±2.94	15.31±3.05	165.31±8.35	98.61±4.12	5.23±1.05
观察组	40	22 （55.00）	18（45.00）	63.81±2.69	15.18±2.98	97.18±3.99	97.18±3.99	5.37±1.12
X^2/t 值			0.050	0.746	0.193	0.044	1.577	-0.577
P 值			0.823	0.458	0.848	0.965	0.119	0.566

1.2 纳入标准　（1）参考《中国高血压防治指南（2018 年修订版）》[12]对高血压病的诊断标准，非同日内对患者进行血压的测量，收缩压≥140mmHg 和/或舒张压≥90mmHg；（2）上述高血压病患者的肾小球滤过率小于 60mL/min；（3）配合课题要求的患者。

1.3 排除标准　（1）对治疗药物过敏者；（2）合并严重脏器病变者；（3）合并患有其他恶性肿瘤者；（4）患有自身免疫性疾病者；（5）放弃、失访或不配合治疗者。本研究通过上海中医药大学附属龙华医院伦理委员会批准，所有患者皆签署了知情同意书。

1.4 治疗方法　2 组患者都给予常规西医基础和对症治疗，包括饮食上低盐、优质蛋白和低磷饮食，纠正代谢酸中毒、电解质紊乱、钙磷代谢异常和贫血，同时对血糖、血脂和感染等方面对症支持治疗，治疗时间 8 周。对照组：在常规治疗的基础上，给予硝苯地平（青岛黄海制药有限责任公司，国药准字 H10910052，规格：20mg）口服，20mg/次，1 次/d；美托洛尔（阿斯利康制药有限公司，国药准字 H32025390，规格：50mg），50mg/次，2 次/d。观察组：在对照组治疗基础上，给予肾通方颗粒（黄芪 30g，黄精 20g，女贞子 12g，盐杜仲 12g，淫羊藿 15g，茯苓 12g，炒僵蚕 12g，炒王不留行 15g，丹参 30g，炒蒺藜 12g，炒白芥子 12g，夏枯草 12g），1 剂/d，分早晚 2 次冲服。

1.5 观察指标 （1）肾功能生化：分别于治疗前和治疗 8 周后，检测血尿酸、尿素氮和血清肌酐，计算肾小球滤过率（eGFR）。（2）炎症指标：治疗前和治疗 8 周后，炎症因子（CRP、白介素-1β、白介素－6、肿瘤坏死因子-α）的水平。（3）不良反应发生情况。

1.6 疗效评定标准 参考《中药新药临床研究指导原则》[13]，将临床疗效的评定，分为显效、有效和无效 3 个等级。显效：临床症状和体征发生明显改善，且尿素氮和血清肌酐降低≥10%；有效：临床症状和体征已减轻，且尿素氮和血清肌酐降低＜10%；无效：临床症状和体征无明显改善，甚或加重，且尿素氮和血清肌酐水平升高。总有效率=（显效例数+有效例数）/总例数×100%。

1.7 统计学方法 统计分析采用 SPSS25.0 完成数据分析，2 组患者的计量资料，组间用独立样本 t 检验，组内采用配对样本 t 检验，以（$\overline{x}\pm s$）表示；计数资料以%表示，采用 χ^2 检验，$P<0.05$ 表示差异有统计学意义。

2 结果

2.1 2 组患者疗效比较所有患者在治疗期间无不良反应发生的现象，所有入组的患者经过治疗后，观察组患者总有效率显著高于对照组（$P<0.05$）。说明肾通方颗粒对临床疗效的改善优于对照组。见表 2。

表 2 2 组高血压性肾功能衰竭患者疗效比较 [例（%）]

组别	例数	显效	有效	无效	总有效
对照组	40	12（30.00）	11（27.50）	17（42.50）	23（57.50）
观察组	40	20（50.00）	12（30.00）	8（20.00）	32（80.00）
x^2值		4.178	0.061	4.713	4.713
P值		0.041	0.805	0.030	0.030

2.2 2 组患者治疗前后的肾功能指标水平比较 治疗前 2 组患者的肾功能指标（血清尿酸、尿素氮、血清肌酐和 eGFR）水平比较，差异无统计学意义（$P>0.05$）。经过 8 周的治疗后，2 组患者血清尿酸、尿素氮和血清肌酐水平低于治疗前，eGFR 高于治疗前，差异有统计学意义（$P<0.05$）；且观察组患者血清尿酸、尿素氮、血清肌酐水

平低于对照组，eGFR 高于对照组，差异有统计学意义（P<0.05），说明肾通方颗粒对肾功能指标的改善优于对照组。见表 3。

表 3　2 组患者治疗前后血清尿酸、尿素氮、血清肌酐及 eGFR 指标对比　（$\bar{x}\pm s$）

组别	例数	血清尿酸/（μmol/L）		尿素氮/（mmol/L）		血清肌酐/（μmol/L）		eGFR/（mL/min·1.73m²）	
		治疗前	治疗后	治疗前	治疗后	治疗前	治疗后	治疗前	治疗后
对照组	50	455.33±18.21	415.28±14.72*	18.71±1.87	15.94±1.73*	436.78±21.07	417.40±11.23*	36.28±3.62	41.91±2.44*
观察组	50	456.21±20.02	378.35±13.58*	18.39±1.58	10.28±1.68*	435.84±20.93	370.48±12.05*	36.39±3.51	47.74±3.13*
t 值		-0.421	-8.279	0.982	-9.842	-0.177	-18.551	1.702	9.764
P 值		0.675	0	0.329	0	0.860	0	0.092	0

注：与本组治疗前对比，* P<0.05。

表 4　2 组患者治疗前后炎症指标（肿瘤坏死因子-α 白介素-1β、CRP 和白介素 -6）对比　（$\bar{x}\pm s$）

组别	例数	肿瘤坏死因子-a/（pg/mL）		白介素-1β/（pg/mL）		CRP/（mg/L）		白介素-6/（pg/mL）	
		治疗前	治疗后	治疗前	治疗后	治疗前	治疗后	治疗前	治疗后
对照组	50	12.31±1.22	5.65±0.75*	84.69±5.16	51.23±3.19*	31.39±3.27	23.44±0.08*	154.57±12.41	104.67±7.83*
观察组	50	12.32±1.05	5.48±0.82*	85.74±6.17	6.94±2.23*	31.40±2.28	8.18±0.36*	155.68±17.43	116.37±9.51*
t 值		-0.528	-7.393	0.357	8.325	-0.375	-9.853	-1.864	16.711
P 值		0.192	0.000	0.133	0.000	0.856	0.000	0.065	0.000

注：与本组治疗前对比，*$P<0.05$。

2.3 2 组患者治疗前后炎症指标对比 治疗前 2 组患者的炎症指标（肿瘤坏死因子-α、白介素-1β、CRP 和白介素-6 水平比较，差异无统计学意义（$P>0.05$）。经 8 周的治疗后，2 组患者炎症指标（肿瘤坏死因子-α、白介素-1β、CRP 和白介素-6）水平低于治疗前，差异有统计学意义（$P<0.05$）；且观察组的炎症指标（肿瘤坏死因子-α、白介素-1β、CRP 和白介素-6 水平显著低于对照组（$P<0.05$），说明观察组对炎症指标的改善优于对照组，差异有统计学意义（$P<0.05$）。见表 4。

3 讨论

本研究首次利用肾通方颗粒对高血压性肾功能衰竭患者的肾间质炎症和肾功能的改善情况进行研究，发现肾通方颗粒对高血压性肾功能衰竭患者的临床症状和体征改善显著，同时可以显著改善肾功能和炎症。

因此，进展至高血压肾功能衰竭的病机重点在于肾，治疗当滋肝补肾的同时，施以平肝降压，故选择肾通方。肾通方颗粒为邓跃毅教授的经验用方，由黄芪 30 g，黄精 20 g，女贞子 12g，盐杜仲 12 g，淫羊藿 15 g，茯苓 12 g，炒僵蚕 12 g，炒王不留行 15 g，丹参 30 g，炒蒺藜 12 g，炒白芥子 12 g，夏枯草 12 g 组成。临证加减治疗高血压性肾功能衰竭。本方固本和治标同用，施以填补真阴以固本，加以平肝潜阳以治标，滋肾阴以养肝阴，从而牵制肝阳。方中黄精、女贞子滋阴益精补肾，杜仲、淫羊藿温阳益肾补精，四者共为君药起到补肾益精的作用。黄芪、茯苓补气益脾，增强机体免疫功能；炒蒺藜和夏枯草平肝潜阳降压；炒僵蚕、白芥子通络散结化痰；炒王不留行、丹参活血通经。全方诸药合用，共奏滋补肝肾、平肝潜阳降压之功，因此可取得较为满意的疗效。

对于高血压性肾功能衰竭疾病重点在于肾功能，结合本组临床研究表明，采用肾通方颗粒治疗高血压性肾功能衰竭可以改善临床疗效，提高肾功能和抑制肾间质炎症的作用，推测肾通方颗粒能通过改善肾功能、降低炎症而起到延缓衰竭进展的作用，疗效显著，值得临床推广。

参考文献

[1]POULTER N R,PRABHAKARAN D,CAULFIELD M.Hypertension[J].Lancet,2015,386（9995）：801-812.

[2] MILLS K T,STEFANESCU A,HE J.The global epidemiology ofhypertension[J].Nat Rev Nephrol,2020,16（4）:223-237.

[3] ANBARASU K,VERMA V K,BEEVI S S,et al.Environmental impacton the onset of hypertension-induced end-stage renal dis-ease[J]. Int J Environ Health Res,2018,28 (5) :511-521.

[4] NASSAR M Y,AL-SHAMAHY H A,MASOOD H A A.The associationbetween human leukocyte antigens and hypertensiveend-stage renal failure among Yemeni patients [J].SultanQaboos Univ Med J,2015,15 (2) :e241-9.

[5] RAMANATHAN G,ELUMALAI R,PERIYASAMY S,et al.Role ofrenin-angiotensin-aldosterone system gene polymorphismsand hypertension-induced end-stage renal disease in auto-somal dominant polycystic kidney disease [J].Iran J KidneyDis,2014,84:265-277.

[6] PRAGA M,GONZALEZ E.Acute interstitial nephritis[J].KidneyInt,2010,77 (11) : 956-961.

[7] WILSON P C,KASHGARIAN M,MOECKEL G.Interstitial inflamma-tion and interstitial fibrosis and tubular atrophy pre-dict renal survival in lupus nephritis[J].Clin Kidney J,2018,11 (2) : 207-218.

[8] ZHOU X J,SUN X B,GONG X X,et al.Astragaloside IV from As-tragalus membranaceus ameliorates renal interstitial fi-brosis by inhibiting inflammation via TLR4/NF-xB in vivoand in vitro[J]. Int Immunopharmacol,2017,42:18-24.

编委会名单（排名不分先后）